"十三五"职业教育国家规划教材

高职高专院校护理类专业教材 （供护理、助产专业用）

病原生物与免疫学

主　编　杨朝晔　张亚光

副主编　赵海琳　戴承令　张宸豪　李国利

编　者　（以姓氏笔画为序）

马云云（河南医学高等专科学校）

马春玲（山东医学高等专科学校）

王　楠（江苏医药职业学院）

王婷婷（漯河医学高等专科学校）

杨朝晔（江苏医药职业学院）

李国利（重庆三峡医药高等专科学校）

吴素琴（辽宁医药职业学院）

何雪梅（益阳医学高等专科学校）

张亚光（河南医学高等专科学校）

张宸豪（吉林医药学院）

陈　玉（乐山职业技术学院）

赵海琳（曲靖医学高等专科学校）

姚　玲（长沙卫生职业学院）

戴承令（济南护理职业学院）

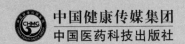

中国健康传媒集团

中国医药科技出版社

内容提要

本教材是"高职高专院校护理类专业教材"之一，系根据本套教材的编写指导思想和原则要求，结合专业培养目标和本课程的教学目标、内容与任务要求编写而成。本教材具有专业针对性强、紧密结合岗位知识和职业能力需要、理论与临床联系密切、强调学生人文素养培养、对接护士执业资格考试要求等特点。且本教材为书网融合教材，即纸质教材有机融合电子教材，教学配套资源（PPT、微课、视频），题库系统，数字化教学服务（在线教学、在线作业、在线考试）。全书第一篇为免疫学基础，共 8 章，主要介绍免疫系统、抗原、免疫球蛋白与抗体、补体系统、适应性免疫应答、固有免疫应答、超敏反应和免疫学应用；第二篇为医学微生物学，共 17 章，主要介绍细菌、病毒、真菌等病原微生物的主要生物学特性、致病性、免疫性及防治原则；第三篇为人体寄生虫学，共 4 章，主要介绍人体常见医学原虫、蠕虫及医学节肢动物的形态、生活史、致病性、流行及防治；第四篇为实验部分，共 3 章，主要介绍免疫学、微生物学及寄生虫学最基本的实验。

本教材可供高职高专院校护理、助产等专业师生使用，也可作为相关专业人员的参考用书。

图书在版编目（CIP）数据

病原生物与免疫学/杨朝晖，张亚光主编 . —北京：中国医药科技出版社，2018.8
高职高专院校护理类专业教材
ISBN 978 - 7 - 5214 - 0138 - 7

Ⅰ . ①病…　Ⅱ . ①杨…　②张…　Ⅲ . ①病原微生物 – 高等职业教育 – 教材
②医学 – 免疫学 – 高等职业教育 – 教材　Ⅳ . ①R37　②R392

中国版本图书馆 CIP 数据核字（2018）第 061487 号

美术编辑　陈君杞
版式设计　麦和文化

出版　**中国健康传媒集团** | 中国医药科技出版社
地址　北京市海淀区文慧园北路甲 22 号
邮编　100082
电话　发行：010 - 62227427　邮购：010 - 62236938
网址　www.cmstp.com
规格　889 × 1194mm ¹⁄₁₆
印张　23 ¼
字数　491 千字
版次　2018 年 8 月第 1 版
印次　2022 年 1 月第 7 次印刷
印刷　三河市万龙印装有限公司
经销　全国各地新华书店
书号　ISBN 978 - 7 - 5214 - 0138 - 7
定价　48.00 元

获取新书信息、投稿、为图书纠错，请扫码联系我们。

数字化教材编委会

主　编　张宸豪　杨朝晔

副主编　张亚光　赵海琳　戴承令　李国利

编　者　（以姓氏笔画为序）

马云云（河南医学高等专科学校）

马春玲（山东医学高等专科学校）

王　楠（江苏医药职业学院）

王月华（吉林医药学院）

王婷婷（漯河医学高等专科学校）

刘琳琳（山东医学高等专科学校）

杨朝晔（江苏医药职业学院）

李国利（重庆三峡医药高等专科学校）

吴素琴（辽宁医药职业学院）

何雪梅（益阳医学高等专科学校）

张亚光（河南医学高等专科学校）

张宸豪（吉林医药学院）

陈　玉（乐山职业技术学院）

赵海琳（曲靖医学高等专科学校）

姚　玲（长沙卫生职业学院）

戴承令（济南护理职业学院）

高职高专院校护理类专业教材

建设指导委员会

张义伟（宁夏医科大学）

张亚光（河南医学高等专科学校）

张向阳（济宁医学院）

张绍异（重庆医药高等专科学校）

张春强（长沙卫生职业学院）

易淑明（益阳医学高等专科学校）

罗仕蓉（遵义医药高等专科学校）

周良燕（雅安职业技术学院）

柳韦华［山东第一医科大学（山东省医学科学院）］

贾　平（益阳医学高等专科学校）

晏廷亮（曲靖医学高等专科学校）

高国丽（辽宁医药职业学院）

郭　宏（沈阳医学院）

郭梦安（益阳医学高等专科学校）

谈永进（安庆医药高等专科学校）

常陆林（广东江门中医药职业学院）

黄　萍（四川护理职业学院）

曹　旭（长沙卫生职业学院）

蒋　莉（重庆医药高等专科学校）

韩　慧（郑州大学）

傅学红（益阳医学高等专科学校）

蔡晓红（遵义医药高等专科学校）

谭　严（重庆三峡医药高等专科学校）

谭　毅（山东医学高等专科学校）

前言
QIANYAN

本教材是"高职高专院校护理类专业教材"之一，是在贯彻落实国务院《关于深化医教协同进一步推进医学教育改革与发展的意见》等有关医学教育教学改革文件精神，根据新时代下高职高专护理类专业人才培养目标需要，按照《病原生物与免疫学》课程标准要求，在"高职高专院校护理类专业教材"建设指导委员会和中国医药科技出版社的精心组织下，由全国十余所院校的教师悉心编写而成。

《病原生物与免疫学》是护理类专业一门重要的基础医学课程。本教材主要介绍病原生物与免疫学的基础理论、基本知识和基本技能，旨在为后续护理专业课程和未来临床护理工作奠定基础。全书共分4篇：第一篇为免疫学基础，共8章；第二篇为医学微生物学，共17章；第三篇为人体寄生虫学，共4章；第四篇为实验部分，共3章。

本教材的编写坚持三基（基本理论、基本知识、基本技能）、五性（思想性、科学性、启发性、先进性、适用性）、三特定（特定对象、特定要求、特定时限）的原则，在传承优秀教材的基础上，注重改革与创新，其主要特点：一是精选内容，使教材内容与护理工作岗位对接、与护士执业资格考试大纲对接，充分满足护理岗位工作任务需要。二是优化结构，使教材章节顺序编排符合学科内容之间的逻辑关系以及学生的认知规律，促进学生更好地理解和掌握病原生物与免疫学基本理论、基本知识。三是创新体例，各章节设有"学习目标""案例导入""知识链接""知识拓展""本章小结""考点提示""习题"等栏目，以丰富教材内容和形式。四是本教材为书网融合教材，即纸质教材有机整合电子教材，教学配套资源（PPT、微课、视频），题库系统，数字化教学服务（在线教学、在线作业、在线考试）。

本教材的编写过程中，我们汲取和借鉴了相关著作、教材的研究成果，得到了各参编单位的大力支持。在此，一并致以崇高的敬意和衷心的感谢。

编写团队全体人员虽已尽心竭力，力争使教材能够成为"学生好学、教师好教"的精品教材。但限于学术水平和诸多因素，书中有不妥甚至错漏之处也在所难免，敬请各位专家和广大师生在教学过程中予以批评指正，以期日臻完善。

编　者
2018 年 3 月

第一篇 免疫学基础

第二篇 医学微生物学

第三篇　人体寄生虫学

第四篇　实验部分

第一章 绪 论

学习目标

1. **掌握** 微生物、寄生虫与免疫的概念；免疫的三大功能。
2. **熟悉** 微生物及寄生虫的分类。
3. **了解** 病原生物学与免疫学的发展及其与人类的关系。

第一节 病原生物与人类

病原生物是指自然界中能够引起人类和动植物疾病的生物体。本章所述病原生物主要指导致人类发生感染性疾病的生物体，包括病原微生物和人体寄生虫两大部分。

一、微生物的概念与种类

微生物（microorganism）是存在于自然界的一群个体微小、结构简单、肉眼看不见，必须借助光学显微镜或电子显微镜放大后才能观察到的微小生物。

微生物的种类繁多，目前已知的约十万种，这还仅为自然界中微生物总数的10%。根据微生物结构、大小、组成的不同可分为三大类型。

1. 非细胞型微生物 这类微生物的体积最小，能通过滤菌器，没有细胞结构和完整的酶系统；其核酸类型为DNA或RNA，两者不同时存在；只能在活的易感细胞内生长繁殖。如病毒。

2. 原核细胞型微生物 这类微生物虽有细胞结构但无核膜及核仁，仅有环状裸露的DNA原始核，缺乏完善的细胞器；核酸类型包括DNA和RNA；能进行无丝分裂。此类微生物种类较多，包括细菌、支原体、衣原体、立克次体、螺旋体、放线菌。后五类的结构和组成与细菌比较接近，故一般将它们列入广义的细菌范畴。

3. 真核细胞型微生物 这类微生物的细胞核有着典型的细胞核结构包括核膜与核仁，并可有多条染色体，胞质内有多种完整的细胞器。如真菌。

自然界中的微生物表现出种类繁多、营养类型多、繁殖快、数量大、易变异，适应环境能力强，分布极为广泛的特点。

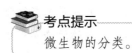

考点提示

微生物的分类。

二、寄生虫的概念与分类

寄生虫（parasite）是指长期或暂时性的生活在其他生物体内或体表，获取营养和（或）居住场所，并使对方受害的低等动物。人体寄生虫包括医学蠕虫、医学原虫和医学节肢动物三部分。

1. 医学蠕虫 是寄生于人体的一类借肌肉收缩而蠕动的多细胞无脊椎动物。主要包括线虫、吸虫和绦虫。常见医学蠕虫有蛔虫、钩虫、肝吸虫、血吸虫等。

· 1 ·

2. 医学原虫　为寄生于人体的具有运动、生殖、营养和代谢等完整生理功能的单细胞真核动物。常见的有溶组织内阿米巴原虫、疟原虫、阴道毛滴虫和刚地弓形虫等。

3. 医学节肢动物　节肢动物具有身体分节、外骨骼和成对附肢等形态特征。医学节肢动物是指可侵害人类或传播疾病的节肢动物，分类上大多属于昆虫纲和蛛形纲。主要有蚊、蝇、蜚蠊、蜱、螨、蚤等。

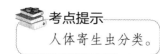

考点提示

人体寄生虫分类。

三、病原生物与人类的关系

微生物不仅是地球上最早的"居民"，而且是分布最广的生物类群，在土壤、空气、江河湖泊和各种物体的表面都有分布。人和动物的体表以及与外界相通的腔道中也存在着种类不一，数量不等的微生物。绝大多数微生物对人类、动物和植物的生存是有益的，有些甚至是必需的。自然界生物圈的碳、氮等物质循环离不开微生物，若没有微生物，植物不能新陈代谢，人和动物也将无法生存；在工业方面，微生物在食品加工、酿酒、制醋、制革、化工、冶金、石油勘探、创新能源等领域的应用日趋广泛；在医药工业方面，可利用微生物生产抗生素、维生素、有机酸、氨基酸、辅酶以及微生态制剂等药物；在农业方面，可利用微生物生产细菌肥料、转基因农作物、植物生长激素、生物杀虫剂，这些开辟了以菌造肥、以菌催长、以菌防病、以菌治病等农业增产新途径。另外，微生物在环境保护、生命科学等方面也都有着广泛的应用。自然界中微生物的种类平衡、数量稳定及与其他生物的和谐相处等，均有助于我们维持一个可持续生存的地球生态环境。但微生物中也有少数能引起人或动植物发生疾病，这些具有致病作用的微生物称为病原微生物。对人和动物都致病的微生物称人畜共患病原微生物。由此可见，微生物对人类既有有利的作用，也会产生有害的影响。

知识链接

微生物污染的危害

生活中的各种物品，如食物、药品、工业器材等都会受各种微生物的侵袭而发生变质或老化。奶、水果及其制品、粮油原料等均是微生物的天然营养基质，若受细菌、真菌等微生物的污染，会导致其变质腐败。铁制品可因长期与水或土壤接触，受其中铁细菌、硫细菌等的作用而腐蚀。电子设备、集成电路、绝缘材料等均可受到霉菌的侵袭，由于霉菌的菌丝具有导电的作用，故其污染可引起有关设备的失灵。玻璃制品，尤其是像显微镜等精密器材的光学部分，在温暖潮湿的环境下，会因曲霉、青霉等霉菌的污染而严重影响功能。

当寄生虫侵袭人体或动物时，可使宿主的形态结构与功能发生改变，称为寄生虫病。寄生虫病是严重影响人民群众身体健康、影响社会经济发展的公共卫生问题。寄生虫感染状况也是衡量一个国家经济社会发展水平和文明程度的重要指标。随着我国经济社会的发展，寄生虫病已显著减少。2004 年完成的全国人体重要寄生虫病现状调查，共查出肠道感染虫种 26 种，其中土源性线虫感染率 19.56%，比 1990 年下降了 63.65%。在我国，受寄生虫病威胁的人群主要是妇女和儿童，14 岁以下儿童中，约有 4825 万感染土源性线虫。患者大多分布在西部地区、少数民族地区和经济欠发达地区。由于我国地跨寒、温、热三带，自然条件差别很大，人们的生活习惯复杂多样，加之受社会、经济和自然环境等因素的制约，寄生虫病的感染人数居世界前列，不容忽视。我国寄生虫病防治形势依然十分严峻。

第二节 免疫与机体

一、免疫的概念

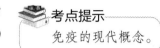

考点提示

免疫的现代概念。

免疫（immunity）一词源于拉丁文"*immunitas*"，其原意为免除税赋及差役，引入医学则指免除瘟疫即传染病。早在2000多年前，人们就发现了某些传染病患者康复后不会再患同样的传染病的事实。这一现象表明，人得过某种传染病后机体会对该种传染病产生抵抗力。因此，传统免疫概念认为免疫就是机体抗感染的防御能力。机体的免疫功能需由完善的免疫系统来完成。随着免疫学研究的不断深入，人们发现机体的免疫系统除了能清除入侵体内的病原生物外，还能识别和清除体内发生突变的肿瘤细胞、衰老死亡的细胞及其他有害成分。人们又把那些能够激发机体产生免疫力的物质称为抗原。因此，现代免疫学将免疫定义为机体免疫系统识别和清除抗原性异物，维持自身生理平衡和稳定的功能。

二、免疫功能与健康

机体的免疫功能可概括为免疫防御、免疫监视和免疫稳定三个方面。

（一）免疫防御

免疫防御是指机体防止外界病原体的入侵和清除已入侵的病原体（如细菌、病毒、真菌、寄生虫等）及其他有害物质的功能。该功能正常时，主要表现为抗感染免疫；而异常时如反应过低或缺如，则会出现免疫缺陷，表现为严重感染，如艾滋病；如反应过强、持续时间过长或发生变异反应，则可在清除病原体的同时导致机体的组织损伤或生理功能紊乱，发生超敏反应，如青霉素过敏性休克。

（二）免疫监视

免疫监视是指机体免疫系统识别和清除因突变而产生的肿瘤细胞，阻止肿瘤发生的功能。当免疫监视功能低下，可导致肿瘤的发生。

（三）免疫稳定

免疫稳定是指机体免疫系统通过自身免疫耐受和免疫调节两种机制来实现免疫系统内环境稳定的功能。免疫系统对自身组织成分不发生免疫清除，称为自身免疫耐受。一旦自身免疫耐受状态被打破或免疫调节功能发生紊乱，就会导致自身免疫病的发生，如类风湿关节炎。

综上所述，免疫三大功能能否实现，取决于免疫系统是否完善，是否能正确地识别"自己"和"非己"物质。如果免疫功能正常，其可对机体起到抗感染、抗肿瘤、维护自身稳定的

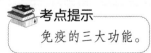

考点提示

免疫的三大功能。

保护作用；反之，当免疫功能紊乱时，则会导致免疫性疾病的发生（表1-1）。所以说，免疫过程犹如一把双刃剑。医学研究表明，人类绝大多数疾病的发生、发展都与免疫功能异常有关。

表1-1　免疫功能的生理和病理表现

免疫功能	生理表现（正常表现）	病理表现（异常表现）
免疫防御	防止外界病原体的入侵和清除已入侵的病原体及其他有害物质的	免疫缺陷病（免疫过低）；超敏反应（免疫过强）
免疫监视	清除突变细胞，防止肿瘤发生发展	肿瘤发生（免疫过低）
免疫稳定	通过自身免疫耐受和免疫调节实现免疫系统稳定	自身免疫性疾病（免疫紊乱）

第三节　病原生物学与免疫学

　　病原生物学（pathogenic biology）包括医学微生物学（medical microbiology）和人体寄生虫学（human parasitology）两部分。作为微生物学的重要分支，医学微生物学主要研究与医学相关的病原微生物的生物学性状、致病性与免疫性、微生物学检查方法和防治原则等。人体寄生虫学是研究与人体健康有关的寄生虫的形态结构、生态规律、寄生虫与宿主及外界因素的相互关系的一门学科。两者均以控制和消灭病原体所致感染性疾病、促进和提高人类健康水平为目的。

　　医学免疫学（medical immunology）是研究免疫系统组成和功能、免疫应答规律和效应、免疫功能异常所致疾病及其发生机制，以及免疫诊断、预防和治疗的一门科学。医学免疫学是建立在医学微生物学发展基础上的。人类对免疫的认识是从与传染病作斗争开始的，免疫学发展的初期其内容主要是抗感染免疫。因此，医学微生物学包涵着免疫学内容。随着疫苗的研制成功及广泛应用、血清学诊断技术的建立及临床应用，大大推动了感染性疾病的诊断和防治水平的提高。另一方面，随着人们对免疫的认识不断深化，肿瘤免疫、自身免疫、移植免疫、生殖免疫研究的兴起和发展，免疫学理论体系不断深化、拓展、完善，在历经一个多世纪的发展过程后，免疫学已经从微生物学中分离出来，形成了一门完全独立的学科。而且，免疫学的发展对整个医学乃至整个生命科学的发展作出了重要贡献，众多医学难题（包括理论和技术）的破解都与免疫学发展密切相关。

　　由此可见，病原生物学与免疫学彼此间有着密切的联系和交叉，并已广泛渗透到临床各科，成为生命科学和现代医学的前沿学科。在重大疾病发生机制和防治研究以及生物高科技产品开发和应用等方面发挥着越来越重要的作用。

> **考点提示**
> 　　医学微生物学、人体寄生虫学和医学免疫学的概念。

一、医学微生物学发展简史

　　医学微生物学的发展大致经历了以下三个时期。

（一）经验微生物学时期

　　古代人虽然未观察到微生物，但早已在不自觉中将微生物知识用于工农业生产和疾病防治中。我国在公元2000多年前，就能利用微生物制作酱和醋。秦汉时期，人们已发现气候与传染病有关。

（二）实验微生物学时期

　　1674年荷兰人Leeuwenhoek自制了第一架能放大266倍的显微镜，在用其观察雨水、河水、污水、腐败肉汁等物质时首次看到微生物。1857年，法国科学家Pasteur证实了酿酒中的发酵与腐败均是微生物引起的，并创立了巴氏消毒法，被沿用至今。他还证明鸡霍乱、炭疽病和狂犬病为微生物所致，开创了微生物生理学时代。同期的德国学者 Koch 创用固体培养基从环境和患者排泄物中分离出各种细菌纯种，并感染动物重新分离纯种培养成功，提出了著名的郭霍法则，创立了细菌染色法。继细菌陆续被发现，1892 年俄国学者 Iwanowsky 第一个发现了烟草花叶病病毒。1929 年英国细菌学家 Fleming 首先发现青霉菌及其产物青霉素，为治疗细菌感染性疾病开了先河。

（三）现代微生物学时期

近 40 年以来，随着生物化学、遗传学、细胞生物学、分子生物学等学科的不断发展，电子显微镜、色谱、组织化学、细胞培养、免疫标记、核酸杂交、基因图谱分析和电子计算机等新技术的建立和应用，使新的病原微生物不断被发现。自 1973 年以来，新发现的病原微生物已有 30 多种。目前，对病原微生物致病机制的认识已深入到分子水平和基因水平。对细菌的鉴定和分类，现在侧重于用基因方法来分析待检菌的遗传学特征。1995 年，第一个细菌——流感嗜血杆菌的全基因组 DNA 测序完成，至今已有 150 多种细菌完成测序。迄今发现的病毒已基本上完成了测序。基因工程疫苗、核酸疫苗的研究应用开创了疫苗研制的新纪元。

二、医学免疫学发展简史

免疫学（immunology）的发展历史大致也可分为三个时期。

（一）经验免疫学时期

1. 接种人痘苗预防天花 天花是一种烈性传染病，死亡率极高，曾给人类造成毁灭性打击。在与该传染病作斗争的过程中，我国明朝已经广泛使用接种人痘预防天花，并先后传至东南亚、远东和欧洲等地。

2. 牛痘苗的发现 公元 18 世纪后叶，英国乡村医生琴纳 Jenner 观察到挤奶女工感染牛痘后不会得天花的现象。他意识到感染牛痘可能具有预防天花的作用。其后他从一位挤奶女工手背上的牛痘里吸取了少量脓汁，接种在一名 8 岁男孩身上，经多次实验，确认接种牛痘苗可以预防天花。接种牛痘苗预防天花较接种人痘安全有效，是一个划时代的贡献，为人类预防传染病开创了人工主动免疫的先河。

（二）科学免疫学时期

1881 年 Pasteur 用高温培养法获得了炭疽杆菌减毒株，用于炭疽病的预防；继之他又用动物传代和干燥法获得了狂犬病病毒减毒株，制备成狂犬疫苗，为人类预防狂犬病作出了贡献。1890 年，von Behring 和他的同事 Kitasato 将白喉外毒素给动物免疫，在免疫动物血清中获得一种能中和白喉外毒素的抗毒素成分，并用其成功救治了一名白喉患儿。抗毒素的问世，开创了人工被动免疫的先河。其也因此获第一届诺贝尔生理学或医学奖。

1883 年，俄国学者 E. Metchnikoff 提出了细胞免疫的假说即吞噬细胞理论，认为吞噬细胞是执行抗感染免疫作用的细胞。1890 年，兴起了体液免疫的研究，提出了抗原、抗体的概念，建立了体液免疫学说。1897～1974 年科学家相继提出了抗体产生的侧链学说、克隆选择学说和免疫网络学说，这三大免疫学理论对免疫学的深入研究产生了深远的影响。

（三）现代免疫学时期

20 世纪中叶后，分子生物学的兴起大大推动了免疫学的发展。1978 年日本生物学家 Susumu Tonegawa 应用基因重排技术，揭示了抗体多样性的遗传学基础。1984 年 Mark Davis 和 Chien Saito 等成功克隆了 T 细胞受体的基因。随着基因工程技术的应用，重组型的细胞因子已被广泛应用于临床治疗中。1975 年 Kohler 和 Milstein 创立了杂交瘤技术，以用来大量制备单克隆抗体，为基础医学和临床医学研究提供了广阔的应用前景。1976 年 Morgan 等建立了 T 淋巴细胞克隆技术，该项技术的应用有力地推动了细胞免疫学的发展。近 20 年来，核酸杂交、基因工程、多聚酶链式反应、转基因动物等分子生物学技术的应用，推动了免疫球蛋白分子、补体分子、T 细胞受体分子、细胞因子以及主要组织相容性复合体（MHC）等的基因结构、功能及其表达机制的研究。

课程思政

第四节　课程导学

作为重要的基础医学课程，本门课是医学生认识疾病的起点。由于病原生物侵入机体必然引起免疫应答反应，故病原生物学和免疫学彼此间联系紧密、相互渗透、错综复杂。本课程内容繁多，信息量大，尤其是免疫学的理论知识部分相对生涩又抽象，对于初学者来说很不易理解，是医学生公认的较为难学的课程。所以，学习过程中勤学多看、注重理解，并寻找适合自身特点的学习方法是非常必要的。

首先，要培养学习兴趣，增强学习的信心。基于本课程是医学生认识疾病的基础，是岗位胜任的重要基础医学课程，每位同学要有意识地激发自己的学习动机。学习中要努力将抽象的知识和日常生活相联系起来，如将免疫系统视为能识别家人和外人的"护卫犬"，正常时只排斥外人，异常时也会"误咬"家人。随着学习的不断深入和理解的加深，学习的兴趣和信心也会不断增强。

其次，要把握好各个学习环节，提高听课效果，注重理解、记忆。预习、听课和复习是学习的基本环节，由于内容生涩，预习时感觉难以理解的，上课时尤其要认真听讲，增强理解并适当笔记，这会帮助课后有效地复习。注意把握好重点和难点的内容，并力求在理解的基础上记忆，才能收到事半功倍的效果。

第三，注重理论联系实际。学习过程中要适当联系临床实例，如化脓性球菌引起化脓性感染，可结合自己生活中观察的化脓性炎症的实例。

第四，善于归纳与总结。医学微生物学课程按系统可分为细菌学、病毒学和真菌学等部分。而细菌学和病毒学又分为总论和各论。总论部分介绍微生物的共性，属于基本知识，即重点内容。各论内容介绍各种微生物的个性。由于微生物的种类繁多，知识结构会显得比较庞杂和零散，难以记忆。学习时可找出共同的关键点列表比较，加强记忆。也可将各论知识有机地串在总论知识的纲上，便于记忆。

本章小结

微生物学	微生物概念及特点	是存在于自然界的一群个体微小、结构简单、肉眼看不见，必须借助光学显微镜或电子显微镜放大后才能观察到的微小生物。具有种类繁多、营养类型多、繁殖快、数量大、易变异，适应环境能力强，分布极为广泛的特点
	微生物分类	非细胞型微生物 ／ 病毒
		原核细胞型微生物 ／ "二菌四体"（细菌、放线菌、支原体、衣原体、立克次体和螺旋体）
		真核细胞型微生物 ／ 真菌
寄生虫学	寄生虫概念	指长期或暂时性的生活在其他生物体内或体表，获取营养和（或）居住场所，并使对方受害的低等动物
	人体寄生虫分类	医学原虫：寄生于人体的具有运动、生殖、营养和代谢等完整生理功能的单细胞真核动物。常见的有溶组织内阿米巴原虫、疟原虫、阴道毛滴虫和刚地弓形虫等
		医学蠕虫：寄生于人体的一类借肌肉收缩而蠕动的多细胞无脊椎动物。主要包括线虫、吸虫和绦虫
		医学节肢动物：指可侵害人类或传播疾病的具有身体分节、外骨骼和成对附肢等形态特征的节肢动物。主要包括昆虫纲和蛛形纲
免疫学	免疫学的现代概念	机体免疫系统识别和清除抗原性异物，维持自身生理平衡和稳定的功能
	免疫的三大功能	免疫防御：防止外界病原体的入侵和清除已入侵的病原体及其他有害物质
		免疫稳定：通过自身免疫耐受和免疫调节实现免疫系统稳定
		免疫监视：清除突变细胞、防止肿瘤发生

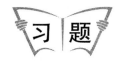

习题

一、选择题

【A1 型题】

1. 以下属于非细胞型微生物的是
   A. 细菌　　　　　　　　B. 病毒　　　　　　　　C. 真菌
   D. 衣原体　　　　　　　E. 螺旋体

2. 真核细胞型微生物是指
   A. 细菌　　　　　　　　B. 立克次体　　　　　　C. 支原体
   D. 真菌　　　　　　　　E. 螺旋体

3. 细菌属于原核细胞型微生物的主要依据是
   A. 单细胞　　　　　　　B. 仅有原始的核，无核膜和核仁
   C. 二分裂繁殖　　　　　D. 对抗生素敏感　　　　E. 含有两种核酸

4. 以下不是微生物特点的是
   A. 分布广　　　　　　　B. 环境适应力弱　　　　C. 繁殖快

　　D. 数量大　　　　　　E. 易变异

5. 免疫是指

　　A. 机体抗感染的过程

　　B. 机体免疫系统识别和排除抗原性异物的过程

　　C. 机体对病原微生物的防御过程

　　D. 机体清除自身衰老、死亡细胞的过程

　　E. 机体清除自身突变细胞的能力

6. 牛痘疫苗的发明者是

　　A. 德国人 Behring　　　B. 法国人 Pasteur　　　C. 德国人 Koch

　　D. 澳大利亚人 Burnet　　E. 英国人 Jenner

7. 免疫对机体

　　A. 总是有利的　　　　　B. 总是有害的　　　　　C. 多数是有害

　　D. 多数有害　　　　　　E. 是把双刃剑，功能正常时有利，功能异常时有害

8. 免疫监视功能低下时易发生

　　A. 自身免疫病　　　　　B. 超敏反应　　　　　　C. 肿瘤

　　D. 免疫缺陷病　　　　　E. 移植排斥反应

9. 最早接种人痘苗预防天花的国家是

　　A. 中国　　　　　　　　B. 美国　　　　　　　　C. 日本

　　D. 俄罗斯　　　　　　　E. 英国

【X 型题】

10. 属于原核细胞型微生物的是

　　A. 细菌　　　　　　　　B. 病毒　　　　　　　　C. 真菌

　　D. 衣原体　　　　　　　E. 螺旋体

11. 寄生虫的特性包括

　　A. 可寄居于宿主体内　　B. 可寄居于宿主体表　　C. 可长期寄居

　　D. 可暂时寄居　　　　　E. 均为低等动物

12. 医学原虫包括

　　A. 蛔虫　　　　　　　　B. 溶组织内阿米巴　　　C. 肝吸虫

　　D. 阴道毛滴虫　　　　　E. 弓形虫

13. 免疫防御功能异常可出现

　　A. 超敏反应　　　　　　B. 肿瘤　　　　　　　　C. 严重感染

　　D. 自身免疫病　　　　　E. 类风湿关节炎

二、思考题

机体免疫功能正常和异常时可出现哪些表现？

（杨朝晔）

扫码"练一练"

第一篇
免疫学基础

第二章 免疫系统

免疫系统（immune system）是生物体在长期种系进化过程中形成的，能够对"自己"及"非己"进行识别，并对"自己"的物质产生免疫耐受，对"非己"性的抗原进行免疫应答，发挥免疫作用的组织系统。免疫系统由免疫器官、免疫细胞和免疫分子三部分组成（图2-1）。

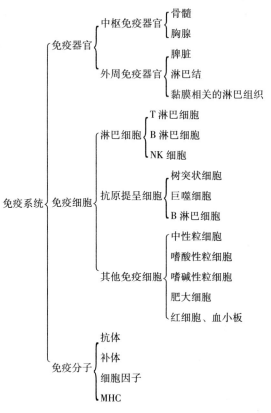

图 2 - 1 免疫系统组成

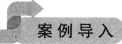

案例导入

患儿，女，5岁。发热、咽喉疼痛数天。查体：T39℃，咽喉部充血，扁桃体肿大。实验室检查：白细胞增多，中性粒细胞的数量高于正常值。初步诊断为急性扁桃体炎。

请问：

1. 患者扁桃体肿大的主要诱因是什么？

2. 是否首先考虑做扁桃体摘除手术来进行治疗？为什么？

3. 作为护理工作者应考虑如何对其护理？如何进行卫生宣教？

第一节 免疫器官

免疫器官由中枢免疫器官和外周免疫器官两大部分构成。

一、中枢免疫器官

中枢免疫器官（central immune organs）是免疫细胞发生、分化、发育和成熟的主要场所；人和哺乳动物的中枢免疫器官包括骨髓和胸腺。

1. 骨髓（bone marrow） 骨髓是造血器官，在骨髓生成的多能造血干细胞是各种血细胞的发源地，也是人和哺乳动物B细胞发育成熟的器官。骨髓位于骨髓腔中，分为红骨髓和黄骨髓。红骨髓具有活跃的造血功能。骨髓中的多能造血干细胞在骨髓微环境中分化为髓样干细胞和淋巴样干细胞，前者最终分化成熟为粒细胞、红细胞、血小板、单核细胞等，后者则分化为有待于进一步分化的始祖T细胞以及成熟的B细胞和NK细胞等（图2-2）。

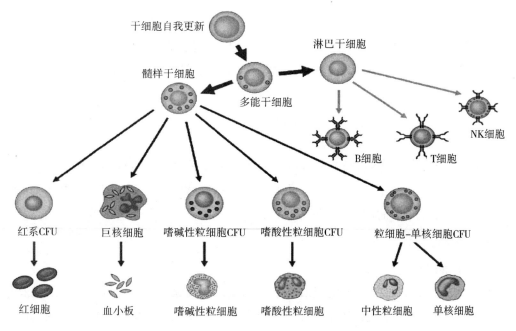

图2-2 骨髓造血干细胞的分化

2. 胸腺（thymus） 胸腺是 T 细胞分化发育成熟的中枢免疫器官。胸腺位于胸腔纵隔上部、胸骨后方。胸腺的大小和结构随年龄不同而有明显差异。新生期胸腺 15～20 克，以后逐渐增大，青春期可达 30～40 克，以后随年龄增长而逐渐萎缩退化，老年期胸腺多被脂肪组织取代，功能衰退导致细胞免疫功能下降。

二、外周免疫器官

外周免疫器官（peripheral immune organs）是成熟 T、B 细胞等免疫细胞定居的场所，也是接受抗原刺激后产生免疫应答的部位。外周免疫器官包括淋巴结、脾和黏膜相关淋巴组织。

1. 淋巴结（lymph nodes） 淋巴结沿淋巴管道分布，遍布全身各处。淋巴结的实质可分为皮质和髓质两部分。皮质又可分为靠近被膜的浅皮质区和靠近髓质的深皮质区（副皮质区）。浅皮质区含有淋巴滤泡，其内含有大量 B 细胞，也含有滤泡树突状细胞及少量巨噬细胞和 Th 细胞，又称 B 细胞区或胸腺非依赖区。深皮质区为弥散的淋巴组织，主要由 T 细胞组成，富含并指状细胞及少量巨噬细胞，又称 T 细胞区或胸腺依赖区。髓质区由髓索和髓窦组成，髓索内主要为 B 细胞和浆细胞，也含部分 T 细胞和巨噬细胞。髓窦内富含巨噬细胞，能吞噬清除病原微生物、毒素等抗原性异物，发挥过滤作用。

2. 脾（spleen） 脾具有造血、贮血和过滤作用，也是体内最大的外周免疫器官。脾实质由红髓和白髓两部分组成。白髓由动脉周围淋巴鞘和鞘内淋巴滤泡（脾小结）组成，主要含 T 细胞、树突状细胞和少量巨噬细胞，为胸腺依赖区。淋巴滤泡分布于淋巴鞘内，主要由 B 细胞和少量巨噬细胞组成，为胸腺非依赖区。红髓包括脾索和脾窦。脾索呈海绵网状，其网孔中富含 B 淋巴细胞、浆细胞、巨噬细胞和其他血细胞。脾窦内充满血液，大量巨噬细胞附着在血窦壁上，能有效清除病原体、免疫复合物和衰老损伤的血细胞，并具有抗原提呈作用。

3. 黏膜相关淋巴组织 又称黏膜免疫系统，主要指呼吸道、消化道及泌尿生殖道黏膜固有层中的弥散淋巴组织，以及器官化的淋巴组织如扁桃体、小肠派氏集合淋巴结和阑尾等。黏膜免疫系统中的 B 细胞多产生分泌型 IgA，经黏膜上皮细胞分泌到黏膜表面，能够抵御病原微生物的入侵，在黏膜局部免疫应答中具有重要作用。

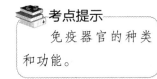

考点提示

免疫器官的种类和功能。

第二节 免疫细胞

所有参与免疫应答或与免疫应答有关的细胞及其前体细胞，统称为免疫细胞。免疫细胞包括造血干细胞、淋巴细胞、单核 - 吞噬细胞、树突状细胞、粒细胞、肥大细胞、红细胞、血小板、血管内皮细胞以及许多基质细胞等。

一、淋巴细胞

（一）T 淋巴细胞

T 淋巴细胞是淋巴样干细胞随血液迁移至胸腺，在胸腺微环境中胸腺基质细胞及其分泌的细胞因子和胸腺激素的作用下，逐渐分化发育成熟的淋巴细胞，所以称为胸腺依赖性淋巴细胞（thymus - dependent lymphocytes），简称为 T 淋巴细胞或 T 细胞。成熟 T 细胞离开胸腺，进入外周免疫器官和组织定居，通过血液和淋巴参与淋巴细胞再循环。T 细胞占外周血中淋巴细胞总数的 60% ~ 70%。

1. T 细胞在胸腺内的发育成熟　始祖 T 细胞随血液进入胸腺称之为胸腺细胞；早期在胸腺微环境内逐渐表达 CD3、CD4、CD8 分子和 T 细胞受体（T cell receptor，TCR），称为 CD4$^+$、CD8$^+$双阳性 T 细胞；以后当双阳性 T 细胞表面的 CD4 分子与胸腺皮质上皮细胞表面的 MHC - Ⅱ类分子结合相互作用后，则 CD4 表达，CD8 丢失，发育为 CD4$^+$、CD8$^-$的单阳性 T 细胞；若 CD8 分子与胸腺皮质上皮细胞表面 MHC - Ⅰ类分子结合相互作用后，则 CD8 表达，CD4 丢失，发育为 CD4$^-$、CD8$^+$的单阳性 T 细胞。单阳性 T 细胞表面的 TCR 和 CD4 或 CD8 与胸腺树突状细胞/并指状细胞和巨噬细胞表面的自身抗原肽 - MHC - Ⅱ类或Ⅰ类分子复合物结合后，可发生凋亡而被清除；而那些不能与自身抗原肽 - MHC - Ⅱ类或Ⅰ类分子复合物结合的才能分化发育为成熟 T 细胞。

2. T 细胞的表面分子

（1）TCR - CD3 复合物　是 T 细胞特有的重要标志。TCR 由 α、β 或 γ、δ 两条肽链组成，胞外区均有可变区和恒定区两个结构域，可变区是识别抗原肽 - MHC 分子复合物的功能区，TCR 仅识别结合与 MHC 分子结合的抗原肽。TCR 胞内区短小，没有传递信号的作用。TCR 能与 CD3 分子组成 TCR - CD3 复合受体分子，CD3 分子胞内区含免疫受体酪氨酸活化基序（immune receptor tyrosine - based activation motif，ITAM），具有信号转导的能力。

（2）CD4 和 CD8 分子　CD4 和 CD8 分子是 TCR 的辅助受体，CD4 识别 MHC - Ⅱ类分子，而 CD8 识别 MHC - Ⅰ类分子。他们是辅助 TCR 结合抗原和参与 T 细胞活化信号的转导。CD4 分子也是人类免疫缺陷病毒（HIV）的受体，HIV 可感染 CD4$^+$T 细胞，引发艾滋病（AIDS）。

（3）协同刺激分子　最重要的有 CD28，能与 APC 表面的 CD80/CD86（B7 分子）结合诱导产生共刺激信号即 T 细胞活化第二信号。此外还有 CD2、CD18、CD154（CD40 L）等，分别能与 CD58（LFA - 3）、CD54、CD40 结合诱导产生共刺激信号。CD2 分子又称绵羊红细胞受体。

（4）丝裂原受体　T 细胞表面具有植物血凝素（PHA）、刀豆蛋白 A（Con - A）和与美洲商陆（PWM）等丝裂原受体。T 细胞受相应丝裂原刺激后，可出现有丝分裂，T 细胞转化为淋巴母细胞。

3. T 细胞亚群　T 细胞是由具有高度异质性的细胞群体所组成，根据其表面标志、功能特点和分化情况的不同可分为不同的亚群（图 2 - 3）。

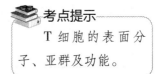
考点提示
T 细胞的表面分子、亚群及功能。

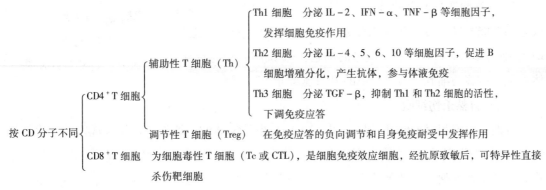

图 2 - 3　T 细胞的亚群

（二）B 淋巴细胞

B 淋巴细胞因在哺乳动物骨髓或禽类法氏囊中分化成熟，故称为骨髓依赖性淋巴细胞（bone marrow dependent lymphocytes），简称 B 淋巴细胞或 B 细胞。B 细胞占外周血中淋巴细胞总数的 10% ~ 15%。

1. B 细胞在骨髓中的发育成熟　人和哺乳动物的 B 细胞在骨髓中发育成熟，经历了始祖 B（pro - B）细胞、前 B（pre - B）细胞、未成熟 B 细胞和成熟 B 细胞四个阶段。未成熟 B 细胞表面开始表达 B 细胞受体（B cell receptor，BCR）即 mIgM，以及 Igα/Igβ、MHC - Ⅱ类分子、CD19、CD21 和 CD40 等膜分子；成熟 B 细胞表面除具有未成熟 B 细胞表面分子外，又表达了另一种 BCR，即 mIgD，以及 CD81、CD32、CD35 等膜分子。

2. B 细胞表面分子及其功能

（1）B 细胞抗原受体　为 B 细胞特异性识别抗原的受体，又称 B 细胞受体（B cell receptor，BCR）。该受体是镶嵌于细胞膜表面的膜型免疫球蛋白（mIg），是 B 细胞的特征性表面标志，与抗原特异性结合后可诱导 B 细胞活化、增殖与分化，形成能分泌抗体的浆细胞，发挥体液免疫效应。mIg 有单体 mIgM 和 mIgD 两种。不成熟 B 细胞仅表达 mIgM，成熟 B 细胞则同时表达 mIgM 和 mIgD。BCR 通过非共价与 Igα（CD79a）/Igβ（CD79b）异二聚体接连，组成 BCR - Igα/Igβ 复合受体分子。BCR 直接识别结合抗原，抗原信号通过 Igα/Igβ 转导，诱导 B 细胞活化。

（2）B 细胞其他表面标志　（表 2 - 1）。

表 2 - 1　B 细胞其他表面标志

表面标志	配体	作用
CD40 分子	CD40L 分子	CD40 分子与 T 细胞表面的 CD40L 分子结合，在 T 细胞活化中起协同刺激作用
CD80（B7）分子	CD28 分子	CD80（B7）分子与 T 细胞表面的 CD28 分子结合，可产生协同刺激信号，使 T 细胞活化
IgG Fc 受体	IgG Fc 段	促进 B 细胞活化
补体 C3b 受体	C3b	促进 B 细胞活化
丝裂原受体	脂多糖（LPS）、葡萄球菌 A 蛋白（SPA）及美洲商陆（PWM）等丝裂原	促使 B 细胞活化，发生有丝分裂
细胞因子受体	IL - 1、IL - 2、IL - 4、IL - 5 及 IFN - γ 等细胞因子	促进 B 细胞增殖与分化

3. B 细胞亚群及其功能　根据发育早晚、存在部位、表面标志和功能差异，可将 B 细胞分为 B1 细胞和 B2 细胞两个亚群。B1 细胞是参与非特异性免疫应答的细胞，B2 细胞是参与特异性体液免疫应答的细胞，通常所说的 B 细胞即指 B2 细胞。

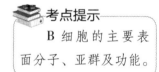

考点提示

　B 细胞的主要表面分子、亚群及功能。

（三）自然杀伤细胞

自然杀伤细胞（natural killer cell，NK）是由骨髓淋巴干细胞直接发育成熟的一类淋巴细胞。NK 细胞表面没有特异性抗原识别受体，不需要抗原预先刺激，即能杀伤靶细胞，故称为自然杀伤细胞。靶细胞膜上带有特异性抗原，当靶细胞膜上的抗原与抗体 IgG 的 Fab

特异性结合后，NK 细胞可通过其表面 Fc 受体与 IgG 的 Fc 段结合，触发 NK 细胞对靶细胞的杀伤作用，导致靶细胞溶解。由于这种杀伤作用必须依赖抗体 IgG，故称为抗体依赖性细胞介导的细胞毒作用（antibody dependent cell mediated cytotoxicity，ADCC）。

二、抗原提呈细胞

抗原提呈细胞（antigen presenting cell，APC）是指能摄取、加工、处理抗原，并将抗原提呈给抗原特异性淋巴细胞的一类免疫细胞。可分为专职抗原提呈细胞和非专职抗原提呈细胞两大类。专职抗原提呈细胞主要包括树突状细胞、单核 – 巨噬细胞和 B 细胞。抗原初次进入机体一般是由树突状细胞提呈，相同抗原再次进入机体则主要由单核 – 巨噬细胞或 B 细胞提呈。非专职抗原提呈细胞主要包括内皮细胞、成纤维细胞、病毒感染的细胞和肿瘤细胞等，这些细胞在一定条件下也可处理和提呈抗原，但功能较弱。

1. 单核 – 巨噬细胞　包括血液中的单核细胞（monocyte，MC）和组织中的巨噬细胞（macrophage，Mφ）。单核细胞源于骨髓的髓样干细胞，可经血流穿越血管壁移行至全身各组织器官，发育成熟为巨噬细胞。不同组织器官的巨噬细胞其名称不同，如皮肤与结缔组织的组织细胞、肝的库普弗（Kupffer）细胞、骨的破骨细胞、神经系统的小胶质细胞、关节的滑膜 A 型细胞、淋巴结与脾的巨噬细胞等。单核 – 巨噬细胞（尤其是 Mφ）表面具有多种膜分子，包括 MHC – Ⅰ类与Ⅱ类分子、CD18、CD58、CD40 等。单核 – 巨噬细胞能产生各种溶酶体酶、溶菌酶和髓过氧化物酶等，还能产生和分泌多种生物活性物质，如多种细胞因子、补体成分、激素样产物、凝血因子等。单核 – 巨噬细胞主要有吞噬消化、抗原提呈、免疫调节和抗肿瘤作用。

2. 树突状细胞（dendritic cell，DC）　DC 是体内具有许多树突状或伪足样突起的、功能最强的一类专职性 APC。它是唯一能刺激初始 T 细胞增殖，激发初次免疫应答的 APC。DC 的分化发育过程可分为前体期、未成熟期、迁移期和成熟期。来源于骨髓的 DC 前体，经血进入非淋巴组织，分化为未成熟的 DC，定居于上皮组织、胃肠道、生殖和泌尿管道、气道以及肝、心、肾等实质脏器的间质。未成熟 DC 具有很强的摄取、处理和加工抗原的能力，但提呈抗原的能力很弱。在炎性因子和抗原刺激下，未成熟 DC 迁移至淋巴结、脾等淋巴组织并逐渐发育成熟。成熟 DC 高表达 MHC – Ⅰ类和 MHC – Ⅱ类分子、协同刺激分子（B7、CD40、ICAM – Ⅰ）以及 FcR、C3bR 等，捕获和处理抗原的能力较低，能有效地将抗原提呈给初始 T 细胞并使之激活。DC 可分泌多种细胞因子，如 IL – 1、IL – 6、IL – 8、IL – 12、TNF – α、IFN – α、GM – CSF 及多种趋化性细胞因子等参与免疫调节。

3. B 细胞和其他抗原提呈细胞　B 细胞表面具有 MHC – Ⅱ类分子和参与 T 细胞活化的协同刺激分子，既是免疫应答产生抗体的效应细胞又是专职的 APC。内皮细胞、上皮细胞、成纤维细胞和活化的 T 细胞等，它们通常情况下并不表达 MHC – Ⅱ类分子，但在炎症过程中或受到 IFN – γ 诱导，也可表达 MHC – Ⅱ类分子并处理和提呈抗原。此外，所有表达 MHC – Ⅰ类分子并具有提呈内源性抗原能力的有核细胞，也属于 APC。

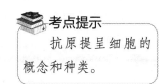

考点提示

抗原提呈细胞的概念和种类。

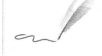

三、其他相关免疫细胞

血液中其他免疫细胞有中性粒细胞、嗜酸性粒细胞、嗜碱性粒细胞、肥大细胞、血小板和红细胞等，它们在免疫应答中发挥着各自不同的作用。

第三节　免疫分子

免疫分子包括存在于体液中的抗体、补体和细胞因子等分泌型分子和表达于细胞膜表面参与免疫应答及发挥免疫效应的 MHC 分子、CD 分子、抗原识别受体（TCR/BCR）、模式识别受体（PRR）等膜型分子。本节仅介绍细胞因子和主要组织相容性抗原。

一、细胞因子

细胞因子（cytokine，CK）是指由多种细胞，特别是免疫细胞产生的具有调节细胞生长与分化、调节免疫应答、参与炎症反应和组织修复等多种功能的小分子多肽或糖蛋白。最初根据产生细胞因子细胞的不同分为由淋巴细胞产生的淋巴因子（lymphokine，LK）和由单核 – 吞噬细胞产生的单核因子（monokine，MK）。目前根据其结构和生物学功能，将细胞因子分为白细胞介素、干扰素、肿瘤坏死因子、集落刺激因子和生长因子等。

1. 各类细胞因子的特性

（1）白细胞介素（interleukin，IL）　是一组由淋巴细胞、单核 – 吞噬细胞和其他非免疫细胞产生的介导白细胞间和白细胞与其他细胞间相互作用的细胞因子。已命名的 IL 有 31 种，其主要作用是调节机体免疫应答、介导炎症反应和刺激造血功能。

（2）干扰素（interferon，IFN）　是由多种细胞产生的具有广泛抗病毒、抗肿瘤和免疫调节作用的可溶性蛋白。干扰素可分为 Ⅰ 型和 Ⅱ 型。Ⅰ 型干扰素包括 IFN – α 和 IFN – β，主要由白细胞、成纤维细胞和病毒感染的组织细胞产生；Ⅱ 型干扰素即 IFN – γ，主要由活化的 T 细胞和 NK 细胞产生。Ⅰ 型干扰素主要发挥抗病毒、抗肿瘤作用，同时具有免疫调节作用。Ⅱ 型干扰素以免疫调节作用为主，同时具有抗病毒、抗肿瘤作用。

（3）肿瘤坏死因子（tumor necrosis factor，TNF）　是一类能引起肿瘤出血坏死的细胞因子。主要有两种，即 TNF – α 和 TNF – β。两种细胞因子的生物学作用如下。①杀/抑瘤作用；②免疫调节作用；③抗感染作用；④致炎作用；⑤TNF 是一种内源性致热原具有致热作用；⑥引起恶病质。

（4）集落刺激因子（colony stimulating factor，CSF）　是指在体内外均能够选择性刺激多能造血干细胞和不同发育阶段造血干细胞定向增殖分化，形成某一谱系细胞集落的细胞因子。

（5）生长因子（grow factor，GF）　是一类可介导不同类型细胞生长和分化的细胞因子。根据其功能和作用靶细胞的不同，分别命名为转化生长因子 β（TGF – β）、表皮生长因子（EGF）、成纤维细胞生长因子（FGF）、血小板生长因子（PDGF）、神经生长因子（NGF）和血管内皮生长因子（VEGF）等。它们均不同程度的促进相应细胞增殖。

2. 细胞因子的生物学作用　细胞因子生物学作用极其广泛而复杂，不同细胞因子的功

扫码"看一看"

能既有特殊性又有重叠性、协同性与拮抗性。众多细胞因子在机体内相互促进或相互抑制，形成十分复杂的细胞因子调节网络。

（1）参与和调节免疫应答　细胞因子可通过合成分泌的相互调节、受体表达的相互控制和生物学效应的相互影响等组成细胞因子网络，实施对免疫应答的正负调节。有些细胞因子具有双向调节作用，可决定免疫应答的类型。

（2）介导炎症反应发挥抗感染免疫作用　如 IL-1、IL-8、INF-γ 和 TNF-α 等细胞因子能够促进单核-吞噬细胞和中性粒细胞等炎性细胞聚集，并可激活这些炎性细胞和血管内皮细胞使之表达黏附分子和释放炎性介质，引起或加重炎症反应。此外，IL 1 和 TNF-α 还可直接作用于下丘脑体温调节中枢引起体温升高，有助于特异性免疫应答的发生。

（3）抗病毒和对肿瘤细胞的作用　有些细胞因子可直接作用于组织细胞或肿瘤细胞产生抗病毒或抗肿瘤作用，如 IFN 能诱导正常组织产生抗病毒蛋白，从而抑制病毒在细胞内的复制，起到防止病毒感染和扩散的能力。

（4）刺激造血功能　在机体正常生理代谢及免疫应答和炎症过程中，白细胞、红细胞和血小板不断被消耗，因此，机体需不断动员骨髓造血干细胞进行补偿。从造血干细胞到成熟的血细胞的发育分化过程中，每一阶段都需要有细胞因子的参与。

（5）诱导细胞凋亡　激活诱导细胞凋亡是一种重要的免疫应答负调节机制。近年发现有些细胞因子可直接或间接参与细胞凋亡过程，如 IL-2 可诱导抗原活化的 T 细胞发生凋亡，从而限制免疫应答的强度。

3. 细胞因子的临床应用　临床上已应用某些重组细胞因子治疗肿瘤、自身免疫病和免疫缺陷病等，已成为一类重要的生物应答调节剂。在国外，EPO、IFN、G-CSF、GM-CSF、IL-2 及 IL-11 等细胞因子的基因工程产品，已获准生产并用于疾病的治疗。

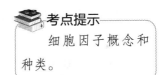

考点提示
细胞因子概念和种类。

二、主要组织相容性复合体及其编码分子

进行组织器官移植时，可因两者组织细胞表面同种异型抗原存在差异而发生排斥反应。这种代表个体特异性的能引起移植排斥反应的同种异型抗原称为组织相容性抗原或移植抗原。其中能引起强烈而迅速排斥反应的抗原称为主要组织相容性抗原（major histocompatibility antigen，MHA），编码 MHA 的基因是一组紧密连锁的基因群，称为主要组织相容性复合体（major histocompatibility complex，MHC）。不同动物的 MHC 命名不同，小鼠的 MHC 称 H-2 系统；因人的 MHA 首先在白细胞上发现而称为人类白细胞抗原（human leucocyte antigen，HLA），故人类的 MHC 称 HLA 复合体。

课程思政

1. HLA 复合体及其产物　HLA 复合体位于第 6 号染色体短臂上，可分为 I 类基因区、II 类基因区和位于 I 与 II 类基因区之间的 III 类基因区（图 2-4）。

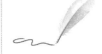

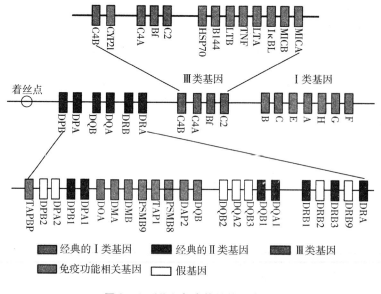

图2-4　HLA复合体结构示意图

（1）HLA-Ⅰ类基因区基因及其产物　HLA-Ⅰ类基因区可分为经典和非经典Ⅰ类基因。经典Ⅰ类基因包括HLA-A、B、C三个基因座位，每个基因座位存在多个复等位基因，具有高度多态性，分别编码化学结构相似但抗原特异性不同的HLA-A、B、C肽链，即HLA-Ⅰ类分子的重链（α链）。这些α链分别与 β_2-微球蛋白（β_2-M）结合，共同组成HLA-Ⅰ类分子。非经典Ⅰ类基因包括HLA-E、F、G、H等，其中有些是免疫功能相关基因，有些功能不明。

（2）Ⅱ类基因区基因及其产物　HLA-Ⅱ类基因区较为复杂，主要包括HLA-DP、DQ、DR三个亚区，其编码产物为HLA-Ⅱ类分子。

（3）Ⅲ类基因区基因及其产物　HLA-Ⅲ类基因区，位于Ⅰ类与Ⅱ基因区之间，其中含许多编码血清补体成分和其他血清蛋白的基因，主要基因编码产物有C4、C2、B因子、肿瘤坏死因子和热休克蛋白（heat shock protein，HSP）等。

2. HLA-Ⅰ类和Ⅱ类分子的结构　HLA-Ⅰ类分子是由Ⅰ类基因编码的α链与第15号染色体编码的 β_2-微球蛋白（β_2-M）非共价结合的糖蛋白；HLA-Ⅱ类分子是由Ⅱ类基因编码的α链和β链非共价连接的糖蛋白（图2-5）。HLA-Ⅰ类分子的α链和HLA-Ⅱ类分子的α、β链为跨膜蛋白，可分为胞外区、跨膜区和胞质区三部分；其胞外区又可分为抗原肽结合区和免疫球蛋白样区（Ig样区，因与免疫球蛋白恒定区具有同源性而得名）。HLA-Ⅰ类分子抗原肽结合区是由 α_1 和 α_2 组成，呈槽沟状，是与内源性抗原肽结合的区域。HLA-Ⅱ类分子抗原肽结合区是由 α_1 和 β_1 组成，是与外源性抗原肽结合的区域。HLA-Ⅰ类分子的Ig样区由 α_3 和 β_2M组成，α_3 是CD8分子与Ⅰ类分子结合的部位。HLA-Ⅱ类分子的Ig样区由 α_2 和 β_2 组成，β_2 是CD4分子与Ⅱ类分子结合的部位。HLA-Ⅰ类分子α链和HLA-Ⅱ类分子α、β链的胞浆区，与信号传递有关。

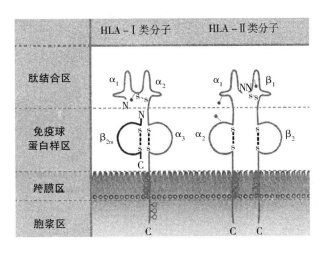

图 2-5 HLA-Ⅰ类和Ⅱ类分子结构示意图

3. HLA-Ⅰ类和Ⅱ类分子的分布 HLA-Ⅰ类分子分布广泛，可存在于人体各种组织的有核细胞及网织红细胞表面，而在神经细胞、成熟红细胞和滋养层细胞表面尚未检出。HLA-Ⅱ类分子主要存在于 B 细胞、单核-巨噬细胞和树突状细胞等抗原提呈细胞以及胸腺上皮细胞和某些活化的 T 细胞表面，在血管内皮细胞和精子细胞上也有少量表达。有些组织在病理情况下，如病毒感染或 IFN 等细胞因子诱导时，亦可表达 HLA-Ⅱ类分子。

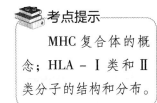

考点提示

MHC 复合体的概念；HLA-Ⅰ类和Ⅱ类分子的结构和分布。

4. HLA-Ⅰ类和Ⅱ类分子的主要生物学功能

（1）参与抗原提呈作用 HLA-Ⅰ类和Ⅱ类分子均有结合、提呈抗原的作用。在抗原提呈细胞内，HLA-Ⅰ类分子与内源性抗原肽结合，形成抗原肽-HLA-Ⅰ类分子复合体；HLA-Ⅱ类分子和外源性抗原结合，形成抗原肽-HLA-Ⅱ类分子复合体，然后经转运表达在 APC 表面，可被免疫活性细胞识别结合，启动特异性免疫应答。

（2）参与免疫应答的调节 在免疫应答过程中，T 细胞通过 TCR 与 APC 表面 MHC-Ⅰ类或Ⅱ类分子提呈的抗原肽相结合是启动 T 细胞活化的重要条件。T 细胞只能识别自身 MHC 分子提呈的抗原肽，而不能识别非己 MHC 分子提呈的抗原肽。而且 CD8$^+$T 细胞只能识别 MHC-Ⅰ分子提呈的抗原肽；CD4$^+$T 细胞只能识别 MHC-Ⅱ分子提呈的抗原肽。这种细胞间相互作用的限制性称 MHC 限制性。

（3）参与免疫细胞发育及中枢性自身免疫耐受的建立 T 细胞在胸腺发育过程中，胸腺深皮质区 CD4$^+$CD8$^+$双阳性初始 T 细胞与胸腺皮质上皮细胞表面 MHC-Ⅰ类或Ⅱ类分子结合相互作用后，可分化发育为 CD8$^+$或 CD4$^+$单阳性未成熟 T 细胞。能与胸腺内 APC 表面自身抗原肽-MHC-Ⅰ类或Ⅱ类分子复合体以高亲和力结合的单阳性未成熟 T 细胞发生凋亡，而那些不能或低亲和力与 APC 细胞表面自身抗原肽-MHC-Ⅰ类或Ⅱ类分子复合体结合的单阳性 T 细胞得以存活，并进一步分化为对自身抗原无反应性的 T 细胞（即对自身抗原形成中枢性自身免疫耐受）。

（4）诱导移植排斥反应 在同种异基因不同个体之间进行组织器官移植时，HLA-Ⅰ类和Ⅱ类抗原作为同种异型抗原，可刺激机体产生特异性效应 T 细胞。这些免疫效应细胞与移植物细胞抗原相互作用，诱导Ⅳ型超敏反应的发生，引发移植排斥反应。

知识链接

移植排斥反应

移植排斥反应是非常复杂的免疫学现象，涉及细胞和抗体介导的多种免疫损伤机制，发生原因主要是受体和移植物的人类白细胞抗原（human leucocyte antigen，HLA）不同。因此，供者与受者 HLA 的差异程度决定了排异反应的轻或重。除同卵双生外，两个不同个体具有完全相同的 HLA 系统的组织配型几乎是不存在的，因此在供受者进行配型时，选择 HLA 配型尽可能地接近的供者，是减少异体组织、器官移植后移植排斥反应的关键。

同种异基因移植排斥的防治措施如下。①通过配型寻找与受者 MHC 最相匹配的供者组织或器官，以减少移植物的同种异型免疫原性。②应用免疫抑制剂抑制受者的免疫反应。③诱导受者对供者移植抗原的特异性耐受。将来器官移植的发展方向是异种移植、细胞培养。克隆技术有望给器官移植带来新的希望。

5. HLA 与临床医学

（1）HLA 与同种器官移植　移植的器官能否存活关键在于供者和受者之间 HLA 相容程度。因此，通常移植物存活率由高到低的顺序是：同卵双胞胎 > 同胞 > 亲属 > 无亲缘关系。

（2）HLA 与输血反应　多次接受输血的患者体内可产生抗白细胞和抗血小板的 HLA 抗体，发生非溶血性输血反应，主要表现为发热、白细胞减少和荨麻疹。

（3）HLA 与疾病的相关性　现已发现多种疾病与 HLA 有关。其中最典型的例子是90％以上的强直性脊柱炎患者携带有 HLA - B27 抗原，有 HLA - DR4 者易患类风湿关节炎。

（4）HLA 表达异常与疾病　许多肿瘤细胞表面 HLA - Ⅰ类分子表达缺失或密度降低，或 HLA 特异性改变，使细胞毒性 T 淋巴细胞（CTL）不能对其有效识别结合，从而逃避了 CTL 细胞对肿瘤细胞的杀伤，导致肿瘤的生长。不表达 HLA - Ⅱ类分子的细胞如果异常表达 HLA - Ⅱ类分子，可启动自身免疫反应，导致自身免疫性疾病。如 Graves 病患者的甲状腺上皮细胞、1 型糖尿病患者的胰岛 B 细胞和原发性胆管肝硬化患者的胆管上皮细胞等可异常表达 HLA - Ⅱ类分子，将自身抗提呈给自身反应的 T 细胞，从而启动自身免疫应答，导致迁延不愈的自身组织损伤。

考点提示

HLA - Ⅰ类和Ⅱ类分子的主要生物学功能和临床意义。

（5）HLA 与法医学的关系　由于 HLA 系统的多基因型和多态性，意味着在两个无亲缘关系的个体间 HLA 等位基因完全相同的概率几乎为零。HLA 为单倍型遗传，子代 HLA 基因型是由双亲各一单倍型组成，即亲代与子代之间必然有一个单倍型相同。由此，HLA 分型在法医学上被广泛用于个体身份识别和亲子鉴定。

本章小结

概念		组成	功能
免疫器官	指免疫细胞发育和成熟或免疫应答发生的器官称为免疫器官	中枢免疫器官：骨髓、胸腺 外周免疫器官：脾脏、淋巴结、黏膜相关淋巴组织等	中枢免疫器官：是 B 和 T 免疫细胞发生、分化和成熟的主要场所 外周免疫器官：是成熟 T 细胞、B 细胞等免疫细胞定居的场所，也是接受抗原刺激后产生免疫应答的部位
免疫细胞	指所有参与免疫应答或与免疫应答有关的细胞。APC 是能摄取、加工、处理抗原，并将抗原提呈给抗原特异性淋巴细胞的一类细胞	淋巴细胞、NK 细胞、单核吞噬细胞、中性粒细胞、嗜碱性粒细胞、嗜酸性粒细胞、肥大细胞、血小板等。专职的 APC 主要包括单核 - 吞噬细胞、树突状细胞和 B 细胞	免疫细胞具有参与免疫应答或发挥免疫效应的功能。APC 能摄取、加工、处理抗原，并将抗原提呈给抗原特异性淋巴细胞
免疫分子	指存在于体液中的分泌型分子和表达于细胞膜表面的参与免疫应答及发挥免疫效应的膜型分子。MHC 是所有编码组织相容性复合体抗原的基因群的统称	免疫球蛋白、补体、细胞因子、MHC 分子等。细胞因子是由多种免疫细胞产生的，分为白细胞介素、干扰素、肿瘤坏死因子、集落刺激因子和生长因子等种类。MHC 基因复合体主要编码经典的 MHC - Ⅰ 和 MHC - Ⅱ分子	细胞因子具有调节细胞生长与分化、调节免疫应答、参与炎症反应和组织修复等多种功能。MHC 基因群编码的 MHC - Ⅰ 和 MHC - Ⅱ分子表达于不同细胞表面，参与抗原提呈，制约细胞间相互识别及诱导免疫应答

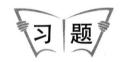

习 题

一、选择题

【A1 型题】

1. T 细胞分化成熟的场所是

    A. 骨髓   B. 淋巴结   C. 脾

    D. 扁桃体   E. 胸腺

2. B 细胞分化成熟的场所是

    A. 骨髓   B. 淋巴结   C. 脾

    D. 扁桃体   E. 胸腺

3. 对血液起滤过作用的器官是

    A. 骨髓   B. 脾   C. 淋巴结

    D. 阑尾   E. 胸腺

4. 患者近几天口腔溃烂，疼痛。查体：下颌处有一圆形肿块，质地柔软，可活动，触之有压痛，请问这肿块最大可能是

    A. 皮脂腺瘤   B. 甲状腺肿大   C. 淋巴结肿大

    D. 腮腺肿大   E. 下颌下腺肿大

5. T 细胞主要介导

A. 体液免疫　　　　　　B. 细胞免疫　　　　　　C. 非特异性免疫

D. 体液免疫和细胞免疫　E. 天然免疫

6. B 淋巴细胞分化成熟的部位是

A. 骨髓　　　　　　　　B. 肝　　　　　　　　　C. 脾

D. 扁桃体　　　　　　　E. 胸腺

7. B 细胞表面标志不包括

A. EB 病毒受体　　　　　B. MHC – I 类分子　　　C. MHC – II 类分子

D. C3b 受体　　　　　　E. CD2 抗原

8. 人类 T 细胞不具备的受体是

A. E 受体　　　　　　　B. PHA 受体　　　　　　C. BCR 受体

D. C5b 受体　　　　　　E. IL – 2 受体

9. 具有 CD4 抗原的细胞是

A. Th1 和 Th2 细胞　　　B. Th1 和 Tc 细胞　　　C. Th2 和 Tc 细胞

D. 嗜碱性和嗜酸性粒细胞　E. 所有成熟 T 细胞

10. 7 个月患儿经常发生化脓性细菌感染，你认为该患儿哪种细胞可能有缺陷

A. B 细胞　　　　　　　B. T 细胞　　　　　　　C. 嗜碱性粒细胞

D. 嗜酸性粒细胞　　　　E. 巨噬细胞

11. 与人类器官移植成败有关的是

A. 主要组织相容性复合体　B. 补体　　　　　　　C. 抗体

D. CD3 – TCR 复合体　　E. 异源二聚体

12. MHC – I 类分子的主要功能是提呈

A. 外源性抗原　　　　　B. 超抗原　　　　　　　C. 抗体

D. 半抗原　　　　　　　E. 内源性抗原

13. MHC – II 类分子的主要功能是提呈

A. 外源性抗原　　　　　B. 半抗原　　　　　　　C. 抗体

D. 超抗原　　　　　　　E. 内源性抗原

14. T 细胞识别抗原肽时，CD4 分子与下列哪一种分子结合

A. EB 病毒受体　　　　　B. MHC – I 类分子　　　C. MHC – II 类分子

D. C3b 受体　　　　　　E. CD2 抗原

15. T 细胞识别抗原肽时，CD8 分子与下列哪一种分子结合

A. 绵羊红细胞受体　　　B. MHC – I 类分子　　　C. MHC – II 类分子

D. Fas 分子受体　　　　E. CD3 抗原

【X 型题】

16. 中枢免疫器官有

A. 淋巴结　　　　　　　B. 胸腺　　　　　　　　C. 脾脏

D. 骨髓　　　　　　　　E. 扁桃体

17. 外周免疫器官有

A. 骨髓　　　　　　　　B. 胸腺　　　　　　　　C. 脾脏

D. 淋巴结　　　　　　　E. 黏膜相关淋巴组织

18. 专职的抗原提呈细胞有
 A. 自然杀伤细胞   B. 树突状细胞   C. B 细胞
 D. 单核－巨噬细胞   E. 嗜酸性粒细胞

19. T 细胞表面分子有
 A. TCR   B. CD2 分子   C. CD3 分子
 D. CD4 分子   E. CD8 分子

20. B 细胞表面分子有
 A. BCR   B. CD40 分子   C. CD3 分子
 D. CD8 分子   E. CD2 分子

二、思考题

1. T、B 细胞表面各具有哪些重要的表面标志？有哪些亚群和功能？
2. HLA－I、II 类分子的分布及结构有哪些不同？有哪些生物学作用？

（马春玲）

扫码"练一练"

扫码"学一学"

第三章 抗 原

学习目标

1. **掌握** 抗原的概念和基本特性；抗原决定簇的概念；医学上重要的抗原。
2. **熟悉** 决定抗原免疫原性的条件；抗原的特异性和交叉反应。
3. **了解** 抗原的分类。

机体的免疫系统具有识别"自己"和"非己"的能力，通过识别和清除"非己"，耐受"自己"来维护机体的生理平衡。"非己"成分即为抗原。抗原既可以是外来侵入的异物，也可以是体内形成的异物。抗原是机体建立特异性免疫的始动因素和必备条件，没有抗原刺激就没有特异性免疫应答的形成。

第一节 抗原概述

案例导入

一位患者因刀伤被泥土污染，注射破伤风抗毒素，10 天后出现疲乏、头痛、肌肉和关节痛，实验室检查尿中蛋白量增加，血清中免疫球蛋白水平正常，补体 C4 和 C3 含量较低。医务人员告知注射破伤风抗毒素血清前要做皮试。

请问：

1. 注射破伤风抗毒素血清前为什么要进行皮试？
2. 为什么说破伤风抗毒素既是抗体又是抗原？

一、抗原的概念与基本特性

（一）抗原的概念

抗原（antigen，Ag）是指能被 T、B 细胞表面特异性抗原受体（TCR 或 BCR）识别结合，刺激 T、B 细胞活化、增殖、分化，产生效应性淋巴细胞或抗体，并能与所产生的效应性淋巴细胞或抗体发生特异性结合的一类物质。

抗原是免疫系统识别、清除的靶标，也引发机体发生免疫应答的启动。

（二）抗原的基本特性

抗原具有两种特性。一是免疫原性（immunogenicity），即特异性地刺激 T 细胞或 B 细胞使之活化、增殖、分化，产生效应 T 细胞或（和）抗体的性能；二是免疫反应性（immunoreactivity），即能与相应免疫应答产物抗体和效应 T 细胞发生特异性结合的性能。免疫原性和免疫反应性是完全意义抗原的基本属性。

同时具有免疫原性和免疫反应性的物质称为完全抗原（complete antigen）。诱导机体产生免疫应答的抗原多为完全抗原，如细菌、病毒、动物血清等。

有些物质只有免疫反应性，无免疫原性，它们属于半抗原（hapten）或不完全抗原。只有少数物质如一些小分子化学物质和药物属于半抗原。

半抗原只能被识别，不能诱导机体产生免疫应答。但如将半抗原分子与结构复杂的大蛋白质分子结合，形成完全抗原，可刺激机体产生针对半抗原分子的体液免疫应答和针对大蛋白质分子的细胞免疫应答。赋予半抗原免疫原性的物质称为载体（carrier）。载体赋予半抗原免疫原性的作用称为半抗原－载体效应。由于半抗原－载体效应解释了一些低分子量化合物（如青霉素、阿司匹林、苯胺染料等）与体内组织蛋白（相当于载体）结合后，成为完全抗原诱导超敏反应，造成组织器官损伤的机制。

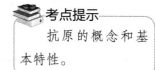
考点提示
抗原的概念和基本特性。

二、决定抗原免疫原性的条件

抗原被免疫系统识别后，主要是抗原的性质、宿主因素及抗原进入机体的方式影响抗原诱导机体产生的免疫应答。

（一）抗原的性质

1. 异物性 抗原作为"非己"物质的性质即抗原的异物性。抗原异物性强弱主要取决于抗原分子结构的复杂程度及其与机体结构的差异性。细菌虽小，但结构较复杂，与人体细胞结构差异性显著，故具有强免疫原性。

2. 化学性质 天然抗原多为有机大分子，一般而言，蛋白质是良好抗原；糖蛋白、脂蛋白、多糖类、脂多糖都有免疫原性；脂类和哺乳动物的细胞核成分如 DNA 难以诱导免疫应答，但在某些状态下如突变的肿瘤细胞，其 DNA 也具有免疫原性。

3. 分子量大小 一般情况下，抗原的分子量等于或大于 10kDa，且分子量越大，免疫原性越强；大于 100kDa 的抗原多为强抗原，小于 10kDa 的抗原通常免疫原性弱，甚至无免疫原性。

4. 分子构象 抗原分子的构象在很大程度上也会影响其免疫原性，抗原分子构象发生改变，其免疫原性也会随之发生改变。

5. 易接近性 易接近性是指抗原表位能被 TCR 或 BCR 分子所识别结合的难易程度，越易被识别结合，免疫原性越强，反之越弱。

6. 物理状态 抗原分子的物理状态也会影响其免疫原性，一般颗粒性抗原的免疫原性较可溶性抗原强。

（二）宿主因素

抗原诱导的免疫应答也会受机体因素的影响。

1. 遗传因素 个体不同，遗传基因各异，主要是 MHC 的不同，使不同个体对同一抗原所产生免疫应答的强度甚至类型存在差别。

2. 年龄、性别和健康状态 一般情况下，婴幼儿和老年人对抗原的应答相对弱，而青壮年对抗原的应答相对强；雌性动物比雄性动物抗体生成高，但怀孕动物的应答能力受到显著抑制；感染或使用免疫抑制剂等都能干扰和抑制免疫系统对抗原的应答。

（三）抗原进入机体的方式

抗原进入机体的数量、途径、次数等均可影响机体对抗原的应答。一般而言，适中剂量抗原易诱导机体产生免疫应答，过高或过低剂量抗原均不易诱导机体产生免疫应答，反而容易诱导免疫耐受；抗原免疫途径以皮内效果最佳，皮下次之，继之为肌注，静脉或腹腔注射较差，而口服抗原易诱导免疫耐受；免疫次数要适当，过于频繁或间隔时间过长均易诱导免疫耐受。

三、抗原的分类

（一）根据抗原诱导抗体产生是否需要 Th 细胞的参与分类

据此将其分为胸腺依赖性抗原和胸腺非依赖性抗原。

1. 胸腺依赖性抗原（thymus dependent antigen，TD – Ag） 实质是完全抗原，相当于半抗原载体复合物，具有 T 细胞表位和 B 细胞表位，可诱导机体产生体液免疫应答和细胞免疫应答，且 TD – Ag 诱导的体液免疫应答需在其细胞免疫应答的帮助才可以发生。

TD – Ag 主要特征如下。①如果一种物质被机体免疫系统识别为抗原，它们为完全抗原，多属于 TD – Ag。②TD – Ag 刺激 B 细胞产生抗体需 Th 细胞（helper T cell）帮助。③TD – Ag 具有 T 细胞表位和 B 细胞表位。④TD – Ag 可诱导机体产生细胞免疫应答和体液免疫应答。⑤TD – Ag 可刺激机体产生记忆 T 细胞和记忆 B 细胞。⑥TD – Ag 刺激机体产生多样类别的抗体，主要为高亲和力的 IgG。⑦TD – Ag 诱导机体产生的免疫应答可以分为 3 个阶段，即识别阶段、活化增殖分化阶段和效应阶段。

2. 胸腺非依赖性抗原（thymus independent antigen，TI – Ag） TI – Ag 不是完全抗原，只有 B 细胞表位，但可通过特殊机制诱导机体产生体液免疫应答。

TI – Ag 主要特征如下。①只有少数抗原属于 TI – Ag，如细菌多糖、多聚蛋白质和脂多糖等。②TI – Ag 刺激 B 细胞产生抗体不需 Th 细胞帮助。③TI – Ag 只有 B 细胞表位。④TI – Ag 只能诱导机体产生体液免疫应答。⑤TI – Ag 不能刺激机体产生免疫记忆。⑥TI – Ag 刺激机体产生的抗体类别较单一，主要为低亲和力 IgM。⑦TI – Ag 诱导机体产生的体液免疫应答中，无特异性 B 细胞的增殖过程。TI – Ag 与 TD – Ag 的比较（表 3 – 1）。

表 3 – 1 TI – Ag 与 TD – Ag 的比较

	TD – Ag	TI – Ag
表位组成	T 细胞表位和 B 细胞表位	B 细胞表位
T 细胞辅助	需要	无需
MHC 限制性	有	无
应答类型	体液免疫和细胞免疫	体液免疫
抗体类型	多种，IgG 为主	IgM
免疫记忆	有	无

（二）根据抗原提呈细胞内抗原的来源分类

据此将其分为外源性抗原和内源性抗原。

1. 外源性抗原 是指来自于抗原提呈细胞外的抗原。如微生物及其产物等，以吞噬、吞饮或以受体介导的内吞方式进入 APC，在溶酶体中被加工成抗原肽，主要与 MHC – Ⅱ 分子结合，被提呈给 CD4$^+$T 细胞 TCR 分子识别。

2. 内源性抗原 是指在 APC 内新合成的抗原。如病毒感染细胞中病毒基因编码的蛋白质、肿瘤细胞表达的肿瘤抗原等，在细胞质中被加工成抗原肽，主要与 MHC－Ⅰ分子结合，被提呈给 CD8$^+$T 细胞 TCR 分子识别。

（三）其他分类

根据抗原化学性质，可将其分为蛋白质抗原、多糖抗原和核酸抗原等；根据抗原物理状态，可将其分为颗粒性抗原和可溶性抗原；根据免疫应答结果，可将其分为免疫原和耐受原；根据抗原产生方式，可将其分为天然抗原和人工抗原；根据抗原诱发的病理性免疫应答过程，将其分为移植抗原、肿瘤抗原、变应原等。

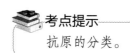
考点提示
抗原的分类。

四、抗原的特异性与交叉反应

（一）抗原特异性

抗原不同，其诱导机体产生的免疫应答不同。特定抗原诱导机体产生相应免疫应答及产物的特性称为抗原的特异性。所以适应性免疫应答的特异性取决于抗原的特异性；有什么样的抗原，就对应着什么样的免疫应答及产物；没有抗原，则无免疫应答。

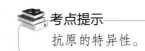
考点提示
抗原的特异性。

特异性是免疫应答最重要的特点，也是免疫学诊断与防治的理论依据。决定抗原特异性的分子基础是抗原分子中的抗原表位。

1. 抗原表位的概念与特征　抗原分子中，具有一定化学组成和空间构型、代表抗原特异性的化学结构称为抗原表位（epitope），也称抗原决定簇或抗原决定基。

抗原表位实质上是抗原分子中能被 TCR/BCR 分子识别或抗体特异性结合的基本结构单位（图 3－1）。抗原分子的表位大小不同，可由 5～15 个氨基酸残基组成，也可由 5～7 个多糖残基或核苷酸组成。一种抗原表位对应着一种特异性免疫应答；被 TCR 分子识别结合的抗原表位，对应着细胞免疫应答；被 BCR 分子识别结合的抗原表位，对应着体液免疫应答。

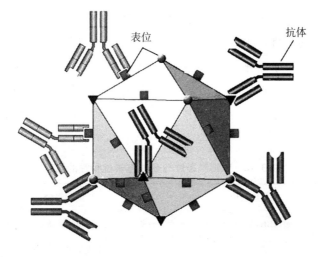

图 3－1　抗原表位示意图

天然抗原分子结构常常较复杂，往往具有多种抗原表位。天然抗原的特异性取决于其所具有抗原表位种类的综合，而不局限于其所具有的某种单一抗原表位。

天然抗原分子一般具有数量较多的抗原表位，其中能被 BCR 或抗体分子识别结合的抗原表位数目称为抗原结合价。一定程度上，抗原结合价的大小反映着其诱导机体产生体液免疫应答的强弱程度。

2. 抗原表位的类型 抗原表位不同，其对应着的免疫应答也不同。

（1）构象表位和线性表位 根据结构不同，可以将其分为构象表位和线性表位（图3-2）。

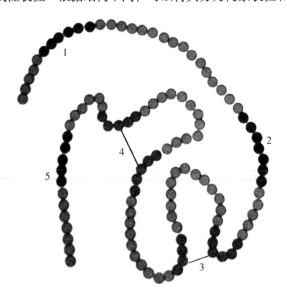

图3-2 构象表位和线性表位

注：1、2、5为线性表位；3、4为构象表位

构象表位由不连续的短序列在空间上彼此接近而构成的特定空间构象，也称非线性表位，可由相同或不同化学成分的短序列构成，位于抗原分子表面。构象表位可被相应BCR分子识别结合，但不能被TCR分子识别结合。这是因为，在体液免疫应答识别阶段，B细胞的BCR分子可直接识别抗原分子表面相应抗原表位；而在细胞免疫应答识别阶段，抗原分子经抗原提呈细胞加工处理形成的抗原肽与MHC分子结合形成复合物，表达于APC表面，T细胞膜上TCR分子才能识别APC表面的与MHC分子结合的抗原肽。

线性表位由连续线性排列的氨基酸组成，可存在于在抗原分子任意部位，既可在抗原分子表面，又可在抗原分子内部。线性表位可被BCR分子识别，也可被TCR分子识别。

（2）T细胞表位和B细胞表位 被TCR分子特异识别结合的抗原表位称T细胞表位；被BCR分子特异识别结合的抗原表位称B细胞表位。T细胞表位与B细胞表位特性的比较（表3-2）。

表3-2 T细胞表位与B细胞表位特性的比较

	T细胞表位	B细胞表位
表位受体	TCR	BCR
MHC分子	必需	无需
表位性质	主要是线性短肽	天然多肽、多糖、脂多糖、有机化合物
表位类型	线性表位	构象表位或线性表位
表位位置	抗原分子任意部位	通常在抗原分子表面

（二）共同抗原表位和交叉反应

天然抗原分子结构常常较复杂，可具有多种抗原表位。所以在不同抗原分子间，可存在结构相同或相似的抗原表位。存在于不同抗原分子间的结构相同或相似的抗原表位称为共同抗原表位（图3-3）。

由于共同抗原表位的存在，其刺激机体产生的效应T细胞或抗体分子，可与具有共同抗原表位的不同抗原发生结合和反应，这种反应即为交叉反应。

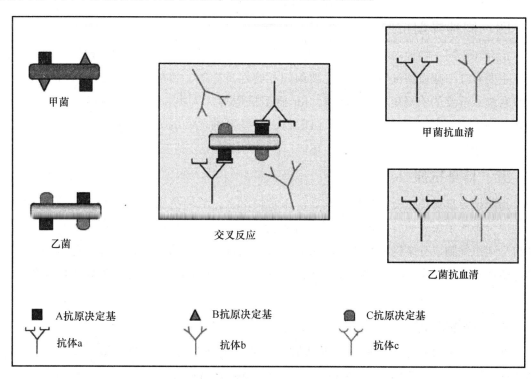

图3-3 共同抗原表位和交叉反应

第二节 医学上重要的抗原

医学中的抗原，种类繁多。主要有以下几种类型。

一、病原生物及其代谢产物

病原生物如细菌、病毒、立克次体、螺旋体、支原体、真菌、寄生虫等，虽然结构相对简单，但化学组成复杂，与人体结构差异较大，对人体均有较强免疫原性。细菌外毒素可刺激机体产生抗毒素。细菌外毒素用0.3%~0.4%甲醛处理脱去其毒性，保存其免疫原性即为类毒素，用于预防相应外毒素引起的疾病。

二、动物免疫血清

来自于类毒素免疫大型动物的免疫血清，如来自于马的破伤风抗毒素，用于治疗和紧急预防相应外毒素引起的疾病。动物免疫血清具有双重特性，既是抗毒素，也是人体的异种抗原，在某些个体反复应用可诱发超敏反应，严重的会发生过敏性休克甚至死亡。

三、异嗜性抗原

指存在于不同物种的结构相同或相似的抗原，本质是共同抗原，因 Forssman 发现而命名为 Forssman 抗原。如在人体心脏、肾脏、关节等器官，存在有与 A 族链球菌细胞壁 M 蛋白相似结构的蛋白质，A 族链球菌感染诱发机体产生的免疫应答产物除了对 A 族链球菌有排除作用外，也可作用于人体存在共同抗原的心脏、肾脏、关节等器官，与风湿性心脏病、链球菌感染后肾小球肾炎、风湿性关节炎的发生有关。

四、同种异型抗原

指存在于同一物种内不同个体间的抗原，也称同种异体抗原。医学中比较重要的同种抗原主要有红细胞血型抗原、人类主要组织相容性抗原等。目前发现有数十种红细胞血型抗原系统，重要的有 ABO 血型抗原、Rh 血型抗原等。人类主要组织相容性抗原为人类 MHC 编码分子，即人类白细胞抗原（HLA），其是目前已知的人类最复杂的同种抗原，具有多基因型和多态性，可提呈抗原，还能广泛参与固有免疫应答。

五、自身抗原

指能诱导自身免疫应答的自身物质。正常情况下，机体免疫系统对绝大多数自身组织细胞成分不产生免疫应答，即形成了自身耐受。但在创伤、感染、药物等因素作用下，一些自身组织细胞成分结构发生改变或被修饰而形成修饰的自身抗原，或处于免疫豁免部位的隐蔽的自身抗原如晶状体蛋白质、精子等的释放，可诱发自身免疫甚至是自身免疫性疾病。

六、肿瘤抗原

指细胞癌变过程中出现的新抗原或肿瘤细胞异常或过度表达的抗原，可分为肿瘤特异性抗原（tumor specific antigen, TSA）和肿瘤相关抗原（tumor associated antigen, TAA）。TSA 为某一肿瘤细胞所特有的抗原；TAA 并非肿瘤细胞所特有，在正常细胞也可表达，但肿瘤细胞表达增加。目前发现的肿瘤抗原绝大多数为 TAA，只有极少数为 TSA。

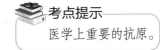

考点提示

医学上重要的抗原。

知识链接

超抗原和佐剂

超抗原（superantigen, SAg）是指一类只需极低浓度（1~10ng/ml）即可激活大量（2%~20%）T 或 B 细胞，产生极强免疫应答的非特异性免疫物质。目前发现有许多 T 细胞超抗原和 B 细胞超抗原。金黄色葡萄球菌肠毒素（SE）、表皮剥脱毒素（EXT）、链球菌致热外毒素（SPE）等为 T 细胞超抗原，葡萄球菌 A 蛋白（SPA）、HIV 包膜糖蛋白 gp120 等为 B 细胞超抗原。佐剂（adjuvant）是指一类提前或与抗原同时给予机体可增强或改变抗原诱导的免疫应答强度或类型的非特异性免疫物质。佐剂种类较多，有无机佐剂、有机佐剂、合成佐剂和新型佐剂等，如氢氧化铝为无机佐剂。疫苗中加入佐剂可增强疫苗的免疫效果。

本章小结

抗原概念	抗原是能被 T、B 细胞表面特异性抗原受体（TCR 或 BCR）识别结合，刺激 T、B 细胞活化、增殖、分化，产生特异性淋巴细胞或抗体并与之特异性结合，进而发挥免疫效应的物质。抗原分子中，具有一定化学组成和空间构型、代表抗原特异性的化学结构称为抗原表位
基本特性	免疫原性和免疫反应性
特异性	决定抗原及免疫应答特异性的物质基础是抗原表位。共同抗原表位的存在可诱发共同抗原发生交叉反应
分类	胸腺依赖性抗原和胸腺非依赖性抗原；外源性抗原和内源性抗原
医学上重要抗原	病原生物及其代谢产物、动物免疫血清、异嗜性抗原、同种异型抗原、自身抗原、肿瘤抗原、超抗原等

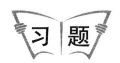

一、选择题

【A1 型题】

1. 不以抗原表位与抗原受体结合的是

    A. 完全抗原   B. 超抗原   C. 半抗原

    D. TD – Ag   E. TI – Ag

2. 抗原特异性取决于抗原分子的

    A. 物理性状   B. 分子量大小   C. 异物性

    D. 结构的复杂性   E. 表面的特殊化学基团

3. 兄弟姐妹间进行器官移植引起排斥反应的物质属于

    A. 异种抗原   B. 同种异型抗原   C. 自身抗原

    D. 异嗜性抗原   E. 细菌感染

4. 许多抗原称为胸腺依赖性抗原，是因为它是

    A. 在胸腺中产生的   B. 相应抗体是在胸腺中产生的

    C. 仅存在于 T 细胞上   D. 只能产生体液免疫

    E. 刺激 B 细胞产生抗体需要 T 细胞辅助

5. 半抗原

    A. 只有与载体偶联才能与抗体分子结合

    B. 只能引起体液免疫应答

    C. 是大分子

    D. 是小分子物质

    E. 具有免疫原性

6. 半抗原

    A. 能刺激机体产生抗体   B. 能与相应抗体结合

  C. 是抗原与载体结合物 D. 不能作为变应原

  E. 不能与相应抗体结合

7. TD – Ag

  A. 胸腺产生的抗原

  B. 相应抗体在胸腺中产生

  C. 引起免疫应答需 T 细胞辅助

  D. 引起免疫应答不需 T 细胞辅助

  E. 以上均不对

8. 属于同种异型抗原的物质是

  A. 甲胎蛋白 B. ABO 血型物质 C. 细菌毒素

  D. 甲状腺球蛋白 E. 类毒素

9. 抗原的两大基本性能是

  A. 异物性和特异性 B. 免疫原性和免疫反应性

  C. 免疫反应性和异物性 D. 理化复杂性和特异性

  E. 异物性与免疫反应性

10. HLA 是人类的

  A. 同种异体抗原 B. 异嗜性抗原 C. 自身抗原

  D. 肿瘤抗原 E. 佐剂

11. 类毒素为

  A. 有免疫原性有毒性 B. 无免疫原性无毒性 C. 有免疫原性无毒性

  D. 无免疫原性有毒性 E. 以上均不对

【X 型题】

12. 属于完全抗原的有

  A. 病毒 B. 化学药品 C. 蛋白质

  D. 细菌外毒素 E. 花粉

13. 关于抗原表位，正确的是

  A. 又称抗原决定簇 B. 是大分子 C. 相当于半抗原

  D. 决定抗原特异性 E. 一个抗原分子可有多种抗原决定簇

14. 下列哪些抗原是根据抗原来源与机体的亲缘关系进行分类命名的

  A. 异种抗原 B. 同种异体抗原 C. 异嗜性抗原

  D. 自身抗原 E. 超抗原

15. 根据抗原的性能可将其分为两类，它们是

  A. TD – Ag B. 完全抗原 C. 蛋白质抗原

  D. 半抗原 E. TI – Ag

16. 类毒素

  A. 由外毒素经处理而成

  B. 主要成分为脂多糖

  C. 免疫反应性与外毒素相似

  D. 毒性与外毒素相似

　　E. 是细菌分泌的

17. ABO 血型抗原有

　　A. AB 抗原　　　　　　B. A 抗原　　　　　　　　C. O 抗原

　　D. B 抗原　　　　　　 E. 以上均对

18. 佐剂的作用有

　　A. 增强抗原的免疫原性　　　B. 增加抗体滴度

　　C. 改变抗体产生的类型　　　D. 增强机体对抗原的免疫应答

　　E. 可在注入抗原前先注入机体

19. 关于抗原分子的免疫原性，正确的是

　　A. 种属关系越远，免疫原性越弱

　　B. 种属关系越近，免疫原性越强

　　C. 化学结构越复杂，免疫原性越强

　　D. 化学结构越简单，免疫原性越强

　　E. 分子量越大，免疫原性越强

20. 对于人类，下列哪些抗原属于异种抗原

　　A. 甲胎蛋白　　　　　　B. HLA　　　　　　　　C. 外毒素

　　D. 类毒素　　　　　　　E. Rh 血型抗原

21. 对于人类，下列哪些抗原属于同种异型抗原

　　A. 免疫动物血清　　　　B. HLA　　　　　　　　C. 细菌

　　D. 类毒素　　　　　　　E. 移植抗原

二、思考题

1. 简述自身抗原及其意义。

2. 什么是 TD – Ag 和 TI – Ag？它们引起的免疫应答有何不同？

（张亚光）

扫码"练一练"

扫码"学一学"

第四章　免疫球蛋白与抗体

案例导入

　　患者，男，9岁。近1年反复发生中耳炎、扁桃体炎、肺炎等疾病，近日左膝关节肿痛加重，活动明显不便入院。

　　经检查，患儿免疫功能相关实验室检查结果如下：①血丙种免疫球蛋白值极低 [IgG 137 mg/dl，IgA 8 mg/dl（76～390 mg/dl），IgM 21 mg/dl，IgE 18 IU/ml]。②总补体溶血活性（CH_{50}）正常。③外周血B细胞数目极少而T细胞数目正常。④吞噬细胞功能正常。显示患儿有先天性免疫不全症的可能，疑似"性联无丙种免疫球蛋白血症。"以每4周定期给予静脉注射免疫球蛋白（400 mg/kg）予以治疗，使其血中IgG值维持在500 mg/kg以上。

　　请问：

1. 什么是免疫球蛋白？
2. 免疫球蛋白的结构如何？
3. 免疫球蛋白的生物学作用有哪些？

　　抗体（antibody，Ab）是B淋巴细胞接受抗原刺激后，活化、增殖、分化成浆细胞，由浆细胞所合成和分泌的一类能与相应抗原发生特异性结合的球蛋白。抗体是免疫应答的重要产物，主要分布于血清或分泌液等体液中，是体液免疫的重要免疫分子。

　　免疫球蛋白（immunoglobulin，Ig）是具有抗体活性或化学结构与抗体相似的球蛋白的统称。免疫球蛋白包括抗体和骨髓瘤、巨球蛋白血症等患者血清中未证实有抗体活性的异常免疫球蛋白。免疫球蛋白是化学结构上的概念，而抗体是生物学功能上的概念。所有的抗体均属免疫球蛋白，但免疫球蛋白并非都是抗体（即并非都具有抗体的功能）。

　　免疫球蛋白分为分泌型和膜型。分泌型免疫球蛋白主要存在于体液中，具有抗体活性；膜型免疫球蛋白是B淋巴细胞膜上的抗原受体。

课程思政

第一节　免疫球蛋白的分子结构与类型

一、免疫球蛋白的基本结构

免疫球蛋白单体的基本结构是由二硫键连接的四条肽链组成的对称结构（图4-1）。

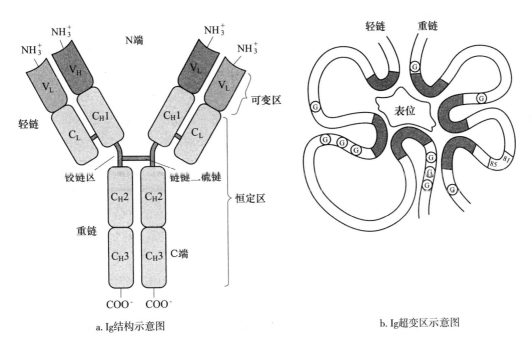

a. Ig结构示意图

b. Ig超变区示意图

图 4-1 免疫球蛋白基本结构示意图

（一）轻链和重链

构成免疫球蛋白单体的四条肽链，其中两条短的肽链称为轻链（light chain，L 链），每条轻链约由 214 个氨基酸残基组成，L 链共有 κ、λ 两型。同一个免疫球蛋白单体分子上的 L 链型别完全相同。两条长的肽链称为重链（heavy chain，H 链），由 450～570 个氨基酸残基组成。不同的重链由于氨基酸残基的排列顺序、二硫键的数目和位置、含糖的种类及数量不同，其抗原性也不同。根据 H 链抗原性的差异可将其分为 5 类：γ 链、μ 链、α 链、δ 链和 ε 链，每个免疫球蛋白分子的两条重链亦完全相同。由上述不同类型 H 链与 L 链（κ、λ）组成的完整免疫球蛋白分子分别被称为 IgG、IgM、IgA、IgD 和 IgE（图 4-2）。IgA 包括血清型和分泌型两型，图中为分泌型 IgA。

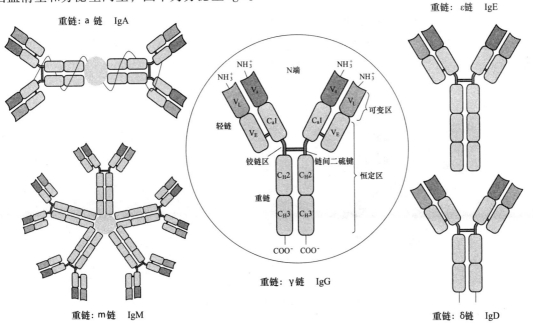

图 4-2 免疫球蛋白的类型

（二）可变区和恒定区

免疫球蛋白单体中四条肽链两端游离的氨基或羧基的方向是一致的，分别称为氨基端（N端）和羧基端（C端）。在免疫球蛋白分子的近氨基端（N端），轻链的1/2与重链的1/4或1/5区段内氨基酸排列顺序随抗体特异性不同而变化，故称为可变区（variable region，V区）。此可变区赋予抗体以结合抗原的特异性。在免疫球蛋白分子的近羧基端（C端），即轻链的其余1/2和重链的3/4或4/5区段内氨基酸数量、种类、排列顺序及含糖量都比较稳定，故称为恒定区（constant region，C区）。恒定区不仅可作为免疫球蛋白分子的骨架，还具有许多其他重要的生物学活性。在可变区某些特定位置上，其氨基酸残基的组成和排列顺序比可变区内其他位置上的氨基酸残基更易变化，故称这些部位为超变区（hypervariable region，HV区），轻链、重链上的超变区位置大致相当。可变区中其他变化较少的部分称为骨架氨基酸残基。免疫球蛋白与特异抗原决定簇结合的位置就在超变区，所以超变区又称为互补决定簇区（complementary determinant region，CDR）。

（三）铰链区

铰链区位于 C_H1 和 C_H2 功能区之间，富含脯氨酸，易伸展弯曲，通过改变构型来识别并结合远近不同的抗原表位，并暴露补体结合位点。铰链区易被不同的酶类水解，产生不同的水解片段，用以验证免疫球蛋白的结构、功能区域和制备生物制品。

（四）免疫球蛋白的其他成分

1. 联结链（joining chain，J链）   是由浆细胞合成分泌的多肽。通过J链可将免疫球蛋白单体以二硫键形式共价结合到重链上连接成多聚体，起到稳定免疫球蛋白多聚体的作用。分泌型IgA是由J链连接两个IgA单体，加上一个分泌片组成的双聚体。IgM是二硫键相互连接5个IgM单体，并通过二硫键与J链连接形成五聚体。IgG、IgD、IgE及血清型IgA常为单体，无J链。

2. 分泌片（secretory piece，SP）   是由黏膜上皮细胞合成的多肽。当IgA与J链在浆细胞内合成并连接后，IgA双体在通过黏膜上皮细胞的过程中再与分泌片结合形成具有分泌能力的双聚体IgA，即分泌型IgA（secretory IgA，sIgA）。分泌片的功能是保护IgA使之不易受环境中酶的破坏，并介导IgA的转运，但分泌片与IgA的合成无密切关系（图4-3）。

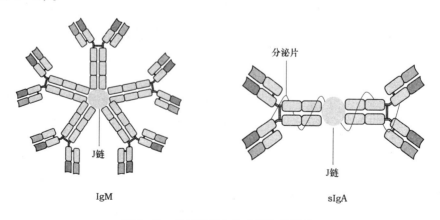

图4-3　免疫球蛋白的J链和分泌片

二、免疫球蛋白的肽链功能区

免疫球蛋白单体分子的重链与轻链可通过链内二硫键相互连接、折叠成几个球形功能区，每个功能区约由 110 个氨基酸残基组成。L 链分为两个功能区，即 L 链可变区（V_L）和 L 链恒定区（C_L）。IgG、IgA 和 IgD 的 H 链各有一个可变区（V_H）和三个恒定区（C_H1、C_H2、C_H3），共有四个功能区；IgM 和 IgE 的 H 链各有一个可变区（V_H）和四个恒定区（C_H1、C_H2、C_H3、C_H4），共有五个功能区。

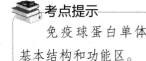

考点提示

免疫球蛋白单体基本结构和功能区。

各功能区的作用均不相同，以 IgG 为例说明各功能区的主要功能如下。V_L、V_H 为抗原特异性结合部位；C_L、C_H1 遗传标记所在部位，决定同种异型免疫球蛋白的抗原特异性；C_H2 有补体结合位点；C_H3 能与某些细胞表面的 IgG Fc 受体结合。此外，IgE 的 C_H4 可与肥大细胞或嗜碱性粒细胞结合，引起超敏反应。

三、免疫球蛋白的水解片段

用酶水解免疫球蛋白分子，是研究其结构与功能的重要方法之一，也可借此分离和纯化特定的免疫球蛋白多肽片段。最常用的两种酶是木瓜蛋白酶和胃蛋白酶（图 4-4）。

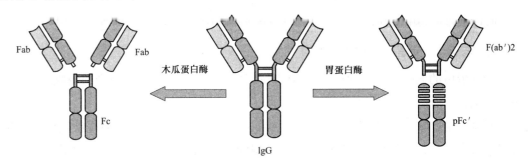

图 4-4　免疫球蛋白的水解片段

木瓜蛋白酶水解免疫球蛋白，可将 IgG 重链于铰链区近氨基端处切断，得到三个片段，包括两个相同的抗原结合片段（fragment antigen binding，Fab）和一个可结晶片段（fragment crystaline，Fc）。每一个 Fab 段含有一条完整的轻链和重链 N 端的 1/2 部分，在 V_L 及 V_H 功能区的超变区能与一个抗原决定簇发生特异性结合，即一个抗原结合价。Fc 段在低温下容易结晶，由两条重链近羧基端的一半组成，具有活化补体及与细胞表面 Fc 受体相结合等其他生物学活性。

胃蛋白酶水解免疫球蛋白，可将 IgG 重链于铰链区近羧基端切断，得到一个具有双价抗体活性的片段，即 F（ab'）$_2$ 段和若干小分子多肽碎片（pFc'），后者无任何生物学功能。

知 识 链 接

酶解免疫球蛋白用于精制抗毒素

研究免疫球蛋白的水解片段，可帮助人们了解免疫球蛋白的结构和功能，从理论上理解抗原－抗体反应的原理；在实践中，酶解免疫球蛋白可用于精制抗毒素。如马血清白喉抗毒素或破伤风抗毒素经胃蛋白酶水解后，只保留了能结合抗原的 F（ab'）$_2$ 片段，但去除了具有较强免疫原性的免疫球蛋白重链的 Fc 段部分，这样通过精制提纯得到的制剂，大大减少了引起超敏反应的可能性。

第二节　抗体的生物学作用

一、与抗原特异性结合

抗体与非抗体性质的免疫球蛋白最主要的区别是它能与相应的抗原发生特异性结合，在体外产生抗原－抗体反应，在体内导致各种生理或病理效应，这是作为抗体的免疫球蛋白最显著的生物学特点。抗体分子可有单体、双体和五聚体。一个抗原结合位点只能与一个抗原决定簇结合，即一个抗原结合价。完整的 IgG、IgD、IgE 及血清型 IgA 分子为单体，有两个抗原结合点，为 2 价；二聚体的分泌型 IgA 为 4 价；五聚体的 IgM 理论上是 10 价，但由于空间位阻作用，一般仅表现为 5 价。

血清中抗体与抗原特异性结合，可发挥中和毒素和病毒、阻断病原体入侵等作用。

二、激活补体

抗体与相应抗原结合后，分子构型发生变化，暴露出 C_H2 功能区上的补体结合位点，通过经典途径激活补体系统，发挥补体的多种生物学效应以清除抗原。IgM 活化补体的能力比 IgG 大，一般只要 1 个和相应抗原结合的 IgM 分子就能激活补体，而 IgG 至少需要 2 个才行。

三、结合具有 Fc 受体的细胞

免疫球蛋白的 Fc 段能与多种表面具有 Fc 受体的细胞结合。不同类别的免疫球蛋白可与不同的细胞结合，产生不同的作用。

1. 调理作用　IgG 的 Fab 段与细菌等颗粒性抗原结合，IgG 的 Fc 段与吞噬细胞表面的 IgG Fc 受体结合，通过 IgG 的"桥联"作用，促进吞噬细胞对细菌等颗粒性抗原的吞噬作用。

2. ADCC 作用　IgG 的 Fab 段与病毒感染的细胞或肿瘤细胞等靶细胞表面的抗原结合，IgG 的 Fc 段与 NK 细胞、巨噬细胞等杀伤细胞表面的 IgG Fc 受体结合，介导杀伤细胞释放穿孔素、颗粒酶等发挥细胞毒作用，直接杀伤靶细胞。

3. 介导 I 型超敏反应　IgE 的 Fc 段与肥大细胞、嗜碱性粒细胞表面的 IgE Fc 受体结合，使上述细胞处于致敏状态，当致敏细胞再与相应抗原结合时，即可引起 I 型超敏反应。

四、穿过胎盘和黏膜

IgG 是人类唯一能从母体穿过胎盘转移到胎儿体内的免疫球蛋白。IgG 的 Fc 段和胎盘滋养层细胞膜表面的 IgG Fc 受体能产生可逆性的结合，进而被分泌进入胎儿体液中，形成自然被动免疫，在新生儿抗感染免疫中发挥重要的作用。

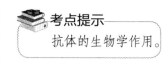
考点提示
抗体的生物学作用。

IgA 可穿过消化道、呼吸道和乳腺等上皮细胞，形成分泌性 IgA，在黏膜表面发挥局部免疫作用。

第三节　五类免疫球蛋白的特性与功能

一、IgG

IgG 在血清中的占比最大，占 75% ~ 80%，是体内最主要的抗体，它们分属于四个亚类：IgG1、IgG2、IgG3、IgG4，是再次免疫应答产生的主要免疫球蛋白。IgG 主要由脾脏和淋巴结中的浆细胞合成，个体出生后 3 个月开始合成 IgG，5 岁左右接近成人水平。IgG 是人类唯一能穿过胎盘的抗体。胎盘内 IgG 含量远比血清浓度高，对新生儿抵抗感染起重要作用。半衰期约 23 天，是所有免疫球蛋白中半衰期最长的，所以临床使用免疫球蛋白治疗时，以相隔 2~3 周注射一次为宜。

IgG 在机体免疫防御中占有重要地位，大多数抗菌、抗病毒、抗毒素抗体都属于 IgG 类抗体。但不少自身抗体，如抗核抗体、抗线粒体抗体等，以及引起 Ⅱ、Ⅲ 型超敏反应的免疫复合物中的抗体也大都是 IgG 类。

二、IgM

五聚体的 IgM 既是分子量最大的 Ig（约 900KD，又称为巨球蛋白），也是个体发育过程中合成最早的 Ig，又是机体发生免疫应答过程中产生最早的 Ig。

IgM 主要存在于血清中，占比 5%~10%，其凝集作用、促吞噬作用均比 IgG 强，但中和病毒或毒素的能力比 IgG 弱；IgM 在胚胎发育晚期已能合成，临床上常把脐血中 IgM 水平升高作为诊断宫内感染的依据；IgM 是机体接受抗原刺激后最早合成的免疫球蛋白，故在早期抗感染中起到了重要作用，临床上检查特异性 IgM 抗体水平可用于传染病的早期诊断。天然的血型抗体为 IgM，血型不符的输血将引起严重溶血。

三、IgA

IgA 分血清型和分泌型两种。血清型占比 10%~15%，但其免疫作用不显著。sIgA 是由呼吸道、消化道、泌尿生殖道等黏膜固有层中的浆细胞合成，释放到分泌液中或分布于黏膜表面。sIgA 主要存在于唾液、泪液、初乳、胃肠液、尿液、汗液和鼻、支气管的分泌液中，其不易被蛋白酶所破坏，故可通过阻抑微生物和抗原物质黏附、调理吞噬、溶菌、中和毒素和病毒等作用，在黏膜局部发挥重要的抗感染作用。

新生儿出生 4~6 个月后开始合成 IgA，至 12 岁左右达成人水平。新生儿可从母乳中获得 sIgA，以防呼吸道和胃肠道感染。

四、IgD

正常血清中 IgD 浓度极低，占比仅为 0.3%。其功能尚不清楚。膜结合型 IgD（SmIgD）是 B 细胞分化发育成熟的标志。成熟的 B 细胞可同时表达 SmIgD 和 SmIgM。B 细胞在分化过程中，细胞膜上先出现 SmIgM，然后出现 SmIgD，它们与抗原结合的特异性相同，都是 B 细胞的抗原受体，并在 B 细胞向浆细胞分化中起调节作用。

五、IgE

IgE 是血清中含量最少的免疫球蛋白，仅占血清免疫球蛋白总量的 0.02%。IgE 主要由鼻咽部、扁桃体、支气管、胃肠道等黏膜固有层的浆细胞产生，这些部位是一些抗原进入机体的主要门户，也是超敏反应易发生的部位。IgE 为亲细胞抗体，其 Fc 段极易与组织中的肥大细胞及血液中嗜碱性粒细胞细胞膜上的 Fc 受体结合。当变应原再次进入机体，与已固定在上述细胞上的 IgE 结合时，可引起 Ⅰ 型超敏反应。

> 🔖 **考点提示**
> 免疫球蛋白的类型及其特性与功能。

此外，肠道寄生虫病患者的血液及肠黏液中的 IgE 也升高，可能与宿主抗寄生虫感染有关。

第四节　抗体的人工制备

一、多克隆抗体

多克隆抗体（polyclonal antibody，PcAb）是由多克隆 B 细胞群产生的、针对多种抗原决定簇的混合抗体。因为天然抗原是由多种抗原分子组成的，每种抗原分子又含有许多抗原决定簇，每一种抗原决定簇可激活相应的 B 细胞克隆，进而分化、成熟并合成相应的抗体，因此自然免疫机体产生的通常是多克隆抗体。

获得多克隆抗体的途径主要有动物免疫血清、恢复期患者血清或免疫接种人群。含多克隆抗体的生物制品可让受者通过被动免疫的方式获得暂时的免疫力，因此可以用于疾病的紧急防治。但用抗原免疫动物来源的多克隆抗体制品，使用中常易引起血清病，人来源的多克隆抗体制品虽然理想，但来源有限，且有传播肝炎和艾滋病的风险。

二、单克隆抗体

单克隆抗体（monoclonal antibody，McAb）是指由一个 B 细胞活化、增殖、分化产生的子代细胞克隆分泌的、针对一个抗原决定簇的抗体，即由单一 B 细胞克隆合成的均一抗体。一种单克隆抗体的 Ig 氨基酸排列顺序完全相同，其抗原特异性、和相应抗原结合的亲和性也完全相同。

1975 年 kohler 和 Milstein 采用细胞融合技术将小鼠脾细胞与小鼠骨髓瘤细胞融合，形成杂交瘤细胞。这种杂交瘤细胞既保存了骨髓瘤细胞无限繁殖的特性，又具有免疫 B 细胞合成和分泌特异性抗体的能力。然后运用有限稀释法等技术可从杂交瘤细胞中挑选出能稳定分泌抗体的单个细胞，进一步促进其增殖成为一个细胞克隆，分泌出均一性的单克隆抗体。杂交瘤技术的建立不仅使人们生产大量均一单克隆抗体的愿望成为现实，而且为抗体生成理论和抗体遗传控制的研究提供了有效手段。

由于单克隆抗体具有纯度高、特异性强、效价高、可以大量生产等许多优点，已被广泛应用于生物医学各领域。单克隆抗体被广泛用作诊断检测试剂，提高了常规免疫学检测技术在疾病诊断和分析研究中的敏感性、特异性、准确性和检测速度；单克隆抗体可与同位素、毒素、细胞毒类药物通过化学偶联制备成靶向药物（生物导弹），用于肿瘤、自身免疫性疾病治疗和防治移植排斥反应等；单克隆抗体可用作生物活性药物的纯化试剂。但是由于人－人杂交瘤的技术限制，目前绝大多数单克隆抗体是鼠源性的。由于是异种抗原，重复体内使用鼠源性抗体将促使机体产生抗鼠 Ig 的抗体，不仅降低临床疗效，亦可能引起严重的超敏反应，因而限制了其临床应用。

三、基因工程抗体

由基因重组技术制备的抗体称为基因工程抗体（gene engineering antibody，GeAb），也称第三代人工抗体，因临床应用无不良反应或不良反应微弱，成为新一代具有广阔应用前景的抗体。其原理是由 B 细胞获得编码抗体的基因，或以聚合酶链反应（polymerase chain reaction，PCR）体外扩增抗体基因片段，经体外 DNA 重组后，转化受体细胞，使其表达特定抗体。目前已成功表达的基因工程抗体有嵌合抗体、重构建抗体、单链抗体等，其中嵌合抗体研究较多。另外重组噬菌体抗体（recombinant phage antibody）是近年以重组噬菌体展示系统制备的基因工程抗体。将抗体 V_H、V_L 基因经体外 PCR 扩增后与噬菌体外壳编码基因连接，重组后可在噬菌体表面表达抗体融合蛋白，经固相抗原吸附技术很容易筛选出表达特异抗体的噬菌体用以大量表达和制备抗体。

本章小结

免疫球蛋白（抗体）
- 概念
  - 抗体：B 细胞接受抗原刺激活化分化为浆细胞，浆细胞分泌的能和相应抗原特异性结合的球蛋白
  - 免疫球蛋白：具有抗体活性或化学结构与抗体相似的球蛋白的统称
- 免疫球蛋白结构
  - 重链（H 链）与轻链（L 链）
  - 可变区与恒定区
    - 功能区
    - 水解片段
  - 铰链区
  - 其他成分
    - J 链
    - 分泌片
- 免疫球蛋白的生物学作用
  - 特异性结合抗原
  - 激活补体
  - 结合具有 Fc 受体的细胞
  - 穿过胎盘和黏膜
- 五类免疫球蛋白
  - IgG
  - IgM
  - IgA
  - IgD
  - IgE
- 抗体的人工制备
  - 多克隆抗体
  - 单克隆抗体
  - 基因工程抗体

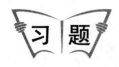

习题

一、选择题

【A1 型题】

1. 产生抗体的细胞是

　　A. 嗜碱性粒细胞　　　　　B. 浆细胞　　　　　　　C. 肥大细胞

　　D. 吞噬细胞　　　　　　　E. B 细胞

2. Ig 的 V 区包括

    A. 近 N 端 H 链 1/2 和 L 链 1/2

    B. 近 N 端 H 链 1/3 和 L 链 1/3

    C. 近 N 端 H 链 1/4 和 L 链 1/2

    D. 近 C 端 H 链 1/4 和 L 链 1/2

    E. 近 C 端 H 链 1/3 和 L 链 1/2

3. 抗体分子与抗原结合的部分是

    A. Fc 段   B. Fab   C. 铰链区

    D. H 链的 C 区   E. L 链的 C 区

4. 下列描述五类免疫球蛋白的特性错误的是

    A. IgG 是唯一通过胎盘的免疫球蛋白

    B. sIgA 多为双聚体

    C. IgM 分子量最大

    D. 免疫应答过程中产生最早的是 IgG

    E. 正常血清中 IgE 含量最少

5. 机体黏膜抗感染的主要抗体是

    A. IgG   B. sIgA   C. IgM

    D. IgE   E. IgD

6. 关于 IgG，下述错误的是

    A. IgG 以单体形式存在，广泛分布于体液中

    B. IgG 的半衰期相对较长

    C. IgG 可通过经典途径激活补体

    D. IgG4 固定补体的能力最强

    E. IgG 参与 ADCC 效应

7. 脐血中出现抗风疹病毒的何种免疫球蛋白，则表示有宫内感染

    A. IgG   B. IgA   C. IgM

    D. IgD   E. IgE

8. 中和抗体主要是

    A. IgG   B. IgA   C. IgM

    D. IgD   E. IgE

9. 抗体与抗原结合的部位是

    A. C_H 区   B. V_H 区   C. V_H 与 V_L 区

    D. V_L 区   E. C_L 区

10. 凝集作用最强的免疫球蛋白是

    A. IgG   B. IgA   C. IgM

    D. IgD   E. IgE

11. 结合肥大细胞和嗜碱性粒细胞的免疫球蛋白是

    A. IgM   B. IgG   C. IgE

    D. IgA   E. IgD

12. 3 ~ 6 个月婴儿易患呼吸道感染主要是因为哪类免疫球蛋白不足

    A. IgM   B. IgG   C. IgE

    D. sIgA   E. IgD

13. 免疫接种后首先产生的抗体是

    A. IgM   B. IgG   C. IgE

    D. IgA   E. IgD

14. 来自母体能引起新生儿溶血症的 Rh 抗体是

    A. IgA 类抗体   B. IgM 类抗体   C. IgG 类抗体

    D. IgD 类抗体   E. IgE 类抗体

15. 抗体可用来结合抗原的部位为

    A. 骨架区   B. 铰链区   C. 恒定区

    D. 可变区   E. Fc 片段

【B1 型题】

(16 ~ 20 题共用备选答案)

    A. IgM   B. IgG   C. IgE

    D. IgA   E. IgD

16. 主要介导 I 型超敏反应的抗体是

17. 能通过胎盘的抗体是

18. 个体发育过程中最早合成的抗体是

19. 抗原刺激后最先产生的抗体是

20. 黏膜局部免疫的主要抗体是

【X 型题】

21. 抗体所具有的功能有

    A. 直接细胞毒作用   B. 中和毒素   C. 特异性结合抗原

    D. 调理吞噬作用   E. ADCC 作用

22. 关于 IgG 的特性,下列正确的是

    A. 唯一能通过胎盘的抗体   B. 介导 ADCC 作用

    C. 引起 II 、III 型超敏反应   D. 有 3 个亚类

    E. 是再次免疫应答产生的主要抗体

23. IgM 的特性包括

    A. 激活补体的能力比 IgG 强

    B. 是分子量最大的免疫球蛋白,称巨球蛋白

    C. 是最早合成的免疫球蛋白

    D. 无铰链区

    E. 主要在血液中发挥抗感染作用

24. sIgA 主要存在于

    A. 唾液   B. 泪液   C. 脑脊液

    D. 初乳   E. 支气管分泌液

25. IgE 对哪些细胞具有亲嗜性

A. 嗜酸性粒细胞　　　　　B. 嗜碱性粒细胞　　　　　C. 肥大细胞

D. B 细胞　　　　　　　　E. 单核细胞

二、思考题

简述免疫球蛋白的基本结构和主要的生物学作用。

（戴承令）

扫码"练一练"

第五章 补体系统

扫码"学一学"

课程思政

学习目标

1. **掌握** 补体的概念；经典激活途径；补体的生物学功能。
2. **熟悉** 旁路途径；MBL途径。
3. **了解** 补体的组成、命名、理化性质；补体激活的调节。

案例导入

某患儿，6岁。发作性皮下组织水肿，肿胀迅速，非凹陷性，无荨麻疹、瘙痒、皮肤发红，无疼痛。实验室检查后诊断为遗传性血管神经性水肿。该病是一种常染色体显性遗传病。

请问：

1. 该病与哪种补体成分有关？
2. 如何进行治疗？

第一节 概 述

在血液或体液内除 Ig 分子外，还发现另一族参与免疫效应的大分子，称为补体分子。补体（complement，C）是存在于正常人及动物血清中的一组经活化后具有酶活性的蛋白质。目前已知补体是由 30 余种可溶性蛋白、膜结合蛋白和补体受体组成的多分子系统，故称为补体系统。补体广泛参与机体微生物防御反应以及免疫调节，也可参与免疫病理性反应，是体内具有重要生物学作用的效应系统。

一、补体系统的组成

根据功能，可将补体的 30 余种成分分为如下三类。①补体的固有成分：指存在于体液中、参与补体激活级联反应的补体分子，包括经典激活途径的 C1、C4、C2；旁路激活途径的 B 因子、D 因子；上述两条途径共同末端通路的 C3、C5、C6、C7、C8 和 C9。②补体调节蛋白：包括备解素（P 因子）、C1 抑制物、I 因子、C4 结合蛋白、H 因子、S 蛋白、促衰变因子（DAF）等。③介导补体活性片段或调节蛋白生物学效应的补体受体（CR）：包括 CR1～CR5、C3aR、C2aR、C4aR 等。

二、补体系统的命名

补体系统的命名方法为：①参与补体经典激活途径的固有成分，按其被发现的先后顺序分别命名为 C1（C1q、C1r、C1s），C2……C9。②补体其它成分以英文大写字母表示，如 B 因子、D 因子、P 因子、H 因子。③补体调节蛋白多以其功能命名，如 C1 抑制物、C4 结合蛋白、促衰变因子等。④补体活化后的裂解片段，以该成分的符号后面附加小写英文字母表示，如 C3a、C3b 等，通常 a 为小片段，b 为大片段。⑤具有酶活性的成分或复合物，在其符号上划一横线表示，如 $\overline{C1}$、$\overline{C3bBb}$；⑥灭活的补体成分，在其符号前加 i 表示，如 iC3b。

三、补体的理化性质

补体系统各成分的化学组成均为糖蛋白，多数为 β 球蛋白，少数为 α 和 γ 球蛋白。补体在血清中的含量相对稳定，占总蛋白的 5%~6%，其中 C3 含量最高。补体性质极不稳定，加热 56℃ 30 分钟即被灭活，在室温下会很快失活，在 -20℃ 以下冷冻干燥后能较长时间保存。许多理化因素如机械震荡、紫外线照射、强酸、强碱、乙醇及蛋白酶等均易使补体失活。

第二节　补体系统的激活与调节

在生理情况下，多数补体成分通常以无活性的酶原形式存在于体液中，当受到某些激活物作用后或在特定的固相表面，补体各成分才能被依次激活。只有被激活的补体成分才具有裂解下一组分的活性，形成"多米诺骨牌效应"样扩大的连锁反应，即级联酶促反应，最终导致靶细胞溶解。补体被激活过程中还会裂解形成多种能表现各种生物学作用的活性片段。补体激活依据其激活物质、补体成分和起始顺序的不同，分为：经典途径（又称传统途径）、甘露糖结合凝集素途径（mannan binding lectin pathway，MBL）途径、旁路途径（又称替代途径）。但 3 条途径激活具有共同的末端通路和效应（图 5 - 1）。

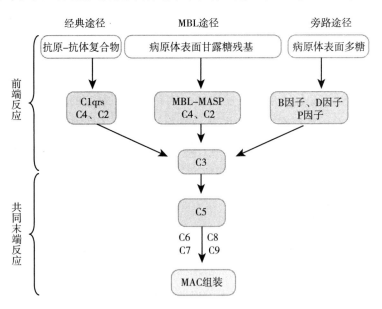

图 5 - 1　补体三种激活途径示意图

一、补体系统的激活

在生理情况下，血清中大多数补体成分以非活性（酶原）形式存在，只有在某些激活物的作用下补体各成分才会按一定顺序，以连锁的酶促反应方式依次活化，而表现出多种生物学活性的过程，故称为补体级联反应。补体系统的激活主要有三条途径，从 C1q 开始激活的途径称为经典途径或传统途径，从 C3 开始激活的途径称为旁路途径或替代途径，以及 MBL 途径。

（一）经典激活途径

以抗原－抗体复合物为主要激活物质，抗体以 IgG 或 IgM 为主。从 C1 活化开始，引发酶促级联反应，产生一系列效应和最终发生细胞溶解作用的补体激活途径称为经典激活过程。整个过程分为识别、活化和膜攻击三个阶段。

1. 识别阶段 抗原和抗体结合后，抗体发生构象改变，使 Fc 段补体结合部位暴露，补体 C1 与之结合并被激活，这一过程称为补体激活的识别（启动）阶段。

C1 是由 C1q、C1r 和 C1s 分子组成的多聚体复合物。C1q 为六聚体，呈球形，每一亚单位的头部为与免疫复合物中抗体的 Fc 段结合的部位。C1r 和 C1s 与 C1q 相连（图 5－2）。

当两个以上 C1q 头部被 IC 中的 IgG/IgM Fc 段结合、固定后，C1q 6 个亚单位的构象改变，导致 C1r 被裂解，形成 C1r 小片段即激活的 C1r 可裂解 C1s 成为 2 个片段，其中小片段的 C1s 具有蛋白酶活性，可酶解相应底物 C4 和 C2，进入活化阶段。

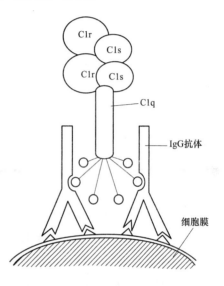

图 5－2 C1 分子结构示意图

2. 活化阶段 即 C3 转化酶（$\overline{C4b2a}$）和 C5 转化酶（$\overline{C4b2a3b}$）形成阶段。C4 和 C2 都是 C1s 的天然底物。C1s 将 C4 裂解成 C4b 和 C4a 两个片段，C4b 与抗体结合的靶细胞膜结合。在 Mg^{2+} 存在时，C2 可与附着 C4b 的细胞表面结合，继而被 C1s 裂解为 C2b 和 C2a。C4b 与 C2a 在细胞膜表面结合形成 $\overline{C4b2a}$，即 C3 转化酶，该酶再将 C3 裂解为 C3a 和 C3b。与膜结合的 $\overline{C4b2a}$ 在衰变和失活前可活化多个 C3 分子。C3b 结合至 $\overline{C4b2a}$ 附着的临近细胞膜上，形成 $\overline{C4b2a3b}$ 三分子复合物，即 C5 转化酶，C5 是此酶的天然底物。补体裂解过程中生成的小分子 C4a、C2b、C3a 释放到液相中，发挥各自的生物活性（图 5－3）。

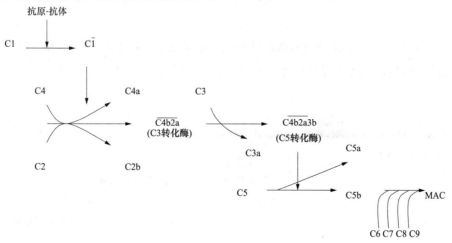

图 5－3 经典激活途径

3. 膜攻击阶段 即形成膜攻击复合体（MAC），导致靶细胞溶解的阶段。在 C5 转化酶（C$\overline{4b2a3b}$）作用下，C5 被裂解成 C5a 和 C5b 两个片段。C5a 游离于液相。C5b 与 C6、C7 结合形成 C$\overline{5b67}$三分子复合物，插入靶细胞膜中。膜上的 C$\overline{5b67}$复合物吸附 C8 形成 C$\overline{5b678}$复合物，C$\overline{5b678}$复合物进一步催化单链 C9 分子聚合，共同组成 C$\overline{5b6789}$大分子的膜攻击复合体（MAC）。MAC 贯穿整个靶细胞膜形成跨膜孔道，破坏局部磷脂双层而形成渗漏斑，或形成穿膜的亲水性孔道，电解质从细胞内逸出，水分大量内流，细胞膨胀而溶解（图 5-4）。

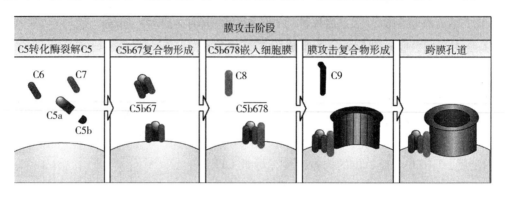

图 5-4　膜攻击阶段

（二）MBL 激活途径

MBL 激活途径是指血清中甘露糖结合凝集素（MBL）直接识别多种病原微生物表面的 N 氨基半乳糖或甘露糖从而活化补体的激活途径。该途径发生在病原微生物感染的早期，激活物即为含 N 氨基半乳糖或甘露糖基的病原微生物。

正常血清中 MBL 含量极低，在感染急性期，其水平会明显提高。具体激活过程为：MBL 首先与病原微生物的甘露糖残基结合，再与丝氨酸蛋白酶结合，形成 MBL 相关的丝氨酸蛋白酶（MASP-1、MASP-2）。MASP 具有与活化 C1q 同样的生物学活性，可水解 C4 和 C2，继而形成 C3 转化酶，其后的反应同经典途径相同（图 5-5）。

补体系统是机体的一种固有免疫防御机制。三条途径先后激活的顺序是旁路途径、MBL 途径和经典途径。三条途径的起点各异，但存在相互交叉，并具有共同的终末反应。旁路激活途径和 MBL 激活途径不需抗原-抗体复合物参与，微生物细胞壁的脂多糖或甘露糖残基等即可直接激活补体。在初次微生物感染或感染早期，没有特异性抗体或量很少的情况下，旁路途径和 MBL 途径对机体的防御均具有重要意义。当经典途径和 MBL 途径活化后，通过放大机制也可激活旁路途径，所以，在体内生理条件下，三条途径密切相关，都以 C3 活化为中心。

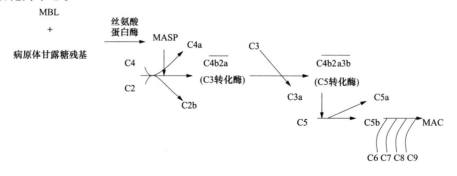

图 5-5　MBL 途径

（三）旁路激活途径

旁路途径又称替代途径，这种途径不需 C1、C4、C2 参加，直接活化 C3，然后完成 C5 ~ C9 的连锁反应。参与的补体成分还有 B 因子、D 因子和 P 因子。本途径的活化不需免疫复合物参与，其活化物质主要是脂多糖、酵母多糖、肽聚糖及凝聚的 IgA 和 IgG4 等（图 5 - 6）。旁路激活途径分为以下几个步骤。

1. C3 转化酶（$\overline{C3bBb}$）的形成　在生理条件下，血清中的 C3 缓慢地自发水解产生少量的 C3b，B 因子与 C3b 结合形成 C3bB 复合体。血清中的 D 因子将结合状态的 B 因子裂解成 Ba 和 Bb。大片段 Bb 附着于 C3b 形成 $\overline{C3bBb}$ 复合体，即旁路途径 C3 转化酶。$\overline{C3bBb}$ 易被迅速降解，但血清中的 P 因子（备解素）与 $\overline{C3bBb}$ 结合成为 $\overline{C3bBbP}$，而使其趋于稳定。$\overline{C3bBbP}$ 可裂解 C3 生成 C3a 和 C3b。

2. C5 转化酶（$\overline{C3bnBb}$）的形成　当旁路途径的激活物（如细菌脂多糖等）存在时，为 C3b 和 $\overline{C3bBb}$ 提供可结合的表面，并保护它们不被 I 因子（C3b 灭活因子）和 H 因子（C3b 灭活促进因子）迅速灭活，结合于细胞表面的 $\overline{C3bBb}$ 或 $\overline{C3bBbP}$，可使 C3 大量裂解，并与其裂解产物 C3b 结合形成多分子复合物 $\overline{C3bnBb}$ 或 $\overline{C3bnBbP}$，即替代途径 C5 转化酶。它像经典途径的 $\overline{C4b2a3b}$ 一样可将 C5 裂解成 C5a 和 C5b。后续的 C6 ~ C9 激活过程及效应与经典途径相同。

3. C3b 正反馈环　旁路途径的激活过程也是补体系统的一个重要放大机制。因此在有激活物质存在的情况下，$\overline{C3bBb}$ 能不断地裂解 C3，产生更多的 C3b 分子，C3b 又可在 B 因子、D 因子参与下形成更多的 $\overline{C3bBb}$，继而进一步使 C3 裂解产生 C3b。这样，C3b 既是 C3 转化酶的组成成分，又是 C3 转化酶的作用产物，由此形成了旁路途径的正反馈放大环路。此外，经典途径激活产生的 C3b 也能启动旁路途径，旁路途径 C3 转化酶对经典途径也起放大作用。

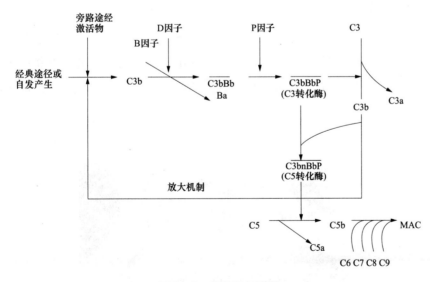

图 5 - 6　旁路激活途径

二、补体激活的调节

补体系统激活是一种高度有序的级联反应，并产生多种生物学效应，对机体既有保护作用，又有损伤作用。正常情况下，体内有一系列调节机制控制补体的激活，使之反应适度，以防止补体成分过度消耗和对自身组织的损伤。这种调控可通过补体成分的自身衰变以及体内存在的多种调节因子来实现。

（一）自身衰变的调节

某些激活的补体成分极不稳定，易于衰变失活，这是补体激活过程中的一种重要调控机制。例如，液相中的 C3b、C4b 及 C5b，很快失去活性；与细胞膜结合的 C3b、C4b 及 C5b 也易衰变。不同激活途径中的 C3 转化酶和 C5 转化酶均易衰变失活，从而限制了后续补体成分的连锁反应。

（二）调节因子的作用

C1 抑制物可使 C1r、C1s 失去酶活性而不能裂解 C4 和 C2，即不能形成经典途径的 C3 转化酶。I 因子和 H 因子协同作用破坏游离的或细胞膜上的 C3b；I 因子亦能裂解 C4b，由此抑制补体各激活途径。C4 结合蛋白抑制 C4b 和 C2 的结合，辅助 I 因子裂解 C4b，当这些因子缺陷时可出现相应临床病症。如遗传性 C1 抑制分子缺乏可发生遗传性血管神经性水肿。

第三节　补体系统的生物学作用

补体系统的功能分为两大方面。①补体激活后，在细胞膜上形成 MAC，导致靶细胞裂解。②补体在激活过程中产生水解片段，在免疫和炎症反应中发挥各种生物学效应。

一、溶解细胞作用

补体系统被激活后，可在靶细胞表面形成膜攻击复合物，导致靶细胞溶解，这种补体介导的细胞溶解是机体抵抗病原生物感染的重要机制。被溶解的靶细胞有细菌等病原生物，也有被病毒感染的组织细胞，有利于机体清除病原生物，发挥免疫防御功能。如果被溶解的靶细胞是机体自身细胞则导致组织损伤，引起自身免疫病。

二、调理作用

补体 C3b 等片段是重要的调理素。C3b 一端与抗原 – 抗体复合物或靶细胞结合，另一端与带有 C3b 受体的吞噬细胞（中性粒细胞、巨噬细胞等）结合，借 C3b 将靶细胞与吞噬细胞连接起来，从而促进吞噬，这种作用称为补体的调理作用。调理作用在机体抗感染免疫中具有重要意义（图 5 – 7）。

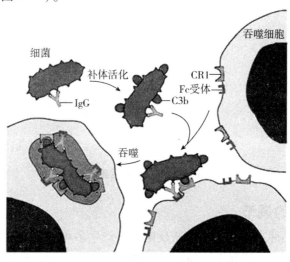

图 5 – 7　补体调理作用

三、炎症介质作用

1. 过敏毒素作用 C3a、C4a 和 C5a 又被称为过敏毒素，可使肥大细胞、嗜碱性粒细胞脱颗粒，释放组胺等生物活性介质引起毛细血管扩张、通透性增加、平滑肌痉挛、局部水肿等炎症反应。

2. 趋化作用 C5a 又有趋化作用，能吸引中性粒细胞、单核吞噬细胞向炎症部位聚集，发挥吞噬作用，增强炎症反应。

四、清除免疫复合物

抗原抗体复合物激活补体后，可通过 C3b 或 C4b 黏附于具有 C3b 受体（CR1）的红细胞、血小板或某些淋巴细胞上，形成较大的复合物，易被吞噬细胞吞噬和清除，称为补体的免疫黏附作用。免疫黏附在抗感染免疫和免疫病理过程中具有重要意义（图 5-8）。

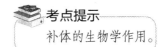

考点提示
补体的生物学作用。

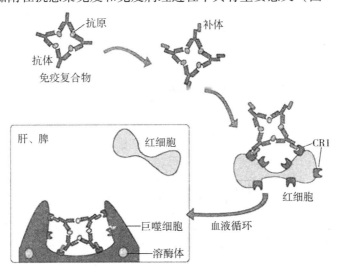

图 5-8 补体的黏附作用

知 识 链 接

补体与临床疾病

一、遗传性补体缺陷相关的疾病

1. 遗传性血管神经性水肿 为常见的补体缺陷病。由于 C1INH 基因缺陷，造成血液中 C1INH 不足，造成血管通透性增加，从而引起水肿。

2. 阵发性夜间血红蛋白尿 患者红细胞膜缺乏 DAF 和 MIRL 而发生补体介导的溶血。临床表现为慢性溶血性贫血、全血细胞减少和静脉血栓形成，晨尿中出现血红蛋白。

二、补体与感染性疾病

在某些情况下，病原微生物可借助补体受体入侵细胞。如 EB 病毒以 CR2 为受体；麻疹病毒以 MCP 为受体；柯萨奇病毒和大肠埃希菌以 DAF 为受体等。

三、补体与炎症性疾病

创伤、烧伤、感染、器官移植、缺血再灌注、体外循环等均可激活补体系统，补体参与多种感染和非感染性炎症疾病的病理生理过程。

本章小结

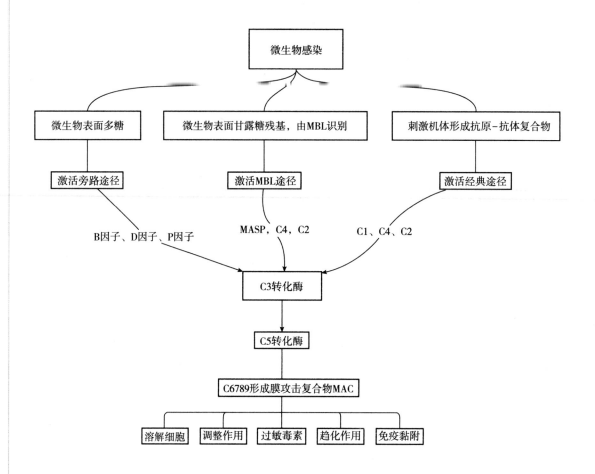

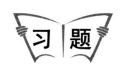

一、选择题

【A1 型题】

1. 补体活化的经典途径开始于

    A. C3b   B. C1 的活化   C. C3 的活化

    D. 抗原与抗体的结合   E. MBL 与甘露糖残基的结合

2. 补体经典途径的主要激活物是

    A. 细菌脂多糖   B. 免疫复合物   C. 酵母多糖

    D. 肽聚糖   E. 凝聚的 IgA

3. 补体活化经典途径的 C5 转化酶是

    A. $\overline{C4b2a}$ B. $\overline{C4b2a3b}$ C. C1

    D. $\overline{C5b67}$ E. $\overline{C2b4b}$

4. 补体的膜攻击复合物是

    A. C3b   B. C1 ~ C9   C. $\overline{C4b2b}$

    D. $\overline{C5b6789}$ E. $\overline{C4b3b}$

5. 补体的生物学作用不包括

    A. 细胞毒作用   B. 调理作用   C. 溶解某些病毒作用

    D. 炎症反应   E. ADCC

6. 关于补体，以下错误的叙述是

    A. 肝细胞和巨噬细胞是补体的主要产生细胞

    B. D 因子与旁路途径的活化有关

    C. 过敏毒素抑制炎症反应

    D. C1q 与免疫复合物结合

    E. 红细胞 CR1 与 C3b 结合可促进 B 细胞增殖分化

7. 关于补体活化旁路途径正确的叙述是

    A. 需要抗原抗体的识别和反应

    B. 与经典途径具有相同的末端通路

    C. 需要经典途径的识别单位和活化单位的参与

    D. 首先被活化的补体成分是 C5

    E. 形成的 C3 转化酶与经典途径相同

8. 关于补体以下正确的叙述是

    A. 是一组具有酶活性的脂类物质

    B. 具有溶解细胞、促进吞噬的作用，但无炎性介质效应

    C. 参与免疫病理反应

    D. 对热稳定

    E. 在血清中 C1 含量为最高

9. 经典激活途径中，三个阶段的顺序是

    A. 膜攻击阶段—识别阶段—活化阶段

    B. 活化阶段—识别阶段—膜攻击阶段

    C. 活化阶段—膜攻击阶段—识别阶段

    D. 识别阶段—膜攻击阶段—活化阶段

    E. 识别阶段—活化阶段—膜攻击阶段

10. 具有促进吞噬细胞吞噬作用的补体成分是

    A. C5b   B. C3b   C. C3a

    D. C5a   E. C2a

11. 在补体激活过程中，下列不被裂解为 a、b 两个片段的是

    A. C3   B. C4   C. C2

    D. B 因子   E. C7

12. 可引起肥大细胞脱颗粒的成分是

    A. C1q   B. C2b   C. C4b

    D. C5a   E. C3b

13. 补体旁路激活途径中的 C3 转化酶是

  A. C1s   B. C42   C. $\overline{C423}$

  D. D 因子   E. $\overline{C3bBb}$

14. 下列关于补体系统的叙述，错误的是

  A. IgG 与 IgM 都能参与经典激活途径

  B. C3 既参与经典激活途径，又参与旁路激活途径

  C. 在免疫应答活动时，补体水平不升高

  D. 补体缺陷属于免疫缺陷病的一种

  E. C3a、C5a 可具有与 IgE 相似的生物学作用

【A2 型题】

15. 患者，女，23 岁。临床表现为反复发作的皮肤黏膜水肿，诊断为遗传性血管神经性水肿。与该病最密切相关的补体成分是

  A. C1   B. C2   C. C3

  D. C4   E. C5

【X 型题】

16. 能够经经典或旁路途径激活补体的物质是

  A. IgG 与抗原形成的免疫复合物

  B. 凝聚的 IgA

  C. IgA 与抗原形成的免疫复合物

  D. IgM 与抗原形成的免疫复合物

  E. MBL

17. 不参加补体活化旁路途径的补体成分是

  A. C1   B. C3   C. C4

  D. C2   E. P 因子

18. 在补体活化经典途径中，下列哪些补体成分的裂解是必不可少的？

  A. C2   B. C3   C. C4

  D. C5   E. C9

19. 能参与膜攻击复合物形成的补体分子是

  A. C4   B. C5   C. C6

  D. C7   E. C8

20. 关于 C1q 分子，下列正确的是

  A. 由 2 个亚单位组成

  B. 由 6 个亚单位组成

  C. 可结合所有 IgG 亚类分子的补体结合点

  D. 可参与清除凋亡细胞

  E. 是补体活化经典途径的启动分子

扫码"练一练"

二、思考题

1. 试从参与成分与转化酶的组成角度，比较补体活化三条途径的主要异同点。

2. 试述补体系统具有哪些生物学作用。

（李国利）

第六章 适应性免疫应答

扫码"学一学"

案例导入

　　患者，男，25岁，农民工。在建筑工地劳动时，不小心被铁钉刺伤左脚。紧急送医后，对伤口进行了彻底清创处理。同时，注射破伤风抗毒素紧急预防。

请问：

1. 为什么破伤风抗毒素能发挥紧急预防作用？
2. 在注射来源于马血清的破伤风抗毒素前需要注意什么？

第一节　概　述

　　适应性免疫应答（adaptive immune response）又称特异性免疫应答，是指T、B淋巴细胞接受相应抗原刺激后，自身活化、增殖、分化为效应细胞，产生一系列生物学效应的全过程。

一、适应性免疫应答的类型

　　适应性免疫应答的分类会因视角不同而有不同的表述。

　　1. 根据机体对抗原刺激的反应结果不同，免疫应答可为分正免疫应答和负免疫应答。正免疫应答是指正常情况下对非己抗原的排异效应，如抗感染免疫或抗肿瘤免疫等；负免疫应答是指正常情况下，机体对自身成分的特异性不应答状态，即免疫耐受。

　　2. 根据免疫应答最终对机体产生的后果不同，免疫应答还可分为生理性和病理性免疫应答。若免疫应答最终有效地排除了抗原性异物，保证了机体内环境的相对稳定，即为生理性应答；若此过程对机体造成损伤，引起超敏反应或其他免疫性疾病则为病理性免疫应答。无论正应答还是负应答，两者都是正常机体维持平衡的重要保护性反应。在异常情况下，机体可产生过高的免疫应答，造成超敏反应；若对非己抗原发生负应答，则失去抗感染和抗肿瘤能力，导致反复感染和肿瘤的发生；若对自身成分的耐受性遭到破坏，可造成自身免疫病。上述免疫应答的类型及相互关系见表6-1。

表 6 - 1　免疫应答的类型

类型	生理性应答	病理性应答
正免疫应答	抗感染免疫	超敏反应
	抗肿瘤免疫	自身免疫性疾病
负免疫应答	免疫耐受	反复感染、肿瘤

3. 根据介导免疫应答的主要淋巴细胞及效应机制的不同，可将其分为两种：一是主要由 B 细胞介导产生抗体的体液免疫；二是主要由 T 细胞介导，产生致敏 T 细胞的细胞免疫。

二、适应性免疫应答的基本过程

适应性免疫应答基本过程分为二个阶段。

1. 抗原提呈和识别阶段　是抗原提呈细胞摄取、加工处理、提呈抗原和 T、B 细胞识别抗原阶段。

2. 活化、增殖和分化阶段　指 T、B 细胞识别抗原刺激后，活化、增殖、分化的阶段。B 细胞活化增殖并分化为浆细胞合成分泌抗体；T 细胞活化增殖并分化为效应性 T 细胞。其中部分细胞可分化成为记忆细胞，机体再次遇到相同抗原刺激时记忆细胞能迅速分化为免疫效应细胞。

3. 效应阶段　指免疫应答产生的效应产物（抗体及效应 T 细胞）分别发挥体液免疫效应和细胞免疫效应的阶段。

三、适应性免疫应答的特点

1. 特异性　机体能精确地识别"自己"和"非己"，T、B 淋巴细胞通常对自身正常组织细胞产生天然免疫耐受，对非己抗原性异物产生免疫排斥反应。机体接受某种抗原刺激后，只能产生对该种抗原的特异性的免疫应答。

2. 放大性　机体的免疫系统对抗原的刺激所发生的免疫应答在一定条件下可以扩大，少量的抗原进入即可引起全身性的免疫应答。

3. 记忆性　在 T、B 淋巴细胞分化阶段，有部分细胞可分化为记忆细胞。这些记忆细胞可在体内长期存活，在机体再次接触相同抗原刺激时，可迅速增殖分化为免疫效应细胞，产生相应免疫效应。

4. MHC 限制性　APC 对抗原的处理提呈以及 T 细胞对抗原识别均需要自身相应的 MHC 分子参与。

第二节　B 细胞介导的体液免疫应答

B 细胞识别的抗原包括胸腺依赖性抗原（TD - Ag）和非胸腺依赖性抗原（TI - Ag）。B 细胞对 TD 抗原的应答需要 Th 细胞的辅助。

一、TD 抗原诱导的体液免疫应答过程

（一）识别阶段

B 细胞可通过细胞表面抗原受体 BCR 直接特异性识别抗原。BCR 对抗原的识别与 TCR 识别抗原有所不同：①BCR 不仅能识别蛋白质抗原，还能识别多肽、核酸、多糖类、脂类

和小分子化合物；②BCR 可特异性识别完整天然抗原或识别降解抗原的表位；③BCR 识别的抗原无须经过其他 APC 的加工和处理，也无 MHC 限制性。一般情况下，TD－Ag 进入机体后，诱发初次免疫应答时，其抗原递呈细胞（APC）多由 Mφ 细胞完成。再次免疫应答发生时，APC 主要由已扩增的 B 细胞克隆承担。B 细胞表面的 BCR 是膜表面免疫球蛋白（smIg），其通过可变区识别并结合特异性抗原，这种结合不受 MHC 的限制。B 细胞主要加工、处理和提呈可溶性抗原，而提呈颗粒性抗原则要靠 Mφ 细胞的作用。B 细胞摄取抗原是特异性的，即只摄取与 BCR 相应的可溶性抗原，而 Mφ 细胞摄取抗原的作用则是非特异性的。

（二）活化、增殖、分化阶段

1. CD4$^+$Th 细胞的活化增殖阶段　TD－Ag 诱导机体产生体液免疫应答必须 CD4$^+$Th 细胞协助。CD4$^+$Th 细胞通过表面抗原受体与 APC 表面相应抗原肽－MHCⅡ类分子复合物结合后，可获得活化第一信号；通过细胞表面共刺激分子（CD28、LFA－1）与 APC 表面相应共刺激分子配体（B7、ICAM－1）互补结合后，可获得共刺激信号即活化第二信号，使 CD4$^+$Th 细胞活化。活化 CD4$^+$Th 细胞表达 CD40L 和 IL－2、IL－4、IL－12、IL－13，IFN－γ 等多种细胞因子的受体，在相应细胞因子作用下进一步活化。活化 Th 细胞可产生大量以 IL－4、IL－5、IL－6、IL－10 和 IL－13 为主的细胞因子，为 B 细胞活化增殖分化提供微环境。

2. B 细胞活化、增殖、分化　B 细胞可通过其表面的 BCR 结合抗原，获得活化第一信号；在活化第一信号产生的基础上，B 细胞通过表面 CD40 等共刺激分子与活化 CD4$^+$Th 细胞表面表达的 CD40L 等互补结合，可诱导产生 B 细胞活化第二信号，导致 B 细胞活化（图6－1）。活化 B 细胞可表达多种细胞因子的受体，为其增殖分化做好准备，也可分泌细胞因子参与免疫调节。

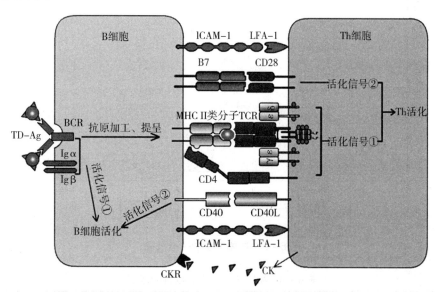

图6－1　B 细胞与 Th 细胞间的相互作用

活化 B 细胞通过表面 IL－2、IL－4、IL－5、IL－6 等细胞因子受体，与活化 CD4$^+$Th 细胞产生的 IL－2、IL－4、IL－5、IL－6 等细胞因子结合作用后，可进一步增殖分化为浆细胞。在不同细胞因子作用下，B 细胞分化为合成分泌不同类型的抗体的浆细胞，浆细胞分泌的抗体发挥体液免疫效应。同时有部分 B 细胞停止分化，成为记忆 B 细胞。记忆 B 细胞再次与相同抗原接触后，可迅速增殖分化为浆细胞分泌抗体产生再次免疫应答。

（三）效应阶段

浆细胞通过分泌抗体发挥体液免疫效应。抗体分子本身只具有识别作用，不具有杀伤或排异作用，体液免疫应答的最终效应必须借助于机体的其他免疫细胞或分子的协同作用，才能达到排异的效果。体液免疫应答的效应作用详见后述。

二、TI 抗原诱导的体液免疫应答过程

细菌多糖、多聚鞭毛蛋白、脂多糖等属 TI 抗原，能直接激活初始 B 细胞而无须 APC 和 Th 细胞辅助，不受 MHC 限制。TI 抗原诱导所产生的抗体为 IgM 类，不能进行 Ig 类型转换，不能诱导记忆 B 细胞的形成，无再次应答反应。

三、抗体产生的一般规律

研究证实 TD 抗原初次和再次进入机体，其应答规律有非常大的差异。免疫应答抗体产生可分为四个阶段（图 6-2）：①潜伏期：是指抗原进入体内到抗体产生之前的阶段，短者几天，长者数周。②对数期：是指抗体浓度呈指数增长的阶段。③平台期：是指抗体水平相对稳定的阶段。④下降期：是指抗体合成速度降低，血清中抗体水平逐渐下降的阶段。TD 抗原初次进入机体引发的体液免疫应答称为初次应答（primary immune response）。初次应答后，机体再次接受相同抗原刺激产生的体液免疫应答称为再次应答（secondary immune response），两者有明显的区别（表 6-2）。再次应答主要由记忆性 T、B 淋巴细胞介导产生。

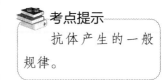

考点提示

抗体产生的一般规律。

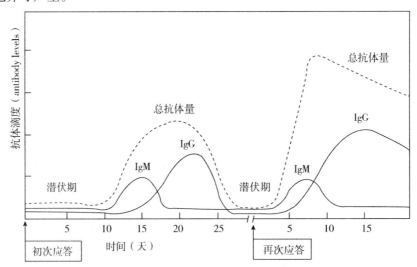

图 6-2　抗体产生的一般规律

表 6-2　初次应答与再次应答的区别

区别点	初次应答	再次应答
潜伏期	长（5~10 日）	短（2~3 日）
抗体浓度	较低	较高
抗体维持时间	短，抗体水平下降迅速	长，抗体水平下降缓慢
抗体亲和力	较低	较高
抗体的类别	先产生 IgM，后产生 IgG	亦先产生 IgM，但总量以 IgG 为主

掌握抗体产生的一般规律，对传染性疾病的预防、诊断及治疗有着重要的医学意义。如在免疫动物提取抗体时，亦需要多次免疫来获取高效价的抗血清；在疫苗接种中制定最佳的接种方案或免疫程序，通过再次或多次加强免疫，使机体产生高效价、高亲和力、维持时间较长的抗体，以便获得对某种传染病更强、更持久的免疫力；在临床免疫学诊断中，检测针对某种病原体的特异性 IgM 抗体可作为判断早期感染的指标；取患病早期和恢复期双份血清，对 IgG 类抗体或总抗体作动态观察，抗体效价若增高 4 倍以上，具有诊断意义。

四、体液免疫的生物学作用

免疫应答最终效应是将侵入机体的抗原性异物加以清除，即排异效应。但抗体分子本身只具有识别作用，并不具有杀伤或排除抗原作用，因此体液免疫的最终效应必须借助机体的其他免疫细胞或分子的协同作用才能达到排除抗原的效果。

1. 中和作用 由于抗体分子有特异识别作用，可与侵入机体的病毒或外毒素分子结合，从而阻断病毒进入细胞或中和外毒素分子的毒性作用，从而发挥抗体分子的保护作用。

2. 调理作用 单核－吞噬细胞系统以及中性粒细胞的表面均带有 IgG Fc 受体，细菌等病原体与相应抗体 IgG 结合后，抗体的 Fc 段可与吞噬细胞表面的 Fc 受体结合，从而促进吞噬细胞对病原体的吞噬，此作用称为抗体介导的调理作用。

3. 激活补体 IgG 或 IgM 型抗体可通过经典途径活化补体，溶解靶细胞。

4. 抗体依赖细胞介导的细胞毒作用（ADCC） 凡是细胞表面具有 IgG 的 Fc 段受体的吞噬细胞或具有杀伤活性的细胞都参与这种作用。目前认为，参与抗体依赖细胞介导的 ADCC 的细胞可有巨噬细胞、中性粒细胞和 NK 细胞等。

5. 抑制病原微生物黏附 分布在呼吸道、消化道等黏膜表面的 sIgA，能与细菌等病原微生物特异性结合，有效阻止入侵的病原生物与黏膜细胞结合，发挥黏膜局部抗感染作用。

6. 免疫损伤 在异常情况下，IgE、IgG、IgM 等抗体可参与 Ⅰ 型、Ⅱ 型、Ⅲ 型超敏反应，引起机体免疫损伤。

第三节　T 细胞介导的细胞免疫应答

主要由 T 细胞介导的免疫应答简称细胞免疫（cell mediated immunity）。通常只由 TD－Ag 引起，而不能由 TI－Ag 诱导。发育成熟的 T 细胞在未与特异性抗原接触时称为初始 T 细胞。T 初始细胞可通过其表面抗原受体 TCR 与抗原提呈细胞（APC）表面的抗原肽－MHC 分子特异性结合后，经活化、增殖、分化为效应 T 细胞，进而完成对抗原的清除，以及对免疫应答的调节。其中部分 T 细胞分化为记忆 T（Tm）细胞。

一、细胞免疫的应答过程

（一）抗原提呈与识别阶段

抗原的来源不同，一般分为两类：一类是外源性抗原，是指细菌、蛋白质等外来抗原，它们可通过胞吞、胞饮和受体介导内吞等作用进入抗原提呈细胞（APC）；另一类是内源性抗原，是指在 APC 内新合成的抗原（如病毒感染细胞合成的病毒蛋白、肿瘤细胞合成的肿瘤抗原等）。

1. 外源性抗原加工处理和提呈途径（MHC Ⅱ类分子途径） ①外源性抗原被 APC 摄

入胞质形成内体。②内体与溶酶体融合形成溶酶体/内体。③在溶酶体/内体被蛋白水解酶降解成小分子抗原肽。④抗原肽与高尔基体转运过来的在内质网合成的 MHC Ⅱ类分子结合，形成抗原肽 – MHC Ⅱ类分子复合物。⑤通过胞吐作用与细胞膜融合，使抗原肽 – MHC Ⅱ类分子复合物表达于 APC 表面，供 CD4⁺T 细胞识别。

2. 内源性抗原加工处理和提呈途径（MHC Ⅰ类分子途径） ①内源性抗原在泛素引导下由胞质进入蛋白酶体。②蛋白酶体由多种蛋白水解酶组成，内源性抗原经其作用降解为抗原肽。③内源性抗原肽与内质网膜上抗原加工相关转运体（transporter associated with antigen processing，TAP）结合，介导抗原肽进入内质网。④抗原肽与内质网中合成的 MHC Ⅰ类分子结合，形成抗原肽 – MHC Ⅰ类分子复合物。⑤抗原肽 – MHC Ⅰ类分子复合物经高尔基体转运至 APC 表面，供 CD8⁺T 细胞识别。

3. MHC 分子对抗原的交叉提呈途径 现已证实，MHC 对抗原的提呈存在交叉提呈现象。在某些情况下，外源性抗原可由 MHC Ⅰ类分子提呈，而内源性抗原也能由 MHC Ⅱ类分子提呈。但这种交叉提呈不是抗原提呈的主要形式。

（二）活化、增殖、分化阶段

1. CD4⁺Th 细胞的形成

CD4⁺T 细胞通过表面抗原受体分子，与 APC 表面相应的抗原肽 – MHC Ⅱ类分子复合物特异性结合，诱导 T 细胞活化第一信号的产生。APC（主要为 DC）和 CD4⁺T 细胞表面的黏附分子作为共刺激分子，互为受体和配体（B7 与 CD28、LFA – 3 与 LFA – 2 等）相互作用后，可诱导产生共刺激信号，即 T 细胞活化第二信号，导致 CD4⁺T 细胞活化（见图 6 – 3）。活化的 CD4⁺T 细胞在以 IL – 2 为主的细胞因子作用下分化为辅助性 T 细胞（Th1），其中部分 CD4⁺T 细胞分化为长寿命的记忆性 T 细胞。

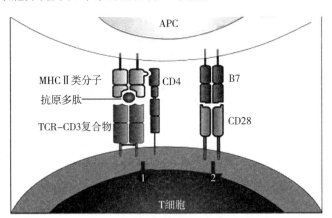

图 6 – 3　CD4⁺T 细胞活化双信号

2. CD8⁺CTL 细胞的形成

CD8⁺T 细胞的活化也需要双信号，即 CD8⁺T 细胞通过表面抗原识别受体与 APC 表面相应抗原肽 – MHC Ⅰ类分子复合物特异性结合后，诱导产生 T 细胞活化第一信号；活化第一信号产生基础上，CD8⁺T 细胞通过表面 CD28 与 APC 表面 B7 等共刺激分子间的相互作用，可诱导产生共刺激信号即 T 细胞活化第二信号（图 6 – 4）。在双信号作用下，CD8⁺T 细胞充分活化、增殖并分化为细胞毒 T 细胞（CTL）。

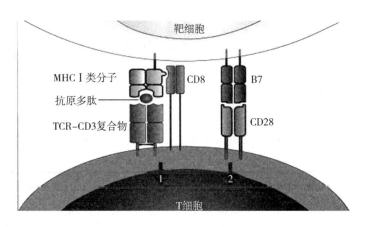

图 6 - 4　CD8 $^+$ T 细胞活化双信号

二、细胞免疫的生物学作用

（一）Th1 细胞的效应功能

Th1 细胞通过释放 IL - 2、IFN - γ、TNF - β 等多种细胞因子，作用于单核 - 巨噬细胞、淋巴细胞和中性粒细胞等，促进其杀伤病原体（表 6 - 3）。

表 6 - 3　CD4 $^+$ Th1 释放的主要淋巴因子及其作用

细胞因子	主要作用
IL - 2	1. 刺激 CD8 $^+$ Tc 细胞增殖分化为致敏 T 细胞 2. 刺激 CD4 $^+$ Th 细胞增殖分化，分泌 IL - 2、TNF - β、IFN - γ 3. 增强 NK 细胞，Mφ 细胞杀伤活性 4. 诱导 LAK 和 TIL 的抗肿瘤活性
IFN - γ	1. 活化增强 Mφ 吞噬杀伤功能 2. 活化 NK 细胞，增强杀瘤和抗病毒作用 3. 增强 MHC Ⅱ 和 Ⅰ 类分子表达，提高抗原提呈能力
TNF - β	1. 产生炎症作用和杀伤靶细胞 2. 抗病毒作用 3. 激活中性粒细胞、Mφ 细胞，释放 IL - 1、6、8

（二）CTL 细胞的效应功能

CTL 主要杀伤胞内寄生病原体（如病毒和某些胞内寄生菌等）的宿主细胞、肿瘤细胞等。效应 Tc 细胞对靶细胞的杀伤破坏作用具有抗原特异性，并受 MHC - Ⅰ 类分子限制，它们只能杀伤表达相应抗原的靶细胞，并且必须与靶细胞密切接触。CD8 $^+$ 效应 Tc 细胞通过表面 TCR - CD3 复合受体分子和黏附分子（LFA - 1 等），与靶细胞表面相应抗原肽 - MHC Ⅰ 类分子复合物和黏附分子（ICAM - 1 等）密切结合相互作用后，效应 Tc 细胞可通过分泌以下几种细胞毒性物质，使靶细胞溶解破坏或发生细胞凋亡。

（1）穿孔素（perforin）　又称 C9 相关蛋白（C9 related protein）或溶细胞素（cytolysin），是储存在效应 Tc 细胞胞浆颗粒内的一种蛋白物质。当两种细胞密切接触相互作用后，可激发效应 Tc 细胞脱颗粒释放穿孔素。在 Ca $^{2+}$ 存在条件下，穿孔素能插入靶细胞膜内，经多聚化作用形成管状多聚穿孔素（polyperforin），它在靶细胞膜上形成的穿膜管状通道构型和作用与补体膜攻击复合物的非常类似，它们可改变靶细胞渗透压，使大量水分伴随 Ca $_2$ $^+$ 进入胞内，而使 K $^+$ 和大分子物质（如蛋白质、核酸）从胞内流出，结果导致靶细胞溶解破坏。

（2）颗粒酶　也称丝氨酸蛋白酶，是储存在效应 Tc 细胞胞浆颗粒内的另一种物质，脱颗粒时可随穿孔素一起释放。纯化丝氨酸蛋白酶单独作用不能溶解杀伤靶细胞，只有当穿孔素在靶细胞膜上形成"孔道"后，它们才能进入靶细胞内，通过激活内切酶系统，使细胞 DNA 断裂，导致细胞凋亡。

（3）Fas 抗原与 FasL 结合介导的细胞凋亡　Fas 抗原（CD$_{95}$）是存在于多种细胞膜上的一种跨膜受体分子，Tc 细胞表面的 FasL（CD$_{95}$L）是 Fas 分子的配体。细胞表面 Fas 抗原与相应配体 FasL 结合可导致细胞凋亡。目前认为，FasL 与靶细胞表面 Fas 分子（CD$_{95}$）结合导致细胞凋亡是效应 Tc 细胞介导细胞杀伤作用的另一途径。研究表明，Tc 细胞激活后可高效表达 FasL。当效应 Tc 细胞与相应靶细胞结合相互作用时，可将 FasL 释放至胞外与靶细胞表面 Fas 分子结合，启动细胞死亡信号，导致 DNA 断裂，引发细胞凋亡。

效应 Tc 细胞杀伤溶解靶细胞后本身不受损伤，它们与溶解破坏的靶细胞分离后，又可继续攻击杀伤表达相应抗原的其他靶细胞。通常一个效应 Tc 细胞在几小时内，可连续杀伤数十个靶细胞。这种由 CD8^{+}效应 Tc 细胞介导的特异性细胞毒作用，在清除病毒感染、抗肿瘤免疫监视和同种移植物排斥反应中具有重要意义（图 6 - 5）。

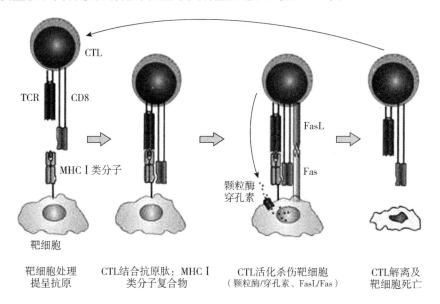

图 6 - 5　效应 Tc 杀伤靶细胞的过程

（三）细胞免疫的生物学效应

1. 抗感染作用　细胞免疫主要针对的是细胞内感染的病原体，如病毒、细胞内寄生菌（如结核分枝杆菌、麻风分枝杆菌、伤寒沙门菌等）、真菌及某些寄生虫感染等。

2. 抗肿瘤作用　效应 Tc 细胞可直接杀伤带有相应抗原的肿瘤细胞；细胞免疫过程中产生的某些细胞因子（如 TNF、IFN 等）在抗肿瘤免疫中具有一定的作用。

3. 免疫损伤　细胞免疫应答亦可导致Ⅳ型超敏反应、移植排斥反应及某些自身免疫性疾病的发生等异常免疫应答过程。

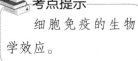

考点提示

　　细胞免疫的生物学效应。

第四节 免疫调节与免疫耐受

一、免疫调节

免疫调节（immunoregulation）是指在遗传基因控制和神经－内分泌系统参与下，在抗原刺激机体发生免疫应答过程中，免疫系统内部各种免疫细胞和免疫分子相互促进、相互制约，以及免疫系统与其他免疫系统之间相互作而使机体产生最适应答，以维持机体免疫功能稳定的复杂生理过程。

（一）基因水平上的免疫调节

免疫应答受控于遗传因素，机体对抗原是否产生免疫应答及应答水平由个体遗传背景决定。免疫应答基因主要包括 MHC 和 TCR、BCR 的基因。

（二）细胞水平上的免疫调节

1. CD4$^+$Th 细胞的调节 Th1 细胞通过分泌 IL－2 和 IFN－γ 等细胞因子，介导产生细胞免疫效应；同时可抑制 Th0 细胞向 Th2 细胞分化，使体液免疫功能下降。Th2 细胞通过分泌 IL－4 和 IL－10 等细胞因子，增强体液免疫效应，同时可抑制 Th0 细胞向 Th1 细胞分化，导致细胞免疫功能下降。Th3 细胞可通过分泌 TGF－β，使特异性体液和细胞免疫应答及吞噬细胞和 NK 细胞的吞噬杀伤功能显著下降。iTreg 细胞在免疫应答中诱导分化而成，主要通过分泌抑制性细胞因子 TGF－β、IL－10 发挥免疫抑制作用。

2. CD8$^+$Tc 细胞的调节 Tc 细胞可分为 Tc－1 细胞和 Tc－2 细胞两个亚群。Tc－1 主要分泌 IL－2 和 IFN－γ 等细胞因子，可促进 Th1 细胞生成、增强细胞免疫功能，促使体液免疫应答能力下降。Tc－2 主要分泌 IL－4 和 IL－10 等细胞因子，可促进 Th2 细胞生成，增强体液免疫功能，使细胞免疫应答能力下降。

3. NKT 细胞及 γδT 细胞对免疫应答的调节 NKT 细胞活化后，可使肿瘤和病毒感染的细胞溶解破坏，也可分泌细胞因子而发挥免疫调节作用。胞内病原体刺激下，NKT 细胞分泌的细胞因子以 IL－12 和 IFN－γ 为主，增强细胞免疫应答能力；胞外病原体感染刺激下，NKT 细胞分泌的细胞因子以 IL－4 为主，增强体液免疫应答能力。γδT 细胞的免疫调节作用与 NKT 细胞类似。

4. 免疫细胞表面抑制性受体介导的负反馈调节作用 免疫细胞可表达激活性受体和抑制性受体两类受体。激活性受体胞质区含有免疫受体酪氨酸活化基序（ITAM），ITAM 中的酪氨酸磷酸化后，通过招募 PTK 参与启动激活信号的转导。抑制性受体胞内区含有免疫受体酪氨酸抑制基序（ITIM），其中磷酸化酪氨酸识别蛋白酪氨酸磷酸酶（PTP）。招募 PTP 并活化后，可阻断激活信号在胞内的传递过程，对细胞活化产生抑制作用。

常见抑制性受体及作用：在生理条件下，NK 细胞表面杀伤抑制性受体即 KIR2DL/3DL 和 CD94/NKG2A 与组织细胞表面 HLA－Ⅰ类分子结合，可产生杀伤抑制作用，使正常组织细胞不被杀伤破坏，以维持机体内环境的平衡。只表达于活化 T 细胞表面的 CTLA－4 为抑制性受体，能与 APC 表面 B7 分子高亲和力结合，产生与 CD28 结合相反的作用，终止活化 T 细胞增殖分化。B 细胞表面的 FcγR－Ⅱ介导的免疫抑制作用，终止 B 细胞增殖分化和产生抗体。

（三）分子水平上的免疫调节

1. 抗原对免疫应答的调节 抗原的性质可影响免疫反应的类型。如多糖和脂类抗原只能诱导产生体液免疫应答且抗体多为低亲和性 IgM 类抗体。抗原的剂量和免疫途径也影响免疫应答的类型，如抗原剂量适当，经皮下或皮内免疫，可获得正免疫应答；如抗原量过高/低常可诱导产生免疫耐受。

2. 抗体负反馈调节 高浓度抗体能有效封闭抗原，并使之从体内迅速清除，从而降低或抑制抗原对免疫细胞的刺激作用；还能诱导机体产生抗独特型抗体，IgG 类抗独特型抗体通过其 Fc 段能与存在于同一 B 细胞表面的 FcγR – Ⅱ结合，而使 B 细胞表面 BCR 与 FcγR – Ⅱ交联，产生抑制信号，对 B 细胞产生负反馈调节。

3. 独特型 – 抗独特型网络调节 Jerne（1974）提出，体内某种抗原特异性抗体（Ab1）数量足够大时，其 V 区独特型表位可诱导机体产生抗独特型抗体（Ab2）。独特型表位存在于抗体分子及 TCR/BCR 的互补结合区（CDR）和骨架区（FR）。独特性抗体有争对 CDR 的 Ab2β，其 V 区有类似于外源性抗原的表位，可增强机体对该抗原的应答；还有争对 FR 的 Ab2α，可封闭抗原与 TCR/BCR 或 Ab1 可变区的结合，抑制机体对抗原的应答。

（四）神经 – 内分泌 – 免疫系统相互调节

神经、内分泌、免疫三大系统在控制机体生命活动过程中起重要作用。这三大系统通过相互刺激、相互制约构成的多维控制网络，对于维持机体的正常生理功能和健康具有极其重要的意义。

二、免疫耐受

（一）概述

免疫耐受（immunological tolerance）是指机体免疫系统接受某种抗原刺激后产生的特异性免疫无应答状态。免疫耐受与免疫抑制（immunosuppression）是截然不同的，免疫抑制是指由于先天的免疫系统缺陷或后天某些因素（感染、药物、放射线等）所致的免疫功能障碍导致机体对任何抗原都不反应或反应减弱的非特异性免疫无应答或应答减弱状态。

目前认为，免疫耐受是一种特殊形式的免疫应答，具有一般免疫应答的共性，即耐受需经抗原诱导产生，具有特异性和记忆性。正常免疫耐受机制的建立对维持机体自身稳定具有重要意义，自身耐受失调有可能会导致自身免疫性疾病。

（二）免疫耐受的机制

免疫耐受按形成时期不同分为中枢耐受和外周耐受。中枢耐受是指未成熟 T、B 淋巴细胞在中枢免疫器官中与自身抗原相互作用后形成的耐受。外周耐受是指成熟的 T、B 淋巴细胞在外周免疫器官中与抗原相互作用后形成的免疫不应答状态。研究表明，机体中枢免疫耐受主要针对共同的自身抗原而外周自身免疫耐受主要针对组织特异性抗原。机体对自身抗原的免疫耐受主要在中枢免疫器官中完成。

（三）研究免疫耐受的意义

免疫耐受的研究在理论上和医学实践中均有重要意义。免疫耐受及其机制的研究，较好地解释了机体如何"识别"并清除"非己"成分，从而对自身抗原不应答的现象，还为阐明免疫应答的调节机制提供依据，帮助我们理解免疫应答的形成机制。免疫耐受的诱导、维持和破坏与许多临床疾病的发生、发展和转归有关。对防治Ⅰ型超敏反应、自身免疫性疾病和器官移植排斥反应，可考虑通过建立免疫耐受的途径来解决；而对某些传染性疾病和肿瘤等，则可通过打破免疫耐受，激发免疫应答来促进和加强机体对病原体、肿瘤的清除。某些肿瘤的临床实践已经获得了良好治疗效果。

知识链接

免疫耐受与临床

现代医学虽然已将古人幻想的器官移植变为现实，但同种异体免疫排斥现象仍是器官移植中主要存在的问题。免疫抑制疗法上的进步有利于延长移植物存活，但非特异抑制所带来的副作用仍有待解决。若能将特异抑制（免疫耐受）成功地应用于临床，收到较好的效果，无疑是在此领域中的重大突破。在对肿瘤患者的免疫治疗中，解除患者的免疫耐受状态也是一项有意义的措施。

课程思政

本章小结

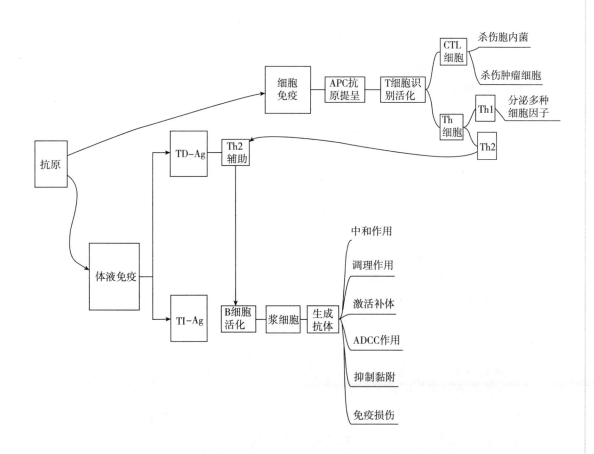

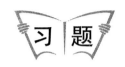

一、选择题

【A1 型题】

1. 再次应答时，抗体产生的特征是
   A. IgM 显著增高   B. IgG 显著增高   C. IgD 显著增高
   D. 抗体特异性改变   E. 抗体亲和力下降

2. 下列过程不能列入免疫应答活动的是
   A. APC 对抗原的处理、递呈
   B. T 细胞对抗原的特异性识别
   C. T 细胞由双阳性细胞转为单阳性细胞
   D. B 细胞活化、增殖形成浆细胞
   E. Tc 对靶细胞的特异性杀伤

3. T 细胞活化的第二信号是指
   A. CD4 与 MHC Ⅱ类分子间的相互作用
   B. CD8 与 MHC Ⅰ类分子间的相互作用
   C. IL－1 与相应受体间的相互作用
   D. IL－2 与相应受体间的相互作用
   E. 协同刺激分子与相应受体间的相互作用

4. B 淋巴细胞表面主要的协同刺激分子是
   A. CD40   B. LFA－2   C. CD40L
   D. B7   E. CD28

5. 具有抗原呈递作用的细胞是
   A. T 淋巴细胞   B. B 淋巴细胞   C. NK 细胞
   D. LAK 细胞   E. Th 细胞

6. 下列是体液免疫现象的是
   A. 对细胞内寄生菌的抗感染作用
   B. 抗肿瘤免疫
   C. 移植排斥反应
   D. 迟发型变态反应
   E. 细胞毒型变态反应

7. 与细胞免疫无关的免疫反应是
   A. 毒素中和作用   B. 抗肿瘤免疫作用   C. 移植排斥反应
   D. 接触性皮炎   E. 结核空洞形成

8. 免疫应答过程不包括
   A. B 细胞在骨髓内的分化成熟
   B. B 细胞对抗原的特异性识别

  C. 巨噬细胞对抗原的处理和呈递

  D. T、B 细胞的活化、增殖、分化

  E. 效应细胞和效应分子的产生和作用

9. 对肿瘤靶细胞具有特异性杀伤作用的细胞是

  A. 巨噬细胞　　　　　　B. 中性粒细胞　　　　　C. B 细胞

  D. CTL　　　　　　　　E. NK 细胞

10. T 细胞不具有的生物学作用是

  A. 直接杀伤靶细胞　　　B. 参与抗病毒免疫应答　　C. 介导 ADCC 效应

  D. 诱导免疫损伤　　　　E. 产生细胞因子调节免疫应答

11. 患者，女，17 岁。由于考大学复习功课，非常疲劳，自觉乏力、干咳、盗汗、长期低热，来院就诊，初步诊断为肺结核。机体对结核菌的抗感染免疫参与的细胞主要为

  A. T 细胞　　　　　　　B. NK 细胞　　　　　　　C. T 细胞、APC 细胞

  D. APC 细胞　　　　　　E. B 细胞、APC 细胞

12. 患者，男，35 岁。近期右下腹疼痛，恶心、食欲减退，对油腻性食物更为敏感，入院后初步诊断为病毒性肝炎，请问下列未参与抗肝炎病毒感染的免疫细胞是

  A. NK 细胞　　　　　　　B. 中性粒细胞　　　　　　C. B 细胞

  D. Th 细胞　　　　　　　E. CTL

13. 临床上进行移植手术，由于受者与供者的 HLA 配型不合，发生了移植排斥反应。引起排斥反应的主要细胞是

  A. T 淋巴细胞　　　　　B. NK 细胞　　　　　　　C. Mφ 细胞

  D. B 淋巴细胞　　　　　E. 中性粒细胞

14. 正常情况下机体的免疫系统不会与机体的正常组织、器官发生免疫应答，其机制是

  A. 自身抗原不具备免疫原性

  B. 机体对自身抗原具有免疫抑制

  C. 机体对自身抗原具有免疫耐受性

  D. 自身组织不能被 B 淋巴细胞识别

  E. 自身组织不能被 T 淋巴细胞识别

【X 型题】

15. 属于专职性 APC 的是

  A. 单核 – 巨噬细胞　　　B. 树突状细胞　　　　　C. B 细胞

  D. T 细胞　　　　　　　E. 中性粒细胞

16. Tc 细胞杀伤靶细胞的特点是

  A. 需要抗原预先刺激　　B. 需要抗体参与　　　　C. 杀伤作用具有特异性

  D. 杀伤靶细胞的同时，自身也被破坏　　　　　　E. 受 MHC 限制

17. 参与细胞免疫的细胞是

  A. Th1 细胞　　　　　　B. 巨噬细胞　　　　　　C. Ts 细胞

  D. Tc 细胞　　　　　　　E. Th2 细胞

18. 效应 CTL 杀伤的靶细胞是

  A. 代谢旺盛的组织细胞　B. 同种异体细胞　　　　C. 肿瘤细胞

D. 病毒感染的细胞   E. 结核杆菌感染的组织

19. 再次应答具有的特点是

　　A. 潜伏期较短　　　　　B. 维持时间短　　　　　　C. 抗体效价高

　　D. 抗体种类以 IgM 为主　　E. 抗体种类以 IgG 为主

20. 在异卵双生小牛中观察到红细胞嵌合体，并且彼此间可进行相互的皮肤移植，可得出以下结论

　　A. 这是一种免疫耐受现象

　　B. 这是因为胚胎期免疫功能尚未成熟，接触同种异型抗原诱导产生了免疫耐受

　　C. 这是因为两头小牛的基因型差别不大

　　D. 这是因为两头小牛都处于免疫抑制状态

　　E. 这是由于两头小牛同时在母体内发育成熟，因而相互间不发生排斥

二、思考题

1. 简述免疫应答的生物学作用。

2. 列表比较初次应答和再次应答有哪些主要不同点。

3. 研究免疫耐受的意义是什么？

扫码"练一练"

(李国利)

第七章 固有免疫应答

固有免疫应答（innate immune response）是生物体在进化过程中逐渐形成的，与生俱来的天然免疫防御功能，故也称为先天免疫。因其免疫作用无特异性，又称非特异性免疫。固有免疫是机体抵抗病原体入侵的第一道防线，在感染初期即发挥作用，可对入侵的病原体迅速应答，发挥非特异抗感染作用，亦可参与对体内损伤、衰老或畸变细胞的清除。其主要特点是：①人人生来就有，可由遗传获得，初次与抗原接触即能发挥效应。②无特异性，免疫作用广泛，对同一机体其免疫效应不因抗原的不同而有强弱差异。③发挥作用迅速，在抗感染早期即迅速启动。④无记忆性，其免疫效应不因多次接触相同抗原而增强。⑤免疫效应强弱有个体差异。

案例导入

患儿，28 个月。因无力、发热伴呕吐 2 天入院，2 天前发现患儿精神萎靡，不愿下地活动，后出现头痛，颈脖活动受阻，渐出现发热、呕吐症状。查体：体温 39.5℃，精神状态较差，显烦躁，头颅 CT 显示脑部积水。血培养、脑脊液培养肺炎链球菌均为（＋），予以抗感染、降低颅内压等治疗，病情不见好转。入院第 5 天出现频繁抽搐、呼吸急促，经多方抢救无效，4 天后死亡。

请问：

1. 根据病史、查体及实验室检查，可能是什么病症？为什么？

2. 病情发展如此迅速的原因是什么？

3. 针对儿童如何进行相关的健康宣教？

第一节 固有免疫系统的组成

固有免疫系统由屏障结构、固有免疫细胞和固有免疫分子组成。机体的皮肤、黏膜及体内某些特定组织构成了屏障结构；固有免疫细胞包括吞噬细胞、自然杀伤细胞、树突状细胞等；固有免疫分子是分布于体表或体内能天然地识别或攻击病原体等危险因素的可溶性分子。

一、屏障结构及作用

1. 皮肤、黏膜屏障 由皮肤、腔道表面被覆的黏膜及其附属结构和分泌物组成，是人体抵抗外源性抗原入侵的第一道天然屏障，包括物理屏障、化学屏障、生物屏障。

（1）物理屏障 由皮肤和黏膜组织构成的物理屏障具有机械阻挡作用，在正常情况下可有效阻挡病原体入侵。同时，借助黏膜上皮细胞的迅速更新及其附属结构和分泌液，均可有效清除病原体。如鼻毛、呼吸道黏膜上皮细胞纤毛的摆动及黏膜表面分泌液的冲刷作用等，均有助于清除黏膜表面的病原体。

（2）化学屏障 皮肤及黏膜分泌物中含有多种杀菌、抑菌物质。如汗腺分泌的乳酸、皮脂腺分泌的不饱和脂肪酸及胃液中的胃酸都呈酸性，均不利于病原细菌的生长，可起到不同程度的抑菌或杀菌作用；唾液、泪液、乳汁及呼吸道、消化道和泌尿生殖道黏膜分泌液中的溶菌酶、抗菌肽、乳铁蛋白等也能抵抗或清除入侵的病原体。

（3）生物屏障 寄居在皮肤和黏膜表面的正常菌群可构成生物屏障，可与病原体竞争结合上皮细胞和营养物质，亦可通过分泌某些杀菌、抑菌物质（如唾液链球菌产生的 H_2O_2、大肠埃希菌产生的细菌素）对病原体产生防御制约作用。若不合理的大量或长期使用广谱抗生素，可使消化道正常菌群受到抑制，导致屏障作用削弱，而使致病菌趁机大量繁殖，引发菌群失调症，如葡萄球菌所致的假膜性肠炎。

知识链接

新生儿皮肤、黏膜较薄，皮下血管丰富，胃酸分泌少，杀菌力低，且正常菌群尚未建立完善。因此，其皮肤、黏膜屏障功能较差，病原微生物易通过皮肤进入血液，引起疾病，所以应加强新生儿皮肤的护理。另外，环境温度降低，也会影响到皮肤、黏膜屏障的抵御作用，而使病原微生物容易入侵，使机体引发感染。

2. 血脑屏障 主要由毛细血管的内皮、基膜和星形胶质细胞的血管周足等构成。该屏障结构致密，能有效阻挡血液中的病原体和其他大分子物质进入脑组织及脑室，对中枢神经系统产生保护作用。婴幼儿因血脑屏障尚未发育完善，容易发生中枢神经系统感染。

3. 胎盘屏障（血－胎屏障） 是存在于母胎界面保护胎儿免受感染的一种防御结构，由母体子宫内膜的基蜕膜和胎儿的绒毛膜滋养层细胞共同构成。胎盘屏障可完成母胎间营养物质的交换，同时可防止母体内病原体和有害物质进入胎儿体内，从而保护胎儿免遭宫内感染，保证胎儿正常发育。妊娠早期（前3个月）胎盘屏障尚未发育完善，此时母体若感染某些病原体，如乙型肝炎病毒、风疹病毒、巨细胞病毒及弓形虫等，或服用药物，则可通过胎盘进入胎儿体内，可导致胎儿畸形甚至死胎。因此，在怀孕期间，尤其是早期，应尽量防止发生感染，并谨慎用药。

二、固有免疫细胞及作用

固有免疫细胞主要包括吞噬细胞、自然杀伤细胞、树突状细胞、γδT 细胞、B1 细胞（图 7 - 1）等。

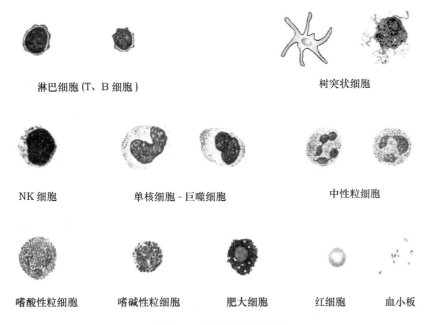

淋巴细胞(T、B 细胞)　　　　　　　　树突状细胞

NK 细胞　　　单核细胞 - 巨噬细胞　　　中性粒细胞

嗜酸性粒细胞　　嗜碱性粒细胞　　肥大细胞　　红细胞　　血小板

图 7 - 1　免疫细胞的种类

（一）吞噬细胞

人类的吞噬细胞有大、小两种。小吞噬细胞是外周血中的中性粒细胞。大吞噬细胞是血中的单核细胞和多种器官、组织中的巨噬细胞，两者构成单核 - 吞噬细胞系统。它们通过吞噬作用清除外来病原体，执行免疫防御作用；通过清除体内衰老、死亡的细胞执行自稳功能；通过释放淋巴因子执行免疫调节功能；通过抗体依赖的细胞介导的细胞毒作用（antibody - dependent cell - mediated cytotoxicity，ADCC 效应）执行杀伤靶细胞（如肿瘤细胞）的功能；具有参与炎症反应和抗原提呈的功能。

（二）自然杀伤细胞

自然杀伤细胞（natural killer cell，NK 细胞）是机体重要的免疫细胞，不仅与抗肿瘤、抗病毒感染和免疫调节有关，而且在某些情况下参与超敏反应和自身免疫性疾病的发生。

1. 自然杀伤活性　由于 NK 细胞的杀伤活性无 MHC 限制，不依赖抗体，因此称为自然杀伤活性。NK 细胞胞质丰富，含有较大的嗜天青颗粒，颗粒的含量与 NK 细胞的杀伤活性呈正相关。NK 细胞作用于靶细胞后杀伤作用出现早，在体外 1 小时、体内 4 小时即可见到杀伤效应。NK 细胞的靶细胞主要有某些肿瘤细胞（包括部分细胞系）、病毒感染细胞、某些自身组织细胞、寄生虫等，因此 NK 细胞是机体抗肿瘤、抗感染的重要免疫因素，也参与第 Ⅱ 型超敏反应和移植物抗宿主反应。

（1）识别靶细胞　NK 细胞识别靶细胞是非特异性的，这与 CTL 识别靶细胞机制不同，但确切的机制尚未明了。现已知淋巴细胞功能相关抗原 - 1（LFA - 1）与靶细胞表面的细胞间黏附分子 - 1（ICAM - 1）参与 NK 细胞的识别过程，抗 LFA - 1 或抗 ICAM - 1 单克隆抗体可抑制 NK 细胞的杀伤活性。此外 CD2 与 LFA - 3（CD58）结合以及 CD56 也可能介导 NK 细胞与靶细胞的结合。

（2）杀伤介质　主要有穿孔素、NK 细胞毒因子和 TNF 等。

1）穿孔素：其是一种由 NK、CTL、LAK 等杀伤细胞胞质颗粒释放的杀伤靶细胞的介质。从胞质颗粒中纯化的穿孔素在体外能溶解多种肿瘤细胞，抗穿孔素抗体可抑制杀伤活性。IL－2可提高穿孔素基因的转录。IL－6可以促进IL－2对穿孔素基因转录的诱导作用。丝氨酸酯酶可能有活化穿孔素的作用。

2）NK细胞毒因子：NK细胞可释放可溶性NK细胞毒因子（NK cytotoxic factor，NKCF），靶细胞表面有NKCF受体，NKCF与靶细胞结合后可选择性杀伤和裂解靶细胞。

3）TNF：活化的NK细胞可释放TNF－α和TNF－β。TNF通过以下途径发挥作用。①改变靶细胞溶酶体的稳定性，导致多种水解酶外漏。②影响细胞膜磷脂代谢。③改变靶细胞糖代谢使组织中pH降低。④活化靶细胞核酸内切酶，降解基因组DNA从而引起程序性细胞死亡等机制杀伤靶细胞。TNF引起细胞死亡的过程要明显慢于穿孔素溶解细胞的作用过程。

2. ADCC效应 NK细胞表面具有FcγRⅢA，主要结合人IgG1和IgG3的Fc段（Cγ2、Cγ3功能区），在针对靶细胞特异性IgG抗体的介导下可杀伤相应靶细胞。IL－2和IFN－γ明显增强NK细胞介导的ADCC效应。具有ADCC功能的细胞群除NK细胞外，还有单核细胞、巨噬细胞、嗜酸性粒细胞和中性粒细胞。

3. 分泌细胞因子 活化的NK细胞可合成和分泌多种细胞因子，发挥调节免疫和造血作用以及直接杀伤靶细胞的作用。

（三）树突状细胞

树突状细胞（dendritic cells，DC）因其成熟时伸出许多树突样或伪足样突起而得名。树突状细胞是机体功能最强的专职抗原提呈细胞，它能高效地摄取、加工处理和提呈抗原，未成熟DC具有较强的迁移能力，成熟DC能有效激活初始T细胞，处于启动、调控并维持免疫应答的中心环节。

三、固有免疫分子及作用

1. 补体系统 补体系统是体内重要的防御系统，是参与固有免疫应答的最重要免疫效应分子。当病原体侵入机体后，可通过旁路途径和MBL途径迅速激活补体，以便在感染早期发挥溶菌或病毒溶解的作用。当针对病原体产生特异性抗体后，所形成的抗原－抗体复合物可通过经典途径激活补体，更为有效的发挥抗感染作用。

2. 细胞因子 是构成机体免疫系统重要的防御分子之一，可由机体免疫细胞和非免疫细胞分泌产生，发挥抗病毒、抗肿瘤、促进炎症反应、免疫调节等作用。

3. 溶菌酶 溶菌酶是一种蛋白分子，广泛分布于唾液、血液等各种体液、外分泌液和吞噬细胞溶酶体中。溶菌酶可破坏革兰阳性菌（G⁺）细胞壁肽聚糖β－1,4－糖苷键，导致细胞壁破裂，内容物逸出而使细菌溶解。革兰阴性菌（G⁻）细胞壁肽聚糖外有一层外膜保护，故对其不敏感。溶菌酶还可与带负电荷的病毒蛋白直接结合，使病毒失活。因此，该酶具有抗菌、消炎、抗病毒等作用。

4. 防御素 防御素是一组富含氨基酸残基的小分子多肽，具有广谱抗菌活性。对细菌、真菌和某些有包膜病毒具有直接杀伤作用。可分为α、β、θ三种，主要来源于中性粒细胞、巨噬细胞及黏膜上皮细胞等，在皮肤、黏膜的固有免疫功能中具有重要作用。

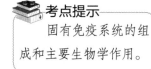
考点提示
固有免疫系统的组成和主要生物学作用。

5. 乙型溶素 乙型溶素是血清中一种对热较稳定的碱性多肽，在血浆凝固时由血小板释放。乙型溶素可作用于革兰阳性菌的细胞膜，产生非酶性破坏效应，但对革兰阴性菌无效。

第二节 固有免疫与适应性免疫的关系

一、固有免疫应答的作用时相

（一）瞬时固有免疫应答阶段

发生于感染 0~4 小时之内。当病原体入侵时，首先是皮肤、黏膜屏障发挥其即刻的免疫防御作用，抵挡病原体的入侵。当少量病原体突破机体屏障结构，侵入皮肤或黏膜下组织，可被局部存在的巨噬细胞及时吞噬清除。有些病原体可通过直接激活补体旁路途径而发挥补体的溶菌作用；某些补体裂解片段亦可促进肥大细胞以及感染部位的组织细胞释放炎性介质，如组胺、白三烯、前列腺素 D2 等，发挥其趋化和活化吞噬细胞的作用，可致中性粒细胞活化、穿过血管壁浸润至感染部位以吞噬病原体，促进炎症反应。中性粒细胞浸润是细菌感染性炎症反应的重要特征，通常绝大多数病原体感染终止于此时相。

（二）早期固有免疫应答阶段

发生于感染后 4~96 小时之内。在脂多糖等某些细菌成分和细胞因子（IL-1、IL-6、TNF 等）作用下，感染组织周围的巨噬细胞被募集到炎症反应部位，并被活化，以增强局部抗感染的能力。同时，促炎性细胞因子亦可直接作用于下丘脑的体温调节中枢引起发热，并刺激肝细胞合成分泌一系列急性期蛋白，活化补体，增强调理作用和溶菌效应。此外，TNF 等活化血小板，诱使血栓形成，可有效地阻止局部病原生物体进入血流，防止菌血症发生。B1 细胞接受病原体表面的 LPS、荚膜多糖等多糖抗原刺激后，可在 48 小时内产生以 IgM 为主的抗菌抗体，在血清补体协同作用下，可对少数进入血流的表达上述共有多糖抗原的病原菌产生杀伤溶解作用。NK 细胞、NKT 细胞和 γδT 细胞可直接杀伤某些病毒感染细胞和寄生菌感染的细胞，在早期抗感染中均发挥重要作用。

（三）适应性免疫应答的诱导阶段

发生在感染 96 小时以后。活化的巨噬细胞和树突状细胞作为专职抗原提呈细胞，可将抗原加工处理为小分子多肽，并以 MHC-抗原肽的形式表达于细胞表面，同时表达协同刺激分子，后经淋巴或血液循环进入外周免疫器官，提呈抗原给特异性淋巴细胞，诱导机体产生适应性免疫应答。

二、固有免疫与适应性免疫间的调控

（一）固有免疫应答启动适应性免疫应答

巨噬细胞既是重要的固有免疫细胞，也是重要的抗原提呈细胞，其在吞噬、杀伤清除病原微生物等免疫反应性异物的同时，也启动了抗原加工和提呈的过程，刺激活化 T 细胞，从而启动适应性免疫应答。单核细胞亦可吞噬处理病原微生物，并在 GM-CF、IL-14 等细胞因子的诱导下，分化为树突状细胞，提呈抗原，活化 T 细胞，参与适应性免疫应答的启动。

（二）固有免疫应答影响适应性免疫应答的类型

固有免疫细胞通过识别不同种类病原体，可产生不同的细胞因子，调节特异性免疫细

胞的分化，决定免疫应答的类型。如巨噬细胞接受胞内病原体刺激后，可产生以 IL-12 和 IFN-γ 为主的细胞因子，诱导 Th_0 细胞分化为 Th1 细胞，介导细胞免疫应答。

（三）固有免疫应答协助适应性免疫应答发挥免疫效应

体液免疫应答通过分泌抗体产生免疫效应，但抗体只有在固有免疫细胞和固有免疫分子参与下，通过调理吞噬、ADCC 和补体介导的溶菌效应等作用机制，才能有效杀伤清除病原体等免疫反应性异物。细胞免疫应答中的 $CD4^+$ 效应 Th1 细胞通过分泌细胞因子和表达 FasL 发挥免疫效应。其中除 FasL 等途径可直接诱导靶细胞或其他细胞发生凋亡外，多数细胞因子通过活化吞噬细胞和 NK 细胞，增强其吞噬杀伤功能，从而有效清除入侵的病原体。

综上所述，固有免疫应答对入侵机体的病原体可发挥即刻的防御反应或将其清除，以防机体感染；若不能及时清除病原体，固有免疫应答又可以有效的启动和影响适应性免疫应答过程并参与适应性免疫应答的效应阶段，最终清除病原体，促进疾病治愈及防止再感染的发生。

本章小结

	固有免疫组成	固有免疫生物学作用	固有免疫与适应性免疫的关系
屏障结构	皮肤黏膜屏障 血脑屏障 胎盘屏障	通过物理阻挡、化学杀伤及生物拮抗等屏障效应抵御病原生物的入侵	启动适应性免疫应答，调控适应性免疫应答的强度和类型，并且协助和参与适应性免疫应答发挥效应
固有免疫细胞	吞噬细胞 自然杀伤细胞 树突状细胞 $\gamma\delta T$ 细胞 B1 细胞等	通过非特异性吞噬或杀伤效应破坏病原体	
固有免疫分子	补体系统 细胞因子 溶菌酶 防御素 乙型溶素等	可直接杀伤某些病原体，或通过调理作用与固有免疫细胞协调发挥杀伤效应	

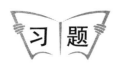

习 题

一、选择题

【A1 型题】

1. 参与固有免疫的效应分子不包括

    A. 防御素   B. 补体系统   C. 细胞因子

    D. 溶菌酶   E. 外毒素

2. 下列关于 NK 细胞生物学功能，说法不正确的是

    A. 自然杀伤活性   B. ADCC 效应

    C. 加工、处理、提呈抗原   D. 免疫调节

    E. 直接杀伤靶细胞

3. 上皮细胞及其附属成分的作用不包括

　　A. 皮肤、黏膜上皮细胞及其附属成分构成的物理屏障

　　B. 皮肤、黏膜分泌物中的杀菌物质构成的化学屏障

　　C. 皮肤和腔道黏膜表面的正常菌群构成的微生物屏障

　　D. 皮肤、黏膜中的 γδT 细胞识别抗原发挥免疫清除作用

　　E. 机械阻挡作用

4. 下列不属于固有免疫的效应分子的是

　　A. 补体　　　　　　　　B. 抗体　　　　　　　　C. 防御素

　　D. C 反应蛋白　　　　　E. 细胞因子

5. 下列关于适应性免疫说法错误的是

　　A. 与非特异性免疫无关　　　　　　　　B. 具有高度的特异性

　　C. 具有耐受性　　　　　　　　　　　　D. 具有记忆性

　　E. 具有多样性

6. 屏障结构不包括

　　A. 淋巴结　　　　　　　B. 皮肤　　　　　　　　C. 黏膜

　　D. 血脑屏障　　　　　　E. 胎盘屏障

【X 型题】

7. 参与固有免疫的效应分子包括

　　A. 防御素　　　　　　　B. 补体系统　　　　　　C. 细胞因子

　　D. 溶菌酶　　　　　　　E. 内毒素

8. 屏障结构包括

　　A. 胸腺　　　　　　　　B. 皮肤　　　　　　　　C. 黏膜

　　D. 血脑屏障　　　　　　E. 胎盘屏障

9. 固有免疫应答的特点是

　　A. 可由遗传获得　　　　B. 特异性　　　　　　　C. 发挥作用迅速

　　D. 无记忆性　　　　　　E. 有个体差异

二、思考题

1. 试述固有免疫应答的生物学意义。

2. 试述巨噬细胞在非特性免疫与特异性免疫中的作用与机制。

3. 试述固有免疫系统的组成和主要生物学作用。

（张亚光）

扫码"练一练"

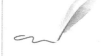

第八章 超 敏 反 应

超敏反应是指机体对某些抗原初次应答后，再次接受相同抗原刺激时发生的一种以生理功能紊乱或组织细胞损伤为主的特异性免疫应答。超敏反应与免疫应答一样，具有特异性及记忆性等特点，不同之处是超敏感反应可以引起机体组织损伤或功能紊乱。因此，超敏反应实质上是一种病理性的免疫应答。

引起超敏反应的抗原称为变应原。人群中只有少数个体接触变应原后会发生超敏反应。容易发生超敏反应的人，临床上称为过敏体质者或特应性个体。统计显示，目前国内外由超敏反应引起的疾病的发病率明显上升，这与个体的遗传背景、年龄等很多因素有关，这也是医学研究的重要课题。根据发生机制和临床特征的不同，超敏反应分为4型（Ⅰ型、Ⅱ型、Ⅲ型、Ⅳ型）。

案例导入

患者，男，20岁。因化脓性中耳炎，到医院肌注青霉素钠盐80万U，每日2次（皮试阴性）。3日后病情不见好转，改用氨苄西林肌注1.0g。注后患者血压下降、心跳加快、呼吸困难、头晕，随即昏倒。考虑为过敏性休克，立即皮下注射肾上腺素0.5mg，并吸氧、保温，10分钟后患者意识渐清，又静滴碳酸氢钠100ml，30分钟后再皮下注射肾上腺素0.5mg，2小时后症状基本消失。

请问：

1. 该病例为什么首先考虑是药物过敏性休克？

2. 该型超敏反应属于几型？它有哪些特点呢？

3. 作为一名护理工作者，在对患者予以药物治疗的过程中应如何避免其发生？一旦发生又考虑如何处理呢？

第一节 Ⅰ型超敏反应

Ⅰ型超敏反应因其反应发生迅速，又称速发型超敏反应。此型超敏反应的特点如下。

①主要由 IgE 介导。②发作快，消退也快。③组胺、白三烯等介质发挥重要作用，补体不参与。④以生理功能紊乱为主，通常不发生组织细胞损伤。⑤发病与否有明显的个体差异和遗传倾向。

一、Ⅰ型超敏反应发生机制

引起Ⅰ型超敏反应的常见变应原有花粉、尘螨、真菌菌丝及其孢子、细菌及其代谢产物、动物皮屑、牛奶、鱼虾、鸡蛋等食物和青霉素、磺胺、普鲁卡因、有机碘化合物等药物。Ⅰ型超敏反应的发生机制可分为致敏阶段、发敏阶段和效应阶段（图 8-1）。

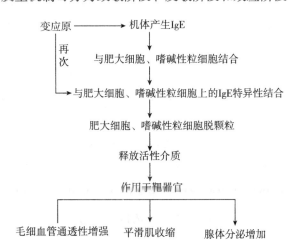

图 8-1 Ⅰ型超敏反应发生机制

（一）致敏阶段

变应原进入机体，刺激某些 B 细胞产生 IgE。IgE 主要由鼻咽部、扁桃体、气管和胃肠道黏膜下固有层淋巴组织中的浆细胞产生，这些部位也正是变应原易于侵入和引发Ⅰ型超敏反应的部位。

过敏症患者血清 IgE 水平高于正常人 1000～10000 倍。IgE 是亲细胞性抗体，IgE 迅速以 Fc 段结合于肥大细胞及嗜碱性粒细胞细胞膜上的 IgE Fc 受体，使机体处于致敏状态。机体受变应原刺激两周后即可被致敏，此状态一般能持续半年以上。致敏期间如不再接触同种变应原，致敏状态可逐渐消失。

（二）发敏阶段

当相同变应原再次进入已致敏的机体，迅速与肥大细胞或嗜碱性粒细胞表面的 IgE 的 Fab 段结合，二价或多价变应原能与两个以上相邻的 IgE 结合，使肥大细胞或嗜碱性粒细胞细胞膜上的 IgE Fc 受体发生桥联，细胞即被激活，引起细胞膜通透性增加，胞质内颗粒脱出，释放已合成的介质（原发介质）如组胺、激肽原酶、肝素、嗜酸性粒细胞趋化因子等；迅速生成和释放新介质（继发介质）如白三烯、前列腺素、血小板活化因子、细胞因子等。

（三）效应阶段

上述介质作用于靶器官和组织引起局部或全身发生反应的阶段。基本病理变化如下。①平滑肌痉挛：以气管、支气管及胃肠道平滑肌为甚。②小血管扩张，毛细血管通透性增加：血浆外渗，表现为局部水肿及以嗜酸性粒细胞浸润为主的炎症。③黏膜腺体分泌增加：表现出相应的临床症状。根据效应发生的快慢和持续时间的长短，可分为早期相反应和晚期相反应两种类型。早期相反应通常在接触变应原后数秒内发生，可持续数小时，并无器质性损害，如能及时解除变应原的刺激，临床症状可迅速消退。晚期相反应发生在接触变应原刺激后 6 ~ 12 小时，可持续数天。反复发生的晚期相反应可导致组织损伤，表现为器质性病变。

二、临床常见疾病

（一）全身性过敏反应——休克

过敏性休克是最严重的一种过敏反应，可于再次注射变应原后数分钟之内，出现胸闷、气短、呼吸困难，面色苍白，出冷汗，手足发凉，脉搏细速，血压下降，意识障碍或昏迷，严重者抢救不及时可迅速死亡。

1. 药物过敏性休克 以青霉素过敏性休克最常见。青霉素中含有大分子杂质或发生降解易引起。青霉素降解产物青霉烯酸或青霉噻唑醛酸等半抗原与组织蛋白结合后成为变应原，诱发过敏性休克。青霉素制剂在弱碱性溶液中易形成青霉烯酸，因此使用青霉素应临用前配制，放置 2 小时后不宜使用。提高青霉素制剂质量、使用新鲜配制的青霉素溶液是预防青霉素过敏性休克的有效措施。其他药物如链霉素、头孢菌素、普鲁卡因、有机碘等也可引起过敏性休克。少数人在初次注射青霉素时也可发生过敏性休克，这部分患者可能与以往曾使用过青霉素污染的注射器，皮肤、黏膜接触过青霉素或其降解物，吸入过青霉菌孢子等有关。

2. 血清过敏性休克 见于应用抗毒素紧急预防和治疗外毒素性疾病（如破伤风、白喉）时，当再次给患者注射破伤风抗毒素、白喉抗毒素等动物免疫血清时可引起过敏性休克，又称血清过敏症或再次注射血清病。

（二）呼吸道过敏反应

致敏个体再次吸入花粉、尘螨、真菌孢子、动物皮屑等变应原或呼吸道病原微生物感染后，可迅速引发过敏性支气管哮喘或过敏性鼻炎等过敏反应。

（三）消化道过敏反应

少数人进食鱼、虾、蟹、蛋等食物后，可出现恶心、呕吐、腹痛、腹泻等症状，称为过敏性胃肠炎。

（四）皮肤过敏反应

药物、食物、花粉、肠道寄生虫或冷热刺激、动物毒液等可引起皮肤过敏反应，主要表现为荨麻疹、特应性皮炎（湿疹）和血管神经性水肿等。

三、防治原则

（一）查找变应原，避免再接触

临床寻找变应原最常用的方法是询问病史和进行变应原皮肤试验。避免接触变应原是预防超敏反应最理想、最有效的方法。皮肤试验通常是将可能引起过敏反应的药物、生物制品或其他变应原稀释后，取 0.1ml 在受试者前臂内侧做皮内注射，15 ~ 20 分钟后观察结果。若局部皮肤出现红晕，风团直径 >1cm 为皮试阳性，说明个体处于对该变应原的致敏状态。但是有些变应原却难以回避，如动物免疫血清、花粉、尘螨、冷空气等，可进行特异性脱敏和减敏治疗。

（二）特异性脱敏和减敏治疗

1. 脱敏治疗 注射动物的免疫血清时可采用小剂量、短间隔（20～30分钟）、多次注射的方法，可以避免发生过敏反应，称为脱敏治疗。其原理可能是小剂量变应原进入体内，可使有限数量的致敏靶细胞脱颗粒，释放少量生物活性介质，但不足以引起明显临床症状，同时介质作用时间短无累积效应。因此短时间内小剂量多次注射变应原，可使体内致敏细胞分期分批脱敏，以至最终全部解除致敏状态。此时再大量注射抗毒素时就不会引起超敏反应。但这种脱敏作用是暂时的，经过一定时间后机体可重新恢复致敏状态。

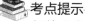

> **考点提示**
> 超敏反应的概念；Ⅰ型超敏反应的特点、发生机制、临床常见疾病及防治原则。

2. 减敏治疗 对一些已查明变应原（如花粉、尘螨），却难以避免接触的呼吸道、皮肤过敏反应等，可采用小剂量、长间隔（1周左右）、逐渐增量、多次皮下注射变应原的方法，达到减敏的目的。作用机制可能与改变变应原进入机体的途径、诱导机体产生能与IgE竞争变应原的特异性IgG有关。这种特异性IgG抗体又称为封闭性抗体。近年来，应用人工合成变应原肽段进行减敏治疗，取得了明显进展，其原理是人工合成变应原肽段可诱导T细胞无反应性，从而阻止IgE产生。

（三）药物治疗

用药物选择性地阻断或干扰过敏反应发生过程中的某些环节，可阻止或减轻超敏反应的发生。常用药物主要通过以下机制发挥作用。①抑制生物活性介质的合成与释放：色甘酸钠、酮替芬等可通过稳定细胞膜抑制靶细胞脱颗粒，常用于支气管哮喘的预防与治疗。②拮抗生物活性介质作用：如苯海拉明、氯苯那敏、阿司咪唑、氯雷他定等，通过与组胺竞争结合效应器官细胞膜上组胺受体而发挥抗组胺作用。③改善效应器官反应性：如肾上腺素、麻黄碱和糖皮质激素可通过解除支气管痉挛、减少腺体分泌、收缩血管、升高血压用于过敏性休克的治疗；钙剂和维生素C可解除痉挛、降低毛细血管通透性。④抑制免疫功能：地塞米松、氢化可的松等可抑制免疫应答的发生。

知识链接

Ⅰ型超敏反应的免疫生物疗法

根据细胞因子调控IgE产生和IgE介导Ⅰ型超敏反应的机制，免疫生物治疗Ⅰ型超敏反应的方法包括：①将具佐剂作用的IL-12等分子与变应原共同使用，可使Th2型免疫应答向Th1型转换，下调IgE的产生。②将编码变应原的基因与DNA载体重组建成DNA疫苗进行接种，可成功诱导Th1型应答。③用人源化抗IgE单克隆抗体，抑制肥大细胞或嗜碱性粒细胞释放介质，治疗持续性哮喘。④用可溶性IL-4受体与IL-4结合，阻断其生物学效应，降低Th2细胞应答，减少IgE的产生。

第二节　Ⅱ型超敏反应

Ⅱ型超敏反应是由IgG、IgM类抗体与靶细胞表面相应的抗原结合后，在补体、吞噬细胞或NK细胞参与下，引起的以细胞溶解或组织损伤为主的免疫病理反应，故又称细胞毒型或细胞溶解型超敏反应。此型超敏反应的特点是：①IgG 和 IgM 类抗体与靶细胞表面抗原或半抗原结合；②激活补体、单核 – 巨噬细胞及 NK 细胞参与反应，造成细胞损伤和溶解。

一、Ⅱ型超敏反应发生机制

（一）变应原及靶细胞

1. 变应原　药物性半抗原、微生物抗原、血型抗原、组织相容性抗原等。

2. 靶细胞　正常组织细胞（如输入的异型红细胞）、改变的自身细胞或吸附有外来抗原、半抗原及免疫复合物的自身组织细胞、与外源性抗原具有共同抗原的自身细胞等，均可成为Ⅱ型超敏反应中被攻击杀伤的靶细胞。

（二）抗体、补体和效应细胞的作用

参与Ⅱ型超敏反应的抗体主要是 IgG 和 IgM。这些抗体与靶细胞表面的抗原或吸附的抗原、半抗原结合，或形成免疫复合物黏附于细胞表面，通过 3 条途径破坏靶细胞。①激活补体，溶解靶细胞。②激活巨噬细胞，发挥调理吞噬作用。③激活 NK 细胞，通过 ADCC 作用，杀伤靶细胞（图 8 – 2，8 – 3）。

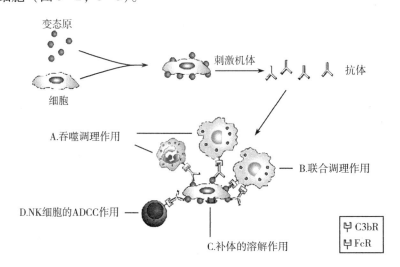

图 8 – 2　Ⅱ型超敏反应造成细胞损伤的各种机制

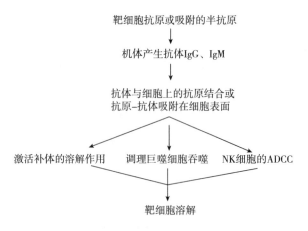

图 8 – 3　Ⅱ型超敏反应发生机制

二、临床常见疾病

（一）输血反应

多发生于 ABO 血型不符的输血。受血者体内的血型抗体（IgM）与输入的异型红细胞表面的血型抗原结合，激活补体经典途径产生 MAC，引发红细胞溶解。患者出现寒战、意识障碍、血红蛋白尿（酱油尿）等症状，后果严重甚至死亡。反复多次输血，可诱发受者体内产生抗白细胞或血小板抗体，出现白细胞输血反应和血小板减少，即非溶血性输血反应。

（二）新生儿溶血症

多发生于孕妇为 Rh^- 血型。母亲初次妊娠时因流产、胎盘出血或分娩时胎盘剥离时，胎儿少量 Rh^+ 红细胞可进入母体，刺激母体产生抗 Rh 的 IgG 类抗体。再次妊娠胎儿仍为 Rh^+ 时，母体抗 Rh 抗体通过胎盘进入胎儿体内，并与 Rh^+ 红细胞结合，激活补体及相关细胞，导致红细胞破坏，引起流产、死产或新生儿溶血症。若能在 Rh^- 血型初产妇分娩后 72 小时内注射抗 Rh 抗体，可阻断 Rh^+ 红细胞对母体的致敏，从而预防再次妊娠时发生新生儿溶血症。母子间 ABO 血型不符，通过上述途径引起新生儿溶血症也不少见，常见于母亲是 O 型，胎儿是 A 型或 B 型者，但症状较轻。对患儿全身换血抗原治疗新生儿溶血症。

（三）免疫性血细胞减少症

1. 半抗原型　属药物过敏性血细胞减少症的常见类型。其可以通过以下两种方式起作用。一是多种药物半抗原（如青霉素、磺胺、奎宁、异烟肼、对氨基水杨酸、氨基比林、甲基多巴、氯霉素、苯海拉明等）与血细胞膜表面蛋白质结合，刺激机体产生针对药物的特异性抗体。此种抗体与结合于血细胞表面的药物结合，通过激活补体、调理吞噬及 ADCC 的作用途径，可导致药物所附着的血细胞溶解。二是药物半抗原也可以与血浆中的蛋白质结合，形成完全抗原，刺激机体产生相应抗体，以抗原－抗体复合物的形式吸附到血细胞上，通过上述机制损伤血细胞。由于药物附着的血细胞不同，损伤血细胞的种类也有所差异，故可出现药物过敏性溶血性贫血、粒细胞减少症或血小板减少性紫癜等不同病症。

2. 自身抗原改变型　甲基多巴、吲哚美辛等药物或病毒等感染可造成红细胞膜成分改变，形成自身抗原，诱导自身抗体产生，引起自身免疫性溶血性贫血。

（四）急性肾小球肾炎和风湿性心肌炎

某些乙型溶血性链球菌 M 蛋白与人类肾小球基底膜有共同抗原（即异嗜性抗原），链球菌感染后刺激产生的抗 M 蛋白抗体也可与肾小球基底膜结合发生交叉反应，导致肾小球病变，此类肾炎称为抗基底膜型肾小球肾炎或肾毒性肾炎，占肾小球肾炎的 15% 左右。A 群链球菌与心肌细胞也有共同抗原，链球菌感染刺激产生的抗体若与心肌细胞发生交叉反应，可引起风湿性心肌炎（风湿热）。

（五）肺出血－肾炎综合征

此病可能的机制是病毒感染或吸入某些有机溶剂造成肺组织损伤，诱导机体产生抗肺泡基底膜的自身抗体，造成肺组织损伤。由于肺泡基底膜和肾小球基底膜有共同抗原成分，因此该抗体也能和肾小球基底膜发生反应，造成肾小球的损伤。临床表现为咯血、贫血及进行性肾功能衰竭。

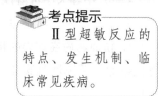

考点提示

Ⅱ型超敏反应的特点、发生机制、临床常见疾病。

（六）甲状腺功能亢进

其是一种特殊类型的Ⅱ型超敏反应。患者体内产生一种能与甲状腺细胞表面TSH（促甲状腺激素）受体结合的IgG型自身抗体，又称长效甲状腺刺激素，它与TSH受体结合后，可持续刺激甲状腺细胞分泌甲状腺素，导致甲状腺功能亢进。

第三节　Ⅲ型超敏反应

Ⅲ型超敏反应是由中等大小可溶性免疫复合物（IC）沉积于局部或全身毛细血管基底膜后，引起血管及其周围的炎症，故又称血管炎型或免疫复合物型超敏反应。此型超敏反应的特点如下。①主要由IgG、IgM、IgA介导。②中等大小的可溶性免疫复合物沉积是致病的关键。③激活补体后吸引中性粒细胞浸润，中性粒细胞释放溶酶体酶时引起组织损伤。④引起以血管炎和血管周围炎为主的病理改变。

一、Ⅲ型超敏反应发生机制

一般情况下，在循环系统中出现免疫复合物（IC）是机体清除抗原的必然状态，并不会导致组织的免疫性损伤。只有当存在（沉积）于一定组织的免疫复合物未能及时被清除时，才会造成免疫损伤性免疫复合物病（图8-4）。

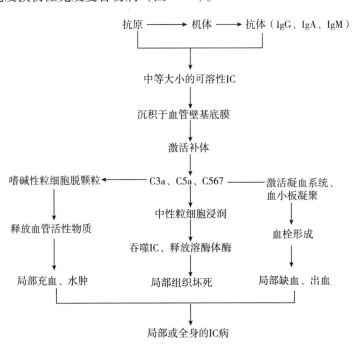

图8-4　Ⅲ型超敏反应发生机制

（一）中等大小可溶性免疫复合物的形成和沉积

免疫复合物（IC）的形成与下列因素有关。

1. 抗原物质在体内的持续存在　如持久和反复的病原微生物感染、肿瘤细胞释放或脱落的抗原、系统性红斑狼疮的核抗原持久存在等，是形成一定数量IC持久存在的重要原因。

2. 抗原和抗体比例及抗原性质　一般来说，颗粒性抗原、高亲和力抗体或抗原、抗体比例适宜时，常形成不溶性大分子免疫复合物，易被单核 – 巨噬细胞吞噬清除而不沉积致病；当可溶性抗原量过多，抗体亲和力低，量又不足时，形成可溶性小分子免疫复合物，易从肾小球滤除；只有在可溶性抗原量稍微大于抗体量，且抗体为中等亲和力抗体时，常形成中等大小（约 19S）的可溶性免疫复合物，不易被吞噬也不易滤除，但易沉积而致组织病变。

3. 血管通透性增加　IC 激活补体产生 C3a、C5a，诱导嗜碱性粒细胞、血小板等释放血管活性物质，使血管通透性增加，有利于免疫复合物沉积在血管壁的血管内皮细胞之间。

中等大小可溶性免疫复合物最易沉积在肾小球、关节、心肌等血压较高的毛细血管迂回曲折处或抗原进入部位，这些部位就成为Ⅲ型超敏反应常见病变部位。

（二）中等大小可溶性免疫复合物的致病机制

免疫复合物只有长时间沉积于局部，才可通过以下方式引起免疫损伤。

1. 激活补体产生的趋化因子 C5a，吸引中性粒细胞并使其释放多种溶酶体酶，在溶解破坏免疫复合物的同时，损伤血管基底膜及邻近组织。

2. 激活补体产生过敏毒素 C3a、C5a，诱导嗜碱性粒细胞和肥大细胞脱颗粒，释放组胺等炎症介质，使得血管通透性增加，免疫复合物进一步沉积，加重局部炎症反应。

3. 免疫复合物、过敏毒素 C3a、C5a 及 C3b 引起血小板聚集，血小板活化，释放组胺等炎性介质，使血管通透性增强，进而激活凝血系统，形成微血栓，造成局部缺血、出血。在Ⅲ型超敏反应中，抗原 – 抗体复合物激活补体系统，吸引中性粒细胞，释放溶酶体酶，是引起炎症反应和组织损伤的主要原因。

二、临床常见Ⅲ型超敏反应性疾病

（一）局部免疫复合物病

抗原物质在入侵局部与体内已产生的相应抗体结合形成免疫复合物，导致局部病变。

1. Arthurs 反应　Arthurs 于 1903 年发现，给家兔皮下多次注射马血清后，注射局部出现红肿、出血和坏死等剧烈炎症反应，称为 Arthurs 反应。其机制是多次注射异种蛋白刺激机体产生大量抗体，局部注射的抗原与相应抗体结合形成免疫复合物，沉积在局部血管基底膜，导致病理损伤。

2. 人类局部免疫复合物病（类 Arthurs 反应）　胰岛素依赖型糖尿病患者需反复注射胰岛素，体内可产生过量抗胰岛素抗体，再次注射胰岛素可在局部出现类似 Arthurs 反应的变化。长期大量吸入植物性或动物性蛋白质以及真菌孢子，可引起变态反应性肺泡炎或间质性肺泡炎，也属此类反应。

（二）全身免疫复合物病

1. 初次注射血清病　治疗破伤风、白喉等外毒素性疾病，需要早期大剂量注射抗毒素（动物免疫血清）。有些患者在注射后 1 ~ 2 周，出现发热、皮疹、淋巴结肿大、关节肿痛和蛋白尿等表现，称为血清病。这是由于患者已产生的抗动物血清抗体与体内残留的抗毒素结合形成的 IC，沉积于皮肤、关节、肾小球等部位，引起Ⅲ型超敏反应。血清病具有自限性，随着时间推移，抗原逐渐被清除，疾病可自行恢复。近年来由于精制提纯抗毒素的使用，血清病发病率明显降低。在大剂量应用青霉素、磺胺等药物时也可引起类似血清病样的反应。

2. 肾小球肾炎　以 A 群链球菌感染后最多见。患者可在链球菌感染后 2 ~ 3 周后发病。这是由于链球菌可溶性抗原（M 蛋白）与相应抗体形成的中等大小可溶性免疫复合物，沉积于肾小球基底膜，引起局部炎症损伤所致。葡萄球菌、肺炎链球菌、乙型肝炎病毒或疟原虫等感染后也可发生此类病变。

3. 类风湿关节炎 类风湿关节炎发病机制是在病毒或支原体持续感染的情况下，机体IgG 类抗体发生变性，继而刺激机体产生抗变性 IgG 的 IgM 类自身抗体，即类风湿因子。类风湿因子与变性的 IgG 结合成中等大小可溶性免疫复合物，沉积在关节滑膜毛细血管壁上，引起炎症损伤。

4. 系统性红斑狼疮 系统性红斑狼疮患者体内出现多种自身抗体，如抗核抗体（即抗各种核酸和核蛋白抗体的总称）。自身抗体与自身成分结合成中等大小可溶性免疫复合物，沉积在全身多处血管基底膜，导致多组织多器官免疫损伤，表现为全身多器官进行性损害，严重者可致死亡。

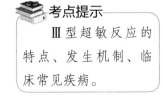

考点提示

Ⅲ 型超敏反应的特点、发生机制、临床常见疾病。

第四节　Ⅳ型超敏反应

Ⅳ型超敏反应是由致敏 T 细胞受到抗原再次刺激造成的免疫病理过程，此型超敏反应特点如下。①发生较慢，当机体再次接受相同抗原刺激后，通常需经 24 ~ 72 小时方出现炎症反应，又称为迟发型超敏反应。②由 T 细胞介导。③多在变应原进入局部发生。④组织学变化是以单个核细胞（淋巴细胞和单核细胞）浸润为主的炎症反应。⑤无明显的个体差异。

一、Ⅳ型超敏反应发生机制

（一）致敏阶段

引起Ⅳ型超敏反应的抗原主要包括胞内寄生菌、病毒、寄生虫、真菌、细胞抗原（肿瘤细胞、移植细胞）等。进入体内的抗原经抗原提呈细胞加工处理后，以抗原肽 - MHC Ⅰ / Ⅱ 类复合物的形式提呈给 CD8⁺T 细胞和 CD4⁺T 细胞，两者经活化、增殖、分化成为效应 Th1、Tc（CTL）和记忆性 T 细胞，而使机体致敏。此阶段需 1 ~ 2 周。

（二）效应阶段

当致敏 T 细胞再次与抗原提呈细胞或靶细胞表面相应抗原肽接触时，Th1 细胞释放 TNF - β、IFN - γ 和 IL - 2 等细胞因子，在发挥免疫作用同时，造成局部以单核 - 巨噬细胞、淋巴细胞浸润为特征的炎症反应和组织损伤。CTL 通过释放穿孔素和颗粒酶，并通过 FasL/Fas 途径，引起靶

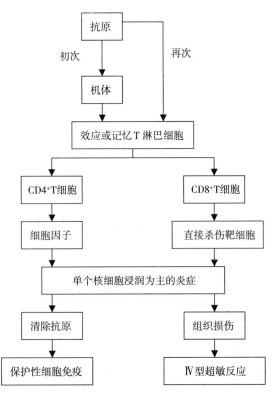

图 8 - 5　Ⅳ型超敏反应发生机制

细胞的溶解和凋亡。

Ⅳ型超敏反应与细胞免疫是同一发生机制下的两个结果。当这一免疫过程有效清除了病原体等抗原性物质，产生对机体保护作用时称为保护性细胞免疫；而当这个过程对机体造成了明显损伤，产生不利影响时即称为Ⅳ型超敏反应（图8-5）。

二、临床常见Ⅳ型超敏反应性疾病

（一）传染性迟发型超敏反应

胞内寄生病原体可使机体发生Ⅳ型超敏反应。细胞内感染的病原体（如胞内寄生菌、病毒、某些寄生虫和真菌等）可刺激机体产生细胞免疫应答，但在清除病原体或阻止病原体扩散的同时，可因产生迟发型超敏反应而致组织严重炎性损伤。例如，肺结核患者对结核分枝杆菌产生的迟发型超敏反应，可造成以大量单个核细胞的浸润为主的炎症病变，病变组织出现干酪样坏死、肺空洞等，但病灶局限不易扩散。

结核菌素（OT）试验：基于超敏反应与细胞免疫的关系，临床上借助本试验来推断机体是否对结核分枝杆菌有免疫保护力。该试验是将结核菌素（OT）注入受试者皮内，若一定时间后，注射局部呈红肿的（+）反应，则说明结核菌素已造成受试者皮肤局部出现了超敏反应，由此推论该个体对结核分枝杆菌具有细胞免疫保护力，也表明该个体曾感染过结核分枝杆菌或接种过卡介苗。

（二）接触性皮炎

有些个体在接触了油漆、染料、塑料、农药、化妆品或磺胺药等小分子物质后，这些半抗原物质会与体内蛋白结合成完全抗原，经朗格汉斯细胞摄取并提呈给T细胞，使其活化、分化为致敏T细胞和记忆性T细胞，致使机体致敏。当该个体再次接触相同变应原24小时以后，接触部位出现红斑、丘疹、水疱等皮炎症状，48～96小时达高峰，严重者可出现剥脱性皮炎。

（三）移植排斥反应

进行同种异体器官或组织移植后，由于供体、受体双方组织相容性抗原不完全相同，会发生排斥反应，最终导致移植物坏死脱落，称为移植排斥反应。为减轻或延缓移植排斥反应，通常在移植术后需大剂量、长期使用免疫抑制剂。

超敏反应从发生机制上可分为Ⅰ、Ⅱ、Ⅲ、Ⅳ型，但在实际上同一变应原可引起不同的反应类型，而相似的临床表现也可由不同的变应原引起；临床上遇到的超敏反应性疾病常常不是单一型的，而往往是以某一型损伤为主的混合表现。

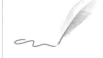
考点提示
Ⅳ型超敏反应的特点、发生机制、临床常见疾病。

本章小结

一、超敏反应的概念与类型

超敏反应是指机体对某些抗原初次应答后，再次接受相同抗原刺激时发生的一种以生理功能紊乱或组织细胞损伤为主的特异性免疫应答。超敏反应分为4型（Ⅰ型、Ⅱ型、Ⅲ型、Ⅳ型）。

二、四种类型超敏反应的发生机制与临床常见疾病

类型	参与的分子与细胞	发生机制	常见疾病
I 型	IgE，肥大细胞，嗜碱性粒细胞	初次应答产生 IgE，IgE 与肥大细胞或嗜碱性粒细胞结合使机体致敏；再次应答时变应原与细胞上的 IgE 结合，细胞脱颗粒，释放活性物质，作用于效应器官而发敏	过敏性休克、支气管哮喘、过敏性鼻炎、过敏性胃肠炎、荨麻疹
II 型	IgG，IgM，补体，巨噬细胞，NK 细胞	抗体与细胞表面的抗原或半抗原结合，通过激活补体、调理吞噬、ADCC 作用等，杀伤靶细胞	输血反应、新生儿溶血症、免疫性血细胞减少症、急性肾小球肾炎、风湿性心肌炎
III 型	IgG，IgM，IgA，中性粒细胞	中等大小可溶性免疫复合物沉积于毛细血管，激活补体，补体成分趋化中性粒细胞浸润、释放溶酶体酶，引起炎症反应	局部免疫复合物病、血清病、类风湿关节炎、系统性红斑狼疮
IV 型	CD4$^+$ T 细胞，CD8$^+$ T 细胞	初次应答产生致敏 T 细胞；再次应答时，致敏 T 细胞直接杀伤靶细胞或释放细胞因子，引起炎症	传染性超敏反应、接触性皮炎

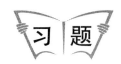

习 题

一、选择题

【A1 型题】

1. 以下关于超敏反应的叙述，正确的是

　　A. 均有个体差异　　　　　　　　　　　　B. 是异常的免疫应答

　　C. 均可导致组织损伤　　　　　　　　　　D. 均有补体参加

　　E. 均有效应 T 细胞参与

2. 以下关于超敏反应的理解，错误的是

　　A. 致生理功能紊乱或组织损伤　　　　　　B. 发生时间有快有慢

　　C. 为异常免疫反应　　　　　　　　　　　D. 为病理性免疫应答

　　E. 不存在记忆性

3. 参与 I 型超敏反应的细胞是

　　A. 中性粒细胞　　　　　　B. 致敏淋巴细胞　　　　　　C. 巨噬细胞

　　D. NK 细胞　　　　　　　　E. 肥大细胞和嗜碱性粒细胞

4. 过敏性休克

　　A. 由 IgA 介导　　　　　　B. 依赖于补体　　　　　　C. 由 IgM 介导

　　D. 由 IgE 介导　　　　　　E. 以上都是

5. 以下关于 I 型致敏反应，正确的是

　　A. 有补体参加

　　B. 常造成组织细胞损伤

　　C. 第一次接触过敏原即可发生

　　D. 反应发生快，消退也快

　　E. 无明显的个体差异

6. 脱敏注射的原理是

 A. 刺激机体产生阻断性抗体   B. 改善靶器官反应性

 C. 抑制介质的释放   D. 拮抗组胺

 E. 使体内致敏细胞分期分批脱敏,以至最终全部解除致敏状态

7. 以下属于Ⅰ型超敏反应性的疾病是

 A. 血清过敏性休克   B. 接触性皮炎

 C. 类风湿关节炎   D. 新生儿溶血症

 E. 血清病

8. 注射青霉素前进行皮试可以预防

 A. 粒细胞减少症   B. 接触性皮炎   C. 过敏性休克

 D. 肾小球肾炎   E. 血清病

9. 药物过敏性血细胞减少症属于

 A. Ⅰ型超敏反应   B. Ⅱ型超敏反应   C. Ⅲ型超敏反应

 D. Ⅳ型超敏反应   E. 以上均可

10. 以出现生理功能紊乱为主要表现的超敏反应是

 A. Ⅰ型超敏反应   B. Ⅱ型超敏反应   C. Ⅲ型超敏反应

 D. Ⅳ型超敏反应   E. 以上均可

11. 由Ⅱ型超敏反应引起的疾病是

 A. 急性荨麻疹   B. 接触性皮炎   C. 类风湿关节炎

 D. 新生儿溶血症   E. 过敏性休克

12. 有补体参与的超敏反应是

 A. Ⅰ型超敏反应   B. Ⅱ型超敏反应   C. Ⅲ型超敏反应

 D. Ⅳ型超敏反应   E. Ⅱ型超敏反应与Ⅲ型超敏反应

13. 有关Ⅱ型超敏反应不正确者为

 A. 参与的抗体为 IgG、IgM

 B. 激活补体引起细胞溶解

 C. 抗体促进巨噬细胞的吞噬作用

 D. 补体吸引中性粒细胞,释放溶酶体酶引起炎症反应

 E. NK 细胞参与引起细胞损伤

14. 当患者需要注射抗毒素,而又对其过敏时,可采取的治疗措施是

 A. 脱敏注射

 B. 减敏疗法

 C. 先少量注射类毒素,再大量注射抗毒素

 D. 先服用抗过敏药物,再注射抗毒素

 E. 同时注射类毒素和足量抗毒素

15. 有抗体参与的超敏反应包括

 A. Ⅰ型超敏反应

 B. Ⅰ型超敏反应、Ⅱ型超敏反应

C. Ⅰ型超敏反应、Ⅱ型超敏反应、Ⅲ型超敏反应

D. Ⅰ型超敏反应、Ⅱ型超敏反应、Ⅲ型超敏反应、Ⅳ型超敏反应

E. Ⅰ型超敏反应、Ⅲ型超敏反应

【A2 型题】

16. 患者，女，30 岁。输血 15 分钟后出现恶心、头胀痛、四肢麻木、寒战等症状。经诊断为输血反应。该患者的输血反应属于

A. Ⅰ型超敏反应   B. Ⅱ型超敏反应   C. Ⅲ型超敏反应

D. Ⅳ型超敏反应   E. 非超敏反应

【B1 型题】

（17 ~ 21 题共用备选答案）

A. Ⅰ型超敏反应   B. Ⅱ型超敏反应   C. Ⅲ型超敏反应

D. Ⅳ型超敏反应   E. 非超敏反应

17. 类风湿关节炎属于

18. 接触性皮炎属于

19. 猩红热属于

20. 药物过敏性粒细胞减少症属于

21. 过敏性哮喘属于

【X 型题】

22. 补体可参与

A. Ⅰ型超敏反应   B. Ⅱ型超敏反应   C. Ⅲ型超敏反应

D. Ⅳ型超敏反应   E. 药物过敏性休克

23. Ⅱ型超敏反应性疾病包括

A. 过敏性休克   B. 输血反应   C. 类风湿关节炎

D. 新生儿溶血症   E. 药物过敏性粒细胞减少症

24. Ⅱ型超敏反应的组织和细胞损伤的机制是

A. ADCC 作用

B. Tc 的细胞毒作用

C. 抗体的调理作用

D. 致敏的 $CD4^+T$ 细胞释放细胞因子造成炎症反应

E. 补体激活后形成的膜攻击复合物使靶细胞溶解

25. 关于Ⅲ型超敏反应的发生机制是

A. 不溶性大分子免疫复合物的沉积

B. 中等大小的可溶性免疫复合物沉积

C. 补体起重要作用

D. 中性粒细胞浸润引起炎症

E. 可溶性小分子免疫复合物的形成

26. 与Ⅰ型超敏反应发生有关的细胞是

A. 中性粒细胞   B. 嗜碱性粒细胞   C. 巨噬细胞

D. NK 细胞   E. 肥大细胞

27. 可引起组织损伤的超敏反应性疾病是

A. 过敏性鼻炎   B. 接触性皮炎   C. 类风湿关节炎

D. 肾小球肾炎   E. 荨麻疹

二、思考题

试述Ⅰ型超敏反应的特点、发生机制和临床常见疾病。

（戴承孚）

扫码"练一练"

扫码"学一学"

第九章 免疫学应用

学习目标

1. **掌握** 人工主动免疫和人工被动免疫的概念及区别，计划免疫。
2. **熟悉** 人工主动免疫和人工被动免疫生物制剂的常用种类及其应用。
3. **了解** 免疫学诊断的常用方法。

随着现代免疫学及分子生物学等相关学科的发展，免疫学理论和技术在预防医学、临床医学中得到了广泛应用，也取得了卓著的成效。新型疫苗、免疫治疗新方法的研究方兴未艾，显现出广阔的应用前景；免疫学检测技术的不断发展和完善，为疾病的诊断、预后判断、防治和药物疗效评价等提供了有效的方法和手段。

案例导入

患儿，女，6岁。虽天真可爱，但看起来面色却没有同龄孩子粉嫩，有些显得萎黄，发现最近吃饭也不像小时候快了。前日入学体检，孩子被检出"乙肝表面抗原"（+），转氨酶高于正常。医生询问父母是否为孩子接种过乙肝疫苗，父母当时因害怕打疫苗会引起不良反应，所以还有两针乙肝疫苗就故意没有去接种。至此，女孩父母懊悔不已。

请问：

1. 孩子出生后为什么要打预防针？
2. 你知道学龄需要打哪些疫苗吗？

第一节 免疫学预防

免疫预防（immunoprophylaxis）是应用免疫学原理，采用人工免疫的方法，使机体获得特异性免疫能力，对疾病进行预防。机体获得特异性免疫保护的途径有两条。一是自然免疫，是指在自然状况下获得的免疫，分为自然主动免疫（如病原体感染）和自然被动免疫（如新生儿从母乳中获得 sIgA）；二是人工免疫（artificial immunization），它是用人工的方法将抗原（疫苗、类毒素等）或抗体（免疫血清、丙种球蛋白等）输入机体，建立特异性免疫保护以及预防疾病，也分为人工主动免疫和人工免疫被动两种（表9-1）。

表9-1 自然免疫与人工免疫的特点比较

比较项目	自然免疫	人工免疫
获得方式	自动获得	人为获得
分类	自然主动：患传染病、隐性感染	人工主动：疫苗、类毒素
	自然被动：经胎盘、初乳获得	人工被动：抗毒素、丙种球蛋白

免疫学预防属于人工免疫，依据输注的成分不同而分为人工主动免疫（artificial active immunization）和人工被动免疫（artificia passive immunization）。两者有着本质的不同。

一、人工主动免疫

人工主动免疫是运用经处理的抗原来诱导机体产生特异性免疫的方法。通常将输注的抗原刺激物统称为"疫苗"。现代疫苗已突破预防感染范围，扩大到治疗，并发展了对肿瘤等非传染性疾病的预防新方法。

（一）疫苗的基本要求

安全性是疫苗的最基本要求，灭活疫苗要彻底，并无其他微生物及无关蛋白分子及毒素的污染；减毒活疫苗要求遗传性状稳定，无回复突变及致癌性。疫苗还应具备有效性和较强的免疫原性，接种后能使大多数接种者产生免疫保护作用，增强群体的抗感染能力。疫苗还需要有实用性，接种程序简单、易于保存运输、接种后无明显不良反应。

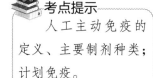

考点提示

　　人工主动免疫的定义、主要制剂种类；计划免疫。

（二）疫苗的种类

1. 灭活疫苗（inactivated vaccine）　又称死疫苗，是选用免疫原性强的病原体，经人工大量培养后用理化方法灭活制成。灭活疫苗在体内不能繁殖，故接种剂量大，需多次（2～3次）接种。灭活疫苗的优点是安全、易于保存。常见的灭活疫苗有伤寒、乙脑、百日咳、霍乱、流感、狂犬病等疫苗。

2. 减毒活疫苗（1ive–attenuated vaccine）　是用人工定向变异的方法筛选出来的减毒或无毒力的活的病原微生物制成。活疫苗接种类似于隐性感染，对机体免疫作用强，可以诱导体液免疫和细胞免疫，一般只需接种一次，免疫效果好且持久，但活疫苗稳定性差，不易保存，有回复突变的可能。免疫缺陷者和孕妇不宜接种活疫苗。常见的活疫苗有麻疹、风疹、脊髓灰质炎、腮腺炎、水痘等疫苗。

3. 类毒素（toxoid）　是用细菌的外毒素经0.3%～0.4%甲醛处理后制成，失去毒性，保留了免疫原性，接种后能诱导机体产生抗毒素。常用制剂有破伤风类毒素、白喉类毒素等。

4. 亚单位疫苗（subunit vaccine）　提取病原微生物中可刺激机体产生保护性免疫的抗原成分，去除病原微生物中与激发保护性免疫无关的成分所制备的疫苗。如乙型肝炎病毒表面抗原阳性者血浆中提取表面抗原，可制备乙型肝炎亚单位疫苗。

5. 基因工程疫苗　利用DNA重组技术将病原微生物中编码保护性免疫的抗原基因（目的基因）与载体重组后导入宿主细胞，目的基因表达产生大量抗原，制备成基因工程疫苗。如乙肝基因工程疫苗等。

（三）计划免疫

计划免疫（planed immunization）是根据特定传染病的疫情监测和人群免疫状况分析，按照规定的免疫程序有计划地进行人群免疫接种，以提高人群免疫水平，达到控制直至消灭相应传染病的重要措施。免疫程序的制定是实施计划免疫的重要内容，严格按照程序接种是有效控制传染病的重要手段。

免疫程序包括儿童基础免疫及成人和特殊职业、特殊地区人群的免疫程序。儿童基础免疫程序包括每一个儿童接种疫苗种类、次数、年龄或月龄、间隔时间、剂量等。目前，我国实施的儿童计划免疫程序（表9-2）。

表9-2　我国儿童计划免疫程序

年龄	疫苗
出生时	卡介苗、乙肝疫苗$_1$
1个月	乙肝疫苗$_2$
2个月	三价脊髓灰质炎疫苗$_1$
3个月	三价脊髓灰质炎疫苗$_2$、百白破$_1$
4个月	三价脊髓灰质炎疫苗$_3$、百白破$_2$
5个月	百白破$_3$
6个月	乙肝疫苗$_3$
8个月	麻疹疫苗$_1$
1.5~2岁	百白破$_4$、三价脊髓灰质炎疫苗$_4$
4岁	三价脊髓灰质炎疫苗$_5$
7岁	卡介苗$_2$、麻疹疫苗$_3$、百白破$_5$

注：疫苗后的数字表示接种次数

二、人工被动免疫

人工被动免疫是给机体输注免疫效应物质（特异性抗体、细胞因子、免疫细胞等）制剂，直接发挥免疫作用，其获得免疫力迅速，多用于疾病的紧急预防或治疗。主要制剂如下。

（一）抗毒素

抗毒素（antitoxin）是用细菌外毒素或类毒素免疫动物制备的免疫血清，具有中和外毒素毒性的作用。一般临床所用抗毒素为免疫马血清，该制剂对人来说是异种蛋白，可诱发Ⅰ型超敏反应，使用前应作皮试。常用的有破伤风抗毒素及白喉抗毒素等。

（二）人免疫球蛋白制剂

1. 非特异性丙种球蛋白制剂　是从健康人血浆和胎盘血中分离制成的丙种球蛋白。由于多数成人已隐性或显性感染过麻疹病毒、脊髓灰质炎病毒、甲型肝炎病毒等病原体，血浆中含有相应抗体，因此主要用于这些病毒性疾病的预防。

2. 特异性免疫球蛋白制剂　来源于恢复期患者血浆，含有针对某种病原体的高效价抗体，用于特定病原微生物感染的预防，如抗乙型肝炎病毒免疫球蛋白，SARS患者恢复期血清等，免疫效果好。

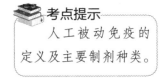
考点提示
　人工被动免疫的定义及主要制剂种类。

人工主动免疫与人工被动免疫的比较（表9-3）。

表9-3　人工主动免疫于人工被动免疫的比较

项目	人工主动免疫	人工被动免疫
输入物质	抗原	抗体为主
免疫力产生时间	慢，2~3周	立即生效
免疫力维持时间	数月~数年	2~3周
用途	预防	紧急预防或治疗

第二节　免疫治疗

免疫治疗（immunotherapy）是指通过免疫制剂或免疫调节药物使机体获得免疫调节或免疫重建，以达到治疗疾病的目的。

免疫治疗的分类方法很多。根据其对机体免疫功能的影响分为免疫增强疗法和免疫抑制疗法；根据治疗特异性分为特异性免疫治疗和非特异性免疫治疗；根据治疗所用制剂分为主动免疫治疗和被动免疫治疗。

一、免疫调节

免疫调节是指用物理、化学和生物学手段调节机体的免疫功能，使原有的免疫功能增强或减弱，主要包括免疫增强疗法和免疫抑制疗法。

（一）免疫增强疗法

利用增强、促进和调节机体免疫功能的生物或非生物制剂，通过不同方式增强机体的免疫功能，又称生物应答调节剂，主要包括治疗性疫苗、单克隆抗体、细胞因子、化学合成药物和中草药成分，此疗法适用于感染、肿瘤、免疫缺陷病等。临床常用的免疫增强剂主要有以下几种。

1. 抗毒素　是经类毒素免疫动物后提取纯化的多克隆抗体免疫血清，主要用于治疗和紧急预防外毒素所致的疾病。如白喉抗毒素、破伤风抗毒素等。

2. 丙种球蛋白　含有多种病原体的抗体，这些制剂主要用于预防麻疹、传染性肝炎等疾病以及治疗丙种球蛋白缺乏症患者。

3. 抗病毒免疫血清　是指由病毒的人工免疫或自然感染痊愈后的血清，如抗麻疹免疫血清、抗狂犬病免疫血清、抗乙型脑炎免疫血清和 SARS 患者恢复期血清等。这些血清可用于特定传染病的预防和治疗。

4. 细胞因子　细胞因子是机体免疫细胞和一些非免疫细胞产生的一组具有广泛生物活性的调节因子，临床应用的细胞因子主要有干扰素（IFN）、白细胞介素 2（IL－2）、集落刺激因子（CSF）等。

5. 化学合成药物　一些化学合成药物具有明显的免疫刺激作用，能通过不同途径增强机体免疫功能。例如，①左旋咪唑（levomisole）能激活吞噬细胞、促进 T 细胞产生 IL－2 等细胞因子、增强 NK 细胞的活性等。②西咪替丁（cimetidine）可以阻止组胺对 Tr 细胞的活化作用，增强机体的免疫功能。

6. 微生物制剂　①卡介苗（BCG）具有很强的非特异性免疫刺激作用，目前已用于多种肿瘤的免疫治疗。②短小棒状杆菌可以非特异地增强机体免疫功能。BCG 和短小棒状杆菌都具有激活巨噬细胞和 NK 细胞等固有免疫细胞的作用。

7. 中药制剂　香菇、灵芝等的多糖成分有明显的非特异免疫增强作用，可以促进淋巴细胞的分裂、增殖并产生多种细胞因子。黄芪、人参、枸杞子、刺五加等都有明显的免疫增强作用。中药方剂，如某些补肾益精、活血化瘀、健脾益气类中药方剂有一定的免疫增强功能。

（二）免疫抑制疗法

免疫抑制疗法是以各种制剂与手段抑制免疫应答的治疗形式。包括化学合成药物，如糖皮质激素、环磷酰胺、硫唑嘌呤；微生物制剂，如环孢素 A（cyclosporin A，CsA）和 FK－506（土壤真菌产生，可选择性地作用于 T 细胞）等。此外，一些中药具有不同程度的免疫抑制作用，如雷公藤多苷是效果较为肯定的免疫抑制剂，能防治移植排斥反应。

二、免疫重建

免疫重建是将免疫功能正常个体的造血干细胞或淋巴细胞移植给患有免疫功能缺陷的个体，使后者的免疫功能得到全部或部分恢复。

（一）骨髓移植

骨髓移植是取患者自身或健康人的骨髓回输给患者，让骨髓中的干细胞进入患者体内定居、分化、繁殖，帮助患者恢复造血能力和产生免疫力的一种治疗方法，此法可治疗免疫缺陷病、再生障碍性贫血及白血病等。常用的骨髓移植主要有三种类型。

1. 自体骨髓移植 白血病患者大剂量照射或化疗后输入自体的骨髓细胞，其中的造血干细胞可以迅速增殖分化成为各系血细胞（包括淋巴细胞），重建机体的造血系统和免疫系统。

2. 异体骨髓移植 异体骨髓移植供者与受者的 HLA 配型必须相同才能成功，否则会发生排斥反应，其中最严重者为移植物抗宿主反应（GVHR）。

3. 脐血干细胞移植 脐血干细胞免疫原性较弱，来源方便，脐血干细胞移植可以部分代替同种异体骨髓移植。

（二）免疫效应细胞

1. 同种淋巴细胞被动转移（passive transfer of lymphocytes） 将有细胞免疫力的供者淋巴细胞（主要是致敏的 T 淋巴细胞）输给受者，使之在其体内繁殖，以产生细胞免疫力。此法可治疗细胞免疫缺陷症。

2. 自体免疫效应细胞过继免疫疗法 目前以细胞为基础的免疫治疗已在临床开展用于肿瘤的治疗。其中自身免疫效应细胞过继免疫疗法作为第三类医疗技术开展临床应用，该法取患者自体淋巴细胞，经体外增殖、激活后回输，使效应细胞在患者体内发挥抗肿瘤作用。

第三节 免疫学检测

免疫学检测即应用免疫学方法检测病原体、疾病相关因子或评估机体免疫功能状态。免疫学检测具有高度的特异性和敏感性，包括抗原和抗体检测、免疫细胞检测，在临床诊断、病情分析监测和预后判断等方面有重要意义。

一、抗原或抗体的检测

（一）抗原或抗体的检测原理

抗原或抗体的检测原理是基于抗原与相应抗体可发生特异性结合的特性。用已知的抗体与待检样品混合，经过一段作用时间，若有免疫复合物的形成，则说明待检样品中有相应的抗原存在。同理，也可用已知的抗原检测样品中相应的抗体。

（二）抗原或抗体的检测方法

抗原或抗体的检测方法分为凝集反应、沉淀反应和免疫标记技术等。

1. 凝集反应（agglutination）　颗粒性抗原或吸附于反应颗粒表面的可溶性抗原（或抗体）与相应抗体（或抗原）结合，出现肉眼可见的凝集物的现象称为凝集反应。主要类型有以下几种。

（1）直接凝集反应　颗粒性抗原（细菌或红细胞）与相应抗体结合出现的凝集现象（图 9-1）。直接凝集反应有玻片法和试管法两种。玻片法为定性试验，可用于细菌鉴定和 ABO 血型鉴定。试管法为半定量检测试验，如肥达反应，用于伤寒病的特异性诊断。

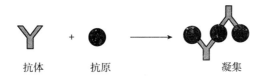

图 9-1　直接凝集反应

（2）间接凝集反应　指将抗原（或抗体）结合在载体微球表面，与相应抗体（或抗原）反应出现凝集物的现象（图 9-2）。常用的载体微球有人"O"型血红细胞、绵羊及家兔红细胞、活性炭及聚苯乙烯乳胶颗粒等。如将能够形成间接凝集反应的适宜浓度的抗原载体微球与相应抗体制成诊断试剂，并在两者结合以前，加入待检的可溶性抗原，使原来可形成的凝集现象被抑制，这种反应称间接凝集抑制反应（图 9-3）。如临床应用的妊娠免疫试验等。

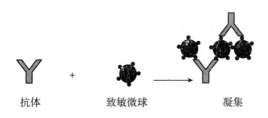

图 9-2　间接凝集反应

2. 沉淀反应（precipitation）　可溶性抗原（如血清蛋白质、细胞浸出液）与相应抗体在两者比例合适时结合，形成较大的不溶性免疫复合物，从而出现肉眼可见的沉淀物的反应称沉淀反应。基于沉淀反应原理的检测方法有多种。

（1）单向琼脂扩散试验　将一定量已知抗体混合于琼脂凝胶中制成琼脂板，在适当位置打孔后，将稀释成不同浓度的抗原依次加入各孔中，使其随着浓度梯度扩散。抗原在扩散过程中与凝胶中的抗体相遇，形成以抗原孔为中心的沉淀环，环的直径与抗原含量成正相关。此法常用于测定血清 IgG、IgM、IgA 和补体的含量。

（2）双向琼脂扩散试验　将抗原与抗体分别置于琼脂凝胶的对应孔中，两者自由向四周扩散并相遇，在比例合适处形成沉淀线。如果反应体系中含两种以上的抗原-抗体系统，则小孔间可出现两条以上的沉淀线。本法常用于抗原或抗体的定性检测、组成分析以及两种抗原相关性分析（图 9-3）。

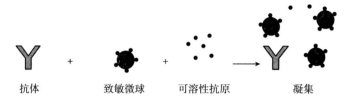

抗体　　　　　致敏微球　　　可溶性抗原　　　　凝集

图9-3　间接凝集抑制反应

（3）对流免疫电泳（counter immunoelectrophoresis，CIEP）　是将双向扩散和电泳技术相结合的检测方法。将琼脂板放入电泳槽内，在电场中进行双向免疫扩散，于负极侧的孔内加入抗原，正极侧的孔内加入抗体。通电后，抗原带负电荷向正极泳动，抗体分子因分子量大，受琼脂中的电渗作用向负极移动。向相对方向运动的抗原、抗体相遇后形成免疫复合物，并在两孔间形成沉淀线。此反应敏感性比双向琼脂扩散试验高，所需时间短。

3. 免疫标记技术　免疫标记技术是用荧光素、酶或放射性核素等标记物标记抗体或抗原进行的抗原-抗体反应，是目前应用最广泛的免疫学检测技术之一。其优点是快速、可定性或定量测定，极大提高了免疫学检测的敏感性。它与显微技术结合能对组织或细胞内的待测物质进行精确定位。常用技术如下。

（1）免疫荧光技术（immunofluorescence）　该技术以荧光素标记抗原或抗体，与相应的抗体或抗原反应，置于荧光显微镜下观察结果。较常用的荧光素有异硫氰酸荧光素（FITC）和藻红蛋白（PE）。主要方法有直接法和间接法。目前，免疫荧光技术广泛应用在细菌、病毒、螺旋体等感染疾病的诊断，也用于免疫细胞膜分子（CD分子）的检测和自身免疫病的抗核抗体的检测。

（2）酶免疫技术（enzyme immunoassay，EIA）　是将抗原-抗体反应的特异性与酶对底物的高效催化作用结合起来，通过酶作用底物后的显色判断试验结果的检测技术。常用的方法是酶联免疫吸附试验，常用的酶有辣根过氧化物酶（HRP）和碱性磷酸酶（AP）。

酶联免疫吸附试验（enzyme linked immunosorbent assay，ELISA）是EIA中应用最广的技术。其基本方法是将已知的抗原或抗体吸附在固相载体（聚苯乙烯微量反应板）表面，使抗原-抗体反应在固相表面进行。常用的方法有间接法（检测抗体）、夹心法（检测抗原）、竞争法（既可检测抗原，也可检测抗体）等。ELISA具有敏感性高、操作简便、用途广泛等特点，目前在临床上多用于检测多种病原体的抗原或抗体、血液及其他体液中的微量蛋白成分、细胞因子等。

（3）放射免疫测定法（radioimmunoassay，RIA）　应用放射性核素标记抗原或抗体进行免疫学检测的技术。通过测定抗原-抗体结合物的放射活性判断结果。本测定法敏感性高，可用于测定极微量的痕迹抗原，常用于微量激素如胰岛素、甲状腺素、生长激素等、IgE及血药浓度如吗啡、地高辛等药物的测定。

（4）化学发光免疫技术（chemiluminescence immunoassay，CLIA）　是将化学发光分析的高灵敏度和抗原-抗体反应的高度特异性相结合，而建立的检测抗原或抗体的技术。该方法标记物为非放射性物质，还可以进行全自动化分析，具有快速、简便、灵敏、特异等特点，广泛应用于各种激素、药物及其他微量生物活性物质的测定。

（5）免疫金标记技术（immunogold labeling technique） 该技术以胶体金颗粒为标记物检测未知的抗原或抗体。胶体金颗粒具有高电子密度的特性，当颗粒大量聚集时，肉眼可见红色或粉红色斑点。常用的方法有斑点免疫金渗滤试验和斑点免疫金层析试验。免疫金标记技术具有简单、快速、准确和无污染等优点。可利用斑点免疫金层析试验检测尿中的HCG，作为妊娠的早期诊断。新冠疫情爆发后，钟南山院士带领多单位共同研发新型冠状病毒 IgM 抗体快速检测试剂盒，采用间接胶体金免疫层析技术检测 COVID-19 IgM 抗体，有助于新冠的快速诊断。

二、免疫细胞功能检测

检测免疫细胞的数量及功能是检测机体免疫状态的重要手段，对免疫缺陷病、自身免疫病、肿瘤等的辅助诊断、判断预后、疗效观察等有帮助。主要检测方法有以下几种。

（一）T 细胞的检测

1. T 细胞亚群的检测 常用流式细胞仪（flowcytometry）检测 T 细胞亚群。外周血 T 淋巴细胞亚群平均正常值为：$CD3^+$ T 细胞 60% ~80%，$CD4^+$ T 细胞 55% ~60%，$CD8^+$ T 细胞 20% ~30%，$CD4^+$ T/$CD8^+$ T 细胞一般为 2:1。

2. T 细胞功能测定

（1）T 细胞增殖试验 体外培养的 T 细胞经植物血凝素（PHA）、刀豆蛋白 A（Con-A）等丝裂原或抗 CD3 单克隆抗体等刺激后，可转化为淋巴母细胞。其转化率与该细胞的免疫功能呈正相关。

（2）细胞毒试验 Tc 细胞、NK 细胞对靶细胞有直接杀伤作用，可根据待检效应细胞的性质，选用相应的靶细胞，如肿瘤细胞、移植供体细胞等，测定其杀伤活性。

（二）B 细胞的检测

1. B 细胞增殖试验 B 细胞受 PWM 等刺激后，可发生增殖反应，孵育一定时间后检测抗体形成细胞的数量。体液免疫功能缺损患者，对 PWM 刺激的反应降低，产生抗体分泌细胞数显著减少。

2. 溶血空斑形成试验 其原理是取经绵羊红细胞免疫的脾脏淋巴细胞，与绵羊红细胞共育，然后加入补体，在补体参与下，绵羊红细胞被溶解，形成空斑，通过计数空斑数反映产生特异性抗体形成细胞的数量。

免疫学检测技术是临床诊断的重要组成部分，根据疾病的特征选择合适的免疫检测指标，对疾病的特异性诊断、治疗方案的确定、疗效的监控、预后判定等均具有重要意义。

> **知识链接**
>
> ### 免疫学常用的分子生物学技术
>
> 免疫印迹试验又称 Western 印迹法。其将凝胶电泳与固相免疫结合，把电泳分区的蛋白质转移至固相载体，再用酶免疫、放射免疫等技术测定。该法能分离分子大小不同的蛋白质并确定其分子量。常用于检测多种病毒的抗体或抗原。

本章小结

分　类		应　用
免疫预防	人工主动免疫：运用经处理的抗原诱导机体产生特异性免疫保护的方法称为人工主动免疫	减毒活疫苗 类毒素 亚单位疫苗 基因工程疫苗
	人工被动免疫：是给机体输注免疫效应物质（特异性抗体、细胞因子、免疫细胞等）制剂，直接发挥免疫作用，其获得免疫力迅速，多用于疾病的紧急预防或治疗	抗毒素 人免疫球蛋白制剂
免疫治疗	免疫调节：指用物理、化学和生物学手段调节机体的免疫功能，使原有的免疫功能增强或减弱，主要包括免疫增强疗法和免疫抑制疗法	免疫增强疗法 免疫抑制疗法
	免疫重建：是将免疫功能正常个体的造血干细胞或淋巴细胞移植给患有免疫功能缺陷的个体，使后者的免疫功能得到全部或部分恢复	骨髓移植 免疫效应细胞
免疫检测	抗原或抗体的检测	凝集反应 沉淀反应 免疫标记技术（免疫荧光技术、酶免疫技术、化学发光免疫技术等）
	免疫细胞功能检测	T细胞的检测（T细胞亚群的检测、T细胞功能测定） B细胞的检测（B细胞增殖试验、溶血空斑形成试验）

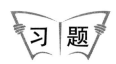

习题

一、选择题

【A1 型题】

1. 在适量电解质存在下，颗粒性抗原与相应抗体结合可出现

　　A. 凝集现象　　　　　　　B. 沉淀现象　　　　　C. 自凝现象

　　D. 中和现象　　　　　　　E. 发光现象

2. 在适量电解质存在下，可溶性抗原与相应抗体结合可出现

　　A. 凝集现象　　　　　　　B. 沉淀现象　　　　　C. 自凝现象

　　D. 中和现象　　　　　　　E. 发光现象

3. 辅助诊断伤寒的肥达试验属于

　　A. 直接凝集反应　　　　　B. 间接凝集反应　　　C. 乳胶凝集抑制试验

　　D. 补体结合试验　　　　　E. 沉淀反应

4. 妊娠试验是根据下列哪一项原理设计的

　　A. 间接凝集试验　　　　　B. 反向间接凝集试验　　C. 间接凝集抑制试验

　　D. 直接凝集试验　　　　　E. 沉淀反应

5. 对流免疫电泳是将电泳技术与（ ）的检测方法

    A. 免疫沉淀反应相结合的技术

    B. 免疫凝集反应相结合的技术

    C. 免疫双向扩散相结合的技术

    D. 免疫单向扩散相结合的技术

    E. 免疫标记相结合的技术

6. 下列属于人工被动免疫的是

    A 通过胎盘获得的免疫

    B. 通过注射类毒素获得的免疫

    C. 通过注射抗毒素获得的免疫

    D. 通过隐性感染获得的免疫

    E. 通过初乳获得的免疫

7. 下列属于人工被动免疫的生物制品是

    A. 破伤风抗毒素   B. 破伤风类毒素   C. 胎盘球蛋白

    D. 百白破三联疫苗   E. 初乳

8. 活疫苗的优点不包括

    A. 接种剂量小   B. 接种次数少   C. 易保存

    D. 类似隐性感染   E. 维持时间长

【X 型题】

9. 下列属于人工被动免疫的生物制品是

    A. 抗毒素   B. 类毒素   C. 丙种球蛋白

    D. 单克隆抗体   E. 细胞因子

10. 下列属于活疫苗的是

    A. 卡介苗   B. 风疹疫苗   C. 麻疹疫苗

    D. 脊髓灰质炎疫苗   E. 霍乱弧菌疫苗

二、思考题

1. 人工主动免疫和人工被动免疫的特点及主要制剂是什么？

2. 常用的免疫细胞功能检测方法有哪些？

（吴素琴）

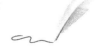

扫码"练一练"

第二篇
医学微生物学

第十章 细菌的生物学特性

学习目标

1. **掌握** 细菌的形态、大小及结构；细菌生长繁殖条件与规律，细菌合成代谢产物及意义；正常菌群及消毒灭菌的概念。

2. **熟悉** 细菌在人体的分布。

3. **了解** 细菌的形态学检查；细菌的常见变异现象及变异机制。

案例导入

一名护士正准备为患者输液，突然发现盛放葡萄糖液的瓶子底部有少许沉淀物，葡萄糖液有浑浊现象。

请问：

1. 该葡萄糖液还能使用吗？为什么？

2. 作为护理人员工作中应如何避免药物制剂的污染？

细菌属于原核细胞型微生物，其个体由单细胞构成，体积小，结构简单，具有细胞壁和原始核质，无核膜和核仁，无真正意义上的细胞器。了解细菌的形态和结构，对研究细菌的生理活动、致病性、免疫性以及鉴别细菌、诊断疾病和防治感染均具有重要意义。

第一节 细菌的形态与结构

一、细菌的大小与形态

细菌个体微小，需用显微镜放大数百倍至数千倍才能观察其形态结构，表示细菌大小通常以微米（μm）为单位。不同种类的细菌大小不一，同种细菌不同生长时期其大小也存在差异。另外，环境条件也是影响细菌大小的因素之一。

细菌的形态多样，常见的有球形、杆形和螺形三种。因此，根据形态通常把细菌分为球菌、杆菌和螺形菌三大类（图 10-1）。

1. 球菌 球菌外观呈圆球形或近似球形，多数球菌直径在 1μm 左右。在标本或培养物中球菌除形成分散的单个菌体外，有的还能形成独特的排列方式，如脑膜炎奈瑟菌成双排列，乙型溶血链球菌成链状排列，葡萄球菌成葡萄串状排列等，细菌的排列方式具有一定的鉴别意义。

扫码"学一学"

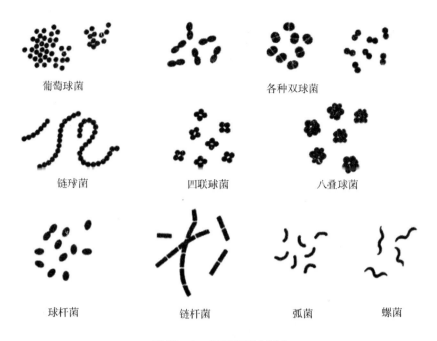

葡萄球菌　　　　　　　　　　各种双球菌

链球菌　　　　四联球菌　　　八叠球菌

球杆菌　　　　链杆菌　　　弧菌　　　螺菌

图 10 - 1　细菌的基本形态

2. 杆菌　杆菌种类较多，不同杆菌长短、粗细不一，形态、排列等特征也有差异。大的杆菌长 3~10μm，如炭疽芽孢杆菌；中等大小的杆菌长 2~3μm，如大肠埃希菌；小的杆菌长仅 0.6~1.5μm，如布鲁菌。有的杆菌呈直杆状，有的菌体稍弯；菌体两端有的钝圆，有的平齐，有的尖细，有的末端膨大成棒状等。多数杆菌呈分散存在，也有的杆菌呈链状排列，称为链杆菌，有的杆菌呈分枝生长趋势，称为分枝杆菌（如结核分枝杆菌），有的菌体短小，近于椭圆形，称为球杆菌。

3. 螺形菌　螺形菌是指具有一个或数个弯曲的细菌。通常把只有一个弯曲，呈弧形或逗点状的细菌称为弧菌，如霍乱弧菌，弧菌菌体长 2~3μm；把有数个弯曲的细菌称为螺菌，如鼠咬热螺菌，螺菌菌体长 3~6μm。

二、细菌的结构

细菌为单细胞微生物，一个菌体即为一个细胞，其结构包括基本结构和特殊结构。基本结构是指所有细菌均具有的结构，包括细胞壁、细胞膜、细胞质和核质；特殊结构是某些细菌特有的结构，包括荚膜、鞭毛、菌毛和芽孢等。

（一）细菌的基本结构

1. 细胞壁　细胞壁位于细菌细胞的最外层，是一种膜状结构，坚韧而富有弹性。细胞壁的主要功能有：①维持细菌的基本形态；②保护细菌抵抗低渗的外环境，让其能在通常低于自身内部渗透压的环境中生存；③细胞壁上有许多小孔，是菌体内外物质交换的通道，对细菌的代谢具有重要意义。

细胞壁的构造较为复杂，不同种类的细菌，其构造各有特点。若用革兰染色法可将细菌分为两大类，即革兰阳性菌和革兰阴性菌。这两类细菌的细胞壁构造存在较大差异，首先，它们的化学组分不一样；其次，各组分之间的构建形式也不一样。

革兰阳性菌的细胞壁主要由两种物质构成，即肽聚糖和磷壁酸，肽聚糖构成基本骨架，磷壁酸穿插于其中（图 10 - 2），整个细胞壁坚实而稳固；革兰阴性菌的细胞壁包括四种组分，即肽聚糖、脂蛋白、磷脂和脂多糖，通常把由脂蛋白、磷脂和脂多糖构成的部分称为外膜，所以革兰阴性菌的细胞壁也可以说由肽聚糖和外膜构成。由于革兰阴性菌细胞壁中的四种组分以分层的形式出现（图10-3），而使整个细胞壁结构略显疏松，其牢固程度不如革兰阳性菌。

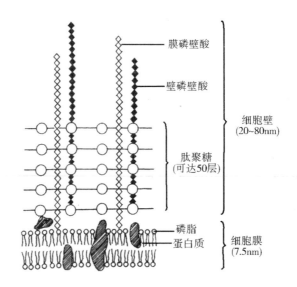

图 10-2 革兰阳性菌细胞壁结构示意图

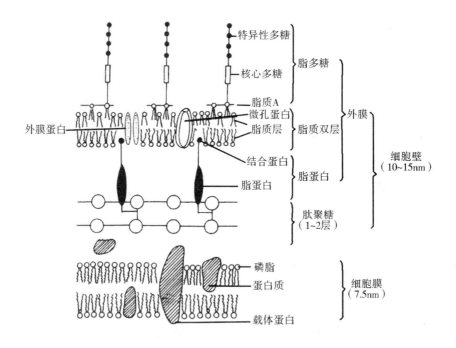

图 10-3 革兰阴性菌细胞壁结构示意图

（1）细胞壁的基本成分 肽聚糖是细菌细胞壁的基本成分，为原核细胞所特有，它是一类复杂的糖肽多聚体，又称为黏肽或糖肽。虽然革兰阳性菌和革兰阴性菌细胞壁中都含有肽聚糖，但其分子结构是不一样的，含量及分布也存在较大差异。

革兰阳性菌的肽聚糖分子由三种链构成，即聚糖链、四肽侧链和五肽链（或叫五肽桥）连接而成。聚糖链也称聚糖骨架，是由 N-乙酰葡萄糖胺和 N-乙酰胞壁酸交替间隔排列，

通过 β－1，4 糖苷键连接而成；四肽侧链由四个氨基酸通过肽键连接而成，并从垂直面与聚糖链上的 N－乙酰胞壁酸分子相连；五肽交联桥由五个甘氨酸组成，与相邻的四肽侧链连接，由于三种链不在同一平面，因此构成了肽聚糖分子的三维立体空间结构（图 10－4a）。肽聚糖在革兰阳性菌细胞壁中的含量较高，多达 15～50 层，占细胞壁干重的 50%～80%，构成了整个细胞壁的基本骨架。

知识拓展

细菌 L 型

因受到理化或生物因素的影响，细菌细胞壁中肽聚糖的合成受到抑制或肽聚糖结构遭到破坏，则出现细胞壁缺损现象，这种细胞壁受损的细菌在普通环境中不能生存，但仍可在高渗环境中存活，并生长繁殖，称为细菌细胞壁缺陷型，因该型细菌首先在 Lister 研究院发现而被称为细菌 L 型。革兰阳性菌的细胞壁主要由肽聚糖构成，且无外膜保护，因此青霉素可导致其细胞壁完全缺失，细胞壁完全缺失的革兰阳性菌仅由一层细胞膜包裹，称为原生质体；革兰阴性细菌肽聚糖层受损后尚有外膜保护，因此其细胞壁仅为部分缺失，称为原生质球。

革兰阴性菌的肽聚糖分子仅由两种链（聚糖链和四肽链）连接而成，为简单的二维平面网状结构（图 10－4b）。其中的聚糖链与革兰阳性菌完全一样，而四肽链的氨基酸组成则与革兰阳性菌不同；革兰阴性菌的肽聚糖分子位于细胞壁的最里层（即靠近细胞膜的位置），且含量低，仅 1～3 层，占细胞壁干重的 10%～20%。

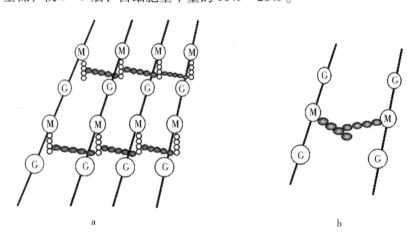

图 10－4　革兰阳性菌与革兰阴性菌肽聚糖结构示意图

（2）细胞壁的特殊成分　①磷壁酸：磷壁酸为革兰阳性菌细胞壁所特有，可分为壁磷壁酸和膜磷壁酸，壁磷壁酸穿插于肽聚糖层，一端与聚糖骨架中的胞壁酸连接，另一端游离于细胞壁外；膜磷壁酸又称脂磷壁酸，一端连接于细胞膜，另一端穿过肽聚糖层延伸至细胞壁外。有些细菌的磷壁酸具有黏附宿主细胞的功能，与致病性有关。②外膜：革兰阴性菌的细胞壁结构较为复杂，除含有 1～3 层的肽聚糖分子外，尚有其特殊组分——外膜，约占细胞壁干重的 80%。外膜由脂蛋白、脂质双层和脂多糖三部分组成。脂多糖（lipopolysaccharide，LPS）是革兰阴性菌的内毒素成分，由脂质 A、核心多糖、特异性多糖三部分组成，脂质 A 是内毒素的毒性中心，因无种属特异性，而使不同细菌的内毒素具有相似的毒性作用。

革兰阳性菌和革兰阴性菌细胞壁结构的主要区别（表 10 - 1）。

表 10 - 1　革兰阳性菌与革兰阴性菌细胞壁差异

鉴别点	革兰阳性菌	革兰阴性菌
厚度	厚，20 ~ 80nm	薄，10 ~ 15nm
强度构建特点	较坚韧，磷壁酸穿插于肽聚糖中	较疏松，外膜覆盖于肽聚糖外
肽聚糖层数	多，15 ~ 50 层	少，1 ~ 3 层
肽聚糖含量	高，占 50% ~ 80%	少，占 10% ~ 20%
肽聚糖分子	二维立体空间结构	二维平面网状结构
肽聚糖分布	整个细胞壁	细胞壁内层

由于革兰阳性菌与革兰阴性菌细胞壁结构显著不同，使得这两类细菌在染色性、免疫性、致病性及对药物的敏感性等方面都存在很大差异。如用革兰染色法染色后，革兰阳性菌显示蓝紫色，而革兰阴性菌则显示红色；革兰阳性菌对青霉素和溶菌酶敏感，而革兰阴性菌则不敏感，其原因在于青霉素可干扰肽聚糖分子中肽链的连接，溶菌酶则可破坏肽聚糖分子中的聚糖骨架，革兰阳性菌由于整个细胞壁的基本骨架都是肽聚糖而容易遭到破坏，革兰阴性菌则由于细胞壁中肽聚糖的含量低且有外膜的保护作用而不易受影响。

2. 细胞膜　细胞膜或称胞质膜，位于细胞壁与细胞质之间，是由磷脂双分子层和多种蛋白质组成的单位膜，厚约 7.5nm，柔韧致密，富有弹性。

细胞膜的主要功能有：①与细胞壁共同完成细菌内外物质的转运。②细胞膜上具有多种与呼吸相关的酶，从而参与细菌的呼吸过程，与能量的产生、储存和利用有关。③细胞膜上的多种酶参与肽聚糖、磷壁酸、脂多糖等物质的生物合成作用。④细胞膜内陷、折叠形成囊状的中介体，参与细菌的呼吸、分裂繁殖和生物合成等过程。

3. 细胞质　细胞质为细胞膜包裹的溶胶状物质，也称细胞浆，由水、蛋白质、脂类、核酸及少量糖和无机盐组成。细胞质中还含有多种酶系，能合成菌体成分，产生供细菌生长繁殖所需的能量，是细菌新陈代谢的重要场所。细胞质中含有多种重要超微结构，如核糖体、质粒、胞质颗粒等。

（1）核糖体　其化学成分为 RNA 和蛋白质，所以核糖体也称核蛋白体。一个菌体内核糖体数量可达数万个，或游离于细胞质中，或被 mRNA 串成多聚核糖体，多聚核糖体是细菌合成蛋白质的场所。链霉素、红霉素等抗生素可与细菌核糖体结合从而干扰蛋白质的合成而导致细菌死亡。

（2）质粒　其为闭合环状双链 DNA 结构，是染色体外的遗传物质，具有自我复制、传代、转移等基本特征。质粒上所携带的基因数有限，且只控制基本生命活动以外的某些遗传性状，如 F 质粒控制细菌的致育性，R 质粒控制耐药性，Vi 质粒决定细菌的毒力强弱等。

（3）胞质颗粒　胞质中含有多种颗粒，大多为储藏的营养物质。某些细菌具有特殊的胞质颗粒，如白喉棒状杆菌细胞质中含有一种主要由 RNA 和多偏磷酸盐组成的颗粒，其嗜碱性较强，用特殊染色法可将其染成与菌体其他部位不同的颜色，故称为异染颗粒，该颗粒是白喉棒状杆菌鉴定的重要依据。

4. 核质　细菌的遗传物质是由一条双链环状 DNA 反复回旋盘绕而成的网状结构，裸露于细胞质中，多位于菌体中央，因其无核膜、核仁及有丝分裂器，故称为核质、原核或拟核。其功能与真核细胞的染色体相似，故习惯上亦称之为细菌染色体，核质控制着细菌的形态、结构、生长繁殖、致病性等主要性状。

（二）细菌的特殊结构

特殊结构是某些细菌所特有的结构，主要有荚膜、鞭毛、菌毛和芽孢。有的细菌仅有一种特殊结构，而有的细菌则具备一种以上的特殊结构，如产气荚膜芽孢梭菌既能形成荚膜又能形成芽孢，一些肠道埃希菌既有鞭毛又有菌毛，甚至还能形成荚膜。

1. 荚膜　荚膜是指存在于细菌细胞壁外，主要由黏液性物质构成的一层膜，厚度一般超过 $0.2\mu m$，厚度小于 $0.2\mu m$ 者称为微荚膜。肺炎链球菌具有典型荚膜，伤寒沙门菌、大肠埃希菌等则具有微荚膜。荚膜具有以下特性：①荚膜一般在营养条件良好的情况下形成。②荚膜非细菌生命活动所必需，若用物理方法去除荚膜或因环境改变导致荚膜丢失，细菌的基本生命活动不受影响。③荚膜的化学成分一般为多糖，少数为多肽，少数为透明质酸。④荚膜对碱性染料的亲和力低，普通染色法不易着色，在光学显微镜下仅显示为透明圈（图 10-5）。⑤荚膜与致病性有关。荚膜因具有黏性而使细菌易黏附于组织细胞表面，引起机体感染，荚膜能抵抗机体吞噬细胞的吞噬作用以及药物的杀菌作用，因而使细菌在人体内的侵袭力增强，所以荚膜是与细菌致病性密切相关的特殊结构。另外，根据荚膜的有无以及荚膜化学组成的差异，可对细菌进行鉴别与分型。

2. 鞭毛　鞭毛是某些细菌菌体表面附着的细长、波状弯曲的丝状物，少的仅 1~2 根，多者可达数百根。鞭毛由蛋白质构成，长 5~20μm，直径 12~30nm，用特殊染色法能使鞭毛着色并增粗，能在普通光学显微镜下观察其形态。有鞭毛的细菌能运动，所以习惯上把鞭毛称为细菌的"运动器官"。鞭毛可作为细菌鉴别与分型的依据，根据鞭毛的着生方式，细菌可分为单毛菌、双毛菌、丛毛菌及周毛菌等（图 10-6）。另外，有些细菌的鞭毛与致病性有关，如霍乱弧菌靠其活泼的鞭毛运动可使菌体迅速到达肠上皮细胞表面定居并生长繁殖，产生毒素而致病。

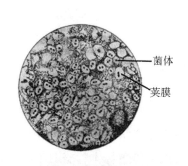
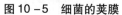

图 10-5　细菌的荚膜

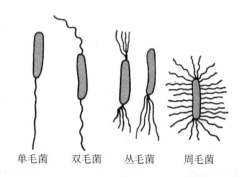

单毛菌　　双毛菌　　丛毛菌　　周毛菌

图 10-6　细菌鞭毛分类示意图

3. 菌毛　菌毛是菌体表面比鞭毛更细、更短的丝状物，必须用电子显微镜才能观察到。多数革兰阴性菌及少数革兰阳性菌具有菌毛。

菌毛可分为普通菌毛和性菌毛两种。普通菌毛短而细，数量多，具有很强的黏附性，可以牢固的与呼吸道、消化道或泌尿生殖道的黏膜上皮细胞受体结合并定植，甚至侵入细胞内，引起机体感染，所以普通菌毛与细菌的致病性有关；性菌毛比普通菌毛长而粗，数量少，一般1~4根，性菌毛直而硬，且为中空的管道结构，可以在细菌间进行接合并传递遗传物质（主要是质粒），如细菌耐药性的传递。

4. 芽孢 芽孢是某些细菌在营养缺乏等不利条件下，细胞质脱水浓缩而形成的由多层膜状结构包裹而成的圆形或卵圆形小体。芽孢的形成虽与环境条件有关，但最根本的是要具备能形成芽孢的基因，所以，并非所有的细菌都能形成芽孢，能形成芽孢的一般为革兰阳性菌，如炭疽芽孢杆菌、破伤风芽孢梭菌等。芽孢保存了细菌全部生命活动所必需的各种物质，如完整的核质、酶系统及核糖体等结构，但代谢缓慢，不能繁殖，所以芽孢不是繁殖结构，而是细菌的另外一种存在形式，通常把其视为细菌的休眠体。一个细菌繁殖体只能形成一个芽孢，芽孢成熟后可从菌体上脱落、游离，菌体随之崩解，在适宜条件下，芽孢又可以重新吸水膨胀，恢复形成繁殖体，一个芽孢也只能形成一个繁殖体。

芽孢具有透性低、折光性强、不易着色等特点。芽孢对理化因素的抵抗力极强，可在自然界中存活几年甚至数十年，若医疗用品被芽孢污染，用一般消毒灭菌方法难以将其杀灭，高压蒸汽灭菌法是杀灭芽孢的最有效方法。临床上把杀灭芽孢作为灭菌是否彻底的指标；另外，芽孢也可作为鉴别细菌的重要依据，因为不同细菌形成芽孢的大小、形态和位置不同（图10-7），因而可据此对细菌进行鉴别。

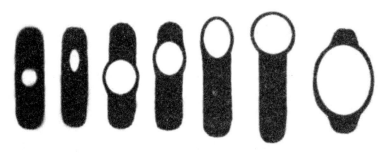

图10-7 细菌芽孢的形态和位置模式图

三、细菌的形态学检查

细菌形体微小，肉眼不能直接观察到，必须借助显微镜放大后才能观察。细菌的基本形态结构可用普通光学显微镜观察，而某些特殊结构或菌体内超微结构则需要用电子显微镜或其他类型显微镜（如暗视野显微镜、相差显微镜等）才能观察到。细菌的形态学检查包括不染色标本和染色标本的检查。

（一）不染色标本检查

细菌标本不经染色直接镜检可观察到活菌的形态及运动情况，常用悬滴法或压滴法，置普通光学显微镜或暗视野显微镜下观察，相差显微镜则可更清晰地观察细菌的运动性及细胞内某些结构。但因细菌体积微小且菌体半透明，所以不染色标本检查具有一定的局限性。经染色后可更加方便且更加清晰地观察到细菌的形态与结构，所以染色标本的检查应用更为广泛。

（二）染色标本检查

用合适的染色剂可把细菌染上颜色，经染色后的标本在普通显微镜下便能显示出清晰的形态与结构。因细菌等电点在pH 2~5之间，低于环境pH值，所以细菌本身一般带负电荷，易被带正电荷的碱性染料如亚甲蓝、碱性复红、结晶紫等染料染上颜色。根据染色过程中所用染料的种类不同，细菌染色法可分为单染色和复染色。

1. 单染色法　仅用一种染料进行染色，如亚甲蓝染色法。单染色法用于观察细菌的形态、大小和排列，但不能显示细菌的结构与染色性。

2. 复染色法　用两种或两种以上染料先后染色，既能观察细菌的大小、形态与排列，还能鉴别细菌。常用的复染色法有革兰染色法、抗酸染色法等。

（1）革兰染色法　该法是丹麦细菌学家 Gram 于 1884 年创建，至今仍在广泛应用。具体方法是：细菌涂片并固定后，先用碱性染料结晶紫初染，再加碘液媒染，使之生成结晶紫 – 碘复合物，此时各种细菌均被染成深紫色，然后用 95% 酒精脱色，最后用稀释复红或沙黄复染。经染色后可将细菌分为两大类，即革兰阳性菌和革兰阴性菌。不被酒精脱色仍保留紫色者为革兰阳性菌，能被酒精脱色后复染成红色者为革兰阴性菌。

革兰染色法在临床工作中具有重要意义。①鉴别细菌。用革兰染色法可将细菌分为两大类，即革兰阳性菌与革兰阴性菌。②指导临床用药。革兰阳性菌与革兰阴性菌对药物的敏感性不同，大多数革兰阳性菌对青霉素、红霉素、头孢菌素等抗生素敏感；而大多数革兰阴性菌对链霉素、氯霉素、庆大霉素等抗生素敏感。③分析致病性。大多数革兰阳性菌产生外毒素致病，而大多数革兰阴性菌主要以内毒素致病。

革兰染色法的原理有多种理论支持，但细菌细胞壁结构上的差异仍为导致染色结果不一样的主要原因。革兰阳性菌肽聚糖含量高，且整个细胞壁紧密而牢固，经初染及媒染之后渗入至细胞质中的染料不容易被酒精脱出而始终保持紫色；而革兰阴性菌细胞壁结构疏松且脂质含量高，细胞质中经初染后留下的染料易被酒精脱出，又重新染上复红的颜色，即红色。

（2）抗酸染色法　主要用于结核分枝杆菌的染色。方法是：经固定后的细菌标本先用石炭酸复红加温染色，再用盐酸酒精脱色，最后用亚甲蓝复染，结核分枝杆菌能抵抗盐酸酒精的脱色而保留红色，称为抗酸性细菌，不能抵抗脱色的细菌则被染成蓝色，称为非抗酸性细菌。所以，抗酸染色具有鉴别意义。

革兰染色和抗酸染色是观察细菌形态、鉴别细菌的常用方法，而细菌的特殊结构如鞭毛、荚膜、芽孢以及细胞壁、异染颗粒等结构，用上述染色法不易着色，必须用特殊染色法才能染上颜色。如鞭毛用鞭毛染色法，芽孢用芽孢染色法等。特殊染色法对于细菌的鉴定及特殊结构的深入研究具有重要意义。

> **考点提示**
>
> 　　细菌的形态、基本结构及特殊结构；革兰染色的方法与步骤。

第二节　细菌的生长繁殖与代谢

细菌与其他生物一样有着复杂的新陈代谢过程。在适宜的环境条件下，细菌充分吸收利用各种营养物质，合成自身组成成分，并进行分裂繁殖，同时不断排出代谢产物；环境条件不适合时，细菌的生长繁殖受到抑制甚至死亡。了解细菌的生长繁殖条件与规律对细菌的人工培养、分离鉴定以及细菌的致病性、诊断方法等的研究均具有重要意义。

扫码"学一学"

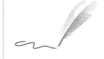

一、细菌的生长与繁殖

(一) 细菌生长繁殖的条件

影响细菌生长繁殖的因素很多，包括营养物质、温度、酸碱度等。

1. 营养物质 水、无机盐、碳源及氮源是细菌生长繁殖的主要营养物质，某些细菌生长繁殖还需要生长因子，如维生素、某些氨基酸、嘌呤等。水是细菌细胞的重要组成成分，并为细菌的代谢提供了液体介质环境；碳源包括 CO_2、碳酸盐等无机含碳化合物以及糖类、脂类等有机含碳化合物，碳源主要用于合成细菌的含碳化合物及其细胞骨架，并为细菌的生长繁殖提供能量；氮源是各种含氮化合物的总称，主要为细菌细胞合成生命大分子物质如蛋白质、核酸等提供氮元素；无机盐为细菌生长繁殖提供必需的各种金属元素和微量元素，以满足细菌的正常生理活动，主要包括氯化物、磷酸盐、硫酸盐以及含钙、镁、铁等元素的化合物。

2. 温度 温度是影响细菌生长繁殖的重要因素，病原菌最适宜的生长温度为37℃，即人体的体温，低于该温度细菌的生长繁殖速度减慢，极低温度下细菌生长繁殖停止，但仍能存活，因此保存菌种通常采取低温保存法；高于37℃细菌的生长繁殖受到抑制，甚至死亡，因此临床上常利用高温杀菌的原理进行消毒灭菌。个别细菌如鼠疫耶尔森菌28～30℃条件下生长最好，脑膜炎奈瑟菌低于30℃则不生长。

3. 酸碱度环境 pH 值也影响着细菌的新陈代谢，多数病原菌的最适生长 pH 值为7.2～7.6，近中性或弱碱性。而有的细菌则喜欢酸性或碱性环境，如结核分枝杆菌的最适生长 pH 值为6.5～6.8，霍乱弧菌则在 pH 值为8.4～9.2的碱性条件下生长良好。

4. 气体环境 影响细菌生长繁殖的气体主要是氧气和二氧化碳。多数细菌自身所产生的二氧化碳可满足其代谢所需；细菌对氧气的需求则随菌种的不同而有很大差异，根据细菌对氧气的需求不同可将其分为四类。

（1）专性需氧菌 具有完善的呼吸链，以分子氧作为最终氢受体完成有氧呼吸，该类细菌必须在有氧的环境下才能生存，如结核分枝杆菌。

（2）微需氧菌 只能在低氧压（5%～6%）环境下正常生长繁殖，氧浓度超过10%则对其有抑制作用，如幽门螺杆菌、空肠弯曲菌等。

（3）专性厌氧菌 缺乏完善的呼吸酶系统，只能在无氧环境中生存，如破伤风芽孢梭菌、肉毒芽孢梭菌、脆弱类杆菌等。

（4）兼性厌氧菌 在有氧及无氧环境中都能生存，但以有氧时生长较好，大多数病原菌属于兼性厌氧菌，如葡萄球菌、伤寒沙门菌等。

(二) 细菌生长繁殖的规律

1. 细菌个体的生长繁殖规律 细菌的繁殖方式为无性二分裂法。球菌沿一个或多个平面分裂，可形成链状、葡萄状等不同排列方式；杆菌一般沿横轴进行分裂。在适宜的环境下，绝大多数细菌的繁殖速度很快，20～30分钟繁殖一代，个别细菌繁殖速度较慢，如结核分枝杆菌需18～20小时才能繁殖一代。

2. 细菌群体的生长繁殖规律 将一定数量的细菌接种于液体培养基中并在37℃下培养，隔一定时间取样，检查细菌数量。以培养时间为横坐标，培养物中细菌数量的对数值为纵坐标，可绘制出一条曲线，该曲线即细菌的生长曲线（图10-8）。

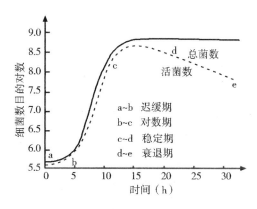

图 10 - 8 细菌的生长曲线

曲线上反映出细菌群体生长繁殖规律，即四个生长阶段。

（1）迟缓期 细菌适应新环境的短暂过程，此期细菌生长缓慢，体积增大，数量不增加，是为繁殖而做准备的阶段。

（2）对数期 细菌快速生长繁殖的阶段，此期细菌基本形态、生理活性等都较为典型，是进行各种研究的极佳阶段，但此时的细菌对环境因素的影响也较为敏感。

（3）稳定期 由于培养环境中营养物质的消耗及代谢产物的累积，细菌繁殖速度减慢，并不断有细菌死亡，繁殖数与死亡数基本相等，培养液中活菌数保持相对稳定的水平，此期即稳定期。

（4）衰退期 细菌的繁殖速度越来越慢直至停止，细菌死亡数超过繁殖数，培养液中活菌数逐步减少。此期细菌形态显著改变，如变形、肿胀自溶等。

二、细菌的人工培养

细菌的人工培养是根据细菌生长繁殖的条件和规律，用人工方法为细菌提供营养物质和适宜的环境条件，让细菌快速生长繁殖以达到各种研究目的。

（一）培养基

培养基是人工配制的适合细菌生长繁殖的营养基质。按培养基的用途分为基础培养基、营养培养基、选择培养基、鉴别培养基和厌氧培养基等。基础培养基含有细菌生长的最基本营养成分，即碳源、氮源、无机盐和水，适合一般细菌生长，实验室广泛使用。基础培养基的配制比例通常为牛肉膏 3 克、蛋白胨 10 克、氯化钠 5 克，加 1000 毫升水溶解而成；其他培养基则是在基础培养基的基础上根据用途的不同而添加不同的成分构成。

培养基按其物理性状可分为液体培养基、半固体培养基和固体培养基。把各种营养成分加适量水溶解并灭菌即为液体培养基，在液体培养基的基础上加入 0.3% ~ 0.5% 的琼脂即为半固体培养基，加入 2% ~ 3% 的琼脂则为固体培养基。液体培养基适合细菌的增量培养及代谢产物的测定，半固体培养基适合在鉴别细菌有无鞭毛时使用，固体培养基适合细菌的分离培养及其生物学特性的观察。

（二）细菌在培养基中的生长现象

将细菌接种到培养基中，一般经 37℃ 培养 18 ~ 24 小时后，可肉眼观察到细菌的生长现象。不同细菌具有各自独特的生长现象，所以观察细菌的生长现象有助于细菌的鉴别。

1. 固体培养基中的生长现象 把细菌接种于固体培养基表面，培养后可形成肉眼可见的由单个细菌繁殖后形成的细菌群落，称之为菌落；多个菌落融合成片则形成菌苔。不同细菌菌落的大小、形状、色泽、边缘、透明度、湿润度及在血琼脂平板上的溶血情况各不相同，因此可根据菌落的特征对细菌进行初步鉴定。

2. 半固体培养基中的生长现象　用穿刺接种法将纯种细菌接种在半固体培养基中培养后，无鞭毛的细菌，沿穿刺线生长，即线性生长，穿刺线周围的培养基仍保持原状；有鞭毛的细菌，可向四周扩散生长，使培养基显示出放射状或云雾状。因此观察细菌在半固体培养基中的生长现象可以鉴别细菌有无鞭毛，能否运动。

3. 液体培养基中的生长现象　多数细菌在液体培养基中出现均匀浑浊生长；有些细菌尤其厌氧菌则易沉积于培养基底层分裂繁殖，出现沉淀生长；专性需氧菌在液体培养基中出现表面生长，即在液体表面形成菌膜。临床应用的澄清透明的药液或其他液体制剂若出现上述任何一种现象，则表明可能已被细菌污染，不能继续使用。

（三）人工培养细菌的意义

细菌的人工培养在医学领域有着重要用途。

1. 病原学诊断和治疗　从患者标本中分离并鉴定出细菌是诊断感染性疾病最可靠的依据；对细菌进行药物敏感试验，为感染性疾病的治疗提供合理的选择用药。

2. 生物制品的制备　利用细菌或其代谢产物可制备疫苗、类毒素、诊断用标准菌液等。疫苗及类毒素可用于某些传染病的预防，如卡介苗可预防结核，破伤风类毒素可预防破伤风；用于诊断伤寒的肥达试验则需要用到伤寒诊断菌液。

3. 细菌学研究　研究细菌的生理、遗传变异、致病性、免疫性和耐药性等，均需进行细菌的人工培养。

4. 基因工程　由于细菌结构简单、繁殖迅速、容易培养，故基因工程研究中常以细菌为载体，以达到规模化生产基因产物的目的。如将人或动物细胞中编码胰岛素的基因重组到细菌质粒上，再把该质粒导入大肠埃希菌，通过培养大肠埃希菌，从其培养液中获得大量胰岛素。乙肝疫苗的生产也应用了这一原理。

三、细菌的代谢产物及其意义

细菌与其他生物物种一样进行着复杂的新陈代谢过程，包括分解代谢与合成代谢，故其代谢产物包括分解产物与合成产物两大类。细菌的代谢产物在临床诊断和治疗中具有重要意义。

（一）细菌的合成代谢产物及其意义

1. 与致病性有关的产物

（1）毒素　毒素包括内毒素和外毒素两种。内毒素即革兰阴性菌细胞壁中的脂多糖成分，在菌体死亡崩解后游离出来，可致机体发热、白细胞升高、微循环障碍；外毒素是革兰阳性菌及少数革兰阴性菌在代谢过程中合成并释放至细胞外的一种毒性蛋白质，外毒素种类多，不同外毒素对机体具有不同的毒害作用。

（2）热原质　热原质是由大多数革兰阴性菌和少数革兰阳性菌合成的、能引起人体或动物体发热反应的一类物质。热原质通过作用于下丘脑体温调节中枢，使体温调定点上移，从而导致机体的发热反应。革兰阴性菌细胞壁中的脂多糖为热原质，当细菌裂解后释放；某些革兰阳性菌也可产生的致热性多糖为热原质。若注射液或其盛放器皿受热原质污染，可引起输液反应，因此在制备和使用注射液等过程中必须严格无菌操作，防止细菌污染，保证无热原质存在。热原质耐高温高压，故高压蒸汽灭菌法不能将其破坏，玻璃器皿需经250℃高温干烤才能破坏热原质。蒸馏法是除去热原质的最好方法，吸附、过滤也可除去液体中的大部分热原质。

（3）侵袭性酶　侵袭性酶是某些细菌产生的能增强其侵袭力的胞外酶。如金黄色葡萄球菌产生的血浆凝固酶能使菌体表面形成一层保护膜而对菌体起到保护作用；链球菌产生的透明质酸酶能溶解人体组织中的透明质酸破坏组织，利于细菌扩散。

2. 与疾病治疗有关的产物

（1）维生素　某些细菌能合成维生素，除供自身需要外，还能分泌到周围环境中，供人体吸收利用。例如，肠道内大肠埃希菌合成的维生素 B、维生素 K 等可被人体吸收利用。

（2）抗生素　抗生素是某些微生物在代谢过程中产生的能抑制和杀灭其他微生物和肿瘤细胞的物质。抗生素大多由放线菌和真菌产生，如青霉素、链霉素等。少数可由细菌产生，如多黏菌素、杆菌肽等。抗生素广泛应用于感染性疾病和肿瘤的治疗。

3. 与鉴别细菌有关的产物

（1）色素　某些细菌在适宜条件下生长时，能产生色素，不同的细菌所产生的色素不同。色素可分为水溶性色素和脂溶性色素两类。水溶性色素能溶解到培养基或组织液中，使培养基或组织液呈现出一定的颜色，如铜绿假单胞菌产生的绿色色素可使培养基或感染的脓液呈绿色；脂溶性色素不溶解于水，只存在于菌体，因而可让菌落着色，如金黄色葡萄球菌产生的金黄色色素能使菌落呈金黄色。

（2）细菌素　细菌素是某些细菌产生的具有一定抗菌作用的蛋白质，如葡萄球菌产生的葡萄菌素、大肠埃希菌产生的大肠菌素等。细菌素通常抗菌谱较窄，一般不用于临床治疗。根据细菌素所具有的种和型的特异性，可进行细菌的分型和流行病学调查。

> **考点提示**
> 　　细菌的生长繁殖条件、生长现象及生长规律；细菌的合成代谢产物及意义。

（二）细菌的分解代谢产物及其意义

不同细菌对糖和蛋白质的分解能力不同，产生的代谢产物也不一样，因此可根据细菌对某一营养物质代谢路径的不同，用生化反应检测其代谢产物从而进行细菌的鉴定。细菌生化反应主要有糖代谢试验和蛋白质代谢试验两大类，糖代谢试验如糖发酵试验、甲基红试验、VP 试验等；蛋白质代谢试验如靛基质试验（或称吲哚试验）、硫化氢（H_2S）试验等。

第三节　细菌的分布与消毒灭菌

细菌广泛分布于土壤、水、空气等自然环境中，与人类的生产、生活息息相关，它们大多对人类有益，但也有一些细菌对人类具有感染性，是人类传染病的来源。在人类的体表及其与外界相通的腔道中也有大量细菌存在，这些细菌正常情况下一般不引起疾病，但在一定条件下也会成为致病菌，可引起内源性感染。了解细菌在自然界及其人体的分布情况，便于人类采取合理措施做好疾病的预防与控制工作。

扫码"学一学"

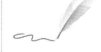

一、细菌在自然界的分布

（一）空气中的细菌

空气中缺少细菌生长所必需的营养物质，且不具备稳定的温度、pH酸碱度等适宜条件，因此空气是最不适合细菌生长繁殖的环境，但由于尘土飞扬、人和动物的呼吸道不断排出细菌等因素，所以空气中也存在着一定数量和种类的细菌，而且人类活动越多的地方，空气中的细菌数量越多，其中带有致病菌的可能性也越大。

空气中的病原菌主要引起呼吸道传染病，如结核分枝杆菌引起人类肺结核，脑膜炎奈瑟菌引起流行性脑脊髓膜炎等；空气中非病原菌是培养基、生物制品、医药制剂的重要污染源。对手术室、病房等环境进行空气消毒可有效控制医院感染的发生，对制剂室、实验室的空气进行消毒，可减少医药制剂等物品的污染。

（二）土壤中的细菌

土壤中营养物质丰富，且温度、pH值等因素相对稳定，所以土壤是最适合于细菌生长繁殖的自然环境，土壤中细菌的种类较多、数量较大。

土壤中以非致病菌为主，少数致病菌的存在也往往来源于人类及动物的排泄物或尸体的污染，且大多致病菌的繁殖体在土壤中只能短期存活，只有少数致病菌的繁殖体能转化为芽孢并以芽孢的形式在土壤中长期存活，芽孢抵抗力极强，能在土壤中存活几年甚至几十年，芽孢若通过合适途径（如创伤）进入人体，则可转化为细菌繁殖体并引发疾病。如破伤风芽孢梭菌的芽孢进入伤口后可导致破伤风，所以被泥土污染的伤口或创面应及时进行消毒、清创等处理，防止发生芽孢菌感染。

（三）水中的细菌

水中细菌的数量及种类依水质不同而有较大差异，未受污染的水含致病菌的可能性较小，而富营养化的水或受人类及动物排泄物污染的水则带有致病菌的可能性较大。水中常见的病原菌有伤寒杆菌、痢疾杆菌、霍乱弧菌等消化道细菌。加强粪便管理，保证饮水水源的卫生，对预防和控制消化道传染病具有重要意义。

二、细菌在正常人体的分布

人自出生以后，由于跟外界环境的接触，身体上慢慢形成多种细菌寄居的现象，这些细菌有的只是暂时停留，有的则长期定居，与人类形成稳定而平衡的依存关系，甚至相伴终生。它们主要分布在人体的皮肤、口腔、呼吸道、肠道、泌尿生殖道等腔道的黏膜表面，而人体皮下组织、肌肉、内脏器官、骨骼、血液等内部环境则是无菌的。人体各部位的菌群分布如下（表10-2）。

表10-2　人体各部位的正常菌群

部位	主要细菌种类
皮肤	葡萄球菌、类白喉棒状杆菌、铜绿假单胞菌、非致病性分枝杆菌、痤疮丙酸杆菌、白假丝酵母菌
口腔	葡萄球菌、甲型和丙型链球菌、肺炎链球菌、非致病性奈瑟菌、乳杆菌、类白喉棒状杆菌、梭菌、螺旋体
鼻咽腔	葡萄球菌、甲型和丙型链球菌、肺炎链球菌、非致病性奈瑟菌、类杆菌、铜绿假单胞菌
外耳道	葡萄球菌、类白喉棒状杆菌、铜绿假单胞菌、非致病性分枝杆菌
胃	一般无菌

续表

部位	主要细菌种类
肠道	大肠埃希菌、产气肠杆菌、变形杆菌、铜绿假单胞菌、葡萄球菌、肠球菌、类杆菌、产气荚膜梭菌、破伤风梭菌、双歧杆菌、乳杆菌、白假丝酵母菌
尿道	葡萄球菌，类白喉棒状杆菌、非致病性分枝杆菌
阴道	乳杆菌、大肠埃希菌、类白喉棒状杆菌、白假丝酵母菌

（一）人体正常菌群及其意义

1. 正常菌群的概念　正常菌群是指长期寄居在人体体表以及与外界相通的腔道中，一般情况下不会对机体造成损害的大量细菌群体以及其他微生物，也称之为正常微生物群。

2. 正常菌群的生理意义　一般情况下，正常菌群不但对身体不造成损害，反而会带来一定的好处。对身体有利的方面即其生理意义，主要体现在以下几个方面。

（1）营养作用　正常菌群参与机体的营养合成、物质代谢、生物转化等过程。如肠道中的大肠埃希菌合成的 B 族和 K 族维生素，可被人体吸收利用，是人体维生素来源的重要渠道，对保障机体健康有很大好处。

（2）生物拮抗作用　正常菌群通过竞争营养或产生细菌素等方式可对入侵的病原菌产生生物拮抗作用。如唾液链球菌产生的过氧化氢可抑制脑膜炎奈瑟菌的生长繁殖；大肠埃希菌产生的大肠菌素对痢疾杆菌也有抑制作用。

（3）免疫作用　正常菌群能促进机体免疫器官的发育和成熟，也可刺激免疫系统发生免疫应答，产生的免疫效应物质对具有交叉抗原的病原菌具有抑制和杀灭作用。

（4）其他作用　正常菌群的某些种类如双歧杆菌、乳酸杆菌等可以促进机体的生长发育，具有抗衰老和抑制肿瘤的作用。

3. 正常菌群的病理意义　在一定条件下，正常菌群与人体之间的平衡关系被打破，或者正常菌群各种群之间发生了数量及比例的较大变化，其中的某些细菌可能趁机突破机体的防御机能，在体内大量生长繁殖而引起疾病，这些细菌称为机会致病菌。正常菌群成为致病菌的条件通常有以下几种。

（1）寄居位置改变　由于某种原因，正常菌群中某些细菌离开了原来的寄居位置，进入了机体的无菌部位，如大肠埃希菌正常寄居部位是肠道，若进入泌尿道、腹腔、血液等可分别引起泌尿道感染、腹膜炎或败血症等。

（2）机体免疫力下降　机体因使用糖皮质激素、抗肿瘤药物、放射治疗或患某些疾病如艾滋病、慢性消耗性疾病时，免疫力下降，此时正常菌群中的某些细菌如克雷伯氏菌等可引起感染并导致疾病的发生。

（3）菌群失调与菌群失调症　正常菌群中各种细菌的种类和数量发生较大变化时，称为菌群失调。严重的菌群失调可引起疾病，称为菌群失调症，其本质为内源性感染。菌群失调症是在治疗第一种感染性疾病的过程中引起的第二种感染，所以菌群失调症又称为二重感染。

临床上菌群失调常见于长期大量应用广谱抗生素的患者，由于正常菌群中的敏感菌被杀灭，原来数量少但对抗生素耐药的菌株借机大量繁殖而导致感染发生，因此合理使用抗生素对预防菌群失调与菌群失调症有着重要的医学意义。

三、消毒与灭菌及其运用

采用物理、化学及生物学的方法，清除环境或人体体表的病原微生物，可有效阻断病原菌的传播，减少或避免感染性疾病的发生，对于保障人类健康具有重要意义。

杀灭物体上病原微生物的方法，称为消毒。消毒是护理工作中极其重要而又频繁的工作。例如，在对人体进行肌内注射或静脉注射前，必须对穿刺部位进行皮肤消毒，患者用过的体温计也要进行及时消毒等。杀灭物体上包括芽孢在内的所有微生物的方法，称为灭菌。杀灭芽孢是判断灭菌是否彻底的重要指标。凡需要进入人体无菌部位的医疗器械或其他物品都需要进行灭菌处理。例如，外科手术中所用的镊子、钳子等工具都要进行严格的灭菌处理。物体中无活的微生物存在，称为无菌；防止微生物进入机体或物品的方法，称为无菌操作，进行无菌操作是防止感染发生的一项重要操作。医护人员必须加强无菌观念，正确熟练地掌握无菌操作，严守操作规程，以保证患者及自身的安全。防止或抑制微生物在物体中生长繁殖的方法，称为防腐。例如，低温保存食物或生物制品，是物理防腐法的运用；某些食品中加入防腐剂抑制细菌生长繁殖，属于化学防腐法的运用。

（一）物理消毒灭菌法

物理消毒灭菌法是医学实践中常用的方法，包括热力消毒灭菌法、辐射等方法。

1. 热力消毒灭菌法 利用高温可使细菌的蛋白质凝固变性、酶失活，以达到杀灭细菌的目的。热力消毒灭菌法分干热法和湿热法两种。同一热力温度下，湿热法比干热法具有更好的效果。

（1）干热消毒灭菌法 干热灭菌法包括焚烧、烧灼及干烤等方法。①焚烧法是用直接点燃或在焚烧炉内焚烧的方法来灭菌。这是一种简单、迅速、彻底的灭菌法，常用于无保留价值的污染物品的处理，如动植物尸体、污染的纸张、传染性疾病用过的敷料等。②烧灼法是直接用火焰灭菌。实验室常用酒精灯火焰来烧灼接种环、镊子等金属器械、试管口、瓶口以及搪瓷容器等进行灭菌。③干烤法是把耐高温物品如金属、玻璃、陶瓷、油脂及各种粉剂等放置于烤箱中，通电升温至120～140℃，维持10～20分钟可达到消毒效果；升温至160～170℃，维持2小时则可达到灭菌效果。该法适用于高温下不变质、不蒸发物品的灭菌。

（2）湿热消毒灭菌法 湿热消毒灭菌法包括煮沸法、巴氏消毒法、流通蒸汽消毒法、间歇灭菌法、高压蒸汽灭菌法等。①煮沸法：将物品置于水中煮沸（100℃）5～10分钟，可杀灭细菌繁殖体及其它微生物，达到消毒效果；煮沸1～2小时可杀灭细菌芽孢，即灭菌。若在水中加入1%～2%碳酸氢钠，沸点可提高到105℃，除增强杀菌作用外，还可以防止金属器械生锈。此法最为简便、经济，适用于耐潮湿的物品的消毒灭菌，如注射器、刀剪、餐具等的消毒灭菌。②高压蒸汽灭菌法：在高压蒸汽灭菌锅的高温、高压作用下，可杀灭包括芽孢在内的所有微生物。此法是最常用、最有效的灭菌法，适用于耐高温、耐潮湿物品的灭菌，如手术器械、敷料、注射液、培养皿、普通培养基等。高压蒸汽灭菌法所需压力为103.4kPa（1.05kg/cm²），温度为121.3℃，维持15～20分钟，可达到灭菌效果。常用的高压蒸汽灭菌器有手提式、卧式和预真空式等。③巴氏消毒法：由法国学者巴斯德创建，是以较低温度杀灭液体中的病原菌或特定微生物、避免不耐热成分被破坏的消毒方法。加热温度为 61.1 ~ 62.8℃ 30 分钟或 71.7℃ 15 ~ 30 秒，此法主要用于不耐高温食品的消毒，如牛奶、酒类和饮料等。④流通蒸汽消毒法：是利用蒸笼或阿诺蒸锅产生的蒸汽进行消毒的方法。在 100℃ 温度下，蒸 15 ~ 30 分钟可杀死细菌繁殖体，但不能杀死芽孢，所以此法仅能达到消毒的效果。⑤间歇灭菌法：把经过流通蒸汽消毒的物品置于 37℃ 的温箱中过夜，使芽孢发育为繁殖体，次日再经流通蒸汽加热，如此连续三次，可以达到灭菌的目的。此法称为间歇灭菌法，常用于不耐高温物品如营养培养基的灭菌。

2. 辐射消毒灭菌法

（1）紫外线 紫外线的波长在 200 ~ 300nm 时，可通过干扰细菌 DNA 的正常碱基配对而导致细菌变异或死亡，从而到达杀菌的目的。波长在 265 ~ 266nm 范围内的紫外线杀菌力最强。紫外线室内空气消毒时，距离为 1 ~ 2.5m，时间为 30 ~ 180 分钟。紫外线穿透力很弱，不能穿过一般薄纸、玻璃、尘埃，因此只适用于患者床铺等物体表面，以及手术室、烧伤病房、无菌制剂室、微生物接种室等空气的消毒。

杀菌波长的紫外线对人体皮肤和眼睛有一定的损伤作用，可引起紫外线皮炎和眼炎，因此使用紫外线消毒时，应远离光源，必须靠近时，应戴墨镜或遮盖皮肤，做好防护措施。

日光中含紫外线，将患者的衣服、被褥、书报等在日光下暴晒数小时，可杀死物体表面的大部分微生物，从而达到消毒的作用。

（2）微波 指波长 1 ~ 1000mm 的电磁波，可穿透玻璃、陶瓷和薄塑料等物品，但不能穿透金属。此法适用于食品、餐具、检验室用品、耐热非金属器械、医疗药品等的消毒。微波主要通过热效应达到杀菌效果，但由于热效应不均匀，故消毒效果不稳定。

（3）电离辐射 包括 X 射线、γ 射线和高速电子等。电离辐射能破坏细菌的 DNA 结构从而导致细菌等微生物死亡。电离辐射穿透力强，不会使物品升温，也不会破坏物品中各成分的分子结构，因此比较适用于塑料制品、中药、食品及生物制品的消毒。

知识链接

外科消毒之父——约瑟夫·李斯特

约瑟夫·李斯特（Joseph Lister，1827—1912）是英国维多利亚时代的一名外科医师，在外科消毒法的创立方面他作出了极其重要的贡献，因此被称为"外科消毒之父"。

1865 年，在法国科学家巴斯德的影响下，李斯特明确了感染的发生是由细菌引起的，因此要控制伤口感染，必须杀灭侵入伤口的细菌。在手术之前及整个手术过程中，他用石炭酸不断对手术室和手术台进行喷雾消毒，结果获得了巨大的成功，术后发生感染及因感染而死亡的人数明显减少。1867 年，他发表论文公布了这一成果，不到 10 年就使手术后死亡率从 45% 降至 15%，挽救了亿万人的生命。1895 年之后，消毒剂在医院手术中被普遍使用，开启了无菌外科手术的时代。

（二）化学消毒灭菌法

很多化学药物能影响细菌等微生物的理化特性及生命活动，利用这些化学药物可达到防腐、消毒甚至灭菌的目的。用于消毒的化学药品称为化学消毒剂，消毒剂种类较多，包括重金属盐类、氧化剂类、醇类、醛类、酸碱类等。

1. 化学消毒剂的分类 根据杀灭微生物的效能，可将化学消毒剂分为 3 类。

（1）低效消毒剂 可杀灭大多数细菌的繁殖体及亲脂性病毒，包括高锰酸钾、氯己定和季铵盐类消毒剂等，多用于皮肤、黏膜、地面、物体表面等的消毒。

（2）中效消毒剂 能杀灭除细菌的芽孢以外的各种微生物，包括含碘消毒剂和醇类消毒剂。常用的有碘酊、碘伏、乙醇和异丙醇等，多用于皮肤、医疗器材、体温计、物体表面等的消毒。

（3）高效消毒剂 能杀灭包括芽孢在内的所有微生物，包括过氧化物消毒剂、醛类消毒剂和环氧乙烷等，适用于不耐高温医疗用品的消毒，如内镜、塑料手术器材等。

2. 化学消毒剂的作用机制 化学消毒剂的杀菌机制主要包括以下 3 方面。

（1）使菌体蛋白质凝固变性 如重金属盐类、醇类、醛类、酸碱类等。

（2）干扰酶系统 导致细菌代谢障碍而死亡，如重金属盐类、氧化剂类等。

（3）破坏菌体细胞壁或细胞膜结构 改变其通透性，使菌体破裂、溶解。如表面活性剂、酚类等。

化学消毒剂没有生物选择性，在杀灭微生物的同时，对人体的组织细胞也有损伤作用，因此只能外用，且浓度不能太高。

3. 消毒剂的种类、浓度及用途 消毒剂的种类较多，不同消毒剂的浓度不一样，消毒效果及使用范围也各不相同。常用消毒剂的浓度、使用范围如下（表 10 - 3）。

表 10 - 3　常用消毒剂的种类、浓度与用途

类别	浓度、名称	用途
酚类	3% ~5% 石炭酸 2% 来苏尔	地面、器具表面的消毒，皮肤、物体表面消毒
醇类	70% ~75% 乙醇	皮肤、温度计消毒
重金属盐类	0.05% ~0.1% 升汞 0.1% 硫柳汞 1% 硝酸银或1% ~5% 蛋白银	非金属器皿的消毒，皮肤、黏膜、小创伤消毒，新生儿滴眼，预防淋病奈瑟菌感染
氧化剂及卤素类	0.1% 高锰酸钾 3% 过氧化氢 0.2% ~0.3% 过氧乙酸 2.0% ~2.5% 碘酒 0.5% ~1% 碘伏 0.2 ~0.5 ppm 氯 10% ~20% 漂白粉	皮肤、尿道和蔬菜水果的消毒 创口、皮肤和黏膜消毒 塑料、玻璃器材消毒 皮肤消毒 皮肤、黏膜消毒 饮水及游泳池消毒 地面、厕所与排泄物消毒
表面活性剂	0.05% ~0.1% 新洁尔灭 0.05% ~0.1% 杜米芬	皮肤、黏膜消毒，浸泡手术器械 皮肤、创口、物体表面消毒
烷化剂	10% 甲醛 50 mg/L 环氧乙烷 2% 戊二醛	物体表面、空气消毒 手术器械、敷料等消毒 精密仪器、内镜等消毒
染料	2% ~4% 龙胆紫	浅表创伤消毒
酸碱类	5 ~10ml/m³ 醋酸加等量水蒸发 1:4 ~1:8 石灰水	空气消毒 地面、排泄物消毒

4. 影响消毒剂消毒效果的因素　消毒剂的消毒效果受消毒剂本身性质的影响，还受微生物种类、环境温度、pH 值等因素的影响。

（1）消毒剂的性质、浓度和作用时间　不同种类的消毒剂其杀菌效果各不相同，配制浓度各异。如高锰酸钾为低效消毒剂，环氧乙烷为高效消毒剂；酒精的配制浓度为 70% ~ 75%，碘酊的配制浓度仅为 0.5% ~1%。消毒剂的浓度越高，作用时间越长，其杀菌效果越好，但浓度高于 75% 的酒精杀菌效果差，甚至无杀菌作用。

（2）细菌的种类及生活状态　不同种类的细菌对消毒剂的敏感程度不一样，即使同一种类的细菌在不同的生活状态下，对消毒剂的抵抗力也存在差异。例如，细菌的芽孢比繁殖体抵抗力强，幼龄细菌比老龄细菌对消毒剂敏感，有荚膜的细菌比无荚膜细菌抵抗力强。细菌的数量越多，杀菌所需的时间越长。

（3）环境因素　如温度、pH 值、有机物的存在等也影响消毒剂的消毒效果。温度升高，消毒剂的消毒效果会相应提高，温度降低，消毒效果减弱，例如，2% 的戊二醛杀灭炭疽杆菌时，20℃需要 15 分钟，而 56℃仅需要 1 分钟；不同消毒剂受pH 值的影响不同，如新洁尔灭在高 pH 值时消毒效果更好，酸类消毒剂则在低 pH 值环境中消毒效果更好；环境中有机物的存

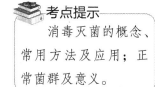

考点提示
消毒灭菌的概念、常用方法及应用；正常菌群及意义。

在往往削弱消毒效果，如混合在血液、脓液、痰、排泄物中的微生物更难以杀灭，需要选择受有机物影响小的消毒剂并提高消毒剂浓度才能达到理想效果。

第四节　细菌的遗传与变异

扫码"学一学"

细菌为原核细胞型微生物，与其他物种一样，具有遗传与变异的生命特征。细菌的形态结构、生理代谢、致病性、耐药性、抗原性等性状都由遗传控制。遗传使细菌的性状保持相对稳定，代代相传，使其种属得以保存；变异使细菌的某些生物学性状发生改变甚至产生新变种，变种的新特性又靠遗传得以巩固，从而使物种得以发展和进化。

一、细菌的遗传物质

细菌遗传变异的物质基础为 DNA，包括染色体 DNA 及染色体以外与遗传变异有关的所有 DNA 分子。

1. 染色体　细菌染色体为环状双螺旋结构的 DNA 分子，缺乏组蛋白，无核膜和核仁，在菌体内高度盘旋缠绕成丝团状，附着在中介体或细胞膜上。染色体 DNA 是细菌的主要遗传物质，决定着细菌的生长繁殖及其他主要生物学特性。

2. 质粒　质粒是细菌染色体以外的遗传物质，是环状闭合的双链 DNA。质粒具有自我复制功能，可在细菌之间进行转移，还可自行丢失或经紫外线等理化因素处理后消除。随着质粒的丢失与消除，质粒所赋予细菌的性状亦随之消失。质粒基因一般为细菌基本生命活动非必需基因，只控制细菌的某些遗传性状，如致育性、耐药性、致病性、某些生化特性等。

质粒的种类较多，根据质粒基因所编码的主要生物学性状，把质粒分为多种类型。如控制性菌毛的 F 质粒（fertility plasmid），控制耐药性的 R 质粒（resistance plasmid）等。通

常一种质粒决定一种性状，但也有的质粒带有多个基因，决定多个性状，如某些耐药性质粒除带有耐药基因外还带有毒力基因，故此种质粒既编码细菌的耐药性，又编码细菌的致病性。

3. 噬菌体　噬菌体是一类个体微小、结构简单的非细胞型微生物，能侵染各类细胞型微生物（细菌、放线菌、螺旋体、真菌等）。因感染细菌后能导致细菌裂解故名噬菌体。噬菌体的形态多为蝌蚪形（图10-9）。在微生物分类上，噬菌体归属于病毒。噬菌体种类繁多，具有严格的胞内寄生性和宿主特异性。噬菌体感染细菌后能把自身基因整合于细菌染色体，因而成了细菌遗传变异的重要物质基础。

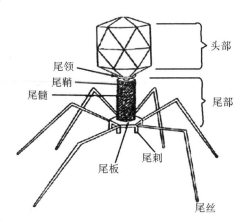

图10-9　蝌蚪形噬菌体结构示意图

根据噬菌体与宿主的相互关系，噬菌体可分成两种类型，即毒性噬菌体和温和噬菌体。毒性噬菌体又称烈性噬菌体，温和噬菌体称溶原性噬菌体。

（1）毒性噬菌体　若噬菌体感染细菌后在细菌细胞内复制增殖，产生许多子代噬菌体，并最终导致细菌裂解死亡，此种噬菌体称为毒性噬菌体。毒性噬菌体从吸附于细菌并最终导致细菌溶解的整个过程称为噬菌体的复制周期或溶菌周期。

（2）温和噬菌体　若噬菌体感染细菌后不进行独立复制，而是把自己的基因与宿主染色体整合，噬菌体DNA随细菌DNA复制而复制，并随细菌的分裂而传代。因细菌内不产生子代噬菌体，细菌亦不被裂解，故把此类噬菌体称为温和噬菌体。整合在细菌染色体中的噬菌体基因组称为前噬菌体，相应细菌则称为溶原性细菌，此时两者处于溶原状态。

4. 转位因子　转位因子是指可以在细菌的基因组（染色体、质粒、前噬菌体）中从一个位置转移到另一个位置的独特DNA片段，有时也形象地把他们称为"跳跃基因"或"移动基因"。转位因子通过位移改变了遗传物质的核苷酸序列，从而导致细菌的变异。

二、细菌的变异机制及类型

细菌的变异分为遗传型和非遗传型变异两种，前者是细菌的基因结构发生了改变，故又称基因型变异；后者是细菌在一定的环境条件影响下产生的性状变异，其基因结构未改变，又称为表型变异。基因型变异可稳定地遗传给后代，而表型变异则不能遗传。细菌实现遗传型变异的方式主要有基因突变、基因的转移与重组。

（一）基因突变

突变是细菌遗传物质的结构发生突然而稳定的改变，导致细菌性状的遗传型变异。若细菌 DNA 上核苷酸序列的改变仅为一个或几个碱基的置换、插入或丢失，出现的突变只影响到一个或几个基因，引起较少的性状变异，称为小突变或点突变；若涉及大段的 DNA 发生改变，称为大突变或染色体畸变。

（二）基因的转移与重组

基因的转移与重组也是导致细菌变异的重要原因。某遗传物质由供体菌转入受体菌的过程称为基因转移，转移的基因与受体菌 DNA 整合在一起则称为重组。通过基因的转移与重组，从而让受体菌获得供体菌的某些遗传特性。外源性遗传物质包括供体菌染色体 DNA 片段、质粒 DNA 及噬菌体基因等。细菌主要通过转化、接合、转导、溶原性转换等方式来实现基因的转移与重组。

1. 转化　转化是指供体菌游离的 DNA 片段被受体菌直接摄取，使受体菌获得新的遗传性状的过程。转化的 DNA 片段可以用人工方法从供体菌中抽提而得到，也可以是细菌死亡裂解后释放的游离 DNA 片段。转化现象首先在肺炎链球菌中得到证实，在经典转化试验（即肺炎链球菌转化试验）中，具有强致病力的肺炎链球菌死亡后释放的荚膜基因可转入到无荚膜肺炎链球菌中，从而使无荚膜肺炎链球菌转变为有荚膜肺炎链球菌，并因此获得致病力。

2. 接合　接合是细菌通过性菌毛相互连接沟通，将遗传物质（主要是质粒 DNA）从供体菌转移给受体菌的过程。能通过接合方式转移的质粒主要有 F 质粒、R 质粒、Col 质粒和毒力质粒等。接合主要发生在革兰阴性菌之间，近年发现革兰阳性菌如粪肠球菌也存在接合系统。

3. 转导　转导是以噬菌体为载体，将供体菌的一段 DNA 转移到受体菌内，使受体菌获得新的性状。转导分为普遍性转导和局限性转导两种类型。

（1）普遍性转导　当前噬菌体基因从细菌染色体上完整脱离并进行增殖时，在装配阶段偶尔会发生错误，误将细菌的部分 DNA 片段装入噬菌体的头部，从而形成转导噬菌体。当该转导噬菌体再感染另一宿主菌时，则把原细菌 DNA 片段带入受体菌，从而实现了细菌基因的转移。因被误包装的 DNA 片段可以是供体菌染色体上的任何一部分，带给受体菌的可以是任何性状，故把这种转导称为普遍性转导。

（2）局限性转导　局限性转导发生在前噬菌体基因组从细菌染色体上脱离时，误把邻近的细菌 DNA 片段带走，这一 DNA 片段则随噬菌体一起进入新的细菌中，从而实现细菌基因的转移。由于所转导的只限于供体菌 DNA 上的特定基因（即位于前噬菌体基因组两侧的基因），故称局限性转导。

普遍性转导与局限性转导都是噬菌体在繁殖过程中出现差错所致，但由于差错发生的时段不同，其结果也不一样。两种转导的主要区别如下（表 10 - 4）。

表 10 - 4　普遍性转导与局限性转导的区别

项目	普遍性转导	局限性转导
转导形成原因	噬菌体包装错误	前噬菌体偏差脱离
转导的遗传物质	供体菌任何 DNA 片段	供体菌特定 DNA 片段
转导的后果	完全转导或流产转导	受体菌获得特定遗传性状
转导成功率	相对低	相对高

4. 溶原性转换　处于溶原状态下的某些细菌由于获得了噬菌体 DNA 片段，从而发生自身基因型和性状的改变，这种现象称为溶原性转换。如无毒的白喉棒状杆菌受噬菌体感染后，可转化为产生白喉外毒素的有毒菌株；同样，金黄色葡萄球菌也可因溶原性转换而具有产生某种毒素的能力。

三、细菌变异的应用

细菌常见的变异现象有形态结构变异、菌落变异、毒力变异、耐药性变异、抗原性变异等。细菌的变异现象与临床工作中疾病的诊断、治疗及预防有着密切的关系，细菌变异的机制也被用在致癌物的测定及基因工程中。

（一）在疾病的诊断、治疗与预防中的应用

1. 在疾病诊断方面　很多感染性疾病需要进行病原学诊断，而细菌的变异让其形态结构变得不够典型，甚至连代谢特征、抗原特异性都发生了改变，这给细菌的鉴定工作带来了很大麻烦，故在临床细菌学检查中不仅要熟悉细菌的典型特性，还要了解细菌的变异规律。如金黄色葡萄球菌耐药菌株所产生的色素大多由原来的金黄色变为灰白色，许多血浆凝固酶阴性的葡萄球菌也成为致病菌，这不仅给诊断和治疗带来困难，而且对以往判断葡萄球菌致病性的指标也产生了影响。

2. 在疾病的治疗方面　由于抗生素的广泛使用，细菌的耐药现象不断增长。金黄色葡萄球菌耐青霉素菌株普遍存在，耐甲氧西林菌株亦逐年上升。临床分离的细菌中耐药菌株日益增多，甚至出现了对抗生素的多重耐药性菌株，而且有些耐药菌株还同时带有编码毒力的基因，其致病性也得到了增强，细菌耐药性的变异给疾病的治疗带来了很大的困难。

3. 在疾病的预防方面　细菌的毒力变异既有从弱到强的变异，也有从强到弱的变异。我们可以充分利用细菌毒力从强变弱的原理，用人工的方法让细菌毒力减弱，保留其免疫原性，制备成预防疾病的各种疫苗，为传染病的预防做贡献。如法国科学家卡氏和介氏曾将有毒的牛型结核分枝杆菌接种在含有胆汁、甘油、马铃薯的培养基上，经过 13 年的长期培养，其间连续传代 230 次，最终获得了一株毒力减弱但仍保留免疫原性的变异株，即卡介苗（BCG），该疫苗在结核病的预防中已发挥了重要作用。

（二）在测定致癌物质中的应用

一般认为肿瘤的发生是多因素综合作用的结果，但细胞内遗传物质的改变可能是最根本的原因。因此凡能诱导细菌发生基因突变的物质都有可能是致癌物质，因此通过检测某物质是否能诱导细菌发生基因变异，便可知其是否具有致癌性。

（三）在基因工程中的应用

利用细菌的质粒或噬菌体作为载体，可将目的基因转移至受体菌中，并在受体菌中得到表达。目前，已能通过基因工程技术大量生产胰岛素、干扰素、各种生长激素、IL－2 等细胞因子及乙肝疫苗；利用基因工程技术治疗基因缺陷性疾病的研究也已在探索中。

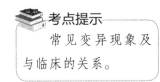

考点提示

常见变异现象及与临床的关系。

本章小结

细菌的生物学特性

基本形态：球形、杆形、螺形
大小——测量单位：微米（μm）
基本结构：细胞壁 ——→
　　　　　细胞膜
　　　　　细胞质
　　　　　核质
特殊结构：荚膜、鞭毛、菌毛、芽胞

　　　　　　革兰阳性菌：肽聚糖、磷壁酸
　　　　　　革兰阴性菌：肽聚糖、外膜

细菌的生长繁殖条件：营养物质、温度（37℃）、pH值（7.2~7.6）、氧气
细菌的生长繁殖规律：迟缓期、对数期、稳定期、衰退期
细菌的生长现象：固体培养基——菌落、菌苔
　　　　　　　　液体培养基——浑浊、沉淀、菌膜
　　　　　　　　半固体培养基——线性生长、扩散生长

消毒灭菌的概念、正常菌群及其生理病理意义
消毒灭菌的方法：
（1）热力灭菌法　　煮沸法、巴氏消毒法、间歇灭菌法、高压蒸汽灭菌法
（2）紫外线杀菌法
（3）电离辐射
（4）化学消毒法

细菌变异的物质基础：染色体、质粒、噬菌体等
变异机制：基因突变、基因转移与重组
基因转移与重组的方式：转化、接合、转导、溶原性转换

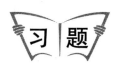

习题

一、选择题

【A1 型题】

1. 细菌的测量单位常用

    A. 毫米   B. 微米   C. 毫微米

    D. 纳米   E. 厘米

2. 维持细菌基本形态的主要结构是

    A. 细胞壁   B. 细胞膜   C. 细胞质

    D. 芽孢   E. 荚膜

3. 革兰阳性菌与革兰阴性菌细胞壁共有的成分是

    A. 肽聚糖   B. 脂蛋白   C. 磷壁酸

    D. 脂质 A   E. 脂多糖

4. 革兰阳性菌细胞壁特有的成分是

    A. 肽聚糖   B. 脂蛋白   C. 磷壁酸

    D. 脂质 A   E. 脂多糖

5. 青霉素作用于细菌细胞壁中的何种成分

    A. 肽聚糖　　　　　　　　B. 脂蛋白　　　　　　　　C. 磷壁酸

    D. 脂质 A　　　　　　　　E. 脂多糖

6. 细菌合成蛋白质的场所是

    A. 细胞壁　　　　　　　　B. 细胞膜　　　　　　　　C. 核糖体

    D. 胞质颗粒　　　　　　　E. 细胞质

7. 可作为灭菌指标的是

    A. 荚膜　　　　　　　　　B. 菌毛　　　　　　　　　C. 鞭毛

    D. 芽孢　　　　　　　　　E. 核糖体

8. 可在细菌之间传递质粒的结构是

    A. 普通菌毛　　　　　　　B. 鞭毛　　　　　　　　　C. 性菌毛

    D. 荚膜　　　　　　　　　E. 外膜

9. 细菌的"运动器官"是

    A. 普通菌毛　　　　　　　B. 鞭毛　　　　　　　　　C. 性菌毛

    D. 荚膜　　　　　　　　　E. 芽孢

10. 大多数病原菌生长繁殖的最适 pH 为

    A. pH6. 5 ~ 6. 8　　　　　B. pH7. 2 ~ 7. 6　　　　　C. pH7. 8 ~ 8. 4

    D. pH8. 2 ~ 9. 0　　　　　E. pH8. 5 ~ 9. 5

11. 多数病原菌生长最适温度是

    A. 28 ~ 30℃　　　　　　　B. 32℃　　　　　　　　　C. 37℃

    D. 38 ~ 40℃　　　　　　　E. 35℃

12. 细菌生长过程中，生物学性状最典型的时期是

    A. 迟缓期　　　　　　　　B. 对数期　　　　　　　　C. 减数期

    D. 稳定期　　　　　　　　E. 衰退期

13. 能引起机体发热反应的细菌代谢产物是

    A. 热原质　　　　　　　　B. 色素　　　　　　　　　C. 抗生素

    D. 侵袭性酶类　　　　　　E. 维生素

14. 杀灭物体上所有微生物的方法称为

    A. 消毒　　　　　　　　　B. 灭菌　　　　　　　　　C. 防腐

    D. 无菌操作　　　　　　　E. 清洁

15. 高压蒸汽灭菌常采用的温度是

    A. 121. 3℃　　　　　　　　B. 100℃　　　　　　　　C. 61. 2℃

    D. 180℃　　　　　　　　　E. 71. 3℃

16. 灭菌效果最好的方法是

    A. 煮沸法　　　　　　　　B. 流通蒸汽法　　　　　　C. 间歇灭菌法

    D. 紫外线杀菌法　　　　　E. 高压蒸汽灭菌法

17. 人体无细菌分布的地方是

    A. 口腔　　　　　　　　　B. 鼻腔　　　　　　　　　C. 皮肤

    D. 血液　　　　　　　　　E. 肠道

18. 营养培养基的灭菌可采用的方法是

    A. 煮沸法　　　　　　　B. 流通蒸汽法　　　　　C. 间歇灭菌法

    D. 高压蒸汽法　　　　　E. 巴氏消毒法

19. 卡介苗的制备利用的变异原理是

    A. 形态结构变异　　　　B. 菌落变异　　　　　　C. 耐药性变异

    D. 毒力变异　　　　　　E. 抗原性变异

20. 细菌的主要遗传物质是

    A. 染色体　　　　　　　B. 质粒　　　　　　　　C. 转座子

    D. 噬菌体　　　　　　　E. 其他

21. 与细菌耐药性有关的质粒是

    A. F 质粒　　　　　　　B. R 质粒　　　　　　　C. Col 质粒

    D. ST 质粒　　　　　　E. Vi 质粒

22. 与性菌毛形成有关的质粒是

    A. F 质粒　　　　　　　B. R 质粒　　　　　　　C. Col 质粒

    D. ST 质粒　　　　　　E. Vi 质粒

23. 转化现象首先在何种细菌中被证实

    A. 葡萄球菌　　　　　　B. 链球菌　　　　　　　C. 肺炎链球菌

    D. 大肠埃希菌　　　　　E. 脑膜炎奈瑟菌

24. 对临床治疗影响最大的变异是

    A. 形态结构变异　　　　B. 菌落变异　　　　　　C. 耐药性变异

    D. 毒力变异　　　　　　E. 抗原性变异

【X 型题】

25. 细菌的基本形态有

    A. 球形　　　　　　　　B. 杆形　　　　　　　　C. 螺形

    D. 蝌蚪形　　　　　　　E. 六边形

26. 细菌的基本结构包括

    A. 细胞壁　　　　　　　B. 细胞膜　　　　　　　C. 细胞质

    D. 核质　　　　　　　　E. 荚膜

27. 细菌的特殊结构包括

    A. 荚膜　　　　　　　　B. 菌毛　　　　　　　　C. 鞭毛

    D. 芽孢　　　　　　　　E. 核糖体

28. 关于芽孢描述正确的是

    A. 所有细菌均能形成芽孢　　　　　　　　　　B. 芽孢一般在体外形成

    C. 芽孢不易着色　　　　　　　　　　　　　　D. 芽孢可以繁殖

    E. 芽孢抵抗力强，是灭菌的指标

29. 革兰染色法为

    A. 单染色　　　　　　　B. 复染色　　　　　　　C. 鉴别染色

    D. 特殊染色　　　　　　E. 负染色

30. 与致病有关的细菌代谢产物是

A. 热原质　　　　　　B. 色素　　　　　　　C. 毒素

D. 侵袭性酶类　　　　E. 维生素

31. 细菌在固体培养基上的生长现象有

A. 菌落　　　　　　　B. 菌苔　　　　　　　C. 沿穿刺线生长

D. 菌膜生长　　　　　E. 沿穿刺线扩散生长

32. 可用于治疗的细菌代谢产物有

A. 抗生素　　　　　　B. 色素　　　　　　　C. 维生素

D. 侵袭性酶类　　　　E. 内毒素

33. 对消毒效果有影响的因素有

A. 消毒剂浓度　　　　B. 作用时间　　　　　C. 温度

D. 酸碱度　　　　　　E. 环境中有机物的存在

34. 紫外线不适合用于

A. 空气的消毒　　　　　　　　　　　　　　B. 培养基的灭菌

C. 手术衣的消毒　　　　　　　　　　　　　D. 输液管的消毒

E. 皮肤的消毒

35. 可用巴氏消毒的物品是

A. 牛奶　　　　　　　B. 饮料　　　　　　　C. 酒类

D. 塑料制品　　　　　E. 注射器

二、思考题

1. 列表比较革兰阳性菌与革兰阴性菌细胞壁结构差异。

2. 简述革兰染色法的步骤、结果及意义。

3. 细菌有哪些重要的合成代谢产物？简述其医学意义。

4. 什么是正常菌群？简述其生理及病理意义。

（赵海琳）

扫码"练一练"

第十一章 细菌的致病性与感染

扫码"学一学"

学习目标

1. **掌握** 细菌的致病性；细菌感染的类型。
2. **熟悉** 细菌感染的来源、途径；医院感染的概念和特点。
3. **了解** 医院感染的来源及防控原则。

细菌能引起机体感染的能力称为致病性（pathogenicity）。具有致病性的细菌称为致病菌或病原菌。细菌的致病性是对特定宿主而言的，有的细菌只对人类有致病性，有的只对某些动物有致病性，有的两者皆可致病。不同致病菌对宿主可引起不同的病理过程及不同的疾病，如霍乱弧菌能引起人类的烈性传染病霍乱，而破伤风梭菌则可引起破伤风，这是由细菌的种属特性所决定的。而细菌最终能否引起疾病，与细菌的致病因素、机体的抵抗力和外界环境因素等密切相关。

病原体突破机体的防御功能侵入组织器官，造成不同程度的组织结构改变或生理功能紊乱的病理过程称为感染（infection），也称传染。由于不同细菌或同种细菌的不同型或株的致病能力各不相同，故引起感染的类型也不相同。

案例导入

某产妇在家中自然分娩后产下一女婴，其丈夫用家中剪刀剪断女婴脐带接生。数日后，女婴因感染破伤风而死亡。

请问：

1. 破伤风梭菌的致病性由哪些因素决定？
2. 破伤风属于哪种感染类型？

第一节 细菌的致病性

细菌致病性的强弱程度称为毒力（virulence），各种致病菌的毒力不一致，并可随不同宿主而异；而且同种细菌也常因菌型、菌株的不同而有一定的毒力差异。毒力常用半数致死量（LD_{50}）或半数感染量（ID_{50}）表示，即在规定时间内，通过一定的感染途径能使一定体重或年龄的某种动物半数死亡或感染所需要的最小细菌数或毒素量。

病原菌的致病性主要与其毒力、侵入数量、侵入机体的途径等有关。

一、细菌的毒力

构成细菌毒力的物质基础是侵袭力和毒素。

（一）侵袭力（invasiveness）

病原菌突破机体的防御机制进入机体，在体内定居、生长繁殖及扩散的能力称为侵袭力。侵袭力主要由菌体表面结构和侵袭性酶类决定。

1. 菌体表面结构

（1）黏附素　细菌黏附于特异的组织细胞上是其造成机体感染的首要条件。黏附素是细菌表面具有黏附作用的蛋白质，根据其来源可分为菌毛黏附素和非菌毛黏附素两类。菌毛黏附素由细菌菌毛分泌，存在于菌毛顶端，如淋病奈瑟菌和大肠埃希菌的菌毛黏附素。非菌毛黏附素是细菌表面的其他组分，如革兰阴性菌的外膜蛋白质、革兰阳性菌的细胞壁成分等。不同的黏附素可与宿主细胞表面相应的黏附素受体发生特异性结合，使细菌黏附于宿主细胞继而在局部定居、繁殖、扩散，引起感染。

（2）荚膜　细菌的荚膜与其致病性密切相关，它能保护菌体抗吞噬和抗体液中的杀菌物质，使病原菌能在宿主体内迅速繁殖和扩散，产生病变。例如，将有荚膜的肺炎链球菌注射至小鼠腹腔，细菌大量繁殖，小鼠常于注射后 24 小时内死亡；但若接种无荚膜的菌株，细菌则易被小鼠体内的吞噬细胞所杀灭，其致病力明显减弱。此外，某些细菌表面有类似荚膜的物质，如 A 族链球菌的 M 蛋白、伤寒沙门菌的 Vi 抗原、金黄色葡萄球菌的 A 蛋白和大肠埃希菌的 K 抗原等，统称为微荚膜，其功能与荚膜相同。

2. 侵袭性酶类　某些细菌在代谢过程中释放具有协助细菌抗吞噬、促使细菌由侵入部位向周围和深层组织扩散的胞外酶类称为侵袭性酶类。如致病性葡萄球菌产生的血浆凝固酶，能促使纤维蛋白原变为纤维蛋白，沉积在菌体表面，保护细菌不易被吞噬细胞吞噬，从而有利于细菌在局部繁殖；A 族链球菌产生的透明质酸酶、链激酶、链道酶，均能促进细菌在组织中地扩散。此外，有的细菌还能产生蛋白分解酶、磷酸酶、DNA 酶、脂酶等，这些酶都与细菌的侵袭力有关。

（二）毒素

毒素（toxin）是细菌在代谢过程中合成的对机体有毒性作用的物质。按来源、化学性质和毒性作用等不同，可将细菌毒素分为外毒素和内毒素两类。

1. 外毒素（exotoxin）　是细菌在代谢过程中合成并分泌到菌体细胞外的毒性物质，主要是由革兰阳性菌产生，如金黄色葡萄球菌、肉毒梭菌、破伤风梭菌、白喉棒状杆菌等，少数革兰阴性菌也可产生外毒素，如铜绿假单胞菌、霍乱弧菌、痢疾志贺菌、鼠疫耶尔森菌等。大多数外毒素由细菌分泌到菌体外，但少数细菌的外毒素存在于菌体内，只有当细菌裂解后才释放到胞外，如产毒型大肠埃希菌产生的外毒素。外毒素的特性如下。

（1）化学成分大多是蛋白质，对理化因素不稳定，易被热、酸、蛋白酶等破坏。大部分外毒素加热 $60 \sim 80\,^\circ\mathrm{C}$，30 分钟即可被破坏。

（2）多数外毒素由 A 和 B 两个亚单位组成。A 亚单位是毒素的活性部分，决定毒素的毒性效应；B 亚单位无毒性但免疫原性强，能与宿主靶细胞表面的特异受体结合，介导 A 亚单位进入靶细胞。

（3）毒性作用强。如肉毒梭菌产生的肉毒毒素 1mg 即可杀死 2 亿只小鼠，毒性比氰化钾强一万倍，是目前已知毒性最强的毒物。

（4）免疫原性强。外毒素可刺激机体产生特异性抗体即抗毒素，抗毒素能特异性中和外毒素的毒性作用。外毒素经0.3% ~0.4%甲醛处理后脱去毒性，但仍保留抗原性而制成的生物制品称为类毒素（toxoid）。类毒素注入机体后，亦可刺激机体产生特异性抗体，故类毒素可制成疫苗，用于人工主动免疫，预防疾病。

知 识 链 接

类毒素的应用

　　类毒素广泛用于预防外毒素性疾病，常用的类毒素有白喉类毒素、破伤风类毒素等。一方面类毒素可制成疫苗，通过人工主动免疫，使人获得对某种疾病的免疫力，如接种白喉类毒素可预防白喉；另一方面可将类毒素注射到动物体内，制备动物免疫血清（含抗毒素），将此血清注入人体后，可使人体立即获得相应的特异性免疫力，如破伤风抗毒素的制备。此外，类毒素还可与死疫苗混合制成联合疫苗，如百白破三联疫苗，就是由百日咳死疫苗、白喉类毒素、破伤风类毒素混合制成的，主要用于预防儿童易发的白喉、百日咳、破伤风三种疾病。

　　（5）对组织器官的作用有高度选择性。外毒素通过与特定的靶细胞表面受体结合，引起特殊的临床病变。例如，破伤风痉挛毒素作用于脊髓前角运动神经细胞，引起肌肉的强直性痉挛。根据外毒素对宿主细胞的亲和性及作用机制不同，可将其分为神经毒素、细胞毒素、肠毒素三大类（表11-1）。

表11-1　细菌外毒素的种类及作用机制

类型	产生细菌	外毒素	作用机制	所致疾病
神经毒素	破伤风梭菌	痉挛毒素	阻断神经元之间抑制性神经递质的释放	破伤风
	肉毒梭菌	肉毒毒素	抑制胆碱能运动神经释放乙酰胆碱	肉毒中毒
细胞毒素	白喉棒状杆菌	白喉毒素	抑制敏感细胞蛋白质的合成	白喉
	A族链球菌	致热外毒素	扩张血管、破坏毛细血管内皮细胞	猩红热
	产气荚膜梭菌	α毒素	分解细胞膜卵磷酯	气性坏疽
	金黄色葡萄球菌	表皮剥脱毒素	表皮与真皮脱离	烫伤样皮肤综合征
		毒性休克综合征毒素-1	增加对内毒素作用的敏感性	毒性休克综合征
肠毒素	霍乱弧菌	肠毒素	活化肠黏膜腺苷酸环化酶，增高细胞内cAMP水平	霍乱
	肠产毒型大肠埃希菌	肠毒素	耐热肠毒素使细胞内cGMP水平增高，不耐热肠毒素与霍乱肠毒素相同	腹泻
	产气荚膜梭菌	肠毒素	同霍乱肠毒素	食物中毒
	金黄色葡萄球菌	肠毒素	作用于呕吐中枢，引发呕吐	食物中毒

2. 内毒素（endotoxin）　　是革兰阴性菌细胞壁中的脂多糖（LPS），一般是在细菌死

亡、裂解后才能释放出来。螺旋体、支原体、衣原体、立克次体等细胞壁中也有内毒素样物质，具有内毒素的活性。

内毒素的化学成分为脂多糖，由 O 特异性多糖、非特异性核心多糖和脂质 A 组成，其中脂质 A 是内毒素的毒性中心。内毒素对理化因素稳定，耐热，需加热至 160℃2~4 小时或用强碱、强酸、强氧化剂煮沸 30 分钟才被破坏。内毒素的抗原性弱，可刺激机体产生特异性抗体，但无中和作用，不能用甲醛处理制成类毒素。

内毒素毒性作用相对较弱，且对组织器官无选择性。不同的革兰阴性菌产生的内毒素生物学作用基本相同，因此，其所引起的病理变化和临床表现大致相似。

（1）发热反应　极微量内毒素（1~5ng/kg）即可使人体体温升高，引起发热反应。其机制是内毒素作为外源性致热原，刺激中性粒细胞和巨噬细胞等产生 IL-1、IL-6 和 TNF-β 等内源性致热原，刺激下丘脑体温调节中枢引起发热。

（2）白细胞反应　内毒素进入血液循环并急剧增加，使大量中性粒细胞移行并黏附于毛细血管壁，导致血中白细胞数骤减。数小时后，脂多糖可诱生中性粒细胞释放细胞因子刺激骨髓，从而释放出大量中性粒细胞入血，白细胞数量增多。

（3）内毒素血症与内毒素休克　当血液中有革兰阴性菌大量繁殖，或病灶中细菌释放大量内毒素入血时，可导致内毒素血症。内毒素可引起小血管的功能紊乱，从而造成微循环障碍及低血压，组织器官毛细血管灌注不足、缺氧、酸中毒等，严重时导致患者休克。

（4）弥散性血管内凝血（DIC）　高浓度的内毒素可活化凝血系统，使血液凝固，形成广泛的微血栓，导致凝血因子大量地消耗和减少。同时，内毒素可直接激活、促进纤溶系统，使血管内的凝血又被溶解，进而引起广泛性出血或渗血，如皮肤黏膜出血、咯血、便血等，严重者可因重要器官出血、功能衰竭而死亡。

> **考点提示**
> 病原菌的致病因素；内、外毒素的主要特性及其区别。

细菌外毒素与内毒素的主要区别如下（表 11-2）。

表 11-2　细菌外毒素与内毒素的主要区别

区别要点	外毒素	内毒素
来源	革兰阳性菌和少数革兰阴性菌	革兰阴性菌
存在部位	从活菌分泌出，少数细菌崩解后释出	细胞壁成分，菌体裂解后释放
化学成分	蛋白质	脂多糖
稳定性	对理化因素不稳定，不耐热；60~80℃，30 分钟即可被破坏	抗酸、抗碱、耐热；160℃，2~4 小时被破坏
毒性作用	强，对组织器官有较强选择性，引起特殊临床表现	较弱，无组织器官特异性，各种细菌内毒素引起的毒性效应相似
免疫原性	强，易刺激机体产生抗毒素，可经甲醛脱毒制成类毒素	弱，刺激机体产生的中和抗体作用弱，不能制成类毒素

二、细菌的侵入数量

病原菌侵入宿主体内，能否引起感染除了要有一定的毒力外，还必须有足够的侵入数量。造成感染所需病原菌数量的多少与病原菌的毒力强弱以及机体的免疫力高低有关。一般情况下，细菌毒力越强，引起感染所需病原菌数量越少，反之则所需数量越多，如毒力很强的鼠疫耶尔森菌，仅需几个细菌侵入机体即可引起鼠疫；而毒力较弱的沙门菌，则需摄入数亿个细菌才能致病。

三、细菌的侵入途径

病原菌不仅需要具有一定的毒力和足够的数量，还需要有适当的侵入途径才能引起机体感染。细菌侵入的途径如下。

1. 经呼吸道 因吸入带有病原菌的空气飞沫、尘埃等造成感染。如结核分枝杆菌、白喉棒状杆菌、百日咳鲍特菌等。

2. 经消化道 因误饮或误食被病原菌污染的水源、食物、餐具等引起感染。如伤寒沙门菌、霍乱弧菌、志贺菌、副溶血性弧菌等。

3. 经皮肤创伤 病原菌通过破损的皮肤、黏膜侵入人体引起感染。如金黄色葡萄球菌、破伤风梭菌、铜绿假单胞菌等。

4. 经接触传播 病原菌通过人与人之间的直接或间接接触引起感染。性接触传播是其中最常见的一种方式。如淋病奈瑟菌。

5. 节肢动物媒介传播 病原菌通过节肢动物（虱、蚊、蚤、螨等）的叮咬而传播。如鼠疫耶尔森菌。

不同细菌的侵入途径不同，大多数细菌只有一种特定的侵入途径，如破伤风梭菌、霍乱弧菌等。也有部分细菌可通过多种途径造成感染，如金黄色葡萄球菌可通过皮肤创伤引起伤口化脓性感染，也可通过消化道引起食物中毒。切断病原菌的传播途径，对控制感染的发生有重要意义。

第二节 感染的来源与类型

一、感染的来源

（一）外源性感染（exogenous infection）

其是指病原菌来自宿主体外的感染。多见于毒力较强的病原菌引起的传染病。外源性感染的传染源包括以下几种。

1. 患者 为主要传染源。其在患病或潜伏期都可能具有传染性。因此，对患者早发现、早隔离、早治疗是控制和消灭传染病的重要途径。

2. 带菌者 有些人感染了某种病原菌但不出现临床症状，称为健康带菌者。有些传染病患者恢复后的一段时间内仍继续排菌，称为恢复期带菌者。由于带菌者没有临床症状，不易被人们察觉，其危害往往更甚于患者。

3. 病畜和带菌动物 有些病原菌可以导致人畜共患疾病，病畜或带菌动物可将病原体传播给人。如鼠伤寒沙门菌、猪霍乱沙门菌、炭疽芽孢杆菌、鼠疫耶尔森菌、布鲁菌等。

（二）内源性感染（endogenous infection）

其是指病原菌来自宿主体表或体内的感染，多由机体的机会致病菌引起。当机体免疫力下降、长期使用广谱抗生素或免疫抑制剂时可导致内源性感染的发生。如器官移植、晚期癌症等患者易发生内源性感染。

二、感染的类型

感染的发生、发展和结局是机体与病原菌相互作用、相互较量的复杂过程。根据双方力量的对比和作用结果，可将感染的类型分为隐性感染、显性感染和带菌状态等。这几种类型并非一成不变，可随双方力量的消长而出现动态变化。

（一）隐性感染（inapparent infection）

当宿主免疫力较强或侵入的病原菌毒力较弱、数量较少时，感染对机体造成的损害较轻，不出现或出现不明显的临床症状，称为隐性感染或亚临床感染。大多数传染病的流行中，感染人群90%以上表现为隐性感染。隐性感染后机体通常可获得特异性免疫力，以防御同种病原菌的再次感染。

（二）显性感染（apparent infection）

当宿主免疫力较弱或侵入的病原菌毒力较强、数量较多时，导致机体的组织细胞受到不同程度的病理损伤，生理功能发生异常，出现一系列明显的临床症状和体征，这种感染称为显性感染。

1. 根据病情的缓急程度不同，可分为急性感染和慢性感染。

（1）急性感染（acute infection）　发病急，病程较短，一般持续数日至数周，痊愈后宿主体内病原菌随即消失。如霍乱、流行性脑脊髓膜炎、大叶性肺炎等。

（2）慢性感染（chronic infection）　发病缓慢，病程较长，常持续数月至数年，多见于胞内菌引起的感染。如肺结核、麻风等。

2. 根据感染的部位及性质不同，可分为局部感染和全身感染。

（1）局部感染（local infection）　病原菌侵入宿主体内，仅局限于某一部位生长繁殖，引起局部病变。如化脓性球菌所致的疖、痈等。

（2）全身感染（generalized infection）　病原菌及其毒性代谢产物通过血液向全身扩散，引起全身症状的一种感染类型。临床上常见的有以下五种。

1）毒血症（toxemia）：病原菌只在宿主体内局部生长繁殖，不入血，其产生的外毒素入血，并随血流到达易感的组织细胞，引起特殊的毒性症状，如破伤风、白喉等。

2）内毒素血症（endotoxemia）：革兰阴性菌入血并大量繁殖，待其死亡裂解后释放出大量的内毒素，或由病灶中的大量革兰阴性菌死亡裂解后释放出的内毒素入血所致。在严重革兰阴性菌感染时，常发生内毒素血症。

3）菌血症（bacteriemia）：病原菌由原发部位一时性或间断性地侵入血流，但在血中不繁殖，只是通过血液循环到达体内适宜部位后再生长繁殖而致病。无全身中毒症状，在血液中可查到细菌，如伤寒早期出现的菌血症。

4）败血症（septicemia）：病原菌侵入血流并在其中大量繁殖，产生毒性代谢产物，引起全身中毒症状，表现为高热、皮肤黏膜瘀斑、肝脾大甚至肾衰竭等。革兰阳性菌和革兰阴性菌均可引起败血症，如炭疽芽孢杆菌、鼠疫耶尔森菌等。

考点提示

感染的分类；全身感染的临床常见类型。

5）脓毒血症（pyosepticemia）：化脓性细菌由原发病灶侵入血流后，在其中大量繁殖，并通过血液循环扩散至机体其他组织器官，产生新的化脓性病灶。如金黄色葡萄球菌感染严重时引起的脓毒血症，可导致多发性肝脓肿、皮下脓肿和肾脓肿等。

（三）带菌状态（carrier state）

在隐性或显性感染痊愈后，病原菌并未立即消失，而是在宿主体内继续存留一段时间，与机体免疫力处于相对平衡状态，称为带菌状态。处于带菌状态的人称为带菌者（carrier）。带菌者虽无临床症状，但会经常或间歇向外排出病原菌，因而是医学上重要的传染源之一，如伤寒、白喉等病后常可出现带菌者。及时发现、有效治疗带菌者，对控制传染病的流行具有重要意义。

第三节 医院感染

医院感染（hospital infection）又称医院内感染或医院内获得性感染，是指各类在医院活动的人群（患者、陪护人员、探视者及医院工作人员等）于医院内所获得的感染，主要指的是患者在住院期间出现的感染以及在医院获得出院后不久发生的感染，但不包括患者在入院前已发生或已处于潜伏期的感染。

一、概述

医院人口密集、流动性大，是各种病原微生物相对较集中的场所，为医院感染的发生和疾病的传播提供了外部条件。同时，随着临床实践中医疗手段的不断更新、抗生素和激素等各类药物及侵入性诊疗技术的广泛应用，促使医院感染率不断升高。医院感染的危害不仅体现在影响医疗质量，增加患者的发病率、死亡率及医务人员工作量，加重患者的痛苦，降低病床周转率等方面，还给患者及社会造成重大的经济损失。因此，医院感染成为目前医院面临的突出的公共卫生问题之一，对医院感染的监测、预防和控制具有非常重要的临床意义。

知识链接

医院感染的危害

据 WHO 数据显示，全世界医院感染率为 3% ~ 20%，平均为 9%。其中，高收入国家医院感染率约为 7.6%，中低收入国家为 5.7% ~ 19.1%。例如，美国每年发生医院感染约超过 200 万例，医院感染率约为 5%，每年造成近 40 亿美元的医疗费用支出和近 8 万病例死亡。英国每年发生医院感染约 10 万例，造成 5000 病例死亡，额外支出医疗费用约 16 亿欧元。近年来，我国每年发生医院感染的病例约有 500 万，医院感染率约为 4.6%，医疗费用高达 10 亿元人民币。

医院感染的基本特点包括以下几方面。

1. 感染发生的地点必须在医院内。

2. 感染的来源多以内源性感染为主，外源性感染少见。

3. 感染的对象是在医院活动的所有人群，主要是住院患者。

4. 感染的传播途径以密切接触传播为主。

5. 引起医院感染的病原微生物以细菌为主，还包括真菌、病毒、支原体、衣原体等，但主要是机会致病性微生物（表11-3）。

表11-3　医院感染常见的微生物

感染类型	微生物名称
呼吸道感染	分枝杆菌、肺炎链球菌、流感嗜血杆菌、克雷伯杆菌、鲍曼不动杆菌、呼吸道病毒等
胃肠道感染	沙门菌、志贺菌、病毒等
泌尿道感染	大肠埃希菌、肠球菌、变形杆菌、克雷伯杆菌、铜绿假单胞菌、白假丝酵母菌等
皮肤创伤感染	金黄色葡萄球菌、铜绿假单胞菌、肠球菌、大肠埃希菌、厌氧菌等

二、医院感染的来源与途径

（一）感染的来源

1. 内源性感染　也称自身感染，是指患者在医院内由于医疗检查、治疗或其他原因，导致体表或体内的正常菌群转变为机会致病菌所引起的感染。是医院感染中最常见的类型。

2. 外源性感染　是指病原体来自宿主体外的感染，由医院内其他人群携带的或医院环境中存在的病原体侵入宿主所导致。外源性感染可通过以下方式获得。

（1）交叉感染　医院内患者、家属、陪护人员、探视者以及医护人员之间通过咳嗽、说话、经手密切接触等直接感染，或者通过空气、水、生活用品等间接感染。

（2）医源性感染　患者在医院内常需接受各种诊疗措施。在疾病的诊断、治疗、预防过程中，若出现消毒灭菌不彻底或操作不当等，可导致患者被污染的医疗器具、药品、生物制品、血液制品等感染。例如，外科手术、输血、各种侵入性诊疗手段等均有可能引起医源性感染。

（二）传播途径

1. 接触传播　是医院感染主要的传播途径，包括直接接触传播、间接接触传播和飞沫传播。如近距离说话、咳嗽、打喷嚏、握手等方式均可造成病原体在人群中的传染。

2. 空气传播　主要指微生物气溶胶以空气为媒介进行传播。一般认为，距感染源1~2米以上的传播才能界定为空气传播。

3. 媒介物传播　病原体以食物、饮水、医疗器具、药品、血制品等为媒介进行传播的方式。

4. 昆虫传播　医院内的蚊、蝇、蚤等可作为某些病原体的中间宿主或储存宿主，可通过叮咬等方式传播病原体。

多数医院感染可通过多途径传播。例如，支气管镜、胃镜、留置导尿管、伤口引流管等侵入性检查和治疗时发生的医院感染，既能通过接触传播也可以通过媒介物传播。

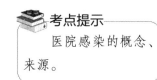

考点提示

医院感染的概念、来源。

三、医院感染的预防与控制

易感人群、环境和病原微生物是医院感染发生的主要因素，控制引起医院感染的因素是预防和控制医院感染最有效的措施。

（一）加强对医院感染监控的管理

目前，控制医院感染已成为医院管理的一个重要环节。应建立和完善监控医院感染的相关规章制度，加强对医护人员医院感染相关业务的培训。

（二）严格消毒灭菌

消毒灭菌是医护工作中防止微生物造成医院感染的必要措施。在临床实际工作中应严格执行无菌操作技术，主要包括：①强调医护人员手部皮肤的清洁和消毒，手术时规范穿戴无菌手术衣、口罩等；②对各种无菌制剂、医疗用具特别是侵入性诊疗器械都要切实做好消毒灭菌工作；③对医院的病房、治疗室、药房、手术室、传染病区等环境都要实行消毒灭菌质量监控；④做好医院污水、污物、废弃物的净化处理和消毒等。

（三）做好隔离预防

切断病原微生物的传播途径，防止病原体从患者或带菌者传给其他人群，是医院感染隔离预防最重要的措施。在制定隔离措施时，应考虑病原微生物的种类和宿主的特点。

（四）合理使用抗生素

抗生素使用不当是造成医院感染的原因之一。使用抗生素时，要根据抗生素的适应证、禁忌证和不良反应等合理使用抗生素，并加强对耐药菌株的监控，从而降低医院感染率。

本章小结

一、决定细菌致病性的因素

细菌的致病性 {
　毒力 {
　　侵袭力：菌体表面结构、侵袭性酶类
　　毒素：外毒素、内毒素
　}
　侵入数量
　侵入途径：呼吸道传播、消化道传播、皮肤创伤传播、接触传播、
　　　　　　节肢动物媒介传播
}

二、细菌感染

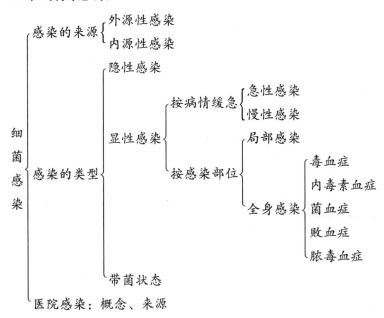

细菌感染 {
　感染的来源 {
　　外源性感染
　　内源性感染
　}
　感染的类型 {
　　隐性感染
　　显性感染 {
　　　按病情缓急 {
　　　　急性感染
　　　　慢性感染
　　　}
　　　按感染部位 {
　　　　局部感染
　　　　全身感染 {
　　　　　毒血症
　　　　　内毒素血症
　　　　　菌血症
　　　　　败血症
　　　　　脓毒血症
　　　　}
　　　}
　　}
　　带菌状态
　}
　医院感染：概念、来源
}

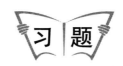

一、选择题

【A1 型题】

1. 细菌的外毒素可以分为
   A. 神经毒素、细胞毒素、肠毒素
   B. 神经毒素、类毒素、肠毒素
   C. 类毒素、细胞毒素、肠毒素
   D. 神经毒素、细胞毒素、内毒素
   E. 类毒素、细胞毒素、内毒素

2. 与细菌致病性无关的是
   A. 荚膜   B. 菌毛   C. 脂多糖
   D. 血浆凝固酶   E. 异染颗粒

3. 细菌外毒素的特性不包括
   A. 化学本质是蛋白质   B. 毒性作用强
   C. 多由革兰阳性菌产生   D. B 亚单位为毒性单位
   E. 具有组织器官选择性

4. 细菌的毒力主要取决于
   A. 侵入数量和侵入途径
   B. 侵袭力的大小和侵入的途径
   C. 毒素的强弱和侵入的数量
   D. 侵袭力的大小和毒素的强弱
   E. 侵入数量和毒素的强弱

5. 细菌一时或间断性入血，在血中不繁殖所引起的全身性感染是
   A. 败血症   B. 菌血症   C. 内毒血症
   D. 脓毒血症   E. 毒血症

6. 下列关于带菌者的说法，正确的是
   A. 感染后，体内病原菌虽未被彻底清除，但无症状并不断向体外排菌者
   B. 体内带有正常菌群，不断向体外排菌者
   C. 病原菌潜伏在体内，有症状，可传染他人者
   D. 体内带有条件致病菌，不断向体外排菌者
   E. 感染后，出现明显临床症状，不断向体外排菌者

7. 革兰阴性菌细胞壁中的脂多糖成分属于
   A. 内毒素   B. 外毒素   C. 侵袭性酶
   D. 蛋白质   E. 类毒素

8. 肉毒毒素是目前已知毒性最强的有毒物，它是一种
   A. 内毒素   B. 肠毒素   C. 神经毒素

D. 细胞毒素   E. 类毒素

9. 在传染病的流行期间，一种容易被忽视的重要传染源是

A. 急性期患者   B. 带菌者   C. 恢复期患者

D. 患病的动物   E. 带菌动物

10. 破伤风梭菌在伤口局部繁殖，不入血，其产生的破伤风痉挛毒素入血造成感染，该感染属于

A. 毒血症   B. 菌血症   C. 内毒血症

D. 脓毒血症   E. 败血症

11. 下列关于类毒素的说法，错误的是

A. 是外毒素经甲醛处理后的生物制品

B. 是内毒素经甲醛处理后的生物制品

C. 可用作疫苗

D. 可刺激机体产生抗毒素

E. 可用于人工主动免疫

【X 型题】

12. 医院感染的对象有

A. 住院患者   B. 门诊患者   C. 护士

D. 医生   E. 陪护人员

13. 细菌内毒素的特性有

A. 可引起 DIC

B. 耐热

C. 不耐高温

D. 毒性作用无组织器官选择性

E. 多由革兰阳性菌产生

14. 下列情况可导致出现医院感染的是

A. 使用未经灭菌的注射器

B. 长期留置导尿管

C. 不当外科手术

D. 医生手术时未穿无菌衣

E. 勤洗手

二、思考题

1. 简述细菌致病因素。

2. 比较细菌内毒素和外毒素的主要区别。

（陈 玉）

扫码"练一练"

第十二章　化脓性球菌

学习目标

1. **掌握**　化脓性球菌的致病物质和所致疾病。
2. **熟悉**　化脓性球菌主要生物学性状、分类。
3. **了解**　各种化脓性球菌标本采集方法及防治原则。

化脓性球菌（pyogenic coccus），是指能引起化脓性炎症的一类球形细菌，临床上也称病原性球菌（pathogenic coccus）。按革兰染色的不同，又可分为革兰阳性球菌（如葡萄球菌、链球菌、肺炎链球菌等）和革兰阴性球菌（如脑膜炎奈瑟菌、淋病奈瑟菌等）。

案例导入

某中学 17 名学生在学校食堂午餐 3 小时后，先后出现呕吐、恶心、腹痛、腹泻、头晕、头痛等症状，有些还伴有发热，以呕吐较明显，经补液及抗感染和对症治疗后，病情很快好转，并于三天内痊愈，未有死亡病例。取呕吐物及剩余食物，应用 ELISA 技术检测出金黄色葡萄球菌肠毒素。

请问：

1. 根据症状及微生物学检查，初步判断为何种疾病？
2. 判断依据是什么？
3. 应采取哪些措施预防本病？
4. 针对此次群体事件，考虑如何进行护理和卫生宣教？

第一节　葡萄球菌属

葡萄球菌属（*Staphylococcus*）的细菌广泛分布于空气、水、土壤、人和动物的皮肤及与外界相通的腔道中，位于人体的葡萄球菌多数为正常菌群。有些人可携带致病菌株，尤以医护人员携带率高，是医院内交叉感染的重要传染源。致病性葡萄球菌可引起皮肤、黏膜多种组织的化脓性炎症，是常见的化脓性球菌。

一、生物学性状

1. 形态染色　革兰阳性球菌，直径约 1μm，葡萄串状排列（图 12 - 1），无芽孢、鞭毛，一般不形成荚膜，体内菌株有时可见荚膜，衰老死亡后常呈革兰阴性。

2. 培养特性和生化反应　营养要求不高，在普通培养基上生长良好，在含有血液的培养基中生长更佳。需氧或兼性厌氧。过氧化氢酶试验阳性，可与链球菌相区分。多数葡萄球菌能分解葡萄糖、麦芽糖和蔗糖，致病性菌株能分解甘露醇。在液体培养基中呈均匀浑浊生长，在普通琼脂平板上形成圆形凸起、边缘整齐、表面光滑湿润、中等大小的菌落，可产生脂溶性色素，不同菌株可产生不同的色素，如金黄色、白色、柠檬色。在血琼脂平板上的菌落较大，金黄色葡萄球菌的菌落周围可形成宽大透明的溶血环（β 溶血）。

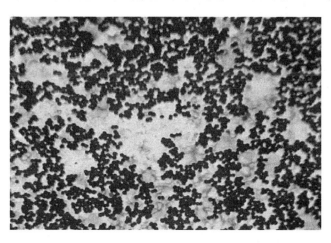

图 12 - 1　葡萄球菌（1000×）

3. 抗原构造

（1）葡萄球菌 A 蛋白（SPA）　存在于细胞壁的一种表面蛋白，能与人 IgG 的 Fc 段结合，因而可用含 SPA 的葡萄球菌作为载体，结合特异性抗体，进行协同凝集试验，检测多种微生物抗原。SPA 与 IgG 结合后形成的复合物具有抗吞噬作用、引起超敏反应、促进细胞分裂、损伤血小板等多种生物学活性。

（2）多糖抗原　为磷壁酸，是半抗原。

4. 分类　根据色素和生化反应不同分为三种葡萄球菌，其主要生物学性状如下（表 12 - 1）。

表 12 - 1　三种葡萄球菌的主要生物学性状

性状	金黄色葡萄球菌	表皮葡萄球菌	腐生葡萄球菌
菌落色素	金黄色	白色	白色或柠檬色
甘露醇分解	+	−	−
血浆凝固酶	+	−	−
α 溶素	+	−	−
耐热核酸酶	+	−	−
致病性	强	弱或无	无

5. 抵抗力　葡萄球菌是抵抗力最强的无芽孢细菌，80℃ 30 分钟死亡，耐高盐，对甲紫、红霉素较敏感，易产生耐药性，耐青霉素 G 的葡萄球菌高达 90% 以上，其中耐甲氧西林金黄色葡萄球菌尤为重要，已成为院内感染常见的致病菌。

知识链接

耐甲氧西林金黄色葡萄球菌及其耐药性

自 20 世纪 40 年代青霉素（penicilin）问世后，金黄色葡萄球菌所致感染受到较大的控制，但一些金黄色葡萄球菌因逐渐产生了青霉素酶，而表现出对青霉素的耐药。为此，科学家研究出能有效控制此类菌感染的甲氧西林（methicillin）。但后来英国的 Jevons 首次发现了耐甲氧西林金黄色葡萄球菌（MRSA）。从发现至今 MRSA 感染几乎遍及全球，成为院内和社区感染的重要病原菌之一。因 MRSA 几乎对所有的 β - 内酰胺类抗生素耐药，同时还对大环内酯类抗生素等多种抗菌药物表现出耐药性，治疗十分棘手。为避免 MRSA 的传播，平时应做好个人卫生，保持手部清洁，勤用肥皂洗手；对患者最好进行隔离治疗；操作时可戴上一次性手套以防接触到患者的体液；探视患者后要及时洗手。

二、致病性与免疫性

1. 致病物质　金黄色葡萄球菌致病性强，有多种致病物质，主要包括一些酶和外毒素。

（1）血浆凝固酶　能使含有抗凝剂的人或兔血浆发生凝固，因其可致血浆纤维蛋白沉积于菌体表面，故起到阻碍吞噬细胞吞噬和保护细菌免受杀菌物质伤害的作用。它是鉴定葡萄球菌有无致病性的标志性物质，也是葡萄球菌感染后易局限和形成血栓的原因所在。

（2）葡萄球菌溶血素　是一种外毒素，化学成分为蛋白质，对人类致病的主要是 α 溶血素，除对红细胞有溶血作用外，还能杀伤白细胞、血小板、成纤维细胞、肝细胞等，导致局部组织缺血和坏死。

（3）杀白细胞素　能损伤人和动物的中性粒细胞和巨噬细胞，导致机体免疫防御能力降低，此毒素有免疫原性，产生的抗体能阻止葡萄球菌感染的复发。白细胞的死亡成分可以形成脓栓，加重组织损伤。

（4）肠毒素　耐热，100℃ 30 分钟不被破坏，也不受胃液中蛋白酶的影响。肠毒素可引起以呕吐为主要症状的急性胃肠炎，即食物中毒。

（5）表皮剥脱毒素　又称表皮溶解毒素，该毒素是一种蛋白质，具有免疫原性，经甲醛处理后脱毒而成为类毒素。其引起烫伤样皮肤综合征（即剥脱性皮炎）。

（6）毒性休克综合征毒素 - 1（toxic shock syndrome toxin - 1，TSST - 1）　可引起发热、休克及脱屑性皮疹。TSST - 1 能增强机体对内毒素的敏感性，引起毒性休克综合征，导致机体多个器官的功能紊乱。

2. 所致疾病

（1）侵袭性疾病　主要引起化脓性炎症。金黄色葡萄球菌可通过多种途径侵入机体，导致局部组织或器官的多种感染，甚至全身性感染。

1）皮肤及软组织感染：如毛囊炎、疖、痈、睑腺炎、甲沟炎、伤口化脓等。其脓汁呈黄色且较为黏稠，病灶多局限，与周围组织界限明显。

2）内脏器官感染：如肺炎、中耳炎、胸膜炎、心内膜炎等。

3）全身性感染：若外力挤压疖、痈，切开未成熟脓肿，导致细菌扩散，引起败血症、脓毒血症等。

（2）毒素性疾病：由其产生的外毒素所引起的中毒性疾病。

1）食物中毒：进食含有葡萄球菌肠毒素食物引起。一般潜伏期为 1~6 小时，出现头晕、呕吐、腹泻等症状，发病 1~2 天可自行恢复，预后良好。该菌引起的食物中毒是夏秋季节常见的胃肠道疾病。

2）烫伤样皮肤综合征：由表皮剥脱毒素引起，多见于婴幼儿和免疫功能低下的成人，初起有红斑、起皱，继而形成水疱，至表皮脱落。

3）毒性休克综合征（TSS）：由毒性休克综合征毒素 -1 引起，主要表现为高热、低血压、皮疹伴有脱屑和休克等。

过去一直认为凝固酶阴性葡萄球菌不致病，现已证实它们是导致医院感染的重要病原菌，主要引起创伤感染、泌尿系统感染、细菌性心内膜炎、败血症及瓣膜修复术等术后感染，其中以表皮葡萄球菌最常见。

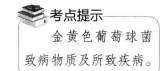
考点提示
　　金黄色葡萄球菌致病物质及所致疾病。

3. 免疫性　人类对其有一定的天然免疫力，但患病后所获免疫力不强，难以防止再次感染。

第二节　链球菌属

链球菌属（*Streptococcus*）是另一类常见的化脓性球菌。广泛分布于自然界和人体的鼻咽部、胃肠道等处，大多为人体正常菌群，少数为致病性链球菌，可引起人类多种感染及超敏反应性疾病。

一、链球菌

（一）生物学性状

1. 形态与染色　球形或卵圆形，链状排列，菌体直径 0.6~1μm，链的长短与细菌种型及生长环境有关。在液体培养基中呈长链（图 12 -2），固体培养基中常呈短链。在临床标本中分离到的细菌则以成对或短链状多见。无芽孢，无鞭毛，有菌毛样结构。

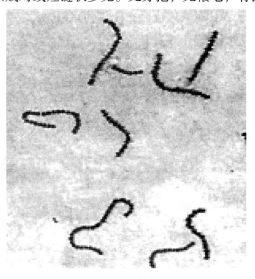

图 12 -2　链球菌（1000 ×）

2. 培养特性与生化反应 需氧或兼性厌氧。营养要求较高，在含有葡萄糖、血清或血液的培养基中才能生长。最适生长温度37℃，最适pH7.4~7.6。在血琼脂平板上经18~24小时培养，可形成灰白色、圆形、凸起、光滑、透明或半透明的小菌落，不同菌株有不同的溶血现象。在血清肉汤中成长链，呈絮状沉于管底，液体澄清。能分解葡萄糖产酸不产气，但不分解菊糖，不被胆汁或10%去氧胆酸钠溶解，故菊糖发酵和胆汁溶解试验常被用于甲型溶血性链球菌和肺炎链球菌的鉴别。

3. 分类

（1）按溶血现象分类（表12-2）。

名称	菌落特征	致病力	所致疾病
甲型（α）溶血性链球菌（又称草绿色链球菌）	菌落周围有1~2mm宽、草绿色溶血环，称α溶血	较弱，为呼吸道正常菌群，条件致病菌	龋齿、亚急性细菌性心内膜炎
乙型（β）溶血性链球菌（又称溶血性链球菌）	菌落周围形成2~4mm宽、边界清晰、完全透明的无色溶血环，称β溶血	致病力强	皮肤感染、咽炎、风湿热、肾炎
丙型（γ）链球菌（又称不溶血性链球菌）	菌落周围无溶血环	一般无致病力	偶尔引起疾病

（2）按抗原结构分类 根据链球菌细胞壁多糖成分（C抗原）的不同可将其分为A~H、K~V 20个群，对人致病的链球菌90%属A群，但近年B群链球菌引起的疾病有增多趋势。

4. 抵抗力 本菌抵抗力不强。在干燥的痰、尘埃及液体中生存数周至数月；60℃，30分钟可被杀死；对一般消毒剂敏感。乙型溶血性链球菌对青霉素、红霉素和磺胺等药物敏感。

（二）致病性与免疫性

1. 致病物质

（1）菌体表面结构 存在于链球菌胞壁中的脂磷壁酸（LTA）是该菌与皮肤和呼吸道黏膜等上皮细胞吸附的主要因素；存在于菌细胞壁中的M蛋白，具有抗吞噬作用。此外，M蛋白与心肌、肾小球基底膜具有共同抗原，故与某些超敏反应性疾病有关。

（2）外毒素 A群链球菌可产生多种外毒素。

1）致热外毒素：又称猩红热毒素，免疫原性强。对机体具致热及致皮疹作用。

2）链球菌溶素：由乙型溶血性链球菌产生，有两种类型。①链球菌溶素O（SLO）：是一种含-SH的蛋白质毒素，对红细胞的溶解作用比对其他细胞强；免疫原性强，链球菌感染后2~3周，85%~90%的患者血液中可出现SLO的抗体；还能破坏白细胞和血小板，对心脏有急性毒性作用。②链球菌溶素S（SLS）：无免疫原性，对氧稳定，对热和酸敏感。动物实验证明，SLS能引起血管内溶血及肾小管坏死，能抑制白细胞活性。

（3）侵袭性酶类 A群链球菌能产生多种侵袭性的胞外酶。

1）透明质酸酶：能分解疏松结缔组织基质中的透明质酸，使细菌易在组织中扩散，故又称扩散因子。

2）链激酶（SK）：能使血浆中的纤维蛋白溶酶原转化成纤维蛋白溶酶，可溶解血块或阻止血液凝固，有利于细菌扩散。重组链激酶已用于治疗急性心肌梗死患者。

3）链道酶（SD）：又称链球菌 DNA 酶。能分解脓液中黏稠的 DNA，使脓汁稀薄，促进细菌扩散。

2. 所致疾病 A 群链球菌引起的感染占人类链球菌感染性疾病的90%。其传染源为患者和带菌者。主要可引起以下三类疾病。

（1）急性化脓性炎症 经皮肤伤口感染，可引起丹毒、蜂窝组织炎、痈等。化脓病灶与周围组织界限不清，脓汁稀薄、带血色。此外，细菌还可沿淋巴管扩散，引起淋巴管炎及淋巴结炎。经呼吸道感染引起咽喉炎、扁桃体炎、鼻窦炎等。当机体抵抗力低下时细菌易侵入血流引起败血症。

（2）猩红热 是急性呼吸道传染病。临床特征为发热、咽峡炎、全身弥漫性鲜红色皮疹，疹退后会有明显的脱屑。少数患者出现心肾损害。

（3）链球菌 感染后引起的超敏反应性疾病某些 A 群链球菌急性感染 2~3 周后，可发生风湿热、急性肾小球肾炎等超敏反应性疾病。

其他群链球菌在一定条件下也可致病，如甲型溶血性链球菌可引起亚急性细菌性心内膜炎；B 群链球菌可致新生儿败血症、脑膜炎；变异链球菌与龋齿关系密切。

3. 免疫性 人体感染链球菌后，可获得一定的免疫力，主要是抗 M 蛋白抗体。链球菌感染几周至几个月内可在血清中测出此抗体，一般可维持 1~2 年，有的甚至持续 10~30 年．主要是增强吞噬细胞的吞噬功能。猩红热病后能建立牢固的同型抗毒素免疫。

二、肺炎链球菌

肺炎链球菌（*S. pneumoniae*），俗称肺炎球菌（pneumococcus）。常寄居于正常人鼻咽腔中，多数不致病，仅少数有致病力，可引起大叶性肺炎、中耳炎、鼻窦炎等。

（一）生物学性状

本菌为革兰阳性球菌，菌体呈矛头状，直径 0.5~1.5μm，常成双排列，钝端相对。在痰、脓汁中亦有单个或短链状排列。无鞭毛，无芽孢。有毒菌株在机体内形成荚膜，人工培养后其荚膜逐渐消失。本菌营养要求高，须在含血液或血清的培养基上才能生长。细菌可产生自溶酶，因此，培养48小时后的菌落常因部分自溶使中央凹陷呈脐窝状；在液体培养基中呈浑浊生长。对理化因素抵抗力较弱，对一般消毒剂敏感。荚膜株抗干燥力较强。

（二）致病性

肺炎链球菌的致病物质主要是荚膜。荚膜有抗吞噬作用，失去荚膜，细菌就失去致病力。临床上肺炎链球菌主要引起大叶性肺炎。该菌寄生在正常人的口腔及鼻咽腔，一般不致病，当机体免疫力下降时才致病。肺炎后可继发胸膜炎、脓胸，也可引起中耳炎、乳突炎、败血症和脑膜炎等。

第三节 奈瑟菌属

奈瑟菌属（*Neisseria*）为革兰阴性双球菌，对人致病的主要有脑膜炎奈瑟菌和淋病奈瑟菌两种。

一、脑膜炎奈瑟菌

脑膜炎奈瑟菌（*N. meningitidis*）俗称脑膜炎球菌（*meningococcus*），是流行性脑脊髓膜炎（流脑）的病原体。

（一）生物学性状

1. 形态与染色 为革兰阴性球菌，菌体呈肾型，常成双排列，两菌接触面平坦或略向内凹陷（图 12 - 3）。直径 0.6 ~ 0.8μm，无鞭毛，不形成芽孢。在患者脑脊液涂片中，多位于中性粒细胞内。人工培养的细菌多呈卵圆形或球形，排列不规则。新分离菌株有荚膜和菌毛。

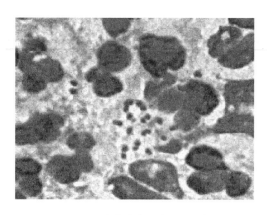

图 12 - 3 脑膜炎奈瑟菌（1000 ×）

2. 培养特性及生化反应 本菌对营养要求较高。最常用的是巧克力色血琼脂培养基。专性需氧。形成直径 1.0 ~ 1.5mm 的无色、透明、圆形似露滴状的菌落，无溶血现象。本菌绝大多数能分解葡萄糖或麦芽糖，产酸不产气。利用其能分解麦芽糖的特点可与淋病奈瑟菌区别。

3. 分类 根据荚膜多糖抗原不同可将其分为 13 个血清群。对人致病的多为 A、B、C 群，我国流行的 95% 为 A 群。

4. 抵抗力 对理化因素抵抗力弱，对干燥、热及寒冷等极为敏感，在室温中 3 小时即死亡，常用消毒剂可迅速将其杀死。对磺胺、青霉素、链霉素、氯霉素等敏感。对磺胺易产生耐药性。

> **考点提示**
> 脑膜炎奈瑟菌传播途径及致病特点。

（二）致病性和免疫性

1. 致病物质 有菌毛、荚膜和内毒素 - 脂寡糖。脂寡糖（LOS）是脑膜炎奈瑟球菌的主要致病物质。其作用于小血管和毛细血管，引起坏死、出血。

2. 所致疾病 人是唯一易感者，主要通过飞沫传播，带菌者为重要的传染源。6 个月—2 岁儿童因免疫力弱，是易感人群，发病率较高。当病原菌侵入鼻咽腔后，对于免疫力强者，无症状或仅有轻微的呼吸道炎症而引起咽喉疼痛。免疫力低下者，细菌可侵入血流引起菌血症或败血症，患者表现为突然恶寒、高热、恶心、呕吐，皮肤或黏膜出现出血点或出血斑。细菌突破血 - 脑屏障侵犯脑脊髓膜，引起化脓性炎症，即流行性脑脊髓膜炎，患者表现为剧烈头痛、喷射状呕吐、颈项强直等脑膜刺激症状及脑脊液的变化。严重者有微循环障碍、DIC、肾上腺出血甚至中毒性休克，预后不良。

3. 免疫性　机体感染后，可获得一定的免疫力，主要以体液免疫为主，再感染的可能性较小。母体的 IgG 类抗体可通过胎盘进入胎儿体内，故六个月以内的婴儿极少患流脑。

二、淋病奈瑟菌

淋病奈瑟菌（*N. gonorrhoeae*）俗称淋球菌（*gonococcus*），是淋病的病原体。淋病是目前国内发病率最高的性传播疾病。人是淋球菌唯一的宿主。

（一）生物学性状

1. 形态与染色　淋球菌的形态染色似脑膜炎奈瑟菌。急性淋病患者的细菌大多位于中性粒细胞内，而慢性患者则多在细胞外。无鞭毛、无芽孢、有菌毛，部分菌株有荚膜。

2. 培养特性与生化反应　需氧，初次分离时需供给 5% ~ 10% CO_2，营养要求高，常用巧克力色血琼脂培养基。只分解葡萄糖，产酸不产气，不分解其他糖类。

3. 抵抗力　淋球菌对热、冷、干燥极为敏感。对磺胺、青霉素敏感，但易产生耐药性。

（二）致病性与免疫性

1. 致病物质　主要为菌毛、内毒素等。

2. 所致疾病　淋球菌主要通过性接触传播，淋病患者或无症状携带者是本病的传染源。患者分泌物污染的衣物、毛巾、浴盆等均有传染性。男性感染可发生尿道炎、前列腺炎及附睾炎，排出的尿液带有黄色而黏稠的脓汁并伴有尿痛症状。女性感染可引起阴道炎、宫颈炎，排出黏液性、脓性分泌物，以后可发展为盆腔炎，导致不育症。当母体患有淋病时，胎儿可通过产道感染而发生淋病性眼结膜炎，俗称为脓漏眼。

> **考点提示**
> 淋病奈瑟菌的传播途径及致病特点。

3. 免疫性　人类普遍易感。多数患者可自愈，并出现 IgM、IgG、sIgA 抗体，但免疫并不能持久，再次感染的现象普遍存在。

第四节　化脓性球菌感染的标本采集及防治原则

一、标本采集及注意事项

应根据感染部位的不同，采取不同的标本。采集标本前应明确检查目的，严格按要求操作，如采集前应先准备好标本盛放容器，贴好标签等。

1. 血液　正常人体的血液是无菌的，当某些化脓性感染引起菌血症或败血症时，血液中便可出现细菌。采取血液必须在抗生素使用之前进行。通常用肉汤培养基 50ml，静脉采血 3 ~ 5ml，床边接种注入培养基瓶中，立即送检。

2. 脓汁　已经破溃或暴露于体表的开放性病灶，应先清洗消毒病灶周围，拭去表面的分泌物，再采取较深部的脓液或分泌物，立即装入无菌试管内送检，以供涂片、培养等多种检查。采集标本必须在每次换药或用药之前。深部或其他闭锁性脓肿，应以无菌方法穿刺抽取脓液。对疑为淋病的泌尿生殖道脓性分泌物标本，应防止干燥和低温，采集后置于含有液体培养基的试管内立即送检。

3. 咽拭子　常用于检查脑膜炎奈瑟菌的带菌者及链球菌引起的呼吸道炎症。取材应于抗菌治疗之前早晨起床后，患者先以清水漱口，以无菌棉拭子，在咽后壁、扁桃体、悬雍垂的后侧反复涂抹数次，如肉眼发现咽部有明显炎症，应多涂擦。棉拭子不应接触口腔黏

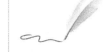

膜及舌面。取后应置于无菌试管内送检。

4. 痰液 疑为大叶性肺炎患者，可于使用抗菌药物治疗之前取铁锈色痰送检。

5. 脑脊液 正常脑脊液是无菌的。脑膜炎奈瑟菌、肺炎链球菌、B 群链球菌等多种病原性球菌，均可引起化脓性脑膜炎。脑脊液的细菌学检查是确诊各种脑膜炎的最可靠方法。由临床医师以无菌操作穿刺抽取脑脊液 3 ~ 5ml，置于无菌试管中送检。因脑膜炎奈瑟菌抵抗力极弱且易自溶，肺炎链球菌也易死亡。故均需采集后立即送检。如作细菌培养检查，还应注意保温（最好床边接种），切不可放置于冰箱或低温保存。

6. 瘀斑内容物 疑为脑膜炎奈瑟菌引起的皮肤出血瘀斑，可先局部消毒后用无菌针头挑破出血瘀斑，挤出少量血性组织液，制成瘀斑压片涂片送检。

二、防治原则

（一）一般防治

注意个人卫生和公共卫生。及时发现和治疗患者，皮肤创伤要及时彻底消毒。医护人员要严格执行无菌操作规程，防止医源性交叉感染。根据药敏试验选用敏感药物进行治疗。加强食品卫生监督，注意饮食卫生，防止葡萄球菌引起的食物中毒；对链球菌引起的急性咽炎扁桃体炎（尤其儿童），要早期彻底治疗，以防止超敏反应性疾病的发生；流脑流行期间，短期应用磺胺药口服或滴鼻可预防。淋病的防治则应早期发现并及时隔离和治疗患者，采取综合治理措施，取缔娼妓，普及预防知识。

（二）特异性预防

1. 流脑 A 群多糖菌苗 预防儿童流脑保护率达 95%。

2. 葡萄球菌自身菌苗 用于治疗反复发作的疖病有一定疗效。

本章小结

菌名	主要生物学性状	主要致病物质	所致疾病
金黄色葡萄球菌	革兰阳性球菌，呈葡萄串状排列，无芽孢、鞭毛，一般不形成荚膜，营养要求不高。葡萄球菌是抵抗力最强的无芽孢细菌	细菌的一些结构蛋白；酶，如血浆凝固酶等；外毒素，如葡萄球菌溶血素、杀白细胞素、表皮剥脱毒素、毒性休克综合征毒素 –1、肠毒素等	常引起皮肤、皮下软组织化脓，内脏器官的脓肿，也能引起全身性感染；金黄色葡萄球菌引起的毒素性疾病包括食物中毒、烫伤样皮肤综合征及毒素休克综合征
A 群链球菌	球形或卵圆形，链状排列，无芽孢，无鞭毛。营养要求较高	菌体表面结构，如脂磷壁酸、M 蛋白等；酶，如透明质酸酶、链道酶、链激酶；外毒素，如致热外毒素、链球菌溶素	化脓性感染、中毒性疾病、超敏反应性疾病
肺炎链球菌	革兰阳性球菌，无鞭毛，无芽孢，在机体或血清的培养基中能形成荚膜，营养要求高	荚膜等	临床上肺炎链球菌主要引起大叶性肺炎。该菌寄生在正常人的口腔及鼻咽腔，一般不致病，当机体免疫力下降时才致病
脑膜炎奈瑟菌	革兰阴性双球菌，菌体呈肾形，无鞭毛，不形成芽孢，营养要求较高，常用巧克力色血琼脂培养基，专性需氧	菌毛、荚膜和 LOS 等	流行性脑脊髓膜炎，一般表现为 3 种临床类型，如普通型、暴发型、慢性败血症型

续表

菌名	主要生物学性状	主要致病物质	所致疾病
淋病奈瑟菌	淋球菌的形态染色似脑膜炎奈瑟菌。无鞭毛、无芽孢，有菌毛，部分菌株有荚膜，营养要求较高，常用巧克力色血琼脂培养基，专性需氧	菌毛、内毒素等	男性感染可发生尿道炎、前列腺炎及附睾炎；女性感染可引起尿道炎或子宫颈炎；当母体患有淋病时，胎儿可通过产道感染而发生淋病性眼结膜炎

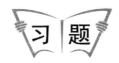

习 题

一、选择题

【A1 型题】

1. 金黄色葡萄球菌所致皮肤化脓性感染多为局限性，是因该菌能产生

   A. 溶血毒素　　　　　　　B. 杀白细胞素　　　　　C. 血浆凝固酶

   D. DNA 酶　　　　　　　　E. 耐热核酸酶

2. 在化脓性感染中，能促使感染局限化的细菌代谢产物是

   A. 血浆凝固酶　　　　　　B. 链道酶　　　　　　　C. 透明质酸酶

   D. 链激酶　　　　　　　　E. 链球菌 DNA 酶

3. 金黄色葡萄球菌产生的毒素是

   A. θ 毒素　　　　　　　　B. 红疹毒素　　　　　　C. 紫癜形成因子

   D. 致死因子　　　　　　　E. 杀白细胞素

4. 与链球菌无关的疾病是

   A. 过敏性鼻炎　　　　　　B. 扁桃体炎　　　　　　C. 感染性心内膜炎

   D. 中耳炎　　　　　　　　E. 猩红热

5. 下列对热抵抗力最强的是

   A. 伤寒沙门菌　　　　　　B. 大肠埃希菌　　　　　C. 结核分枝杆菌

   D. 金黄色葡萄球菌　　　　E. 乙型溶血性链球菌

6. 淋病奈瑟菌的主要传播途径是

   A. 呼吸道传播　　　　　　B. 消化道传播　　　　　C. 创伤伤口感染

   D. 性接触传播　　　　　　E. 节肢动物叮咬

7. 肺炎链球菌的致病物质主要是

   A. 内毒素　　　　　　　　B. 外毒素　　　　　　　C. 侵袭性酶

   D. 荚膜　　　　　　　　　E. 菌毛

8. 引起成人大叶性肺炎最常见的细菌是

   A. 嗜肺军团菌　　　　　　B. 肺炎链球菌　　　　　C. 肺炎支原体

   D. 肺炎克雷伯杆菌　　　　E. 非典型分枝杆菌

9. 有关脑膜炎奈瑟菌的致病性下列错误的是

   A. 主要致病物质是外毒素

   B. 荚膜能抵抗吞噬细胞的吞噬

C. 菌毛是其致病物质之一

D. 细菌首先侵入人体鼻咽部

E. 可致流行性脑脊髓膜炎

10. 引起流行性脑脊髓膜炎的病原体是

A. 流行性乙型脑炎病毒　　　　　　　　　B. 森林脑炎病毒

C. 流感杆菌　　　　　　　　　　　　　　D. 脑膜炎奈瑟菌

E. 新生隐球菌

11. 引起烫伤样皮肤综合征的微生物是

A. 钩端螺旋体　　　　　　　　　　　　　B. 衣原体

C. 产气荚膜杆菌　　　　　　　　　　　　D. 炭疽杆菌

E. 金黄色葡萄球菌

12. 关于 A 群链球菌，下列错误的是

A. 是链球菌中致病力最强者

B. 所致化脓性感染易扩散

C. 可引起变态反应性疾病

D. 可产生多种外毒素和胞外酶

E. 多数菌株对青霉素耐药

13. 下列关于淋病奈瑟球菌，叙述正确的是

A. 淋病奈瑟菌感染主要由呼吸道传播

B. 淋病奈瑟菌为 G⁺ 球菌

C. 人是淋病奈瑟菌唯一宿主

D. 淋病奈瑟菌不产生 β - 内酰胺酶

E. 淋病奈瑟菌的有毒株无菌毛

【A2 型题】

14. 某校多名学生在食堂进餐后数小时出现恶心、呕吐症状。取剩余食物作细菌培养，培养物呈金黄色，可产生血浆凝固酶，可分解甘露醇。你认为最有可能的诊断是

A. 细菌性食物中毒　　　B. 细菌性痢疾　　　C. 霍乱

D. 非细菌性食物中毒　　E. 肉毒毒素中毒

15. 患者剧烈头痛，伴有喷射性呕吐 3 小时入院。查体：皮肤有多处出血性瘀斑，脑膜刺激征（＋）。脑脊液作巧克力色血琼脂培养基培养，菌落呈无色、透明、圆形似露滴状的，无溶血现象。你认为最有可能的诊断是

A. 流行性脑脊髓膜炎　　B. 脑中风　　　　　C. 流行性乙型脑炎

D. 中毒性痢疾　　　　　E. 肉毒毒素中毒

【X 型题】

16. 关于血浆凝固酶，下列正确的是

A. 绝大多数金黄色葡萄球菌可产生

B. 可阻止吞噬细胞对细菌的吞噬和杀灭

C. 与感染易于局限化有关

D. 能保护细菌免受血清中杀菌物质的作用

E. 是鉴别葡萄球菌有无致病性的重要指标

17. 链球菌引起化脓性病灶脓汁稀薄且易扩散，其主要原因是病原菌产生

  A. 透明质酸酶   B. 血浆凝固酶   C. 链激酶

  D. 链道酶   E. 溶血毒素

18. SPA 与 IgG 结合后的复合物具有

  A. 促进吞噬   B. 抗吞噬   C. 损伤血小板

  D. 促进细胞分裂   E. 引起超敏反应

19. 淋病奈瑟菌可引起的疾病是

  A. 尿道炎   B. 阴道炎   C. 宫颈炎

  D. 急性肾小球肾炎   E. 新生儿眼结膜炎

20. 金黄色葡萄球菌可引起的疾病是

  A. 甲沟炎   B. 脓毒血症   C. 烫伤样皮肤综合征

  D. 气性坏疽   E. 食物中毒

21. A 群链球菌引起的变态反应疾病有

  A. 猩红热   B. 风湿热   C. 咽炎

  D. 急性肾小球肾炎   E. 类风湿关节炎

二、思考题

患者，男，28 岁。因恶心、呕吐、腹痛、腹泻 3 小时急诊入院。入院前 1 天晚上朋友聚餐，同桌的 8 人中有 7 人有类似症状。

请问：

1. 该患者可能是患什么病？还需做哪些检查？

2. 接诊后应采取哪些护理措施？

3. 如何对该患者及家属进行健康指导？

（杨朝晔）

扫码"练一练"

第十三章　主要经呼吸道感染的细菌

学习目标

1. **掌握**　结核分枝杆菌的生物学性状、致病性、免疫性。

2. **熟悉**　结核分枝杆菌的检查方法；白喉棒状杆菌、流感嗜血杆菌和百日咳鲍特菌的生物学性状和致病性。

3. **了解**　流感嗜血杆菌和百日咳鲍特菌的微生物学检查及特异性预防方法。

4. 会根据结核菌素试验结果解释受试者对结核分枝杆菌的免疫状况。

案例导入

患者，男，35岁。因发热、胸痛、咳嗽、血痰1周入院。近3个月来有低热、午后体温增高、咳嗽等症状，曾以阿莫西林等药治疗，疗效欠佳。1周来体温增高、咳嗽加剧，痰中带血。半年来有明显厌食、消瘦、夜间盗汗。入院检查，患者T 38℃，P 88次/分，R 28次/分。营养稍差、消瘦、神志清楚。胸部检查见右下肺及左肺叩诊清音，听诊右下肺呼吸音减弱。胸部X线片检查可见双肺纹理增粗，右肺尖有片状阴影。取痰液作细菌培养和抗酸检查均为阴性，结核菌素试验（＋＋＋）。再次取痰送检，浓缩集菌后涂片抗酸性细菌（＋）。

请问：

1. 根据该患者的症状和检查结果，判断该患者患何种疾病？为什么？

2. 对此类患者应如何护理和卫生宣教？

呼吸道感染细菌指能侵犯呼吸道，引起呼吸道局部病变及以呼吸道为侵入门户引起呼吸道以外组织器官病变的一类细菌。呼吸道感染细菌主要有结核分枝杆菌、白喉棒状杆菌、嗜肺军团菌、百日咳鲍特菌等。

第一节　结核分枝杆菌

分枝杆菌属（*Mycobacterium*）是一类细长略弯曲的杆菌，细胞壁中含有大量脂质，主要是分枝菌酸，与其染色性、生长特性、致病性、抵抗力等密切相关。一般不易着色，若经加温或延长染色时间而着色后能抵抗强脱色剂盐酸乙醇的脱色，故又名抗酸杆菌（acid‐fast bacilli）。分枝杆菌种类较多，对人致病的主要有结核分枝杆菌和麻风分枝杆菌。

结核分枝杆菌（*M. tuberculosis*）俗称结核杆菌，是引起结核病的病原菌。对人有致病性的结核杆菌有人型、牛型、非洲型。可侵犯身体各器官，但以肺结核最多见。结核病为全球性严重的传染病，近年已成为艾滋病患者死亡的首要病因。

一、生物学性状

（一）形态结构与染色

结核杆菌长 1～4μm，宽约 0.4μm，具有分枝特征，可见纵行条索排列，在陈旧病灶或临床治疗后标本材料中，结核杆菌可发生变异，出现菌体断裂或形成非抗酸性革兰阳性的短杆状。该菌无芽孢和鞭毛，胞壁外有一层荚膜。常用抗酸染色法染色，结核杆菌被染成红色（图 13-1），为抗酸染色阳性菌。

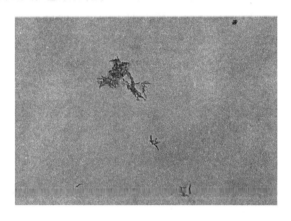

图 13-1　结核分枝杆菌形态（抗酸染色）

（二）培养特性与生化反应

营养要求高，专性需氧，最适生长温度为 37℃，低于 30℃ 不生长，最适 pH 为 6.5～6.8。常用 Lowenstein-Jensen 固体培养基，内含蛋黄、甘油、马铃薯、无机盐和孔雀绿等。孔雀绿可抑制杂菌的生长，便于分离和长期培养。蛋黄含脂质生长因子，能刺激生长。结核杆菌细胞壁的脂质含量高，影响营养物质的吸收，所以生长缓慢，在固体培养基上 2～4 周才可见菌落生长。典型的菌落为粗糙型，呈颗粒、结节或菜花状，乳白色或米黄色，不透明。在液体培养基中由于细菌脂质含量高，具有疏水性，并有需氧的要求，故易形成皱褶的菌膜浮于液面。

（三）抵抗力

结核杆菌细胞壁中含大量脂质，可以防止菌体水分的丢失，故对干燥有较强的抵抗力。黏附在尘埃上的细菌可保持传染性 8～10 天，在干燥的痰内可存活 6～8 个月，在 3% 盐酸、6% 硫酸和 4% 氢氧化钠中作用 15 分钟不受影响。因此常用酸、碱处理有杂菌污染的标本和消化标本中的黏稠物质，对 1:13000 孔雀绿或 1:75000 结晶紫有抵抗力，将此加入培养基中可抑制杂菌生长。

该菌对湿热敏感，在液体中加热 62～63℃ 15 分钟或煮沸即被杀死。对紫外线敏感，直接日光照射 2～3 小时可被杀死，可用于结核患者衣服、书籍等的消毒。对酒精敏感，在 75% 酒精中 2 分钟死亡。对链霉素、异烟肼、利福平、环丝氨酸、乙胺丁醇、卡那霉素、对氨基水杨酸等敏感，但是长期用药容易出现耐药性。

（四）变异性

结核杆菌可发生形态、菌落、毒力、免疫原性和耐药性等变异。1908 年法国科学家卡氏和介氏二人将有毒的牛型结核杆菌培养在含甘油、胆汁、马铃薯的培养基中经 13 年 230 次传代，获得减毒活菌菌株（卡介苗，BCG），用于预防结核病。

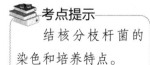

考点提示
　结核分枝杆菌的染色和培养特点。

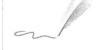

二、致病性与免疫性

结核杆菌不产生内、外毒素及侵袭性酶类。其致病性与细菌在组织细胞内大量繁殖引起的炎症、菌体成分和代谢产物的毒性以及机体对菌体成分产生的免疫损伤有关。

（一）致病物质

1. 荚膜结核杆菌的致病作用 ①抗吞噬作用：能抑制吞噬体与溶酶体融合，使侵入的病原菌逃逸溶酶体酶的杀伤与消化。②黏附作用：荚膜能与吞噬细胞表面的 C3b 受体结合，有助于结核杆菌的黏附、侵入。③荚膜可阻止药物及化学物质透入菌体内。

2. 脂质 脂质的含量与毒力有密切关系。脂质的毒性成分有：①磷脂：能促使单核细胞增生，引起结核结节形成与干酪样坏死。②索状因子：为 6，6 - 双分枝菌酸和海藻糖结合的一种糖脂，此因子能使细菌在液体培养基中呈索状排列而得名。存在于有毒力的结核杆菌细胞壁中，它能损伤细胞线粒体膜，影响细胞呼吸，抑制白细胞游走和引起慢性肉芽肿。③蜡质 D：是一种肽糖脂和分枝菌酸的复合物，具有佐剂作用，能激发机体产生针对结核菌蛋白的细胞免疫应答，产生迟发型超敏反应。④硫酸脑苷脂：可抑制吞噬细胞中吞噬体与溶酶体融合使结核杆菌能在吞噬细胞内长期存活。

3. 蛋白质 结核杆菌有多种蛋白质成分，结核菌素是其中的主要成分。本身无毒，但和蜡质 D 结合后能诱发超敏反应，引起组织坏死和全身中毒症状，并在结核结节的形成中起一定的作用。

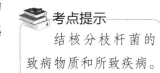

考点提示
结核分枝杆菌的致病物质和所致疾病。

（二）所致疾病

结核杆菌可通过呼吸道、消化道及损伤的皮肤黏膜等多种途径侵入易感机体，可引起多种组织器官的感染，但其中经呼吸道感染的肺结核最为多见。传染源多为体外排菌的空洞型肺结核患者。

1. 原发感染 一般见于儿童。原发灶、淋巴管炎和肿大的肺门淋巴结称为原发综合征。X 线检查见哑铃型阴影为其主要特征。原发复合征常能自愈，仅留钙化点，但病灶内常有一定量的结核杆菌长期潜伏，不断刺激机体维持特异性免疫，也可作为日后内源性感染的渊源。仅少数免疫力低下患者，引起粟粒型肺结核。

2. 急性血行播散性肺结核 一般表现为两肺广泛均匀分布的，大小、密度一致的粟粒状阴影；亚急性或慢性者病变以上、中肺野为主，病灶可相互融合。

3. 结核性胸膜炎 分为干性胸膜炎及渗出性胸膜炎。干性胸膜炎 X 线片检测无明显阳性征象。渗出性胸膜炎可有小量胸腔积液，影像学表现为横膈阴影增厚、肋膈角变浅。若出现中等量或大量胸腔积液，可表现为外高内低分布均匀大片致密阴影。

4. 继发性感染 一般见于成人。病灶亦以肺部多见。结核杆菌可以是外来的（外源性感染）或潜伏在病灶内的（内源性感染）。由于机体已有特异性细胞免疫，故对结核杆菌有较强的局限能力。因此，原发后感染的病灶常限于局部，被纤维囊包绕的干酪样坏死灶可钙化而痊愈。重者可呈大叶性浸润、空洞形成、支气管播散等。若干酪样坏死被液化，排入邻近支气管，大量结核杆菌随痰排出体外，传染性很强，此为开放性肺结核。

5. 肺外感染 结核分枝杆菌常导致淋巴结、骨、关节、肾及脑膜等部位的结核病。

（三）免疫性

人类对结核杆菌感染率很高，但发病率不高，这表明人类机体对结核杆菌有一定免疫力。机体感染结核杆菌后，虽能产生多种抗体，但这些抗体无保护作用。抗结核免疫主要是细胞免疫。抗结核免疫特点是当结核杆菌或其组分在机体内存在时才有免疫力，所以属于感染免疫（infection immunity），又称有菌免疫。当机体内结核杆菌或其组分全部消失后，抗结核免疫也随之消失。

（四）免疫与超敏反应

随着机体对结核杆菌产生保护作用的同时，也可以看到有迟发型超敏反应的发生，两者均为 T 细胞介导的结果。从郭霍现象（Koch phenomenon）可以看到，将结核杆菌初次注入健康豚鼠皮下，10 ~ 14 天后局部溃烂不愈，附近淋巴结肿大，细菌扩散至全身，表现为原发感染的特点。若用结核杆菌对以前曾感染过结核的豚鼠进行再感染，则于 1 ~ 2 天内局部迅速发生溃烂，易愈合；附近淋巴结不肿大，细菌亦很少扩散，表现为原发后感染的特点。可见，再感染时溃疡浅、易愈合、不易扩散，表明机体已有一定免疫力。但再感染时溃疡发生快，说明产生免疫的同时有超敏反应的参与。

近年来研究表明，结核杆菌诱导机体产生免疫和迟发型超敏反应的物质不同。超敏反应主要由结核菌蛋白和腊质 D 共同引起，而免疫则由结核杆菌核糖体 RNA 引起。因两种不同抗原成分激活不同的 T 细胞亚群释放不同的细胞因子所致。

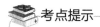 **考点提示**
　结核分枝杆菌的免疫特点。

知 识 链 接

结核菌素试验

Robert Koch 于 1890 年研制成功结核菌素（OT），最初曾把这种结核菌的活性蛋白物质接种到人体，试图产生治疗作用，但没有获得成功。他把培养的结核菌接种在未曾感染过结核菌豚鼠的皮下，局部开始发生缓慢的（两周左右）结核病变，但症状却很严重，甚至死于结核病。相反，若给已经感染过结核菌的豚鼠接种结核菌，局部病变发生时间短（2 ~ 3 天）而且明显。说明机体第一次感染结核菌后，对第二次感染有一定的抵抗力，这种反应称为郭霍现象。目前，世界各国仍然在儿童青少年等中采用 OT 试验，对局部出现肿块、溃疡等阳性反应者，作为诊断结核菌感染的主要根据，并以 OT 试验作为流行病学调查与卡介苗接种效果等的指标。

三、标本采集及防治原则

（一）标本采集

标本的选择根据感染部位，可取痰、支气管灌洗液、尿、粪便、脓汁、胸水、腹水、脑脊液等。儿童常将痰咽下，可取洗胃液检查。如标本含菌量少，可先集菌以提高检测的阳性率。有杂菌的标本如痰、支气管灌洗液、尿、粪便等标本需经酸碱处理、浓缩集菌后进行检测，涂片后用抗酸染色镜检可初步诊断。将处理后的标本接种于固体培养基上，分离培养后，可进一步做生化、药敏等测定。

近年来已将聚合酶链反应（PCR）扩增技术应用于结核杆菌 DNA 鉴定。

（二）防治原则

1. 预防　除进行卫生宣传教育，对结核病患者早期发现、隔离、积极治疗和防止结核病的传播外，主要是特异性预防，即接种卡介苗，接种后免疫力可维持 3 ~ 5 年。

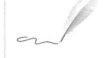

2. 治疗 结核病的药物治疗应遵循的原则是：早期发现，早期治疗，联合用药，彻底治愈。第一线的药物有利福平、异烟肼、乙胺丁醇和链霉素。利福平和异烟肼合用可以减少耐药性的产生。

第二节　其他呼吸道感染细菌

课程思政

其他常见呼吸道感染细菌的生物学性状、主要致病物质、所致疾病和临床表现如下（表13－1）。

考点提示

白喉棒状杆菌的致病物质；百日咳鲍特菌的临床表现。

表 13－1　其他常见呼吸道感染细菌

种类	生物学性状	主要致病物质	所致疾病	主要临床表现
白喉棒状杆菌	菌体一端或两端膨大成棒状。革兰染色阳性，用亚甲蓝或奈瑟法染色可见异染颗粒。需氧或兼性厌氧，在凝固血清培养基上形成灰白、圆形的菌落，异染颗粒明显，形态典型。亚碲酸盐血琼脂上生长的菌落呈黑色，可分为重型、中间型和轻型三个类型	白喉毒素是主要致病物质，能抑制敏感细胞的蛋白质合成，引起组织坏死。白喉毒素毒性强，高度抗原性，分为A、B两个亚单位，B为结合亚单位，可协助A亚单位进入细胞质通过干扰细胞内蛋白质的合成致细胞变性坏死	所致疾病为白喉。白喉多在秋冬季流行，人对白喉棒状杆菌普遍易感，但儿童最易感	菌体随飞沫侵入咽喉部，由于细菌和毒素使局部黏膜上皮细胞坏死、炎症细胞浸润，血管渗出液中含有纤维蛋白，将炎症细胞、黏膜坏死组织和细菌凝聚一起，形成灰白色膜状物，称为假膜。假膜容易脱落而引起呼吸道阻塞，导致呼吸困难或窒息，是早期致死的主要原因。如毒素被吸收进入血液，引起心肌炎、软腭麻痹、声嘶、肾上腺功能障碍等病变
流感嗜血杆菌（流感杆菌）	革兰染色阴性小杆菌，可呈多形态。多数菌株有菌毛。毒力株初培养有荚膜。在普通培养基上不生长。生长需要X和V因子。流感杆菌在巧克力平板培养基上，培养24小时后生成细小、无色透明露滴状菌落	内毒素是主要的致病物质。荚膜有抗吞噬作用。菌毛有黏附人类口咽部细胞的作用。致病力强的流感杆菌具有IgA蛋白酶，能水解sIgA，降低局部免疫力	流感杆菌广泛寄居在人上呼吸道，冬季带菌率高，易发病。流感杆菌主要通过呼吸道在人间传播，引起某些器官急性化脓性感染	原发感染是由有荚膜的强毒株引起的急性化脓性感染，如脑膜炎、鼻咽炎、肺炎、化脓性关节炎等，以小儿多见。继发感染多由寄居于上呼吸道无荚膜菌株引起，常继发于流感、麻疹等疾病，表现有慢性支气管炎、鼻窦炎等，以成人多见
百日咳鲍特菌	革兰阴性菌，卵圆形短小杆菌，有毒力菌株有荚膜和菌毛。最适温度37℃，需氧，最适pH值为6.8～7.0。在鲍－金培养基上可见细小、光滑、银灰色的菌落，周围有模糊的溶血环，常发生光滑型至粗糙型变异	致病物质包括：①百日咳外毒素是主要的致病因子。②腺苷酸环化酶毒素抑制巨噬细胞功能。③血凝素与黏附上皮细胞有关。其次还有荚膜、菌毛、内毒素参与致病	引起人类百日咳。患者和非典型患者是传染源。主要通过飞沫经呼吸道传播。易感儿童接触患者后发病率接近90%，1岁以下患儿病死率高	潜伏期1～2周。病程分为3期。①发病早期（卡他期）：仅有轻度咳嗽，1～2周。细菌此时大量繁殖并随飞沫排出，传染性强。②痉咳期：2～5周，出现阵发性、痉挛性咳嗽，大量黏稠分泌物不能排出，呈现出特殊的高音调鸡鸣样吼声。③恢复期：2～3周。阵咳减轻，鸡鸣样吼声消失。由于病程较长，以咳嗽症状为主，故名百日咳
嗜肺军团菌	革兰阴性小杆菌，有显著多形性。有菌毛和鞭毛，能运动。Gimenez或Dieterle镀银染色法，分别染成红色和黑褐色。专性需氧菌，最适温度35℃，在活性炭－酵母浸出液琼脂中生长良好，菌落颜色多变，并有臭味	致病物质有多种酶类、内毒素样物质和外毒素。其产生的酶类和细胞毒素，具有抑制吞噬细胞活化、防止吞噬体和溶酶体融合的作用，使被吞噬的细胞不被杀死，反而在胞内生长繁殖，导致吞噬细胞死亡	可引起军团病（有肺炎型和流感样型两种），主要通过呼吸道吸入带菌飞沫或气溶胶而感染。夏秋季发病率高，既可暴发流行也可散发	①肺炎型：潜伏期为2～6天，有高热、呼吸系统症状及全身中毒性表现。常有干咳、少量黏液痰、血丝、咯血、胸痛等症状。患者可因休克、呼吸衰竭、肾功能衰竭而死亡。病死率约为16%。②流感样型：病情温和，有自限性，以肌痛、发热、头痛为特点。无肺部炎症表现，胸片检查无异常，预后良好，无死亡病例

本章小结

种类	生物学特征	致病物质	所致疾病
结核分枝杆菌	抗酸染色阳性，常用 Lowenstein – Jensen 固体培养基培养	菌体成分为主要致病物质包括脂质（磷脂、索状因子、蜡质 D 和硫酸脑苷脂）、蛋白质和荚膜	常见肺结核，有原发感染和继发感染两种类型
白喉棒状杆菌	革兰染色阳性，亚甲蓝或奈瑟法染色可见异染颗粒	主要是白喉外毒素	常见引起儿童的白喉
流感嗜血杆菌	革兰染色阴性小杆菌，在 X 和 V 因子存在的巧克力琼脂平板上可以生长	主要是内毒素、荚膜和菌毛	原发感染：急性化脓性感染，如鼻咽炎、肺炎等。继发感染：表现有慢性支气管炎、鼻窦炎等
百日咳鲍特菌	革兰阴性小杆菌，在鲍 - 金培养基上可见细小、光滑、银灰色的菌落，周围有模糊的溶血环。	致病物质主要是百日咳外毒素、腺苷酸环化酶毒素，血凝素	引起人类百日咳
嗜肺军团菌	革兰阴性小杆菌，在活性炭 - 酵母浸出液琼脂中生长良好	主要致病物质包括多种酶类、内毒素样物质和外毒素	引起军团病（有肺炎型和流感样型两类）

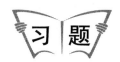

习 题

一、选择题

【A 型题】

1. 下列细菌经抗酸染色后被染成红色的是

　　A. 结核分枝杆菌　　　　B. 白喉棒状杆菌　　　　C. 肺炎链球菌

　　D. 流感嗜血杆菌　　　　E. 百日咳鲍特菌

2. 某机体结核菌素试验阳性表明

　　A. 正在患结核病

　　B. 未患结核病

　　C. 未感染过结核分枝杆菌，对其无免疫力

　　D. 曾经感染过结核分枝杆菌，对其有免疫力

　　E. 曾经感染过结核分枝杆菌，对其无免疫力

3. 人体可以患结核病的器官是

　　A. 除了牙齿和头发外都可以　　　　　　　　B. 只有肺结核

　　C. 只有骨结核　　　　　　　　　　　　　　D. 只有淋巴结核

　　E. 只有肾结核

4. 国家儿童计免规划程序规定，新生儿接种卡介苗的时间是

A. 出生后 24 小时内　　　　　　　　　B. 出生后 2 天

C. 出生后 1 周　　　　　　　　　　　　D. 出生后 1 月

E. 出生后 8 个月

5. 关于白喉棒状杆菌的描述，错误的是

A. 革兰阳性棒状杆菌

B. 主要释放白喉毒素致病

C. 白喉毒素可抑制细胞蛋白质合成

D. 抗 "O" 试验可用于判断机体对白喉有无免疫力

E. 产生毒素与 β – 棒状杆菌噬菌体感染有关

6. 百日咳的传播途径主要通过

A. 血液　　　　　　　　B. 粪便　　　　　　　　C. 尿液

D. 飞沫　　　　　　　　E. 眼结膜分泌物

7. 结核杆菌的致病物质不包括

A. 硫酸脑苷脂　　　　　B. 蜡质 D　　　　　　　C. 索状因子

D. 磷脂　　　　　　　　E. 内毒素

8. 结核杆菌的免疫特点是

A. 体液免疫　　　　　　B. 感染免疫　　　　　　C. 产生中和抗体

D. 产生　　　　　　　　E. 内毒素

9. 流感嗜血杆菌在哪种培养基上可以生长

A. 巧克力培养基　　　　B. SS 培养基　　　　　　C. MH 培养基

D. 碱性琼脂培养基　　　E. 厌氧培养基

10. 流感嗜血杆菌的生长必须有

A. 神经生长因子　　　　B. V 和 X 因子　　　　　C. 细胞因子

D. 乙型溶素　　　　　　E. 维生素

【X 型题】

11. 结核分枝杆菌可发生的变异包括

A. 毒力　　　　　　　　B. 形态　　　　　　　　C. 耐药性

D. 菌落　　　　　　　　E. 对氧气的需求

12. 关于结核分枝杆菌的微生物学检验，正确的包括

A. 可将标本直接涂片，抗酸染色观察

B. 标本浓缩集菌后会提高检出率

C. 标本接种罗氏培养基培养 24 小时可见粗糙型菌落

D. 常选用家兔作动物试验鉴别结核分枝杆菌

E. 可用 PCR 技术检测标本中的结核分枝杆菌

13. 百日咳鲍特菌与黏附宿主细胞有关的致病物质是

A. 内毒素　　　　　　　B. 荚膜　　　　　　　　C. 百日咳毒素

D. 气管细胞毒素　　　　E. 红细胞凝集毒素

14. 流感嗜血杆菌的致病物质有

A. 内毒素　　　　　　　B. 菌毛　　　　　　　　C. 荚膜

　　　D. 鞭毛　　　　　　　　　　E. 肠毒素

15. 嗜肺军团菌所致疾病的类型

　　　A. 肺炎型　　　　　　　　B. 肠炎型　　　　　　　　C. 胃炎型

　　　D. 流感样型　　　　　　　E. 肾炎型

二、思考题

1. 结核分枝杆菌的致病物质有哪些？感染类型主要是哪些？

2. 白喉外毒素的致病机制是什么？临床表现有何特征？

3. 流感嗜血杆菌必须在有哪两种因子存在时可以生长？为什么？

4. 百日咳鲍特菌临床表现有何特点？

5. 嗜肺军团菌感染临床表现分哪两种类型？

（马春玲）

扫码"练一练"

第十四章　主要经消化道感染的细菌

学习目标

1. **掌握**　肠道致病菌的共同特性和种类及其致病性。
2. **熟悉**　肠道致病菌的主要生物学性状；肥达反应的结果分析。
3. **了解**　消化道感染细菌的微生物学检查方法及防治原则。

消化道感染细菌是一群以粪－口途径传播，在胃肠道中增殖并引起胃肠道症状，或正常定居于肠道但可引起肠道外感染的病原菌。主要包括肠杆菌科、螺杆菌属、弧菌属和弯曲菌等。

案例导入

患者，男。3 天前突然畏寒发热，同时有下腹部阵发性疼痛和腹泻，无恶心和呕吐，体温 38.2℃，大便每天 7～8 次，为少量脓血便，频繁便意。回忆发病前曾有过食用不洁食物的情况。查体：体温 38.5℃，急性病容，左下腹压痛，肠鸣音 7 次/分，余（－）。实验室检查：Hb 124g/L，WBC 16.4×10^9/L，N 88%，L 12%，PLT 200×10^9/L。粪便常规：黏液脓性便，WBC 多数/HP，RBC 3～5 个/HP。尿常规（－）。

请问：

1. 根据病史及体检，初步考虑为何种疾病？
2. 为明确诊断需要采集标本做细菌培养与鉴定，请问该患者最好是采集何种标本？
3. 应如何进行护理以及卫生宣教？

第一节　埃希菌属

埃希菌属（*Escherichia*）多为肠道中的正常菌群，其中大肠埃希菌（*E. coli*）是临床最常见、最重要的一个菌种。大肠埃希菌俗称大肠杆菌，人出生后数小时就进入肠道，并伴随终生。该菌在肠道能合成 B 族维生素和维生素 K 等供人体吸收利用；其分解的代谢产物、大肠菌素及优势生长等因素能抑制志贺菌等病原菌的生长。当机体免疫力下降或该菌侵入肠道外组织或器官时，可引起肠外感染，以泌尿系统感染多见。某些血清型菌株毒力强，可引起腹泻，称为致病性大肠埃希菌。

大肠埃希菌在环境卫生和食品卫生学中，常用作被粪便污染的检测指标。在分子生物学和基因工程研究中，大肠埃希菌又是重要的实验材料。

一、生物学性状

（一）形态与染色

为 $(0.5 \sim 0.7)$ μm $\times (1 \sim 3)$ μm，革兰阴性杆菌，多数菌株有周鞭毛，致病菌株有菌毛，某些菌株有类荚膜。

（二）培养特性与生化反应

需氧或兼性厌氧，在普通培养基上生长良好，某些菌株在血琼脂平板上产生 β 溶血。能发酵葡萄糖等多种糖类，产酸并产气。绝大多数菌株发酵乳糖，在肠道监别培养基上形成有色菌落。在克氏双糖培养基中，斜面和底层均产酸产气，H_2S 阴性，动力阳性，可与沙门菌、志贺菌等区别。吲哚、甲基红、VP、枸橼酸盐（IMViC）试验结果分别为" + 、 + 、 - 、 - "。凡 IMViC 试验示此结果的，可判为典型大肠埃希菌。一般不分解尿素。

（三）抗原构造

主要有 O、H 和 K 抗原。O 抗原，目前已发现 170 多种，是分群的基础。H 抗原超过 56 种。K 抗原在 100 种以上。

二、致病性

（一）致病物质

1. 菌毛 可使细菌黏附于肠黏膜表面，某些菌株的黏附作用高度专一，又称为定植因子。

2. 肠毒素 少数致病性大肠埃希菌可产生两种肠毒素。①不耐热肠毒素（LT），对热不稳定，65℃30 分钟可被破坏。其 A 亚单位是毒素的活性部位，B 亚单位的作用是使胞内 ATP 转化为 cAMP。cAMP 水平增加使肠黏膜细胞内水、钠、氯、碳酸氢钾等分泌至肠腔，导致腹泻。LT 一般不引起肠黏膜的炎症或组织病变。②耐热肠毒素（ST），对热稳定，100℃加热 20 分钟仍不失活性。ST 的作用机制与 LT 不同，其引起腹泻是通过激活肠黏膜细胞上的鸟苷酸环化酶，使胞内 cGMP 量增多而导致腹泻。

（二）所致疾病

1. 肠外感染 大肠埃希菌在肠道内一般不致病，若移位侵入肠外组织器官，如尿道、胆道、前列腺、肺、骨和腹腔中其他部位则可引起肠道外感染。

常见大肠埃希菌肠外感染有化脓性感染和泌尿系统感染。化脓性感染如腹膜炎、阑尾炎、手术创口感染、败血症、新生儿脑膜炎。在泌尿系统感染中，尿道炎、膀胱炎、肾盂肾炎常见。大肠埃希菌常来源于患者肠道，细菌逆向上行引起感染。女性尿道较短、较宽，不能完全有效防止细菌上行，故其感染率比男性高。年轻女性首次尿道感染，90% 以上是由本菌引起。在男性，前列腺肥大是最常见的诱因。此外，因尿道阻塞、尿道结石、先天畸形、神经功能紊乱等引起的尿潴留在两性均易发生尿道感染。插管和膀胱镜也有可能带进细菌，导致感染发生。

2. 胃肠炎 由少数致病性大肠埃希菌引起，与食入污染的食品和饮水有关，为外源性感染。根据其致病机制不同，主要有 5 种类型（表 14-1）。

表 14-1　引起腹泻的大肠埃希菌种类及其主要特征

菌株	作用部位	疾病与症状	致病机制
ETEC	小肠	旅行者腹泻；婴幼儿腹泻；水样便，恶心，呕吐，腹痛，低热	质粒介导 LT 和（或）ST 肠毒素，大量分泌液体和电解质
EIEC	大肠	水样便，继以少量血便，腹痛，发热	质粒介导侵袭和破坏结肠黏膜上皮细胞
EPEC	小肠	婴儿腹泻；水样便，恶心，呕吐，发热	质粒介导黏附和破坏上皮细胞
EHEC	大肠	水样便，继以大量出血，剧烈腹痛，低热或无，可并发 HUS、血小板减少性紫癜	溶原性噬菌体编码 SLT-Ⅰ 或 SLT-Ⅱ，中断蛋白质合成
EAEC	小肠	婴儿腹泻；持续性水样便，呕吐，脱水，低热	质粒介导集聚性黏附上皮细胞，阻止液体吸收

三、标本采集及防治原则

（一）标本采集

1. 临床细菌学检查

（1）标本采集　肠外感染可根据临床类型可采取血液、中段尿、脓液及分泌物等标本，腹泻取粪便标本。

（2）分离培养与鉴定　血液标本先经肉汤增菌后，移种于肠道选择培养基；尿液标本取离心沉淀物；粪便标本可直接划线接种肠道选择培养基和血琼脂平板。挑取可疑菌落涂片染色镜检，并进行生化反应鉴定。致病性大肠埃希菌需用血清学试验鉴定型别，必要时作肠毒素测定。尿液除作分离培养外，还应作细菌计数。当每毫升尿含菌量≥10 万时，才有诊断价值。

2. 卫生细菌学检查　大肠埃希菌寄生于肠道中，随粪便排出污染周围环境和水源、食品等。取样检查时，样品中大肠埃希菌数量愈多，表示粪便污染的情况愈严重，并间接表明可能有肠道致病菌污染。因此，卫生细菌学以"大肠菌群指数"作为饮水、食品等粪便污染的指标之一。

大肠菌群指数系指每升样品中的大肠菌群数。大肠菌群系指在 37℃ 24 小时内发酵乳糖产酸产气需氧和兼性厌氧的肠道杆菌，包括埃希菌属、枸橼酸杆菌属、克雷伯菌属及肠杆菌属等。我国卫生标准规定，大肠菌群在每升饮水中不得超过 3 个；每 100ml 瓶装汽水、果汁中不得超过 5 个。

（二）防治原则

对于大肠埃希菌引起的感染，可选用磺胺类药物、链霉素、庆大霉素和新霉素等。但耐药菌株较常见，应根据药物敏感试验选择有效药物治疗。

第二节　志贺菌属

志贺菌属（*Shigella*）为肠杆菌科细菌，是人类细菌性痢疾最常见的病原菌之一，俗称为痢疾杆菌。

一、生物学性状

（一）形态与染色

为宽 0.5 ~ 0.7μm，长 2 ~ 3μm 的革兰阴性杆菌。有菌毛，无荚膜，无芽孢，无鞭毛，不能运动。

（二）培养与生化反应

兼性厌氧，在普通培养基上形成中等大小、半透明的光滑型菌落。能分解葡萄糖，产酸不产气；除宋内志贺菌中的个别菌株迟缓发酵乳糖（一般需 3 ~ 4 天）外，均不分解乳糖。在 SS 培养基等选择鉴别培养基上，呈无色半透明菌落。动力试验（－），可与其他肠道杆菌区别。

（三）抗原构造与分类

本属细菌有 O 抗原和 K 抗原。O 抗原较复杂，有群和型的特异性。K 抗原有阻止 O 抗原与抗血清的凝集作用，不耐热，加热 100℃ 60 分钟即被破坏。根据生化反应和 O 抗原的不同，将志贺菌属分为四群，40 多个血清型（表 14 – 2）。我国以福氏志贺菌多见，其次是宋内志贺菌。

表 14 – 2　志贺菌属的抗原分类

菌种	群	型	亚型
痢疾志贺菌	A	1 – 10	8a, 8b
福氏志贺菌	B	1 – 6，x，y 变型	1a, 1b, 2a, 2b, 3a, 3b, 3c, 4a, 4b
鲍氏志贺菌	C	1 – 18	—
宋内志贺菌	D	1	—

（四）抵抗力

比其他肠道杆菌弱，加热 60℃ 10 分钟可被杀死。对酸和一般消毒剂敏感。在粪便中，由于其他肠道菌产酸或噬菌体的作用常使本菌在数小时内死亡，故粪便标本应迅速送检。志贺菌在污染物品及瓜果、蔬菜上，可存活 10 ~ 20 天。温度适宜时，可在水及食品中繁殖。由于磺胺及抗生素的广泛运用，志贺菌多重耐药性的问题日趋严重，临床疗效受到极大影响。

二、致病性

（一）致病因素

主要包括侵袭力和内毒素，有些菌株可产生外毒素。

1. 侵袭力　志贺菌有菌毛，利于其黏附于回肠末端和结肠黏膜的上皮细胞表面，继而侵入细胞，在胞内生长繁殖，并向两侧扩散到毗邻细胞和向深部扩散到黏膜固有层，导致黏膜固有层发生炎症坏死和溃疡。但本菌一般不侵入血流。

2. 内毒素　所有菌株都有毒性很强的内毒素。内毒素作用于肠黏膜，使其通透性增加，促进毒素吸收，引起发热、神志障碍甚至中毒性休克等一系列症状。内毒素破坏肠黏膜，可形成炎症、溃疡，呈现典型的脓血黏液便。内毒素尚能作用于肠壁自主神经系统，使肠功能发生紊乱，肠蠕动失调和痉挛。尤其是直肠括约肌痉挛最明显，因而出现腹痛、里急后重等症状。

3. 志贺毒素（shiga toxin，ST） 为痢疾志贺菌 1 型和 2 型产生的外毒素。不耐热，加热 75℃~80℃ 1 小时可破坏。ST 具有如下作用。①肠毒素活性，作用与大肠杆菌、霍乱弧菌肠毒素相似。②神经毒活性，可引起中枢神经系统症状，如假性脑脊髓膜炎、昏迷等。③细胞毒活性，对人肝细胞、HeLa 细胞、绿猴 Vero 细胞均有毒性。

> **考点提示**
> 志贺菌的致病物质及所致疾病。

（二）所致疾病

细菌性痢疾是最常见的肠道传染病，一年四季均有发生，夏秋季发生较多。传染源是患者和带菌者，经消化道感染。人对志贺菌普遍易感。常见的志贺菌感染有 3 种类型。

1. 急性细菌性痢疾 起病急，主要有腹痛、腹泻、里急后重、脓血便等典型细菌性痢疾的临床表现，可伴有畏寒、发热。及时治疗，预后良好。

2. 中毒性细菌性痢疾 多见于小儿。发病急骤，突然出现高热，体温可高达 40℃，可出现惊厥、昏迷等症状，病情凶险，病死率高。患儿一般体质较好，但对志贺菌内毒素特别敏感，内毒素迅速吸收入血，引起严重的全身中毒症状，一般无明显消化道症状。各型志贺菌都可引起。临床上，因与乙脑发病时间及临床表现相似，应注意鉴别。

3. 慢性细菌性痢疾 病程迁延超过 2 个月。通常因起病时症状不典型误治、漏治，或急性细菌性痢疾治疗不彻底所致。

三、标本采集及防治原则

（一）标本采集

取患者在服药前的新鲜粪便脓血黏液部分立即送检。若不能立即送检，可保存在 30% 的甘油缓冲液或增菌培养基中。中毒型菌痢，可取肛拭子检查。将粪便或肛拭子接种选择培养基，37℃ 孵育 18~24 小时。挑取无色半透明可疑菌落，作生化反应和血清学鉴定，以确定菌群和菌型。

（二）防治原则

人类是志贺菌主要的宿主。因此，非特异性预防应努力防止个体间的感染和传播。其措施包括：水、食物和牛奶的卫生学监测，垃圾处理和灭蝇；隔离患者和消毒排泄物；检测发现亚临床病例和带菌者，特别是饮食从业人员，应进行抗生素治疗。

志贺菌易出现多重耐药菌株。治疗应根据药敏试验的结果选药。

第三节　沙门菌属

沙门菌属（*Salmonella*）是肠杆菌科中一大群生化反应和抗原构造相似的革兰阴性杆菌。至今已被确定的沙门菌有 2200 多个血清型，对人致病的主要有伤寒沙门菌及甲、乙、丙型副伤寒沙门菌等；对人和动物均能致病的有猪霍乱沙门菌、鼠伤寒沙门菌和肠炎沙门菌等。

一、生物学性状

（一）形态与染色

为宽 0.6~10μm，长 2~3μm 的革兰阴性杆菌。除鸡沙门菌和雏沙门菌等个别菌种外，都有周鞭毛，能运动。多数有菌毛。无芽孢。一般无荚膜。

（二）培养特性和生化反应

兼性厌氧，营养要求不高，在普通琼脂平板上可生长，在 SS 选择鉴别培养基上形成中等大小、无色半透明的 S 型菌落。

不发酵乳糖或蔗糖。对葡萄糖、麦芽糖和甘露糖发酵，除伤寒沙门菌不产气外，其他沙门菌均产酸产气。沙门菌在克氏双糖管中，斜面不发酵，底层产酸产气（但伤寒沙门菌产酸不产气），H_2S 阳性或阴性，动力阳性，可同大肠埃希菌、志贺菌等区别。尿素酶试验阴性，可与变形杆菌相区别。

（三）抗原构造

抗原结构主要有 O 和 H 两种抗原，少数菌株尚有 Vi 抗原。

1. O 抗原　为 LPS，性质较稳定，能耐热 100℃ 2 小时。O 抗原刺激机体产生 IgM 抗体。

2. H 抗原　为蛋白质，性质不稳定，加热 60℃ 15 分钟即被破坏。H 抗原刺激机体主要产生 IgG 抗体。

3. Vi 抗原　也称毒力抗原，其免疫原性弱，刺激机体产生的抗体效价低，当细菌被清除后，Vi 抗体亦随之消失，故测定 Vi 抗体有助于诊断伤寒及副伤寒带菌者。

（四）抵抗力

对热的抵抗力不强，加热 60℃ 15 分钟即死亡。但在水中能生存 2~3 周，粪便中可活 1~2 周，在冰冻土壤中可过冬。胆盐、煌绿等对该菌属的抑制作用较大肠埃希菌小，故制作选择培养基时，常加入上述物质抑制粪便中的大肠埃希菌，以利于沙门菌的分离。

二、致病性

（一）致病因素

1. 侵袭力　具有 Vi 抗原的沙门菌靠菌毛吸附于小肠黏膜上皮细胞表面，并可穿过小肠上皮细胞到达固有层。细菌可被吞噬细胞吞噬，不但不被杀死，而且能在巨噬细胞内生长繁殖，随巨噬细胞游走扩散到其他部位。

2. 内毒素　沙门菌属产生内毒素，引起机体发热、白细胞减少和中毒性休克，并能激活补体系统，产生多种介质，吸引白细胞引起肠道局部炎症反应。

3. 肠毒素　某些沙门菌如鼠伤寒沙门菌能产生肠毒素，可引起腹痛、腹泻等食物中毒症状。

（二）所致疾病

沙门菌主要通过污染食物、饮水经口感染，人类沙门菌感染有 4 种类型。

1. 伤寒与副伤寒（又名肠热症）　由伤寒沙门菌和甲、乙、丙型副伤寒沙门菌引起。伤寒和副伤寒相似，只是副伤寒症状较轻且病程较短。传染源为患者或带菌者。细菌经口感染侵入小肠，以菌毛吸附在小肠黏膜表面，而后侵入黏膜下肠壁淋巴组织，在吞噬细胞内生长繁殖，经淋巴管、胸导管进入血流引起第一次菌血症。随后病菌经血流扩散至肝、脾、胆囊、肾和骨髓等器官，在其中大量繁殖，再次进入血流造成第二次菌血症，并释放内毒素。临床症状包括持续发热，相对缓脉，外周血白细胞明显减少，肝脾大。约有 50% 患者胸腹部皮肤出现玫瑰疹，这是皮肤毛细血管被细菌栓塞所致，故在疹内可检出病原菌。胆囊中细菌可随胆汁进入肠道，一部分随粪便排出体外，另一部分再次进入肠壁淋巴组织，可刺激已致敏的淋巴组织发生迟发型超敏反应，导致局部组织坏死和溃疡，严重者有肠出血和肠穿孔等并发症。相应病程需严格控制饮食，以防并发症的发生。另外，肾中的细菌可随尿排出。以上病变在疾病的 2～3 周出现。若无并发症，自 3～4 周后病情开始好转。

2. 急性胃肠炎（即食物中毒）　是最常见的沙门菌感染类型，约占 70%。因摄入大量被鼠伤寒沙门菌、猪霍乱沙门菌、肠炎沙门菌等污染的食物引起。常见的食物主要为畜禽肉类食品、蛋、奶和奶制品。细菌对肠黏膜的侵袭以及细菌释放的内毒素可能是主要致病机制。该病潜伏期为 6～24 小时。起病急，主要临床症状为发热、恶寒、呕吐、腹痛、水样腹泻，偶有黏液或脓性腹泻。严重者可伴有迅速脱水，导致休克、肾功能衰竭而死亡。一般沙门菌胃肠炎多在 2～3 天内自愈。

3. 败血症　多由猪霍乱沙门菌引起，也可由丙型副伤寒沙门菌、鼠伤寒沙门菌和肠炎沙门菌引起，常发生于儿童或原有免疫功能低下的成年人。细菌经口进入肠道后很快进入血液，肠道病变不明显，但败血症症状严重，有高热、寒战和贫血等。

4. 无症状带菌者　指在症状消失后 1 年或更长的时间内仍可在其粪便中检出有相应沙门菌。有 1%～5% 伤寒或副伤寒患者可转变为无症状带菌者。胆囊和尿道是伤寒和副伤寒沙门菌的储存场所。年龄和性别与无症状带菌关系密切。20 岁以下，无症状带菌率常小于 1%，而 50 岁以上者可达 10% 以上，其中女性居多，为男性的 2 倍。

三、标本采集及防治原则

（一）标本采集

肠热症应根据病程不同采取不同标本。第 1 周取外周血，第 2 周起取粪便和尿液，第 1～3 周取骨髓。副伤寒病程较短，因此采样时间可相对提前。采集标本后进行分离培养与鉴定。

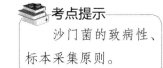

考点提示　沙门菌的致病性、标本采集原则。

血清学诊断常用肥达试验，即用已知的伤寒沙门菌 O、H 诊断抗原和甲、乙型副伤寒沙门菌 H 诊断抗原与患者血清作定量凝集试验，以测定患者血清有无相应抗体及其效价，来辅助诊断伤寒与甲、乙型副伤寒。判断结果时要注意以下情况。

1. 正常值　人们因沙门菌隐性感染或预防接种，血清中可含有一定量的有关抗体，称正常值。伤寒沙门菌 O 凝集效价 <1:80，H 凝集效价 <1:160，副伤寒沙门菌 H 凝集效价 <1:80，属于正常值范围，无诊断意义。

2. 动态观察　发病第 1 周末，抗体开始产生，以后逐渐增多。故在患病初期，检查伤寒、副伤寒沙门菌的抗体多在正常范围内。若恢复期效价增高 4 倍以上者有诊断价值。

3. H 和 O 增高的不同意义　一般病后 IgM 类 O 抗体出现较早，维持时间短，而 IgG 类 H 抗体出现较晚，维持时间较长。因此，若 O 抗体效价高而 H 抗体低于正常值，则可能是感染的早期或与伤寒沙门菌有共同抗原的其他沙门菌感染引起的交叉反应。若 O 和 H 抗体效价均超过正常值，则患伤寒或副伤寒的可能性大。若 H 抗体效价高而 O 抗体效价在正常范围以内，则可能是以往接种疫苗的结果或非特异性回忆反应。若 O 和 H 抗体均低于正常值，则患伤寒或副伤寒的可能性较小。

伤寒不同病期血、粪、尿的病原菌和特异性 O 抗体的检出阳性率不同（图 14-1）。

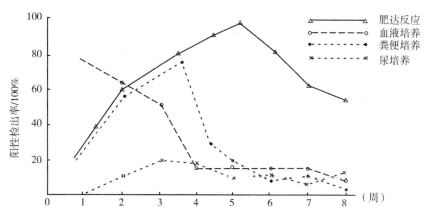

图 14 - 1　伤寒患者不同病期各种标本的阳性检出率

带菌者检查，首先用血清学方法测定可疑带菌者血清中有无 Vi 抗体，Vi 抗体阳性者，再取粪便或尿液进行细菌分离培养与鉴定，以确定诊断。

（二）防治原则

患者和带菌者应及早隔离治疗，对其大小便、衣服、用具等进行适当的消毒处理。加强饮食饮水及食品卫生管理，防止病从口入。特异性预防目前采用口服减毒活疫苗，有明显免疫保护作用，不良反应轻，有效期至少 3 年。治疗伤寒以氯霉素为首选药物，氨苄西林也有一定效果。

第四节　霍乱弧菌

霍乱弧菌（*V. cholerae*）是引起烈性肠道传染病霍乱的病原菌，2000 多年前已有记载。自 1817 年以来，已发生过 7 次霍乱大流行。前 6 次由古典生物型引起。1961 年开始的第 7 次霍乱流行由 El Tor 生物型引起。1992 年新的流行株 O139 在印度及孟加拉一些城市出现。

一、生物学性状

（一）形态与染色

霍乱弧菌大小为（0.5 ~ 0.8）μm ×（1.5 ~ 3）μm。从患者新分离出的细菌形态典型，呈弧形或逗点状。革兰染色阴性。无芽孢，有菌毛，有些菌株（包括 O139）有荚膜，在菌体一端有一根单鞭毛（图 14 - 2）。若取患者米泔水样粪便或培养物作悬滴观察，细菌运动非常活泼，呈穿梭样或流星状。

课程思政

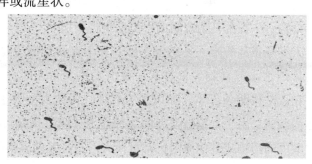

图 14 - 2　霍乱弧菌（鞭毛染色，1000 ×）

（二）培养与生化反应

兼性厌氧。营养要求不高，可在普通培养基上生长，形成凸起、光滑、圆形的菌落。18～37℃均可生长。耐碱不耐酸，在 pH 8.8～9.0 的碱性蛋白胨水或碱性琼脂平板上生长良好，因其他细菌在此 pH 中不易生长，故初次分离霍乱弧菌常用碱性蛋白胨水增菌。

霍乱弧菌为过氧化氢酶阳性，氧化酶阳性，能发酵很多常见的单糖、双糖和醇糖，如葡萄糖、蔗糖和甘露醇，产酸不产气；不分解阿拉伯胶糖；能还原硝酸盐，吲哚反应阳性。

（三）抗原构造与分型

霍乱弧菌有耐热的 O 抗原和不耐热的 H 抗原。根据 O 抗原不同，现已有 155 个血清群，其中 O1 群、O139 群引起霍乱。其余的血清群分布于地面水中，可引起人类胃肠炎等疾病，但从未引起霍乱的流行。H 抗原无特异性，免疫扩散试验表明所有霍乱弧菌拥有相同的 H 抗原。

（四）抵抗力

霍乱弧菌耐低温，对热、干燥、直射日光、化学消毒剂均很敏感。湿热 55℃ 15 分钟，100℃ 1～2 分钟可杀死，用漂白粉和水按 1:4 的比例处理患者排泄物、呕吐物 1 小时，或用 0.1% 高锰酸钾浸泡蔬菜、水果 30 分钟可达到消毒目的。自来水、深井水加 0.5ppm 氯，15 分钟能杀死霍乱弧菌。

二、致病性

（一）致病物质

1. 鞭毛、菌毛与黏液素酶　霍乱弧菌借助活泼的鞭毛运动可穿过肠黏膜黏液层，有毒株能产生黏液素酶，液化黏液，有利于细菌穿过黏液层。霍乱弧菌依靠普通菌毛黏附于肠壁上皮细胞，并在其上迅速繁殖。

2. 霍乱肠毒素（cholera enterotoxin）　为外毒素，是霍乱弧菌致病的重要因素。一个完整的霍乱肠毒素分子由 1 个 A 亚单位与 5 个 B 亚单位结合而成。A 亚单位是毒素的毒性单位，分 A1 和 A2 两个组分，其中 A1 具有酶活性，是毒素的毒性部分，A2 与 B 亚单位结合在一起。B 亚单位为毒素的结合单位，能与小肠黏膜上皮细胞 GM1 神经节苷脂受体结合，使毒素分子变构。A 亚单位脱离 B 亚单位后进入细胞。在细胞内 A1 组分活化，并作用于腺苷酸环化酶，使细胞内 ATP 转化为 cAMP。cAMP 浓度的升高使得肠黏膜细胞的分泌功能增强，主动分泌 Na^+、K^+、HCO_3^- 和水，大量分泌的液体潴留于肠腔，导致严重的呕吐和米泔水样腹泻。

（二）所致疾病

引起烈性肠道传染病——霍乱，为我国的甲类法定传染病。

在自然条件下，人类是霍乱的唯一易感者。患者和无症状带菌者是重要的传染源。传播途径主要是通过污染的饮水或食物经口进入，很少发生人与人的直接传播。在胃酸中，霍乱弧菌很快死亡。在正常胃酸条件下，如以水为载体，需饮水中大于 10^{10} 个细菌方能引起感染；如以食物作为载体，由于食物高强度的缓冲能力，感染剂量可减少到 10^2～10^4 细菌。任何能降低胃中酸度的药物或其他原因，都可使人对霍乱弧菌感染的敏感性增加。

病菌进入小肠后，黏附于小肠黏膜上皮细胞表面并迅速繁殖，不进入黏膜或血液中，由其产生的霍乱肠毒素作用于肠黏膜细胞而致病。古典生物型致病性比 El Tor 生物型强，细菌进入体内 2~3 天，患者突然出现剧烈腹泻和呕吐，导致严重失水，出现米泔水样便。最严重时，失水量可达 1L/h。大量电解质和水丢失后，患者出现水电解质平衡紊乱、外周循环衰竭、代谢性酸中毒。严重者出现急性肾功能衰竭、低血容量性休克，如不及时治疗，死亡率可达 60% 以上。O139 群霍乱弧菌引起的霍乱比 O1 群更严重，表现为严重脱水和高死亡率，且以成人发病为主。

三、标本采集及防治原则

（一）标本采集

取患者米泔水样粪便和呕吐物，流行病学调查还需采集水样。标本应立即分离培养，不能培养的应放入 Cary-blair 运送培养基中由专人送检。

标本采集后，悬滴法观察镜下标本中是否有穿梭状运动的细菌，加入霍乱弧菌抗血清后，如运动消失，为制动试验阳性。

（二）防治原则

早发现、早隔离、早治疗霍乱患者和带菌者，同时封锁疫区，防止疫情蔓延；改善社区卫生条件，严格饮水卫生、食品卫生及粪便管理，不生食海产品，消灭苍蝇、蟑螂，接种霍乱死疫苗，可增强人群对霍乱的特异性免疫力。

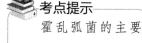 **考点提示**
霍乱弧菌的主要生物学性状，致病性及治疗关键。

霍乱治疗的关键在于补充水和电解质，防止由于大量失水出现的低血容量性休克、代谢性酸中毒和肾功能衰竭。抗生素治疗可及时清除体内细菌。

第五节 幽门螺杆菌

幽门螺杆菌为螺杆菌属（*Helicobacter*）细菌。革兰阴性，菌体弯曲，呈螺旋状、U 形、S 形及 W 形。长短不一，可长达 6μm。镜下常呈鱼群样排列或聚集成团状。新鲜培养物菌体细长，弯曲度小，呈多形性。经多次传代后，菌体变为球形，着色不均匀。单端 2~6 根鞭毛，运动活泼。为微需氧菌。营养要求高，需在含血或血清的培养基上生长。最适生长温度为 37℃，pH6~8。本菌生长缓慢，培养 3~4 天后才见针尖状、圆形、光滑、透明无色菌落。在血琼脂平板上出现轻度溶血，因本菌对多种抗生素不敏感，为抑制其他细菌生长有必要在培养基中加入万古霉素、多黏菌素等。本菌具有快速尿素酶反应，这是区别于其他弯曲菌的重要依据之一。测定尿素酶活性已作为本菌的快速诊断方法之一。

知 识 链 接

幽门螺杆菌的发现

1875 年，德国科学家在人体胃内发现一种呈螺旋状的细菌。1982 年澳大利亚的 Marshall 和 Warren 利用人体胃黏液来培养该种细菌，并且认为胃溃疡的发生不是因为吃辛辣食物、精神压力等因素，而是因为幽门螺杆菌在胃部繁殖。1984 年，英国权威医学杂志刊载了这项报告。Marshall 为了证明他的观点，曾经喝下含有该细菌的溶液，结果造成严重胃溃疡。

目前认为幽门螺杆菌是慢性胃炎、消化性溃疡的主要病因，与胃腺癌、黏膜相关淋巴组织淋巴瘤的发生也有一定关系。但其传播过程和致病物质以及确切的致病机制还不十分清楚。人类是本菌感染的主要传染源，自然人群总感染率约50%，有些地区高达90%。本菌在上消化道寄居，可能传播途径是粪－口途径，但从患者粪便中尚未查到活的幽门螺杆菌。

微生物学检查时可用纤维胃镜采集胃、十二指肠处黏膜组织标本，直接涂片并作革兰染色镜检。如查到形态典型的细菌即可初步诊断。将活检标本接种于选择培养基，置微需氧环境37℃培养72小时可长出菌落，并依据菌落特点结合尿素酶试验进行鉴定。

药物治疗一般采用胶体铋制剂加两种抗生素，疗程为2周。敏感抗菌药物有阿莫西林、甲硝唑、替硝唑、克拉霉素、四环素、多西环素、呋喃唑酮等。

第六节 其他消化道感染细菌

其他常见消化道感染细菌的生物学性状及致病性如下（表14-3）。

表14-3 其他消化道感染细菌的主要生物学性状及致病性

菌名	主要生物学性状	致病物质	所致疾病及主要临床表现
副溶血性弧菌	嗜盐性弧菌。本菌呈弧形、杆状、丝状及球状等多形态，有单端鞭毛，运动活泼，革兰染色阴性，无芽孢和荚膜。营养要求不高	致病性菌株中已分离出耐热直接溶血素与耐热相关溶血素	可引起食物中毒，主要症状是腹痛、腹泻、呕吐、脱水和发热，粪便多为水样或糊状，少数为黏液血便
空肠弯曲菌	形态细长，呈弧形、螺旋形、S形或海鸥状，革兰阴性，运动活泼，一端或两端有单鞭毛。无芽孢、无荚膜，微需氧	不耐热肠毒素、细胞毒素	引起散发性细菌性胃肠炎，该菌在小肠内繁殖，侵入肠上皮引起炎症。临床表现为痉挛性腹痛、腹泻、血便或果酱样便，量多；头痛、不适、发热
变形杆菌	革兰阴性，有明显多形性。无荚膜，有周鞭毛。运动活泼，有菌毛。营养要求不高，在固体培养基上呈迁徙生长现象	为肠道正常菌群，在一定条件下致病	有些菌株可引起慢性中耳炎、脑膜炎、败血症和食物中毒等，也是院内感染的重要病原菌

本章小结

一、经消化道感染的细菌的主要生物学特性与致病性

菌名	主要生物学性状	主要致病物质	常见所致疾病
大肠埃希菌	革兰阳性杆菌，无芽孢，多数有周鞭毛有菌毛。营养要求不高。生化反应活泼	定植因子菌毛和肠毒素等	肠道外感染：泌尿生殖道、胆道、腹腔等；肠道致病性大肠埃希菌导致腹泻
志贺菌属	革兰阴性短小杆菌，无芽孢，无鞭毛，无荚膜，有菌毛。营养要求不高。抵抗力比其他肠杆菌弱	菌毛促进黏附定植，主要产生内毒素作用于肠黏膜、肠壁自主神经系统。某些菌株产生外毒素志贺毒素	细菌性痢疾

续表

菌名	主要生物学性状	主要致病物质	常见所致疾病
沙门菌属	革兰阴性杆菌，无芽孢，多数有周鞭毛，一般无荚膜。营养要求不高。不发酵乳糖	侵袭力：Vi 抗原；主要以内毒素致病，个别沙门菌产生外毒素	伤寒、副伤寒沙门菌引起肠热症。鼠伤寒沙门菌等可引起食物中毒，是最常见的沙门菌感染。儿童及免疫力低下人群可出现败血症
霍乱弧菌	革兰阴性菌，呈弧形或逗点状。有单鞭毛，有菌毛，无芽孢。悬滴法检查镜下可见细菌呈穿梭样运动。耐碱不耐酸	侵袭力：鞭毛、菌毛及其他毒力因子。霍乱肠毒素	引起烈性肠道传染病霍乱

二、标本采集及注意事项

经消化道感染的细菌主要引起肠道内感染，检查主要以粪便为标本。而引起肠道外感染的则根据临床疾病类型选择相应的标本。某些感染如肠热症需根据病程不同采取不同标本。标本采集过程中应注意无菌操作。

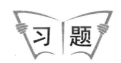

习题

一、选择题

【A1 型题】

1. 作为饮水食品等的卫生监督检测指标的肠道杆菌是
    A. 破伤风杆菌　　　　　　B. 宋内志贺菌　　　　　　C. 猪霍乱沙门菌
    D. 大肠埃希菌　　　　　　E. 结核分枝杆菌

2. 志贺菌所致的疾病是
    A. 肠热症　　　　　　　　B. 细菌性痢疾　　　　　　C. 阿米巴痢疾
    D. 脂肪性腹泻　　　　　　E. 假膜性肠炎

3. 可两次进入血流并以内毒素引起临床症状的肠道细菌是
    A. 霍乱弧菌　　　　　　　B. 脑膜炎球菌　　　　　　C. 伤寒沙门菌
    D. 痢疾杆菌　　　　　　　E. 结核分枝杆菌

4. 伤寒沙门菌可引起
    A. 阿米巴痢疾　　　　　　B. 细菌性痢疾　　　　　　C. 慢性肠炎
    D. 假膜性肠炎　　　　　　E. 肠热症

5. 急性中毒性菌痢主要临床表现为
    A. 全身性中毒症状　　　　B. 剧烈上吐下泻　　　　　C. 黏液脓血便
    D. 相对缓脉　　　　　　　E. 腹痛、腹泻

6. 我国卫生标准规定：瓶装汽水、果汁等饮料 100ml 中大肠菌群不得超过
    A. 3 个　　　　　　　　　B. 0 个　　　　　　　　　C. 10 个
    D. 50 个　　　　　　　　E. 100 个

7. 半固体培养基表现动力（-）的肠道菌是
    A. 沙门菌属　　　　　　　B. 志贺菌属　　　　　　　C. 大肠埃希菌属

D. 变形杆菌属　　　　　E. 沙雷菌属

8. 霍乱弧菌的主要致病物质是

　　A. 内毒素　　　　　　B. 外毒素　　　　　　C. 荚膜

　　D. Vi 抗原　　　　　E. 鞭毛

9. 肠热症发热一周内，检出伤寒沙门菌最高阳性率的方法是

　　A. 血培养　　　　　　B. 尿培养　　　　　　C. 便培养

　　D. 痰培养　　　　　　E. 胆汁培养

10. 肥达反应有诊断价值的抗体效价是

　　A. O 凝集价≥1∶40，H 凝集价≥1∶40

　　B. O 凝集价≥1∶80，H 凝集价≥1∶160

　　C. O 凝集价≥1∶40，H 凝集价≥1∶160

　　D. O 凝集价≥1∶160，H 凝集价≥1∶80

　　E. O 凝集价≥1∶80，H 凝集价≥1∶80

11. 取粪便做悬滴镜检，见到穿梭样运动的细菌是

　　A. 伤寒沙门菌　　　　　　　　　　B. 肠侵袭性大肠埃希菌

　　C. 变形杆菌　　　　　　　　　　　D. 霍乱弧菌

　　E. 猪霍乱沙门菌

12. 霍乱患者排泄物的特点是

　　A. 脓血便　　　　　　B. 水样便　　　　　　C. 米泔水样便

　　D. 果酱样便　　　　　E. 柏油样便

13. 副溶血性弧菌引起的食物中毒常因食用海产品或盐腌渍食品所致，是因为该菌

　　A. 耐低渗环境　　　　B. 耐碱　　　　　　　C. 耐酸

　　D. 嗜盐　　　　　　　E. 嗜温

14. 治疗霍乱的最关键措施是

　　A. 服用抗生素

　　B. 及时和适当补充液体和电解质

　　C. 接种霍乱死疫苗

　　D. 注射霍乱抗毒素

　　E. 服用止泻药

【X 型题】

15. 沙门菌所致疾病包括

　　A. 食物中毒　　　　　B. 败血症　　　　　　C. 肠热症

　　D. 细菌性肺炎　　　　E. 炭疽

16. 下列关于志贺菌的说法正确的是

　　A. 人类细菌性痢疾最常见的病原菌

　　B. 分为痢疾、福氏、鲍氏、宋内四类志贺菌

　　C. 我国以福氏和宋内志贺菌痢疾最为常见

　　D. 有鞭毛

　　E. 有菌毛

17. 关于霍乱弧菌正确的是
    A. 革兰阴性菌
    B. 耐酸怕碱
    C. 镜下呈鱼群样排列
    D. 主要致病物质是霍乱肠毒素
    E. 主要经口感染

二、思考题

1. 简述志贺菌的致病物质、所致疾病。
2. 简述沙门菌的致病物质、所致疾病。
3. 霍乱弧菌的典型临床表现？治疗霍乱的关键措施是什么？

（何雪梅）

扫码"练一练"

第十五章　厌氧性细菌

厌氧性细菌（anaerobic bacterium），简称厌氧菌，是指一群必须在无氧环境下才能生长繁殖的细菌。根据其是否形成芽孢，可将厌氧性细菌分为两大类，即有芽孢的厌氧芽孢梭菌和无芽孢厌氧菌。

案例导入

患者，男，18岁。因间断性胸闷、全身发紧3天入院。询问病史，2周前在户外活动时被锈铁钉刺伤足跟部，仅做简单冲洗，未进行其他治疗，现伤口已愈合。体格检查：体温、血压正常，神智清楚，颈项强直，牙关紧闭，腹肌、背肌紧张，四肢肌张力增高，肌力正常。

请问：

1. 根据病史及体格检查，初步判断该患者可能患何种疾病？

2. 由何种病原体引起？

3. 应该采取哪些防治原则？

第一节　厌氧芽孢梭菌

厌氧芽孢梭菌（*Clostridium*）是一群革兰染色阳性、能形成芽孢的粗大杆菌，因芽孢直径比菌体宽，造成菌体膨大呈梭形而得名。该属细菌中大部分为严格厌氧菌，有周鞭毛，除产气荚膜梭菌外均无荚膜，对热、干燥和消毒剂均有强大的抵抗力。主要分布于土壤、人和动物的肠道。大多数为腐生菌，少数为致病菌，在适当条件下，芽孢可发芽形成繁殖体并产生强烈外毒素，导致人类和动物疾病。在临床常见的有破伤风梭菌、产气荚膜梭菌和肉毒梭菌等，主要引起外源性感染。

一、破伤风梭菌

破伤风梭菌（*C. tetani*）是破伤风的病原菌，引起外源性感染。当机体因创伤造成伤口污染，或分娩过程中使用不洁器械剪断脐带或脐部未严格消毒等情况下，均可引起细菌入侵，芽孢发芽，细菌繁殖并释放毒性强烈的外毒素而引起破伤风。

（一）生物学性状

1. 形态结构　菌体细长呈杆状，革兰染色阳性，有周鞭毛、无荚膜。芽孢呈正圆形，位于菌体顶端，直径大于菌体，使细菌呈鼓槌状（图 15 - 1）。

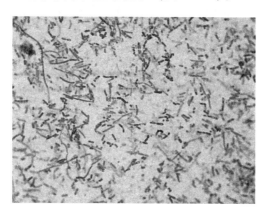

图 15 -1　破伤风梭菌的芽孢（1000 ×）

2. 培养特性　严格厌氧，生化反应不活泼，不发酵糖类，不分解蛋白质。37℃下，血琼脂平板上培养 48 小时后形成薄膜状、边缘不整齐的菌落，伴 β 溶血。

3. 抵抗力　破伤风梭菌芽孢对外界抵抗力强，在干燥的土壤和尘埃中可存活数年，耐煮沸 1 小时。其繁殖体对青霉素类抗生素敏感。

（二）致病性与免疫性

1. 感染途径及致病条件　破伤风梭菌芽孢可通过伤口侵入人体，发芽繁殖后通过分泌外毒素而致病。由于该菌为专性厌氧菌，在一般浅表伤口内不生长繁殖，其致病的重要条件是伤口处形成厌氧微环境。如伤口窄而深，伴有泥土或异物污染；大面积创伤或烧伤导致大量组织坏死、局部组织缺血缺氧；同时伴有需氧菌或兼性厌氧菌的混合感染等，这些因素均易造成伤口局部的厌氧微环境，利于破伤风梭菌繁殖。该菌仅在局部繁殖，无侵袭力，其致病作用完全依赖于该菌所产生的外毒素。

2. 致病物质　破伤风梭菌能产生两种外毒素，即破伤风痉挛毒素和破伤风溶血毒素。破伤风痉挛毒素为蛋白质，是引起破伤风的主要致病物质，属神经毒素，不耐热，可被肠道中蛋白酶分解破坏，因此在胃肠道无致病作用。破伤风溶血毒素功能和抗原性与链球菌溶血素 O 相似，但致病机制尚不清楚。

3. 所致疾病及发病机制　破伤风痉挛毒素对脑干神经细胞和脊髓前角细胞有高度亲和力。细菌产生的毒素被局部神经细胞吸收或经血液、淋巴循环到达中枢神经系统，与脊髓前角细胞及脑干神经细胞膜表面的神经节苷脂结合后，通过毒性作用阻止抑制性神经介质的释放，导致肌肉活动的兴奋与抑制失调。机体在正常生理情况下，当屈肌的运动神经元受到刺激而兴奋时，同时传递冲动给抑制性神经元，使其释放出抑制性介质，来抑制同侧伸肌的运动神经元，因此，当屈肌收缩的时候伸肌自然松弛，肢体屈伸动作十分协调。当破伤风痉挛毒素选择性阻止抑制性神经介质的释放时，就干扰了抑制性神经元的协调作用，导致肌肉活动的兴奋与抑制失调，屈肌、伸肌同时发生强烈收缩，骨骼肌出现强烈痉挛（图 15 -2）。破伤风潜伏期可从几天到几周不等，这与原发感染部位距离中枢神经系统的

课程思政

远近有关。典型症状是持续背部肌肉强大的收缩力造成角弓反张，咀嚼肌痉挛造成牙关紧闭、苦笑面容，严重者可出现呼吸肌痉挛，引起呼吸困难甚至窒息死亡。

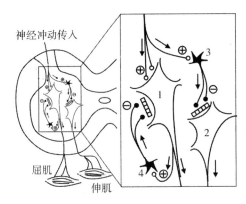

神经冲动传入

屈肌

伸肌

▭▭▭ 毒素作用部位　⊖ 抑制　⊕ 兴奋

1.屈肌运动神经元　2.同侧伸肌运动神经元
3.抑制性神经元　4.闰绍细胞

图 15-2　破伤风痉挛毒素的作用机制

4. 免疫性　破伤风免疫为体液免疫，主要是抗痉挛毒素抗体的中和作用。由于破伤风痉挛毒素毒性很强，极少量毒素即可致病，而如此少量的毒素尚不足以引起免疫反应，也不能有效刺激免疫系统产生抗毒素，故一般病后不会获得牢固免疫力。获得有效免疫力的途径仍是注射类毒素。

（三）微生物学检查

伤口涂片镜检和分离培养阳性率很低，故一般不采用。临床上依据典型的症状和病史即可做出诊断。

（四）防治原则

破伤风治疗效果不佳，因此及早预防是防治破伤风的重要措施。

1. 非特异性防治措施　对可能引起破伤风的伤口及时进行清创扩创，防治伤口形成厌氧微环境；使用抗生素杀死破伤风梭菌，防止毒素产生。

2. 特异性预防措施　对儿童、军人及其他易受外伤人群进行破伤风类毒素的计划免疫。对于 3~6 个月的儿童，我国目前常规采用含有百日咳疫苗、白喉类毒素和破伤风类毒素的百白破三联疫苗进行免疫，可同时获得这三种疾病的免疫力。对于军人和其他易受外伤人群在必要时再接种一针类毒素，血清中的抗毒素可以在几天内迅速增加。对于伤口严重污染而又未进行基础免疫者，应立刻注射破伤风抗毒素（TAT）1500~3000 单位作为紧急预防。在注射 TAT 被动免疫的同时可给予类毒素做主动免疫。

3. 特异性治疗　已发病者应早期、足量给予 TAT，一旦毒素与神经细胞受体结合，抗毒素就失去中和作用。剂量一般为 10 万~20 万单位，静脉滴注、肌内注射或伤口局部注射。由于目前使用的 TAT 是用破伤风类毒素免疫马所获得的血清制剂，因此无论用于紧急预防还是治疗，注射前都必须做皮肤试验，检测有无过敏反应发生。必要时可采取脱敏注射法或使用人抗

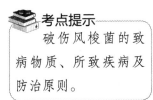
考点提示
破伤风梭菌的致病物质、所致疾病及防治原则。

破伤风免疫球蛋白。同时可联合使用红霉素、青霉素等抗生素抑制破伤风梭菌或其他混合细菌的繁殖。

二、其他厌氧芽孢梭菌

（一）产气荚膜梭菌

产气荚膜梭菌（*C. perfringens*）广泛存在于土壤、人和动物肠道中，是气性坏疽的主要病原菌，也可导致人类发生食物中毒。

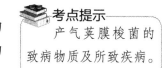

考点提示
产气荚膜梭菌的致病物质及所致疾病。

1. 生物学性状 革兰阳性粗大杆菌，芽孢位于菌体次极端，呈椭圆形，小于菌体，无鞭毛。在感染的机体内可形成明显的荚膜。

本菌厌氧，但不十分严格。最适生长温度为 42℃，分裂繁殖周期为 8 分钟，易分离培养。在血琼脂平板上，多数菌株有双层溶血环，内环是由 θ 毒素引起的完全溶血，外环是由 α 毒素引起的不完全溶血。该菌生化反应活泼，可分解多种常见的糖类，产酸产气。在疱肉培养基中可分解肉中的糖类而产生大量气体。在牛奶培养基中可分解乳糖产酸而使其中的酪蛋白凝固，同时产生大量气体可将凝固的酪蛋白冲成蜂窝状，将液面封固的凡士林上推，甚至冲走试管棉塞，气势凶猛，称为"汹涌发酵"现象。

根据气荚膜梭菌产生的 4 种毒素不同，将其分成 A、B、C、D、E 五个血清型。对人类致病的主要是 A 型，可引起气性坏疽和食物中毒。C 型可引起坏死性肠炎。

2. 致病性

（1）致病物质 产气荚膜梭菌能产生多种外毒素及侵袭性酶类，其中 α 毒素的毒性最强最重要，各菌型均能产生。α 毒素可溶解红细胞、白细胞、血小板和内皮细胞，造成血管通透性增强并伴随溶血、大量组织坏死；α 毒素作用于心肌可造成心功能受损、休克，在气性坏疽的形成中起主要作用。此外，有些菌株还可产生不耐热肠毒素，引起腹泻。

（2）所致疾病 ①气性坏疽：多由 A 型引起，致病条件与破伤风梭菌类似，多见于有创口污染的大面积创伤。本菌侵袭力强，繁殖迅速，潜伏期短，8~48 小时就可产生多种毒素和侵袭性酶破坏组织，分解组织中的糖类产生大量气体，引起气肿；血管通透性增加，水分渗出，造成局部水肿，进而挤压软组织和血管，影响血液供应，造成组织坏死。严重病例表现为组织胀痛剧烈，水气夹杂，触摸时有捻发感，大块组织坏死并有恶臭。细菌产生的毒素和组织坏死的毒性产物被吸收入血后，可引起毒血症、休克，死亡率可达40%~100%。②食物中毒：由于某些 A 型菌株可以产生蛋白质类的肠毒素，能够耐受消化道蛋白酶的作用，当食入被大量细菌繁殖体污染的食物（多为肉类食品）时即可引起，临床较多见。潜伏期约10小时，病人出现腹痛、腹胀、腹泻，无热及恶心呕吐，1~2 天后可自愈。③坏死性肠炎：由 C 型菌株产生的 β 毒素引起，发病急，可出现腹痛、腹泻、血便，可并发腹膜炎、周围循环衰竭等，病死率高。

（二）肉毒梭菌

肉毒梭菌（*C. botulinum*）主要存在于土壤中，在厌氧条件下能够产生毒性极强的肉毒毒素，食入后引起运动神经末梢麻痹，常见疾病为肉毒中毒和婴儿肉毒病。

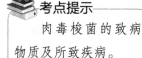

考点提示
肉毒梭菌的致病物质及所致疾病。

1. 生物学性状 革兰阳性粗短杆菌，芽孢呈椭圆形，位于菌体次极端，粗于菌体，故使菌体呈汤匙或网球拍状。有鞭毛、无荚膜。严格厌氧，可在普通培养基上生长。根据其产生的肉毒毒素抗原性的不同，可将肉毒梭菌分为 A、B、C、D、E、F、G 七个型，多数菌株只能产生一种型别的毒素。对人类致病的主要是 A、B、E、F 型，在我国引起致病的主要为 A 型毒素。肉毒梭菌芽孢抵抗力强，可耐 100℃ 高温 1 小时，高压蒸汽 121℃ 30 分钟或干热 180℃ 5～15 分钟才能杀死芽孢。肉毒毒素不耐热，煮沸 1 分钟即被破坏，但对酸的抵抗力较强。

2. 致病性

（1）致病物质　肉毒梭菌产生剧烈的神经外毒素——肉毒毒素。该毒素为嗜神经毒素，是已知毒素中毒性最强的，比氰化钾毒性强 1 万倍，1mg 纯结晶的肉毒毒素能杀死 2 亿只小鼠，对人的致死量约为 0.1μg。毒素通过消化道吸收入血，作用于外周胆碱能神经，阻碍神经肌肉接头处神经介质乙酰胆碱的释放，影响神经冲动传递，导致肌肉弛缓性麻痹。

（2）所致疾病　①食物中毒：食品在制作过程中被肉毒梭菌芽孢污染，制成后未彻底灭菌，芽孢在厌氧环境中发芽繁殖，产生毒素，食前又未经加热处理，毒素进入消化道后发生食物中毒。该病为单纯性毒素中毒，非细菌感染。潜伏期数小时至十数小时，胃肠道症状很少见，主要为神经末梢麻痹的症状，如复视、斜视、眼睑下垂、吞咽困难等，严重者因呼吸肌和心肌麻痹而导致死亡。病程中很少见肢体麻木。不发热，神志清楚。病死率高。微量毒素即可致病，存活者恢复缓慢，病愈后无免疫力。②婴儿肉毒病：1 岁以下，尤其是 6 个月以下婴儿由于肠道内缺乏能抵抗肉毒梭菌的正常菌群，食入被肉毒梭菌芽孢污染的食品（如蜂蜜）后，芽孢发芽、繁殖，产生毒素而致病。表现为便秘、啼哭、吸吮无力，死亡率不高。

（三）艰难梭菌

艰难梭菌（*C. difficile*）为人类肠道正常菌群之一，长期或不规范使用抗生素（氨苄西林、头孢霉素、红霉素等）可使造成肠道菌群失调，耐药的艰难梭菌可导致抗生素相关性腹泻和假膜性结肠炎。

艰难梭菌为革兰阳性粗大杆菌，有鞭毛，芽孢呈椭圆形，位于菌体次级端。部分细菌能产生 A、B 两种毒素，A 毒素为肠毒素，可使回肠肠壁炎性细胞浸润，导致液体大量分泌和出血性坏死；B 毒素为细胞毒素，可直接损伤肠细胞，导致局部肠壁细胞坏死。症状一般发生在抗生素治疗 5～10 天后，水样腹泻。5% 的病人可出现血水样腹泻，排出假膜。治疗措施为停用相关抗生素，改用本菌敏感的万古霉素或甲硝唑。由于芽孢不易被杀死，复发率为 20%～30%。

第二节　无芽孢厌氧菌

无芽孢厌氧菌主要寄生于人与动物的体表及与外界相通的腔道内，包括革兰阳性和革兰阴性的球菌及杆菌，与需氧菌和兼性厌氧菌共同构成人体的正常菌群。无芽孢厌氧菌在人体正常菌群中占绝对优势，为其他非厌氧菌的 10～1000 倍。如在肠道正常菌群中，厌氧菌占 99.9%，而大肠埃希菌等仅占 0.1%。在皮肤、泌尿生殖道、上呼吸道正常菌群中，无芽孢厌氧菌占 80%～90%。在正常情况下，这些厌氧菌对人体无害；但在某些特殊状态下，它们可作为机会致病菌而引起内源性感染。在临床上，无芽孢厌氧菌感染非常普遍，且以混合感染为主，感染率可达90%。由于该类细菌对氧极为敏感，感染症状无特定病型，且对氨基糖苷类抗生素等药物不敏感，给临床诊断和治疗带来困难。

一、生物学性状

无芽孢厌氧菌包括30多个菌属，200余菌种，与人类疾病相关的主要有10个属（表15-1）。

表15-1　与人类疾病相关的主要无芽孢厌氧菌

革兰阴性厌氧菌		革兰阳性厌氧菌	
杆菌	球菌	杆菌	球菌
类杆菌属（Bacteroides）	韦荣球菌属（Veillonella）	丙酸杆菌属（Propionibacterium）	消化链球菌属（Peptostreptococcus）
普雷沃菌属（Prevotella）		双歧杆菌属（Bifidobacterium）	
卟啉单胞菌属（Porphyromonas）		真杆菌属（Eubacterium）	
梭杆菌属（Fusobacterium）		放线菌属（Actinomyces）	

1. 革兰阴性厌氧杆菌

（1）类杆菌属　临床上最常见的革兰阴性厌氧杆菌，其中以脆弱类杆菌（B. fragilis）最重要，主要寄生在直肠。菌体为细小杆状，两端浓染，可呈多形性，有荚膜。在无芽孢厌氧菌感染中，其占临床厌氧菌分离株的25%，类杆菌分离株的50%。

（2）梭杆菌属　常寄生于口腔、直肠和女性生殖道。菌体呈梭型，无荚膜和鞭毛，生长缓慢。

2. 革兰阴性厌氧球菌　包括3个菌属，以韦荣球菌属最重要，主要寄生在咽喉部。成对、成簇或短链状排列。占临床分离株1%以下，且为混合感染菌之一。

3. 革兰阳性厌氧杆菌　在临床分离株中占22%左右，其中57%为丙酸杆菌，23%为真杆菌。

（1）丙酸杆菌属　主要寄生在皮肤中，为短小杆状，链状或成簇排列，无鞭毛，可产生乳酸，临床以痤疮丙酸杆菌（P. acnes）最常见。

（2）双歧杆菌属　在婴儿、成人肠道菌群中比例高，在大肠中起重要的调节作用，对抗外源致病菌的感染。严格厌氧，菌体呈多形态，有分枝，耐酸。

（3）真杆菌属　肠道中重要的正常菌群。严格厌氧，生化反应活泼，生长缓慢。部分菌种与感染有关，但都为混合感染。

4. 革兰阳性厌氧球菌　包括5个菌属，有临床意义的为消化链球菌属，主要寄生在阴道。占临床厌氧菌分离株的20%~35%，生长缓慢，仅次于脆弱类杆菌，多为混合感染。

二、致病性

1. 致病条件　无芽孢厌氧菌为寄居于人体皮肤及黏膜表面的正常菌群。当寄居部位发生改变、宿主免疫力下降或菌群失调等条件下，同时存在局部厌氧微环境时，它们就可成为机会致病菌，引起内源性感染。

2. 致病物质　细菌种类不同，致病物质也不一样，主要表现在以下几个方面：①通过菌毛、荚膜等细菌表面结构，可以吸附和侵入机体组织；②产生多种毒素、胞外酶及其他代谢物，如肠毒素、胶原酶、蛋白酶、DNA 酶等；③某些菌株能产生超氧化物歧化酶（SOD），增加其对局部环境的耐受性，利于细菌适应新环境。

3. 感染特征 ①主要表现为内源性感染，感染多为慢性，可遍及全身；②多为化脓性感染，形成局部脓肿或组织坏死，也可入侵血流形成败血症；③分泌物或脓液黏稠，有恶臭，呈血色或棕黑色；④氨基糖苷类抗生素（链霉素、卡那霉素、庆大霉素等）长期使用无效；⑤分泌物涂片可见细菌，但普通培养无细菌生长。

4. 所致疾病

（1）败血症 近年来由于抗生素的广泛使用，临床败血症标本中厌氧菌培养阳性率仅为 5% 左右，多为脆弱类杆菌，其次为革兰阳性厌氧球菌。原发病灶 50% 来自胃肠道，20% 来自女性生殖道，病死率为 15% ~ 35%。

（2）中枢神经系统感染 最常见为脑脓肿，可继发于中耳炎、鼻窦炎等邻近感染，革兰阴性厌氧杆菌最多见。

（3）口腔感染 大多起源于牙齿感染，主要由革兰阴性厌氧杆菌引起，以核梭杆菌和普雷沃菌多见。

（4）呼吸道感染 无芽孢厌氧菌可感染呼吸道的任何部位，肺部感染发生率仅次于肺炎链球菌性肺炎。常见的为普雷沃菌属、坏死梭杆菌、核梭杆菌、消化链球菌和脆弱类杆菌等。

（5）腹腔和会阴感染 胃肠道因手术、损伤、穿孔等导致的感染与消化道无芽孢厌氧菌有关；与阑尾、大肠相关的感染主要由类杆菌，特别是脆弱类杆菌引起。在腹部、会阴感染中，脆弱类杆菌占病原菌的 60% 以上。

（6）女性生殖道和盆腔感染 在手术或其他并发症引起的一系列女性生殖道严重感染中，无芽孢厌氧菌是主要病原体。最常见的为消化链球菌属、普雷沃菌属和卟啉单胞菌属等。

（7）其他 无芽孢厌氧菌也可以引起皮肤、软组织感染以及心内膜炎。

第三节 厌氧性细菌的防治原则

一、标本采集

厌氧性细菌主要来源于伤口分泌物、粪便、脓肿液或血液等标本采集。由于厌氧菌大多对氧极度敏感，暴露在空气中容易死亡，故采集的标本应即刻放入特制的厌氧标本瓶中并立即送检。无芽孢厌氧菌大多是人体正常菌群，标本应从感染中心采集并注意避免正常菌群的污染。最可靠的标本是采用无菌切取或活检得到的组织标本，从感染深处吸取的渗出物或脓汁亦可。

二、形态学检查

脓液或穿刺液标本可直接涂片染色后观察细菌的形态特征、染色性及菌量多少，供初步判断结果时参考。

三、分离培养与鉴定

分离培养是判定厌氧菌感染的关键步骤。采集的标本应立即接种到新鲜、营养丰富，含有还原剂的培养基或特殊培养基、选择性培养基中。最常用的培养基是以牛心脑浸液为基础的血琼脂平板和疱肉培养基。在厌氧环境中接种后，置于37℃厌氧培养2～3天，如无菌生长，继续培养至1周。挑取生长菌落接种两个血琼脂平板，分别置于有氧和无氧环境中培养，在两种环境中都能生长的是兼性厌氧菌，只能在厌氧环境中生长的是专性厌氧菌。获得纯培养后，再进行生化反应鉴定。

厌氧菌的鉴定主要依靠细菌形态、染色性、菌落特征、溶血性及生化反应等。此外，还可用核酸杂交、聚合酶链反应（PCR）等分子生物学方法作出迅速和特异性诊断。

四、防治原则

彻底清洗伤口或创面，去除坏死组织和异物，维持局部良好的血液循环，防止局部出现厌氧微环境是防治厌氧菌致病的关键。正确选用抗生素，厌氧芽孢梭菌多对青霉素敏感；95%以上的无芽孢厌氧菌对氯霉素、亚胺培南、青霉素及甲硝唑等敏感；万古霉素适用于所有革兰阳性厌氧菌感染。但由于临床耐药菌株的大量出现，增加了用药难度，因此要在抗生素敏感试验指导下正确选用抗生素。由于无芽孢厌氧菌常与其他需氧或兼性厌氧菌混合感染，故治疗选药时应全面考虑。TAT可用作破伤风患者的治疗，但注射前必须进行皮肤敏感试验，必要时采用脱敏注射法。早期应用多价抗毒素血清对肉毒病和气性坏疽有较好疗效。气性坏疽需切除坏死组织，必要时甚至采取截肢手术，防止病变扩散；高压氧舱法可提高血液和组织中的含氧量，对气性坏疽也有一定效果。

百白破三联疫苗和TAT的注射可有效预防破伤风。但目前尚无疫苗可预防其他厌氧菌感染，加强食品卫生监管，规范使用抗生素可预防肉毒病和假膜性结肠炎的发生。

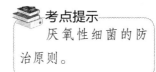

考点提示
　厌氧性细菌的防治原则。

本章小结

一、常见厌氧芽孢梭菌的致病物质、致病机制及所致疾病的比较

细菌	致病物质	致病机制	所致疾病
破伤风梭菌	破伤风痉挛毒素	毒素抑制CNS中抑制性递质的释放，造成肌肉强直性痉挛	破伤风
产气荚膜梭菌	外毒素和侵袭性酶	侵袭性酶破坏组织，发酵糖类引起气肿；毒素使血管通透性增加引起水肿；水肿加气肿造成大量组织坏死，毒素入血引起毒血症、休克	气性坏疽
	肠毒素	肠毒素破坏肠黏膜细胞	食物中毒
肉毒梭菌	肉毒毒素	抑制乙酰胆碱释放，弛缓性麻痹	肉毒中毒、婴儿肉毒病
艰难梭菌	外毒素	菌群失调，内源性感染	假膜性结肠炎

二、厌氧性细菌的防治原则

彻底清洗伤口，去除坏死组织，消除局部厌氧微环境；正确选用抗生素；破伤风、气性坏疽及肉毒病可给予特异性抗毒素进行治疗；注意食品的安全卫生，防止毒素或病原菌污染食物造成食物中毒。不滥用抗生素，正确进行医源性操作，预防人体正常菌群引起的内源性感染。

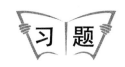

一、选择题

【A1 型题】

1. 注射 TAT 的目的是
   A. 对易感人群进行预防接种
   B. 对可疑破伤风患者治疗及紧急预防
   C. 杀灭伤口中繁殖体的破伤风梭菌
   D. 主要用于儿童的预防接种
   E. 中和与神经细胞受体结合的毒素

2. 鉴定破伤风梭菌有无致病性最可靠的依据是
   A. 产生痉挛毒素
   B. 有周鞭毛
   C. 专性厌氧
   D. 菌体顶端有网球拍状芽孢
   E. G⁻ 杆菌

3. 破伤风梭菌引起感染的重要条件是
   A. 感染菌量大   B. 芽孢污染伤口   C. 局部形成厌氧微环境
   D. 感染菌毒力强   E. 菌群失调

4. 当一工人因铁钉扎伤脚底形成外伤入院就诊时，医师首先应给予的处理措施是
   A. 百白破三联疫苗   B. 丙种球蛋白   C. 破伤风类毒素
   D. 破伤风抗毒素   E. 破伤风减毒活疫苗

5. 新生儿因剪断脐带时使用了未经彻底灭菌的器械，易导致
   A. 破伤风   B. 肉毒中毒   C. 坏死性肠炎
   D. 猩红热   E. 肺炎

6. 在牛乳培养基中可形成"汹涌发酵"现象的细菌是
   A. 脆弱类杆菌   B. 艰难梭菌   C. 破伤风梭菌
   D. 肉毒梭菌   E. 产气荚膜梭菌

7. 有关破伤风梭菌，下列说法正确的是
   A. 该菌可通过伤口并侵入血流而致病
   B. 革兰阴性杆菌，具有周鞭毛
   C. 不能形成芽孢
   D. 通常在外环境中抵抗力很强
   E. 属于兼性厌氧菌

8. 引起气性坏疽的细菌是
   A. 链球菌   B. 肉毒杆菌   C. 炭疽杆菌
   D. 结核分枝杆菌   E. 产气荚膜梭菌

9. 关于厌氧芽孢杆菌，下列错误的是

    A. 都是革兰阳性杆菌
    B. 都能形成芽孢

    C. 都可通过消化道感染
    D. 都是厌氧菌

    E. 主要分布于土壤

10. 可引起食物中毒的病原菌是

    A. 炭疽杆菌
    B. 破伤风梭菌
    C. 结核分枝杆菌

    D. 脆弱类杆菌
    E. 产气荚膜梭菌

11. 在无芽孢厌氧菌感染中，临床标本阳性标本分离率最高的是

    A. 梭状杆菌
    B. 脆弱类杆菌
    C. 双歧杆菌

    D. 丙酸杆菌
    E. 消化链球菌

【A2 型题】

12. 患者，20 岁，大学生。牙关紧闭、四肢痉挛而入院。7 天前，左脚在运动过程中被铁钉扎伤，伤口深，仅做简单处理，现伤口已愈合。3 天前，患者自觉左腿麻木、疼痛，咀嚼不便，吞咽困难，最后出现全身抽搐，四肢痉挛。入院后诊断为破伤风，请问下述最佳治疗原则是

    A. 注射破伤风抗毒素和百白破疫苗

    B. 注射破伤风抗毒素

    C. 注射破伤风抗毒素和青霉素

    D. 注射青霉素

    E. 注射百白破疫苗和青霉素

13. 患者，女，50 岁。以头晕，吞咽困难，眼睑下垂伴斜视入院，无发热，无恶心、呕吐及腹泻。查体：患者神志清楚，眼球活动障碍，瞳孔扩大，对光发射消失，吞咽、发音困难，双侧上肢呈弛缓性麻痹。询问病史得知 1 天曾前进食自制发酵豆制品。请问该患者的发病原因最可能是

    A. 伤寒
    B. 痢疾
    C. 肉毒毒素中毒

    D. 亚硝酸盐中毒
    E. 中风

14. 患者，女。下腹疼痛，阴道有大量黄色、无血、无气味的分泌物，1 周前曾做过经阴道结扎术。检查时，从阴道后穹窿穿刺得到 20ml 血性、恶臭的脓性分泌物，厌氧培养出革兰阴性杆菌，请问该化脓感染的病原体可能是

    A. 变形杆菌
    B. 肉毒梭菌
    C. 大肠埃希菌

    D. 脆弱类杆菌
    E. 铜绿假单胞菌

【X 型题】

15. 艰难梭菌可引起的疾病有

    A. 气性坏疽
    B. 坏死性肠炎
    C. 假膜性结肠炎

    D. 抗生素相关性腹泻
    E. 食物中毒

16. 防治厌氧性细菌感染的原则是

    A. 正确使用抗生素

    B. 清洗创面

    C. 维持局部良好的血液循环

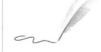

D. 预防局部形成厌氧微环境

E. 去除坏死组织

17. 下列属于专性厌氧菌的是

  A. 脆弱类杆菌   B. 肉毒梭菌   C. 破伤风梭菌

  D. 炭疽杆菌   E. 产黑色素类杆菌

18. 破伤风梭菌侵入后易造成破伤风的伤口是

  A. 伤口深而窄   B. 混有泥土和异物污染

  C. 伤口坏死组织多   D. 伤口浅而宽

  E. 合并有需氧菌和兼性厌氧菌的感染

19. 关于产气荚膜梭菌，下列描述正确的是

  A. 可引起严重的创伤性感染

  B. 可导致食物中毒

  C. 可引起坏死性肠炎

  D. 致病物质是荚膜、毒素和酶类

  E. 以水肿、气肿、组织坏死为主要病理表现

20. 下列细菌中，主要以外毒素致病的有

  A. 结核分枝杆菌   B. 肉毒梭菌   C. 破伤风梭菌

  D. 伤寒杆菌   E. 淋病奈瑟菌

二、思考题

1. 试述破伤风杆菌的感染条件、致病机制以及防治原则。

2. 试述无芽孢厌氧菌的致病条件。

（马云云）

扫码"练一练"

第十六章 动物源性细菌及其他病原菌

学习目标

1. **熟悉** 炭疽芽孢杆菌、鼠疫耶尔森菌、布鲁菌属细菌、铜绿假单胞菌的致病性。
2. **了解** 炭疽芽孢杆菌、鼠疫耶尔森菌、布鲁菌属细菌、铜绿假单胞菌的防治原则。

动物源性细菌是以动物作为传染源，引起人畜共患病的病原菌。该菌主要以家畜或野生动物为宿主，人类因直接接触病畜、带菌动物及其分泌物或通过昆虫叮咬等不同途径而受感染。动物源性细菌主要包括芽孢杆菌属、布鲁菌属、耶尔森菌属、巴通体属、柯克斯体属、弗朗西斯菌属和巴斯德菌属等。

假单胞菌属（*Pseudomonas*）广泛存在与土壤、空气和水中，是一群革兰阴性短小杆菌。包括150余个菌种，与人类密切的主要是铜绿假单胞菌、荧光假单胞菌和类鼻疽假单胞菌等，主要引起机会感染。

案例导入

患者，男，45岁，蒙古族，为放牧人员。因发热、咳嗽到医院就诊。入院后病人病情加重，最后因败血症、多器官功能衰竭死亡。后经疾病预防与控制中心专家根据患者流行病学史、临床症状以及实验室检查结果，确诊该患者为肺鼠疫继发败血症。患者放牧地点为国家判定的内蒙古高原长爪沙鼠鼠疫自然疫源地。近年来，该地区动物间鼠疫流行活跃。

请问：

1. 鼠疫的病原体是什么？
2. 鼠疫的传播途径是什么
3. 如何预防鼠疫的传播？

第一节 动物源性细菌

一、炭疽芽孢杆菌

炭疽芽孢杆菌（*B. anthracis*）是芽孢杆菌属（*Bacillus*）中主要的致病菌，可以引起动物和人类炭疽病，也是人类历史上第一个被发现的病原菌。羊、牛等食草动物发病率高，人和食肉动物可通过接触或进食患炭疽病的动物或畜产品而患病。

（一）生物学性状

1. 形态染色 致病菌中最大的革兰染色阳性粗大杆菌，长 5~10μm，宽 1~3μm，两端截平，无鞭毛。新鲜涂片标本常见细菌成单个或短链状，经培养后呈长链竹节样排列。在体内或含血清培养基中可形成荚膜；在有氧条件下可以形成芽孢，椭圆形，宽度小于菌体，位于菌体中央。

2. 抗原结构 炭疽杆菌的抗原包括两部分，即由荚膜、菌体和芽孢等组成的结构抗原及炭疽毒素复合物。

（1）荚膜抗原 由 D - 谷氨酸多肽组成，由质粒编码，具有抗吞噬作用，与细菌的毒力有关。

（2）菌体抗原 由 D - 葡萄糖胺和 D - 半乳糖组成，与毒力无关。由于该抗原耐热，在长时间煮沸条件下仍能与相应抗体发生沉淀反应，称为 Ascoli 热沉淀反应，可用于炭疽杆菌的流行病学调查。

（3）芽孢抗原 由芽孢外膜、皮质等组成，具有免疫原性和血清学诊断价值。

（4）炭疽毒素 由保护性抗原、致死因子和水肿因子三种蛋白质组成的复合物，由质粒 PXO1 基因编码，注射给实验动物可出现典型的炭疽中毒症状。但致死因子和水肿因子单独存在时不会发挥生物学作用，只有与保护性抗原结合后才会导致实验动物水肿和致死。炭疽毒素具有免疫原性和抗吞噬作用。

3. 抵抗力 炭疽杆菌芽孢抵抗力强，在毛皮或干燥的土壤中能存活数年至 20 余年，一旦牧场被污染，传染性可保持数十年。芽孢对化学消毒剂抵抗力也很强，如 5% 苯酚溶液需 5 天才能杀死芽孢，20% 含氯石灰溶液需浸泡 48 小时。但对碘及氧化剂较敏感，1:2500 碘液或 0.5% 过氧乙酸 10 分钟即可杀死芽孢。该菌对青霉素、红霉素、氯霉素等均敏感。

（二）致病性与免疫性

1. 致病物质 炭疽芽孢杆菌的主要致病物质是荚膜和炭疽毒素，致病力取决于质粒编码产生荚膜和炭疽毒素的能力。荚膜有抗吞噬作用，利于细菌在宿主组织内繁殖扩散。炭疽毒素是导致感染者致病和死亡的主要原因，毒素主要损伤微血管内皮细胞，使血管通透性增加，引起水肿，有效血容量减少，微循环障碍，最终导致弥散性血管内凝血（DIC）、感染性休克甚至呼吸衰竭致死。

2. 所致疾病 炭疽芽孢杆菌主要为食草动物（牛、羊、马等）炭疽病的病原菌，可通过多种途径传播而引起人类炭疽病。

（1）皮肤炭疽 人因接触病畜或受感染毛皮而引起皮肤炭疽，约占病例 95% 以上。细菌经皮肤破损处入侵机体，最初在局部出现小疖，继而形成水疱、脓疱，最后形成坏死和黑色焦痂，故称为炭疽。

（2）肠炭疽 食入未煮熟的病畜肉类、奶或被污染食物引起。起病急，以全身中毒症状为主，病人出现呕吐、腹胀、血便等，2～3 天死于毒血症。

（3）肺炭疽 吸入含有大量病菌炭疽芽孢的尘埃致病，出现呼吸道症状，表现为高热、呼吸困难、胸痛及全身中毒症状，病死率高。

上述三种类型均可并发败血症，偶有并发炭疽性脑膜炎，死亡率极高。

3. 免疫性 机体感染炭疽后可针对炭疽毒素保护性抗原产生保护性抗体，并增强吞噬细胞的吞噬功能，故可获得持久性免疫力。

（三）微生物学检查

1. 标本采集 根据不同病情，采集不同标本。如皮肤炭疽取水疱、脓疱内容物，晚期采集血液；肠炭疽取粪便、血液、畜肉等；肺炭疽取痰液、渗出液及血液等。必要时可取舌尖、耳尖组织送检。标本采集时要注意个人防护，炭疽病动物尸体严禁室外解剖，防止污染环境。

2. 直接检查 血液、渗出液标本可直接涂片革兰染色后镜检，如发现典型竹节状排列或有荚膜的革兰染色阳性粗大杆菌，结合临床症状可作出初步诊断。也可使用特异性荧光抗体染色或免疫组化染色技术等辅助诊断。

3. 分离培养和鉴定 将标本接种于血琼脂平板或碳酸氢钠平板上分离培养，根据菌落特性挑选可疑菌落进一步做青霉素串珠试验、噬菌体裂解试验等进行鉴定。必要时将标本或培养物接种小鼠或豚鼠，2～3 天动物发病，在其内脏或血液中发现有荚膜的炭疽杆菌。也可使用免疫荧光检测荚膜抗体，酶联免疫吸附（ELISA）检测炭疽毒素，PCR 检测细菌核酸。

（四）防治原则

最重要措施是控制家畜感染及牧场的污染。病畜应隔离或处死，尸体必须焚毁或深埋于 2 米以下。流行地区的易感人群（如牧民、屠宰人员、皮毛工人、兽医等）和易感家畜，进行炭疽减毒活疫苗的预防接种，免疫力可持续 1 年。炭疽治疗首选青霉素，可联合使用庆大霉素或链霉素，青霉素过敏者可使用环丙沙星和红霉素。

二、布鲁菌属

布鲁菌属（*Brucellae*）的细菌是一类引起人畜共患病的病原体，共有 6 个生物种，19 个生物型。导致人致病的有羊布鲁菌（*B. melitensis*）、牛布鲁菌（*B. abortus*）、猪布鲁菌（*B. suis*）和犬布鲁菌（*B. canis*），在我国以羊布鲁菌最常见，其次为牛布鲁菌。

（一）生物学性状

1. 形态染色 革兰阴性小杆菌，无芽孢，无鞭毛，光滑型菌株有微荚膜。

2. 抗原结构 布鲁菌含有两种抗原，M 抗原（羊布鲁菌菌体抗原）和 A 抗原（牛布鲁菌菌体抗原）。这两种抗原在不同菌株中含量不同，可根据两种抗原的比例不同来鉴别不同菌种。

3. 抵抗力 在外界环境中抵抗力较强，可在土壤、毛皮、乳和肉制品中生存数周至数月，但对日光、热及常用消毒剂敏感。如在湿热 60℃、20 分钟，日光照射下 20 分钟可死亡，3% 甲酚溶液数分钟即可杀死细菌。

（二）致病性与免疫性

1. 致病物质 布鲁菌的致病因素主要是内毒素。微荚膜与侵袭性酶（透明质酸酶、过氧化氢酶）与细菌的侵入、扩散有密切关系，使细菌能够突破屏障结构进入机体，并在机体内大量繁殖、扩散入血。

2. 所致疾病 本菌侵袭力强。最易感染牛、羊、猪等动物，引起母畜流产。人类主要通过接触病畜及其分泌物或接触被污染的畜产品经皮肤、消化道、呼吸道、眼结膜等途径感染。布鲁菌进入机体后经过 1～6 周的潜伏期，在此期间被吞噬细胞吞噬成为胞内寄生菌，并随淋巴到达局部淋巴结生长繁殖形成感染灶。细菌繁殖达到一定数量以后，突破淋巴结侵入血液，引起菌血症。临床表现有发热、乏力、关节痛等症状。随后细菌进入肝、脾、骨髓、淋巴结等脏器组织，体温也趋于正常。当细菌在脏器组织中繁殖到一定程度时，再次入血形成菌血症，体温再次升高。如此反复的菌血症使患者发热呈波浪式，故布鲁菌病又称为波浪热。感染易转为慢性，全身各处出现迁延性病变，伴发热、乏力、关节痛及肝脾大等症状。病程持续数周至数月。另外，布鲁菌的致病也与该菌引起的Ⅳ型超敏反应有关；菌体抗原与相应抗体形成免疫复合物，导致炎症、坏死且病灶中有大量中性粒细胞浸润，可能是Ⅲ型超敏反应（Arthus 反应）。

3. 免疫性　机体感染布鲁菌后，可形成以细胞免疫为主的带菌免疫。病后机体产生的 IgM 和 IgG 抗体发挥着免疫调理作用。

（三）微生物学检查

1. 标本采集　急性期采集血液标本，血培养阳性率高达 70%。急性、亚急性期可采取骨髓。病畜可采集子宫分泌物、羊水或流产动物的肝、脾、骨髓等标本进行分离培养。

2. 分离培养标本　接种于双相肝浸液培养基，37℃、5%～10% CO_2 培养。如有细菌生长，根据涂片染色、CO_2 要求、H_2S 产生、染料抑菌试验及玻片凝集试验等确定分型。

3. 血清学试验

（1）凝集试验　发病后 1～7 天患者血清中出现 IgM 抗体，可用标准菌进行玻片凝集试验，1:200 有诊断意义。

（2）补体结合试验　发病后 3 周机体内出现 IgG 抗体，该抗体维持时间较长，故对慢性布鲁菌病诊断意义较大。该试验特异性高，1:10 为阳性结果。

（3）皮肤试验　取布鲁菌素或布鲁菌蛋白提取物 0.1ml 作皮内注射，24～48 小时观察结果。皮肤试验阳性可诊断慢性或曾患布鲁菌病。

（四）防治原则

主要预防措施是控制和消灭家畜布鲁菌病，切断传播途径及免疫接种。免疫接种以畜群为主。牧区人群及相关人员应接种减毒活疫苗，有效期约 1 年。急性或亚急性患者治疗，WHO 推荐首选方案为利福平与多西环素联合使用，或利福平与四环素联合使用；神经系统感染者选用四环素联合链霉素。慢性患者除使用上述方法治疗外，还需用特异性菌苗进行脱敏治疗及对症治疗。

三、鼠疫耶尔森菌

鼠疫耶尔森菌（*Y. pestis*）俗称鼠疫杆菌，属于耶尔森菌属（*Yersinia*），是鼠疫的病原菌。鼠疫是一种自然疫源性的烈性传染病，病死率极高。在人类历史上曾发生过三次有文字记载的世界性鼠疫大流行，每次大流行的菌种在代谢方面各有差异，因此又分别命名为三种生物型，即古典型、中世纪型和东方型。人类被染疫的鼠蚤叮咬后感染或直接接触、剥食感染鼠疫的动物致病。1989—1998 年全世界共报告鼠疫病例 5440 余例，死亡 681 人。鼠疫在我国属于重点监控的自然疫源性传染病，近 10 年在防治鼠疫方面取得了显著成绩，但局部地区尚有散在鼠疫的发生。

知识拓展

细 菌 战

细菌战亦称"生物战"。其是利用细菌或病毒作武器，以毒害人、畜及农作物，造成人工瘟疫的一种极端灭绝人性的罪行。第一次世界大战中德国使用了细菌武器。战后的 1925 年 6 月，在瑞士日内瓦签订的《关于禁用毒气或类似毒品及细菌方法作战议定书》，明确规定禁止使用细菌武器。然而，一些国家却一直在研究和使用它。1935—1945 年，日本帝国主义曾先后在我国东北、广州及南京等地建立制造细菌武器的专门机构，并于 1940—1942 年在我国浙江、湖南及江西等地散布过鼠疫和霍乱等病菌，以致造成这些疾病的发生和流行。用于细菌战中的烈性传染病主要是鼠疫、霍乱、伤寒、副伤寒、炭疽。

（一）生物学性状

1. 形态染色　两端钝圆、浓染的卵圆形短小杆菌，革兰染色阴性。有荚膜，无鞭毛，无芽孢。不同标本中形态各异，在高盐培养基或陈旧培养物上呈多形性。

2. 抵抗力　该细菌对理化因素抵抗力较弱。湿热 70～80℃ 10 分钟或 100℃ 1 分钟死亡，5% 苯酚溶液或 10g/L 石炭酸溶液 20 分钟就可将痰液中的细菌杀死。

（二）致病性与免疫性

1. 致病物质　鼠疫耶尔森菌的致病物质主要包括 F1 抗原、V－W 抗原、外膜抗原和鼠毒素。该菌毒力极强，只要少量细菌即可使人致病。

2. 所致疾病　鼠疫为自然疫源传染病，细菌储存宿主为鼠类及其他啮齿类动物，通过鼠蚤为传播媒介在鼠类之间进行传播。当病鼠大量死亡后，失去宿主的鼠蚤开始转向人类或其他动物，引起人类鼠疫。人患鼠疫后又可通过人蚤或呼吸道造成人群间的传播流行。临床常见类型有腺鼠疫、肺鼠疫和败血症型鼠疫。

（1）腺鼠疫　以急性淋巴结炎为特点。鼠疫耶尔森菌进入机体后被吞噬细胞吞噬，在吞噬细胞内生长繁殖，随淋巴流到局部淋巴结，引起严重的淋巴结炎，多累及腹股沟和腋下，造成局部淋巴结肿胀、化脓和坏死。

（2）肺鼠疫　吸入染菌的尘埃致病，或由腺鼠疫、败血症型鼠疫蔓延而导致继发型肺鼠疫。患者寒战、高热、咳嗽、胸痛、咯血，多因呼吸困难或心力衰竭死亡。死亡患者的皮肤常呈黑紫色，固有"黑死病"之称。

（3）败血症型鼠疫　重症腺鼠疫或肺鼠疫患者的病原菌可侵入血液，导致败血症型鼠疫。患者体温升高至 39～40℃，出现休克和 DIC，皮肤黏膜可见出血点和瘀斑，神经系统症状及中毒症状明显，死亡率高。

3. 免疫性感染　鼠疫后可获得牢固免疫力，体内可产生抗 F1 抗原及抗 V－W 抗原的抗体。

（三）微生物学检查

鼠疫为我国法定的甲类传染病，因此标本应由专门实验室检测。对疑似患者，在服用抗生素前，根据不同症状及体征采集不同的标本，如淋巴穿刺液、痰、血、咽喉分泌物等。人或动物尸体取肝、脾、淋巴结等标本。腐败尸体取骨髓。检材直接涂片或印片，革兰染色或亚甲蓝染色后镜检。免疫学实验检测人或动物体内鼠疫抗体的滴度。ELISA 等方法来检测是否存在鼠疫耶尔森菌抗原。

（四）防治原则

预防的根本措施是灭鼠、灭蚤。发现患者立即隔离。流行区人群可接种鼠疫疫苗。对可疑鼠疫患者及早使用抗生素以降低死亡率。

第二节　铜绿假单胞菌

铜绿假单胞菌（*P. aeruginosa*）是假单胞菌属的代表菌，广泛存在于自然界及人和动物的体表、肠道中，是人体正常菌群，在一定条件下可以引起机会致病。在生长过程中可产生绿色的水溶性色素，使脓液或敷料呈绿色，故又得名绿脓杆菌。

一、生物学性状

1. 形态染色　革兰染色阴性小杆菌，无芽孢，无荚膜，单端有 1～3 根鞭毛，运动活泼。

2. 培养特性　专性需氧，营养要求不高，在普通培养基上生长良好。最适生长温度为 35℃，在 4℃不生长而 42℃生长。可产生带荧光素的水溶性青脓素和绿脓素，从而使培养基变为亮绿色。

3. 抵抗力　抵抗力较强，对热、干燥、紫外线有较强抵抗力。56℃条件下 1 小时才能杀死细菌。对多种化学消毒剂及抗生素抵抗或耐药，如青霉素、链霉素、红霉素、新霉素等。

二、致病性与免疫性

铜绿假单胞菌是人体正常菌群之一，在肠道中繁殖，是环境的主要污染源之一。该菌可通过特定的信号系统来调节其在环境中的适应性，以及各种毒力因子的表达，同时影响宿主免疫功能。

铜绿假单胞菌广泛存在于医院环境中，主要致病物质是内毒素，其次还有菌毛、荚膜、胞外酶、外毒素等。在特定条件下，如烧伤、创伤、手术切口等皮肤黏膜受损者，长期应用免疫抑制剂、放疗、化疗患者，可引起继发感染。临床表现为局部或全身化脓性炎症，如中耳炎、角膜炎、尿道炎、胃肠炎、心内膜炎、脓胸甚至菌血症、败血症等。占医院感染的 10% 左右。在一些特殊病房，如烧伤室、肿瘤病房、内镜和导管治疗室、检查室，该菌感染率可达 30%。

中性粒细胞的吞噬作用在感染中起关键作用。感染后产生的特异性抗体，如 sIgA 也有一定的抗感染作用。

三、微生物学检查与防治原则

依据不同的病情，采集不同的标本，如炎症分泌物、脓液、血液、脑脊液等，以及医院内器材、物品。标本接种血琼脂平板，依据菌落特性、色素和生化反应进行鉴定。铜绿假单胞菌可通过多种途径引起院内感染，医院应予以重视，注意病房、手术器械、治疗仪器的消毒，医护人员注意无菌操作。治疗可选用庆大霉素、多黏菌素等。

本章小结

细菌	主要动物宿主	传播媒介	致病物质	所致疾病
炭疽芽孢杆菌	牛羊等食草动物	摄食或直接接触	荚膜和炭疽毒素	皮肤炭疽、肠炭疽、肺炭疽
布鲁菌属	羊、牛、猪等	直接接触	内毒素	母畜流产、波浪热
鼠疫耶尔森菌	鼠等啮齿类动物	鼠蚤	F1抗原、V-W抗原、外膜抗原和鼠毒素	腺鼠疫、肺鼠疫和败血症型鼠疫
铜绿假单胞菌	人和动物体表及肠道	机会致病	内毒素	化脓性炎症、菌血症、败血症

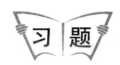

习　题

一、选择题

【A1 型题】

1. 关于炭疽芽孢杆菌，下列叙述错误的是
   A. 无鞭毛，无动力
   B. 荚膜和外毒素是重要的致病物质
   C. 有氧条件下可形成芽孢
   D. 有毒株产生荚膜
   E. 竹节状排列的革兰阳性粗大杆菌

2. 在严重烧伤患者的皮肤局部发现蓝绿色脓液，可能感染了
   A. 铜绿假单胞菌　　　　B. 鲍曼不动杆菌　　　　C. 结核分枝杆菌
   D. 白喉杆菌　　　　　　E. 大肠埃希菌

3. 对于布鲁菌，下列叙述错误的是
   A. 主要通过接触，经呼吸道和皮肤等途径传播
   B. 革兰阳性小杆菌
   C. 可以引起波状热
   D. 重要抗原是 M 抗原和 A 抗原
   E. 分 6 个生物种，我国流行的是羊、牛、猪 3 种

4. 波浪热的发病机制是
   A. 反复发作的败血症
   B. 反复发作的菌血症
   C. 反复发作的毒血症
   D. 反复发作的内毒素血症

E. 反复发作的脓毒血症

5. 布鲁菌引起人类的疾病是

    A. 破伤风   B. 伤寒   C. 结核病

    D. 波状热   E. 肉毒中毒

6. 炭疽杆菌最易感染的动物是

    A. 肉食动物   B. 啮齿类动物   C. 节肢动物

    D. 原生动物   E. 食草动物

7. 影响炭疽杆菌对外界抵抗力的相关结构是

    A. 荚膜   B. 鞭毛   C. 菌毛

    D. 芽孢   E. 细胞壁

8. 炭疽杆菌在普通培养基上形成

    A. 黏液型菌落   B. 丝状菌落   C. 光滑型菌落

    D. 酵母型菌落   E. 粗糙型菌落

9. 可用于鉴别炭疽杆菌的试验是

    A. 乳糖发酵试验   B. 尿素分解试验   C. 串珠试验

    D. 触酶试验   E. KIA 试验

10. 鼠疫杆菌在培养过程中可出现

    A. 卫星现象   B. 汹涌发酵现象

    C. 双层溶血环现象   D. 珍珠状菌落

    E. "钟乳石状"下沉

11. 布鲁菌的主要致病物质是

    A. 菌体成分   B. 荚膜   C. 内毒素

    D. 卵磷脂酶   E. 溶血毒素

12. 关于鼠疫杆菌,下列描述错误的是

    A. 通过鼠蚤传播   B. 病后免疫力持久

    C. 通过呼吸道传播   D. 鼠疫也称为黑死病

    E. 鼠毒素对人类具有强烈的毒性作用

13. 关于布鲁菌,下列描述错误的是

    A. 可引起菌血症

    B. 为胞内寄生菌

    C. 可通过多种途径传播

    D. 对人和动物均引起波状热

    E. 革兰阴性小杆菌

【A2 型题】

14. 患儿,4 岁。不慎被开水烫伤腿部,1 周后患儿出现高热,体温达 $39\sim40℃$,外周血白细胞计数 $20\times10^9/L$。烧伤创面有绿色脓液,采集标本涂片镜检可见革兰阴性杆菌。该患儿可能的感染菌是

    A. 大肠杆菌   B. 铜绿假单胞菌   C. 脆弱类杆菌

    D. 双歧杆菌   E. 破伤风杆菌

【X 型题】

15. 下列属于鼠疫耶尔森菌特点的是

　　A. 以鼠蚤为传播媒介

　　B. 不能在人工培养基上生长

　　C. 致病物质是鼠毒素

　　D. 两端浓染的革兰阴性短杆菌

　　E. 临床分为腺鼠疫、肺鼠疫和败血症型鼠疫

16. 对于鼠疫杆菌，下列描述错误的是

　　A. 鼠是重要的传染源和传播媒介

　　B. 可通过蚊子叮咬传播给人类

　　C. 病人出现微循环障碍，固有黑死病之称

　　D. 在陈旧培养基中细菌形态单一

　　E. 临床上分为腺鼠疫和肺鼠疫两类

17. 关于布鲁菌、炭疽杆菌和鼠疫杆菌，下列描述正确的是

　　A. 均为革兰阴性杆菌　　　　　　　　　　B. 均对人和动物致病

　　C. 均对营养要求比较高　　　　　　　　　D. 均可通过呼吸道传播

　　E. 均为动物源性细菌

18. 下列关于炭疽杆菌，描述正确的是

　　A. 专性需氧

　　B. 革兰阳性杆菌，链状排列

　　C. 有芽孢，抵抗力强

　　D. 在普通培养基上形成粗糙型菌落

　　E. 串珠试验阳性

19. 关于炭疽杆菌致病性与免疫性，描述正确的是

　　A. 主要感染肉食类动物

　　B. 感染途径多样

　　C. 肠炭疽主要表现为肠道症状

　　D. 炭疽毒素包括 A 亚基和 B 亚基

　　E. 病后免疫力持久

20. 下列病原性细菌的新分离菌落为粗糙型菌落的是

　　A. 布鲁菌　　　　　　　B. 炭疽杆菌　　　　　　C. 鼠疫杆菌

　　D. 结核杆菌　　　　　　E. 伤寒杆菌

21. 下列关于鼠疫杆菌，描述错误的是

　　A. 抵抗力强

　　B. 在陈旧培养基中菌体呈多形性

　　C. 营养要求高

　　D. 革兰阴性杆菌，两端钝圆并浓染

　　E. 在肉汤培养基中形成"钟乳石状"下沉

22. 对牛奶进行巴氏消毒可以预防下列感染的病原体是

A. 鼠疫杆菌　　　　　　B. 肉毒杆菌　　　　　　C. 布鲁菌

D. 炭疽杆菌　　　　　　E. 结核分枝杆菌

23. 下列细菌为胞内寄生菌的是

A. 结核分枝杆菌　　　　B. 布鲁菌　　　　　　　C. 伤寒杆菌

D. 军团菌　　　　　　　E. 大肠埃希菌

二、思考题

1. 试述炭疽芽孢杆菌感染人群的途径以及临床类型。

2. 简述鼠疫传播及感染过程。

（马云云）

扫码"练一练"

第十七章 其他原核细胞型微生物

扫码"学一学"

学习目标

1. **掌握** 梅毒螺旋体的致病性、传播途径和防治原则。

2. **熟悉** 衣原体、支原体、立克次体、钩端螺旋体和放线菌的致病性、传播途径和防治原则。

3. **了解** 衣原体、支原体、立克次体和钩端螺旋体的生物学性状。

第一节 支 原 体

支原体是一类缺乏细胞壁、呈高度多形性、可通过滤菌器、能在无生命培养基中生长繁殖的最小的原核细胞型微生物。

一、概述

支原体广泛分布于自然界，于 1898 年由 Nocard 等分离出来，隶属于柔膜体纲支原体目，下属支原体科。支原体科又分支原体（*Mycoplasma*）和脲原体（*Ureaplasma*）2 个属。支原体属已知有 132 个种，脲原体属仅 7 个种。其中对人致病的支原体主要为肺炎支原体（*M. pneumoniae*）、生殖道支原体（*M. genitalium*）、人型支原体（*M. hominis*）、解脲脲原体（*U. urealyticum*）。

（一）生物学性状

1. 形态与结构 直径一般为 0.3~0.5μm。缺乏细胞壁，无法维持固有形态而呈现高度多形性，有球形、杆状、丝状、分枝状等。革兰染色阴性，普通染色难以着色，常用 Giemsa 染色，被染成淡紫色。电镜下见支原体细胞膜由 3 层组成，内、外层为蛋白质和糖类，中间层为脂质层。脂质层含有较高含量胆固醇，其作用类似于细胞壁，对维持细胞膜完整性起到一定的作用。有些支原体的细胞膜外有一层由多聚糖组成的荚膜；有的支原体存在特殊的顶端结构，介导支原体黏附在宿主上皮细胞表面，与致病有关。

2. 培养特性 支原体对营养要求高，需要在培养基中加入 10%~20% 人或动物血清，以提供胆固醇与长链脂肪酸。兼性厌氧，最适生长环境为 37℃ 和微氧环境。适宜 pH 为 7.6~8.0，低于 7.0 则易死亡。以二分裂方式繁殖，也可见断裂、分节、分枝或出芽的方式，繁殖速度缓慢，在琼脂含量较低的固体培养基上，培养 2~7 天形成典型油煎蛋样菌落。

3. 抵抗力 支原体无细胞壁，对干燥、热等理化因素抵抗力弱，能被常用化学消毒剂灭活。对作用于细胞壁合成的抗生素如青霉素、头孢菌素不敏感，对干扰蛋白质合成的抗生素（如红霉素、多西环素）敏感。

（二）致病性与免疫性

支原体多寄生在细胞外，较少侵入血流及细胞内。利用其特殊的顶端结构黏附于泌尿

· 193 ·

生殖道或呼吸道上皮细胞膜表面。通过摄取宿主细胞营养成分、释放毒性代谢产物、产生外毒素等机制引起组织细胞损伤。

支原体感染机体后，刺激人体产生特异性体液免疫和细胞免疫应答。分泌型 IgA（sIgA）在黏膜局部抗支原体感染过程中发挥重要作用。细胞免疫主要依赖特异性 CD4$^+$Th1 细胞产生细胞因子活化巨噬细胞，清除支原体感染，但同时也会造成自身组织细胞损伤。

（三）微生物学检查法

根据感染部位不同采取相应标本，取患者痰液、呼吸道分泌物、炎症渗出物和泌尿生殖道分泌物，进行分离培养。根据菌落形态特征、生化反应等进行鉴定。应用 PCR 技术快速、敏感，特异性高，可直接检测样本中的支原体核酸。

（四）防治原则

目前无有效疫苗预防支原体感染。治疗可选用四环素、大环内酯类抗生素。

二、主要致病性支原体

（一）肺炎支原体

肺炎支原体主要通过飞沫传播，引发原发性非典型性肺炎。该病好发于夏末秋初，发病率最高的为 5～15 岁青少年。病理改变主要为间质性肺炎，临床症状一般较轻，以发热、咳嗽、头痛、肌肉痛和咽喉痛为主。个别严重病例可出现呼吸道外并发症，如皮疹、神经系统和心血管系统症状。

（二）解脲脲原体

解脲脲原体又称溶脲脲原体，属于机会致病菌，正常寄居在人体泌尿生殖道。经性接触传播，引起非淋菌性尿道炎。典型表现为尿急、尿道内痒，伴排尿不畅、不尽等症状。孕妇感染还可导致流产、死产或妊娠期缩短，男性不育也与其有关。

（三）人型支原体

人型支原体主要寄居于泌尿生殖道，通过性接触传播。可引起输卵管炎、盆腔炎、肾盂肾炎、慢性前列腺炎等。经受损产道侵入血流可引发产妇菌血症。此外，新生儿感染人型支原体可导致脑膜炎、脑脓肿等。

（四）穿透支原体

1991 年，从获得性免疫缺陷综合征患者尿液中首次分离出来，命名为穿透支原体，该支原体借助其表面特殊的黏附结构，吸附穿入宿主细胞并在其中大量繁殖，使细胞受损和死亡。研究表明，穿透支原体是无症状的人免疫缺陷病毒（HIV）感染者发病的协同因素。

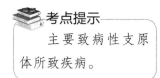

考点提示

主要致病性支原体所致疾病。

第二节　立克次体

立克次体(*rickettsia*)是一类严格细胞内寄生、以节肢动物为传播媒介的原核细胞型微生物。

一、概述

立克次体是引发斑疹伤寒、恙虫病等疾病的病原体。1909 年，美国病理学家 Howard Taylor Ricketts（1881—1910）首次发现该病原体，并在研究斑疹伤寒过程中不幸感染而去世，为纪念 Ricketts，将此类微生物统称为立克次体。立克次体的共同特点是：①多数为人畜共患病原体；②节肢动物作为储存宿主或为传播媒介；③专性细胞内寄生；④多形态性，但有细胞壁；⑤革兰染色阴性，大小介于细菌和病毒之间。

（一）生物学性状

1. 形态结构 大小为 (0.25 ~ 0.6) μm × (0.8 ~ 2.0) μm，呈球杆状或呈多形性。革兰染色阴性，难着色，常用 Giemsa 染色，菌体被染成紫色或蓝色，常可见两端浓染。立克次体具有细胞壁与细胞膜，结构与革兰阴性菌类似。多数立克次体细胞壁外有微荚膜样黏液层结构，与致病性有关。

2. 培养特性 立克次体缺乏细胞器，只能寄生在活的宿主细胞内，以二分裂方式繁殖。常用的培养方法有细胞培养、动物接种和鸡胚卵黄囊接种。

3. 抵抗力 大多数立克次体对理化因素的抵抗力较弱，与细菌繁殖体相似。对干燥、低温的抵抗力较强，如在节肢动物干燥粪便中可存活数月。对氯霉素、四环素敏感。磺胺类药物却有促进其生长繁殖的作用。

（二）致病性与免疫性

立克次体以节肢动物作为传播媒介，多数引起人兽共患性疾病。主要有内毒素和磷脂酶 A 两种致病物质，表面的黏液层结构有介导黏附和抗吞噬的作用。立克次体侵入人体后，首先在小血管内皮细胞和局部淋巴组织中生长繁殖，造成局部血管病变后入血引发第一次菌血症，通过血流进入全身脏器小血管内皮细胞中大量增殖，再次释放入血引起第二次菌血症，出现多种临床症状，如入侵细胞肿胀破裂、皮疹、凝血功能障碍、组织坏死等。晚期带来免疫病理损害。

我国较常见的致病性立克次体有普氏立克次体、莫氏立克次体、恙虫病立克次体等。立克次体感染后，机体可产生相应抗体，但以细胞免疫为主，病愈后可获得较强免疫力。

（三）微生物学检查法

取患者血液标本接种到易感动物（小鼠、雄性豚鼠）腹腔，分离病原体。若接种动物体温高于40℃或阴囊红肿，即可能造成立克次体感染。宜进一步取肝、脾等部位标本作涂片染色、免疫荧光染色等检查鉴定。

斑疹伤寒患者血清中的抗体能与变形杆菌相关抗原发生凝集反应，称外斐反应。取患者血清作此试验可辅助诊断，但假阳性率高，目前较少使用。特异性血清学试验有免疫荧光法、凝集试验、补体结合试验等。此外，也可用微量免疫荧光法（MIF）检测血清中特异性抗体或 PCR 法检测基因。

（四）防治原则

预防重点应放在控制和消灭传播媒介、储存宿主和中间宿主。讲究个人卫生，灭虱灭蚤，注意个人防护。治疗可选用四环素、氯霉素等，禁止使用磺胺类药物。

二、主要致病性立克次体

（一）普氏立克次体

普氏立克次体（*R. prowazekii*）引起流行性斑疹伤寒。患者是传染源和储存宿主，体虱为传播媒介，通过虱－人－虱的方式传播。人虱叮咬吸血过程中，立克次体进入虱体内，在其肠管上皮细胞内繁殖，当受染虱再次叮咬健康个体时，虱子粪便中的立克次体从皮肤破损处进入机体，造成传播感染。普氏立克次体感染后，表现为高热、皮疹、头痛，可伴发神经系统和心血管系统症状。

（二）莫氏立克次体

莫氏立克次体（*R. mooseri*）是地方性斑疹伤寒的病原体。鼠是储存宿主和主要传染源，鼠虱、鼠蚤为传播媒介。鼠蚤在叮吮人血时，传播病原体给人，人虱使莫氏立克次体在人群中播散。地方性斑疹伤寒发病缓慢、病情轻，较少累及心肌和神经系统。

（二）恙虫病立克次体

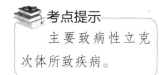

考点提示

主要致病性立克次体所致疾病。

恙虫病立克次体（*O. tsutsugamushi*）引起恙虫病。恙螨既是储存宿主，又是传播媒介，寄居在恙螨体内的立克次体可经卵传代。恙虫病立克次体在恙螨叮咬人体过程中侵入人体，造成感染。叮咬处继红色丘疹、水疱破裂后形成溃疡，溃疡面覆盖黑色焦痂，是该病的特征之一。

常见立克次体致病性（表17-1）。

表17-1　常见立克次体致病性

病原体	传播媒介	储存宿主	所致疾病	主要临床表现
普氏立克次体	人虱	人	流行性斑疹伤寒	发热、头痛、皮疹、心、脑等器官病变
莫氏立克次体	鼠虱鼠蚤	啮齿类	地方性斑疹伤寒	发热、头痛、皮疹
恙虫病立克次体	恙螨	啮齿类	恙虫病	发热、皮疹、淋巴结肿大、叮咬处有黑色焦痂

第三节　衣　原　体

衣原体是一类有独特的发育周期、能通过细菌滤菌器、严格真核细胞内寄生的原核细胞型微生物。

一、概述

衣原体广泛寄生于人类、哺乳动物和禽类。有以下共同特征：①革兰阴性、有细胞壁，形态呈圆形或椭圆形；②有独特的发育周期，在真核细胞内以二分裂方式繁殖；③能进行多种代谢，但自身不能合成ATP，必须依靠宿主细胞提供；④对多种抗生素敏感。

（一）生物学性状

1. 形态染色与发育周期　电子显微镜下观察衣原体可见两种不同的形态。小而致密的结构称为原体（elementary body，EB），已发育成熟，无繁殖能力，为细胞外形式，有感染性。Macchiavello染色呈红色，Giemsa染色呈紫色。大而疏松的称为网状体（reticulate body，RB）也称始体，在宿主细胞内，以二分裂方式繁殖子代原体，无感染性，Macchiavello染色呈蓝色。成熟的子代原体从感染细胞中释放，再感染邻近易感细胞，开始新的发育周期。

2. 培养特性　衣原体专性细胞内寄生，将衣原体接种至6~8日龄鸡胚卵黄囊中培养，可观察到包涵体、原体和始体颗粒。接种于动物体内也可引起感染，如小鼠腹腔或小鼠脑内。

沙眼衣原体的发现

20 世纪 50 年代，中国人口沙眼感染率约 50%，偏远地区甚有"十眼九沙"一说。国内外学者多次尝试分离该病原体，均以失败告终。为证明其致病性，我国学者汤飞凡（1897—1958）将病原体接种进自己眼睛，观察典型沙眼的全部病程。1956年，汤飞凡采用鸡胚卵黄囊接种法，首次成功分离培养出沙眼衣原体，为沙眼的治疗和预防做出了巨大的贡献。他是首个在全世界范围发现重要病原体的中国人，被誉为"衣原体之父"。

课程思政

3. 抵抗力 衣原体耐低温不耐热，对热、常用化学消毒剂敏感。60℃条件下只能存活 5～10 分钟。–70℃以下保存衣原体，感染性可保持 5 年以上。

（二）致病性与免疫性

不同种的衣原体致病性也不同。衣原体引发的疾病常见有沙眼、性病淋巴肉芽肿、非淋菌性尿道炎、肺炎、鹦鹉热等。衣原体所产生的内毒素样物质是其主要致病物质。感染后引起宿主的免疫病理损伤是重要的致病机制。衣原体的主要外膜蛋白可能是诱发机体病理性免疫应答的主要抗原。

衣原体感染后，刺激机体产生特异性体液免疫和细胞免疫，但保护力不强，常发生反复感染。

（三）微生物学检查法

根据感染部位不同采集相应标本进行微生物学检查。沙眼患者取眼结膜分泌物涂片、眼结膜刮片。泌尿生殖道感染应取精液或尿液标本，采集的标本应快速送检，提高检出率。

通过直接涂片染色镜检查找包涵体。也可将标本接种于传代细胞或者鸡胚卵黄囊培养后，采用染色镜检、ELISA 等方法检查。此外，核酸扩增技术如 PCR、连接酶链反应（LCR）可显著提高特异性和敏感性。

（四）防治原则

沙眼的预防以注意个人卫生、避免直接或间接接触为主，仍无特异性预防方法。预防生殖道衣原体感染应加强性病卫生宣教。治疗应早期选用红霉素及四环素类药物。

二、主要致病性衣原体

（一）沙眼衣原体

根据侵袭力和所致疾病部位的不同，沙眼衣原体分为以下 3 个生物型，即沙眼生物型、生殖生物型和性病淋巴肉芽肿生物型。根据三个生物型特异性抗原的不同，又分为 19 个血清型。沙眼生物型包含 A、B、Ba、C；生殖生物型包含 D、Da、E、F、G、H、I、Ia、J、Ja、K；性病淋巴肉芽肿生物型包含 L1、L2、L2a 和 L3。主要引起以下疾病。

1. 沙眼 由沙眼衣原体沙眼生物型的 A、B、Ba、C 血清型感染所引起，传播方式为眼–眼及眼–手–眼途径。沙眼衣原体侵入结膜上皮细胞后，在细胞内繁殖并形成包涵体，引发局部炎症。早期表现为流泪、眼部黏性分泌物增多、滤泡增生、结膜充血，后期出现角膜血管翳、倒睫和瘢痕形成，累及角膜损伤甚至导致失明。

2. 包涵体结膜炎 由沙眼衣原体沙眼生物型 B、Ba 和生殖生物型的 D～K 血清型引起。

该病分为婴儿型和成人型，前者是婴儿经产道垂直感染，导致急性化脓性结膜炎（也称包涵体脓漏眼），一般不侵犯角膜可自愈。成人感染可通过性接触、经手至眼或因接触污染的游泳池水而感染，称滤泡性结膜炎。症状与沙眼类似，但不形成血管翳和瘢痕，数周或数月痊愈不留后遗症。

3. 泌尿生殖道感染 与引起包涵体结膜炎的血清型相同。经性接触传播，男性患者多表现为非淋菌性尿道炎，未治疗者易转为慢性，周期性加重，合并前列腺炎、附睾炎、直肠炎等。女性无症状感染率高，成为高危潜在传染源，能引起宫颈炎、尿道炎、盆腔炎、输卵管炎等，可导致不孕症或宫外孕。母亲感染衣原体易造成新生儿垂直感染，引起新生儿结膜炎、肺炎。淋病奈瑟菌能促进沙眼衣原体的增殖，两者常混合感染。

4. 婴幼儿肺炎 沙眼衣原体生殖生物型的 D ~ K 血清型均可引发婴幼儿肺炎。

5. 性病淋巴肉芽肿 由沙眼衣原体的性病淋巴肉芽肿生物型的 L1、L2、L2a、L3 四个血清型引起。通过两性接触传播，主要侵犯机体的淋巴组织，男性引起化脓性淋巴结炎和慢性淋巴肉芽肿，易形成瘘管。在女性多侵犯会阴、直肠、肛门，严重者导致会阴 - 肛门 - 直肠狭窄与梗阻。

（二）肺炎衣原体

人类是肺炎衣原体唯一宿主，经飞沫或呼吸道分泌物在人与人之间传播。发病缓慢，潜伏期 30 天左右，引起急慢性呼吸道感染，多见于青少年、儿童，表现为鼻窦炎、咽炎、支气管炎和肺炎等。

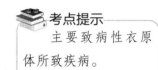

考点提示
主要致病性衣原体所致疾病。

第四节　螺　旋　体

螺旋体（spirochete）是一类柔软、细长、弯曲呈螺旋状、运动活泼的原核细胞型微生物。其基本结构与细菌相似，螺旋体种类繁多，广泛分布于自然界和动物体内。对人和动物致病的有以下三个属。

1. 钩端螺旋体属（Leptospira） 螺旋细密、规则，菌体一端或两端弯曲呈钩状。对人和动物致病的主要是问号钩端螺旋体。

2. 密螺旋体属（Treponema） 螺旋较为细密、规则，两端尖细。对人致病的有苍白密螺旋体和品他密螺旋体。

3. 疏螺旋体属（Borrelia） 螺旋稀疏、不规则，呈波纹状。对人致病的有回归热螺旋体和伯氏疏螺旋体等。

一、钩端螺旋体

钩端螺旋体简称为钩体，问号钩端螺旋体是主要致病性钩端螺旋体。钩端螺旋体病全球性分布，人兽共患，我国多个地区均有流行。

（一）生物学性状

1. 形态染色 钩体长 6 ~ 12μm，宽 0.1 ~ 0.2μm，菌体一端或两端弯曲呈钩状，使菌体呈 S、C 或 8 字形。革兰染色阴性，但难以着色，常用 Fontana 镀银染色，菌体被染成棕褐色，多用暗视野显微镜观察（图 17 - 1）。

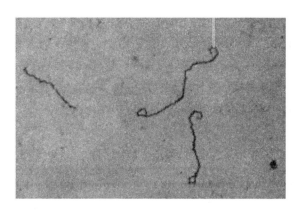

图 17-1 钩端螺旋体（镀银染色）

2. 培养特性 钩体可人工培养，但营养需求高，常用 Korthof 培养基培养。需氧，适宜生长温度为 28~30℃，最适 pH 值为 7.2~7.4。

3. 抵抗力 钩端螺旋体对干燥、热、日光抵抗力弱，在湿土和水中能存活数月，对疾病的传播有重要意义。常用消毒剂如 1% 苯酚、1% 漂白粉等能将其杀灭。对青霉素敏感。

（二）致病性与免疫性

1. 致病物质 主要致病物质如下。①溶血素：体外可溶解人、羊红细胞，注入体内能引起贫血、肝肿大、出血、黄疸与血尿；②细胞毒因子：注射进入小鼠脑内，导致动物出现肌肉痉挛、呼吸困难而死亡；③内毒素样物质：作用类似于革兰阴性菌的脂多糖，但毒性较内毒素弱。

2. 所致疾病 钩端螺旋体病是典型的人畜共患病。在野生动物及家畜中广泛流行，主要传染源和储存宿主是鼠类和猪，动物感染后大多表现为隐性或轻症感染。钩体在宿主动物的肾小管中生长繁殖，随尿液排出污染水源和土壤形成疫源地。人类接触污染的疫水或疫土，钩体可通过完整或破损的皮肤、黏膜造成机体感染。钩体侵入人体后，经淋巴系统或直接进入血流引起钩体血症，出现败血症症状如高热、头痛、肌痛（腓肠肌疼痛明显）、眼结膜充血、浅表淋巴结肿大等。还可随血流继续侵犯肝、肾、肺及中枢神经系统，引起相关组织的损害。钩体病感染者临床表现轻重不一，轻者类似感冒，重者甚至导致死亡。

3. 免疫性 钩端螺旋体抗感染免疫主要依赖特异性体液免疫。隐性感染或病愈后，可获得对同型菌株的持久免疫力，但各血清群型间交叉保护作用不明显。

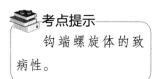
考点提示
钩端螺旋体的致病性。

（三）微生物学检查

1. 病原体检查 取患者血液、尿液、脑脊液标本，差速离心集菌，用 Fontana 镀银法染色镜检或者作暗视野检查，也可采用免疫荧光法或免疫酶染色法；将标本接种至 Korthof 培养基分离培养鉴定；接种豚鼠或金地鼠作动物试验。

2. 分子生物学方法 PCR 法或标记 DNA 探针法可检测标本中钩体 DNA，此方法比培养法快速、敏感。

3. 血清学诊断 一般在病初及发病后 2~4 周各采血一次，用钩端螺旋体标准菌株或当地常见菌株的活钩体作为抗原，与不同稀释倍数的患者血清混合孵育，单份血清标本凝集效价 >1:300 或者双份血清标本的凝集效价增长 4 倍以上则有诊断意义。

（四）防治原则

防鼠、灭鼠，做好对带菌家畜的管理。钩体病流行季节（夏秋季）尽量避免与污染的水和土壤接触。疫区易感人群接种多价疫苗是主要预防措施。

治疗首选青霉素，青霉素过敏者可改用庆大霉素或多西环素。

二、梅毒螺旋体

梅毒螺旋体是人类梅毒的病原体。人类梅毒是一种危害较严重的性传播疾病（STD）。

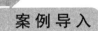

案例导入

患者，男，40岁。因发现外生殖器无痛性溃疡就诊。查体：溃疡面有少许渗出液，触之如软骨样硬度。患者自述3周前有不洁性生活史。

请问：

1. 初步判断该患者可能感染何种疾病？

2. 该病通过什么途径传播？

3. 主要预防措施是什么？

（一）生物学性状

1. 形态与染色 梅毒螺旋体菌体细长，螺旋细密规则，长 5～15μm，宽约 0.2μm。两端尖直，运动活泼。普通染色不易着色，一般采用镀银染色，菌体被染成棕褐色（图17-2）。

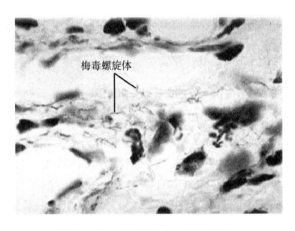

图 17-2　梅毒螺旋体（镀银染色）

2. 培养特性 梅毒螺旋体不能在无生命培养基中人工培养。有些菌株能在家兔睾丸或眼前房内缓慢生长。

3. 抵抗力 梅毒螺旋体抵抗力极弱，对干燥、冷、热特别敏感。血液中的梅毒螺旋体在4℃条件下放置3天即可死亡。对一般化学消毒剂敏感。对青霉素、红霉素、四环素敏感。

（二）致病性与免疫性

目前，梅毒螺旋体的致病因素不明，未证实有内毒素和外毒素，可能与外膜蛋白、透明质酸酶等有关。梅毒螺旋体只感染人类，唯一传染源是梅毒患者。梅素分为先天性和后天性（获得性）梅毒两种，前者经胎盘垂直传播；后者经性接触传播。

临床上将后天性梅毒分为三期。

1. I 期梅毒　梅毒螺旋体感染后 3 周左右，局部表现为无痛性硬下疳，常见于外生殖器，溃疡渗出物内含有大量活的梅毒螺旋体，传染性极强。1~2 个月，硬下疳多可自然愈合。潜伏体内经 2~3 个月后进入第 II 期。

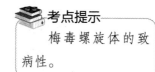

考点提示

梅毒螺旋体的致病性。

2. II 期梅毒　全身皮肤、黏膜常出现梅毒疹，全身淋巴结肿大，也可累及关节、眼、骨和神经系统。在梅毒疹和淋巴结内含有大量活的梅毒螺旋体。不加治疗，症状多在 3 周~3 个月可消退，但常复发，有传染性。

3. III 期梅毒　也称晚期梅毒，常表现为慢性肉芽肿，波及全身组织器官。此期梅毒病灶中梅毒螺旋体少、传染性小，但破坏性大甚至危及生命。

先天性梅毒是孕妇感染梅毒后经胎盘垂直传给胎儿，造成胎儿全身感染。可导致流产、早产或死胎，或出生后可表现为锯齿形牙、间质性角膜炎、鞍形鼻、先天性耳聋等。俗称梅毒儿。

梅毒抗感染免疫是传染性免疫，细胞免疫和体液免疫均有参与。梅毒感染个体对梅毒再次感染有抵抗力，但免疫力随梅毒螺旋体的清除而消失。

（三）微生物学检查

1. 病原学检查　取梅毒硬下疳渗出液、局部淋巴结抽出液，暗视野显微镜观察活泼运动的梅毒螺旋体有助于诊断。

2. 血清学试验　分为非梅毒螺旋体抗原试验和梅毒螺旋体抗原试验两种。前者以正常牛心肌的心脂质作为抗原，检测患者血清中的抗脂质抗体。但非梅毒疾病患者血清也可出现假阳性反应，故常用于大量初筛时。后者以梅毒螺旋体为抗原，检测患者血清中特异性抗体，特异性高，常用于确诊梅毒感染。此外，血清学检查阴性的疑似梅毒患者，可采用荧光定量 PCR 法检测特异基因片段。

（四）防治原则

目前无有效疫苗，有效预防措施在于加强性卫生宣传教育，注意性卫生。早期确诊、彻底治疗，首选青霉素，要剂量足、疗程够（3 个月~1 年）。以血清中反应素转阴为治愈目标。

第五节　放　线　菌

放线菌是一类丝状或链状、与细菌相似、呈分枝生长的原核细胞型微生物。广泛分布于自然界，是抗生素的主要产生菌。大多数为非致病菌，对人体致病的主要是放线菌属与诺卡菌属中的菌群。

一、放线菌属

放线菌属种类繁多，正常存在于人和动物的口腔、上呼吸道等与外界相通的体腔中。对人致病的主要是衣氏放线菌。

（一）生物学特性

革兰染色阳性，兼性厌氧，菌体常呈分枝状。在放线菌病患者病灶组织及脓样物质中，

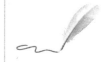

肉眼可见黄色小颗粒，称为硫磺样颗粒。将颗粒作压片镜检，呈菊花状。

（二）致病性

衣氏放线菌是人体正常菌群，当抵抗力下降或口腔卫生不良等情况下可引起内源性感染。表现为软组织的化脓性炎症，常形成多发性瘘管，脓汁中可见硫磺样颗粒，称为放线菌病。以面颈部最常见，也可累及胸腹部、盆腔、中枢神经系统等。

（三）防治原则

预防放线菌病的主要措施是注意口腔卫生，及早治疗口腔炎症。治疗首选青霉素。已形成脓肿或瘘管者应及时行外科清创处理，同时大剂量使用抗生素治疗。

二、诺卡菌属

诺卡菌属不是人体正常菌群，广泛分布于土壤，属于外源性感染，以星形诺卡菌感染在我国最为常见。

（一）生物学性状

形态与放线菌相似，革兰染色阳性。部分抗酸染色阳性，但延长脱色时间却呈阴性，可与结核分枝杆菌相区别。严格需氧，普通培养基上生长缓慢，约1周始见菌落。液体培养基中呈表面生长，形成菌膜。

（二）致病性

星形诺卡菌通过呼吸道或者破损创口侵入机体，尤其是免疫力低下者，如获得性免疫缺陷综合征（AIDS）、白血病、肿瘤及器官移植患者，造成化脓性感染。经肺部感染者出现与结核病类似症状。可经血流播散引起脑膜炎与脑脓肿。在热带地区，经足部破损感染引起慢性化脓性肉芽肿，称为足分枝菌病。

（三）防治原则

健康个体具有较强天然免疫力，可预防诺卡菌感染，发病少见。治疗可选用磺胺类药物。疗程一般不少于6周。

本章小结

菌体名称	主要致病性病原体	致病性	防治原则
支原体	肺炎支原体 解脲脲原体 人型支原体	呼吸道传播，引起原发性非典型肺炎 性接触传播，导致非淋菌性尿道炎 性接触传播，导致尿道炎、盆腔炎、肾盂肾炎等	目前无有效疫苗预防支原体感染。治疗可选用四环素、大环内酯类抗生素
立克次体	普氏立克次体 莫氏立克次体 恙虫病立克次体	人虱叮咬传播，引起流行性斑疹伤寒 鼠虱鼠蚤叮咬传播，引起地方性斑疹伤寒 恙螨叮咬传播，导致恙虫病	灭虱灭蚤，注意个人防护。治疗可选用四环素、氯霉素等，禁止使用磺胺类药物

菌体名称	主要致病性病原体	致病性	防治原则
衣原体	沙眼衣原体	引起沙眼、包涵体结膜炎、泌尿生殖道感染、沙眼衣原体肺炎	无疫苗预防，注意个人卫生，避免直接或间接接触，加强性卫生宣教。治疗应早期选用红霉素及四环素类药物
螺旋体	钩端螺旋体	接触疫水、疫土感染，导致钩体病	防鼠、灭鼠，严格管理带菌家畜。避免接触疫水、疫土，易感人群接种多价疫苗。治疗首选青霉素
	梅毒螺旋体	性接触、血液或血制品传播、垂直传播，引起后天性梅毒和先天性梅毒	注意性卫生，加强卫生宣传教育，治疗首选青霉素

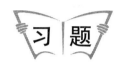

习题

一、选择题

【A1 型题】

1. 下列关于支原体的描述，错误的是
   A. 多形态性　　　　　　B. 无细胞壁　　　　　　C. 能通过细菌滤菌器
   D. 革兰染色阴性　　　　E. 有独特发育周期

2. 以下病原体能引发原发性非典型性肺炎的是
   A. 肺炎衣原体　　　　　B. 肺炎支原体　　　　　C. 肺炎链球菌
   D. 溶脲脲原体　　　　　E. 立克次体

3. 检查梅毒螺旋体最常用的染色方法是
   A. 革兰染色　　　　　　B. 镀银染色　　　　　　C. 抗酸染色
   D. 墨汁负染　　　　　　E. 亚甲蓝染色法

4. 沙眼的传播途径主要是
   A. 手 – 眼　　　　　　　B. 性传播　　　　　　　C. 呼吸道
   D. 消化道　　　　　　　E. 血液途径

5. 能在无生命培养基中生长繁殖的最小原核细胞型微生物是
   A. 支原体　　　　　　　B. 衣原体　　　　　　　C. 立克次体
   D. 梅毒螺旋体　　　　　E. 钩端螺旋体

6. 抵抗力最弱的原核细胞型微生物是
   A. 支原体　　　　　　　B. 钩端螺旋体　　　　　C. 立克次体
   D. 梅毒螺旋体　　　　　E. 衣原体

7. 立克次体的传播途径主要是
   A. 节肢动物叮咬　　　　B. 血液途径　　　　　　C. 呼吸道
   D. 消化道　　　　　　　E. 性传播

8. 以下属于人体机会致病菌的是
   A. 衣原体　　　　　　　B. 衣氏放线菌　　　　　C. 立克次体
   D. 梅毒螺旋体　　　　　E. 支原体

9. 解脲脲原体的传播途径是

A. 性接触   B. 呼吸道   C. 消化道

D. 破损伤口   E. 血液途径

10. 有独特发育周期的是

A. 衣原体   B. 支原体   C. 立克次体

D. 梅毒螺旋体   E. 钩端螺旋体

【A2 型题】

11. 患者，男，20 岁。常感眼部不适，流泪，有少量黏性分泌物，近期视力下降。检查发现眼结膜充血伴有滤泡增生，患者可能感染的病原体是

A. 沙眼衣原体   B. 支原体   C. 钩端螺旋体

D. 梅毒螺旋体   E. 立克次体

12. 患者，男，35 岁，农民。因发热、头痛、小腿疼痛就诊。查体：体温 39.3℃，脉搏 128 次/分，眼结膜充血，腓肠肌压痛。肝功能、胸透均正常。根据症状，可能患的疾病是

A. 沙眼   B. 梅毒   C. 支原体肺炎

D. 钩体病   E. 斑疹伤寒

【X 型题】

13. 支原体可能引发的感染是

A. 肺炎   B. 非淋菌性尿道炎   C. 前列腺炎

D. 盆腔炎   E. 输卵管炎

14. 梅毒的传播途径有

A. 性接触   B. 血液途径   C. 经胎盘垂直传播

D. 消化道   E. 呼吸道

15. 关于衣原体的描述，正确的是

A. 革兰阴性   B. 有独特发育周期   C. 耐冷不耐热

D. 以二分裂方式繁殖   E. 可引起沙眼

二、思考题

简述后天性梅毒的临床表现和主要防治原则。

（姚　玲）

扫码"练一练"

第十八章 真 菌

学习目标

1. **掌握** 真菌的概念；深部感染真菌和浅部感染真菌的致病性。
2. **熟悉** 真菌的形态与结构特点；真菌的培养特性和繁殖方式。
3. **了解** 真菌病的防治。

第一节 概 述

真菌（fungus）是一类有细胞壁、有完善细胞器和典型细胞核的真核细胞型微生物。有核膜与核仁，不含叶绿素，无根、茎、叶的分化。少数真菌为单细胞结构，大多数为多细胞结构。在自然界分布广泛，目前已发现 10 万多种，大多数对人类有益，可应用于医药、工业、生产抗生素、农业生产等。少数真菌能够引起人类疾病，如致病性真菌、机会致病性真菌、致癌性真菌以及产毒真菌。近年来，由于广谱抗生素滥用、免疫抑制剂的使用等因素，真菌感染率明显上升。

一、真菌的生物学性状

（一）形态与结构

与细菌相比，真菌大几倍甚至几十倍，普通光学显微镜即可观察。真菌有细胞壁但不含肽聚糖，主要由多糖与蛋白质组成。因肽聚糖的缺乏，故真菌对青霉素、头孢菌素类药物不敏感。

根据形态结构的不同，真菌分为单细胞和多细胞两大类。①单细胞真菌：外观呈圆形或卵圆形，以出芽方式繁殖，如酵母菌。对人致病的单细胞真菌主要有新型隐球菌和白假丝酵母菌（白色念珠菌）。②多细胞真菌：在生长过程中形成菌丝和孢子，菌丝交织成团，称丝状菌，又称霉菌（mold）。但某些真菌在不同条件下可发生两种形态的可逆转换，称为双相性真菌。

1. 菌丝（hypha） 真菌的孢子在适宜的环境条件下发出芽管，逐渐延长后呈丝状，称为菌丝。菌丝继续长出分枝，交织成团称菌丝体（mycelium）。按功能不同将菌丝分为以下几种。①营养菌丝：菌丝往下伸入培养基或寄生材料中吸取营养，以供生长；②气生菌丝：菌丝向上露出培养基表面，在空气中生长。③生殖菌丝：能产生孢子的气生菌丝，称生殖菌丝。菌丝形态多样，有螺旋状、结节状、球拍状、梳状等，可用于真菌的鉴别（图18-1）。

2. 孢子（spore） 真菌的繁殖器官是孢子，一条菌丝可形成多个孢子，孢子在适宜条件下又可发育成菌丝。孢子抵抗力不强，加热 60～70℃即可很快死亡。真菌的孢子分有性孢子与无性孢子两类。大多数病原性真菌形成无性孢子。

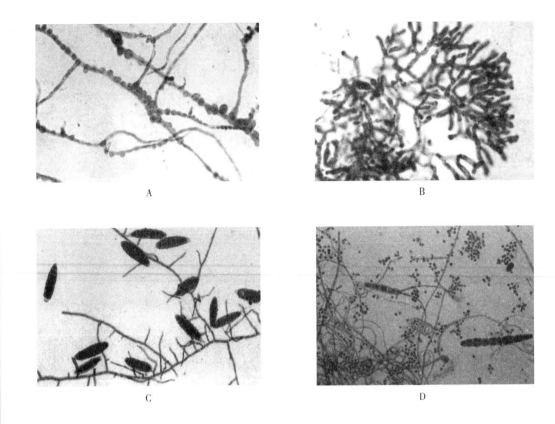

图 18 - 1　真菌菌丝形态

（二）培养特性

真菌的营养需求不高，在一般的细菌培养基上能生长，常用沙保（Sabouraud）培养基（4% 葡萄糖、1% 蛋白胨和 2% 琼脂，pH 4.0 ~ 6.0）培养真菌。最适培养温度为 22 ~ 28℃，多数深部感染真菌最适温度为 37℃。真菌大多生长缓慢，需培养 1 ~ 4 周才形成肉眼可见的菌落。真菌的菌落有三类。

1. 酵母型菌落　单细胞真菌的菌落形式。菌落表面光滑湿润，柔软致密。形态类似于细菌菌落，但更大、更厚。如新生隐球菌的菌落。

2. 类酵母型菌落　部分单细胞真菌出芽繁殖后，芽生孢子与母细胞未脱离，形成假菌丝。假菌丝向下伸入培养基中，称类酵母型菌落，如白假丝酵母菌的菌落。

3. 丝状菌落　多细胞真菌的菌落形式，由众多疏松菌丝体构成。菌落呈絮状、粉末状或绒毛状。菌落的正、背两面常呈不同的颜色。可作为鉴别真菌的参考依据。

（三）抵抗力

真菌不耐热，60℃ 1 小时可被杀死。对干燥、日光、紫外线以及一般消毒剂的抵抗力较强。对抗细菌抗生素如青霉素、链霉素不敏感；制霉菌素、灰黄霉素、克霉唑、两性霉素 B、伊曲康唑、酮康唑等药物对多种真菌有较强抑制作用。

二、致病性与免疫性

（一）致病性

不同类型真菌有不同致病形式，真菌性疾病主要有以下五种类型。

1. 致病性真菌感染　主要是指外源性真菌感染，分为浅部和深部致病性真菌，可导致皮肤、皮下组织及全身性真菌感染。如浅部真菌的皮肤癣菌，深部真菌的组织胞质菌。

2. 机会致病性真菌感染 主要为内源性真菌感染，多属于寄居在人体的正常菌群。感染常发生在机体免疫力下降时，如肿瘤、长期使用广谱抗生素、免疫缺陷、皮质激素的应用或在应用导管、手术等过程中继发此类感染。如白假丝酵母菌、毛霉菌、曲霉菌等的感染。

3. 真菌超敏反应性疾病 分为感染性和接触性超敏反应两种。前者是在感染真菌的基础上发生；后者是指致敏者接触、吸入或食入某些真菌的菌丝或孢子时，引发各类超敏反应，如荨麻疹、哮喘、变应性皮炎、过敏性鼻炎等。

4. 真菌性中毒症 某些真菌在代谢过程中产生真菌毒素，污染粮食或农作物，人、畜摄入毒素后导致急慢性中毒，称为真菌中毒症。如黄曲霉菌、镰刀菌。

5. 真菌毒素与肿瘤 近年来，不断证实真菌毒素与肿瘤有关。如黄曲霉毒素与肝癌相关，该毒素毒性强，小剂量就可致癌。食物中以花生、玉米污染率高。

（二）免疫性

1. 先天性免疫 主要包括皮肤黏膜屏障、机体正常菌群的拮抗作用。当有皮肤黏膜破损或放置导管时，加之机体免疫力下降，真菌即有机会入侵。儿童因头皮脂肪酸分泌量少，易患头癣。成人因手、足部位出汗较多，易患手足癣。

2. 获得性免疫 抗真菌感染主要依靠细胞免疫。细胞免疫功能缺损者易患真菌感染。如肿瘤、AIDS 患者白假丝酵母菌的感染率明显增高。

三、防治原则

目前尚无有效特异性预防方法。皮肤癣菌更易发生于破损或糜烂皮肤，预防的主要措施是注意清洁卫生，避免直接或间接传播，保持鞋袜干燥。治疗可选用特比萘芬乳膏及喷剂、克霉唑软膏。深部真菌感染的预防重在提高机体免疫力，治疗深部真菌感染最有效的药物是两性霉素 B，但毒性较大，还可选用氟胞嘧啶、酮康唑等。

第二节 常见病原性真菌

一、浅部感染真菌

案例导入

患者，女，40 岁。自述左脚脚趾间疼痛、痒感明显 1 个月余。查体：左脚第 2 至第 5 趾间有针尖样水疱形成，内含清澈液体，部分融合成片并有黄色脓液流出，局部糜烂，周围皮肤发红，伴有异味。

请问：

1. 根据以上症状，可能的诊断是什么？

2. 主要预防措施有哪些？

3. 针对该病，该如何对患者进行健康宣教？

引起浅部真菌感染最常见的病原菌是皮肤癣菌，该真菌具有嗜角质蛋白的特点。多见于角化表皮、指（趾）甲和毛发等浅部感染。侵犯的部位因菌属不同而各异（表18-1），引发各种癣症。真菌在局部增殖、产生代谢产物，刺激宿主引起炎症和病变。

皮肤癣菌分为三个属，即毛癣菌属、表皮癣菌属和小孢子癣菌属。表皮癣菌属常侵犯人体的皮肤和甲板，引起手癣、足癣、体癣、股癣及甲癣等。一种皮肤癣真菌可引发多种癣病，同一种癣病也可由多种皮肤癣真菌引发。癣病以夏秋季多发，入冬后因繁殖速度减慢而发病率降低。

表18-1　皮肤癣菌的种类及侵犯部位

类型	皮肤	毛发	指（趾）甲
毛癣菌属	+	+	+
表皮癣菌属	+	-	+
小孢子癣菌属	+	+	-

二、深部感染真菌

深部感染真菌也称侵袭性真菌，可侵袭机体深部组织、内脏甚至全身，造成外源性和内源性感染。

（一）新生隐球菌

新生隐球菌（*Cryptococcus neoformans*）又称新型隐球菌。广泛分布于自然界中，人体体表、口腔、粪便中也可分离出来。尤其大量存在于鸽粪中。

1. 生物学特性　新生隐球菌呈圆球形，直径 4~12μm，菌体外周有一层肥厚荚膜，折光性强。一般染色难以着色，墨汁负染后镜检，在黑色背景中可见圆形透亮菌体，外围一层透明的荚膜（图18-2）。该菌以出芽的方式繁殖，不形成假菌丝。在沙保培养基上培养数天形成酵母型菌落。

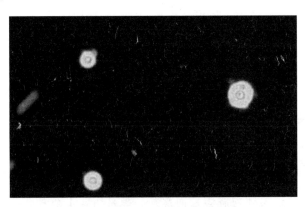

图18-2　新生隐球菌墨汁负染（脑脊液，1000×）

2. 致病性　鸽子是主要传染源，人因吸入被鸽粪污染的空气经呼吸道吸入而感染。肺部常为初始感染灶，大多数感染者症状轻且能自愈，也可经肺部感染播散至其他部位，如骨、内脏等，最易侵犯的部位是中枢神经系统，导致慢性脑膜炎。

知识拓展

养鸟症

养鸟症常见于饲养鸽子、鹦鹉等鸟类的人群。在鸟类的呼吸道分泌物、粪便中可能含有新生隐球菌、鹦鹉热衣原体，污染空气后被人体吸入，可导致新生隐球菌病和鹦鹉热。预防感染应注意养鸟卫生，经常清扫鸟笼、鸟棚，再用2%漂白粉消毒，一旦发现病鸟应及时宰杀、焚烧或深埋。

3. 防治原则　控制传染源，如妥善管理、规范养鸽，用碱处理鸽粪等。治疗可选用两性霉素B、酮康唑等。

（二）白假丝酵母菌

白假丝酵母菌也称白色念珠菌。属于机会致病菌，是人体正常菌群成员，可存在于人体口腔、上呼吸道、阴道黏膜等部位。

1. 生物学特性　菌体为圆形或卵圆形，直径 3~6μm。革兰染色阳性，以出芽方式繁殖。孢子延长成芽管，与母体不脱离形成较长的假菌丝。在普通培养基、血琼脂平板上均生长良好。在玉米粉琼脂培养基上常形成厚膜孢子。

2. 致病性　白假丝酵母菌多为内源性感染，机体免疫力低下或机体菌群失调时，引起各种念珠病。可侵犯人体多个部位，如皮肤黏膜、内脏甚至中枢神经系统。常见的感染类型有：①皮肤黏膜感染，好发于皮肤皱褶、潮湿部位，如腋窝、腹股沟、肛门周围、乳房下、会阴部和指（趾）间等，形成糜烂病灶。黏膜感染如鹅口疮、外阴与阴道炎等，以鹅口疮最多见，好发于新生儿。②内脏念珠菌感染可导致支气管炎、肺炎、食管炎、肠炎、膀胱炎、肾盂肾炎等。③中枢神经系统感染可引起脑膜炎、脑脓肿、脑膜脑炎等。

考点提示

常见病原性真菌的致病性。

3. 防治原则　目前尚无有效措施预防白假丝酵母菌病。治疗感染常选用氟康唑，疗效较好。

本章小结

病原性真菌	主要生物学特点	所致疾病	防治原则
皮肤癣菌	嗜角质蛋白，常寄生于表皮角质层、毛发、甲板	手癣、足癣、体癣、股癣、头癣、甲癣	注意清洁卫生，保持鞋袜干燥。药物可选用特比萘芬乳膏及喷剂、克霉唑软膏
白假丝酵母菌	圆形或卵圆形，芽生方式繁殖，易形成芽生孢子和假菌丝	皮肤、黏膜感染；内脏感染；中枢神经系统感染	无有效预防措施，治疗可选用氟康唑
新生隐球菌	圆形，菌体外周有肥厚荚膜，墨汁负染见黑色背景中圆形透亮菌体	隐球菌病，如支气管肺炎、慢性脑膜炎等	控制传染源，妥善管理、规范养鸽，用碱处理鸽粪等。治疗可选用两性霉素B、氟康唑等

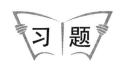

一、选择题

【A1 型题】

1. 观察新生隐球菌最常用的染色方法是
   - A. 革兰染色
   - B. 镀银染色
   - C. 抗酸染色
   - D. 墨汁负染
   - E. 亚甲蓝染色法

2. 真菌的繁殖器官是
   - A. 芽孢
   - B. 原体
   - C. 始体
   - D. 菌丝
   - E. 孢子

3. 以下属于机会致病菌的是
   - A. 毛癣菌
   - B. 白色念珠菌
   - C. 表皮癣菌
   - D. 小孢子癣菌
   - E. 黄曲霉菌

4. 分离培养真菌常用的培养基是
   - A. 沙保培养基
   - B. 厌氧培养基
   - C. 鉴别培养基
   - D. 巧克力培养基
   - E. SS 培养基

5. 下列真菌所产生的毒素可能诱发肝癌的是
   - A. 黄曲霉菌
   - B. 着色真菌
   - C. 新生隐球菌
   - D. 白色念珠菌
   - E. 皮肤癣菌

6. AIDS 患者合并感染严重肺炎，痰涂片检查发现孢子及假菌丝，最有可能感染的病原体的是
   - A. 曲霉菌
   - B. 毛霉菌
   - C. 新生隐球菌
   - D. 白色念珠菌
   - E. 皮肤癣菌

【X 型题】

7. 白假丝酵母菌可能引发的疾病有
   - A. 鹅口疮
   - B. 肺炎
   - C. 肠炎
   - D. 肾盂肾炎
   - E. 阴道炎

8. 关于新生隐球菌的描述，正确的是
   - A. 鸽子是主要传染源
   - B. 常用墨汁负染
   - C. 主要致病物质是荚膜
   - D. 慢性脑膜炎是常见并发症
   - E. 经呼吸道吸入而感染

二、简答题

简述几种常见真菌性疾病。

扫码"练一练"

（姚　玲）

第十九章　病毒概述

📖 **学习目标**

1. **掌握** 病毒的概念、基本结构；病毒感染的途径和类型。
2. **熟悉** 病毒的增殖方式；理化因素对病毒的影响。
3. **了解** 病毒的致病机制和防治原则。

病毒（virus）是一类个体微小、结构简单、只含一种核酸（DNA 或 RNA），严格活细胞内寄生，以复制方式进行增殖的非细胞型微生物。必须借助电子显微镜才能看到。

病毒与人类关系密切，约有 75% 的人类传染病是由病毒引起的，并且不断有新的病毒出现。此外，某些病毒感染还与肿瘤、自身免疫性疾病、先天畸形有关。病毒学已成为当今医学界关注的热点。

病毒性疾病具有流行广泛、传染性强、传播速度快、感染途径多、并发症复杂、病死率高等特点，且病毒对抗生素不敏感，又缺乏特效的抗病毒药物，使用疫苗是目前最有效的特异性预防措施。

案例导入

患者，女，58 岁。3 月 9 日因发热、头痛、畏寒，伴有乏力、四肢酸痛、流涕、鼻塞、干咳等到医院就诊。查体：体温 39.1℃，急性病容，双肺未听诊未闻及干湿啰音。实验室检查：WBC 3.4×10^9/L，N 40%，L 60%，PLT 200×10^9/L。

请问：

1. 初步判断该患者感染的是哪种疾病？
2. 该疾病的是由哪种微生物引起的？
3. 其传播途径是什么？

第一节　病毒的形态与结构

一、病毒的大小与形态

完整成熟的病毒颗粒称为病毒体（virion），是病毒在细胞外的存在形式，具有感染性。病毒体大小的测量单位是纳米（nm）。各种病毒的大小差别很大，大型病毒 200～300nm，如痘病毒；中型病毒 80～150nm，如流行性感冒病毒、腺病毒；小型病毒 20～30nm，如脊髓灰质炎病毒、鼻病毒。大多数病毒体小于150nm，须用电子显微镜放大数千倍至数万倍才能看到。病毒形态各异，大多数病毒呈球形或近似球形，少数呈杆状（如烟草花叶病毒）、砖形（如痘类病毒）、子弹形（如狂犬病毒）及蝌蚪形（如噬菌体）等。病毒的形态，以及病毒与其他微生物大小的比较见图19-1。

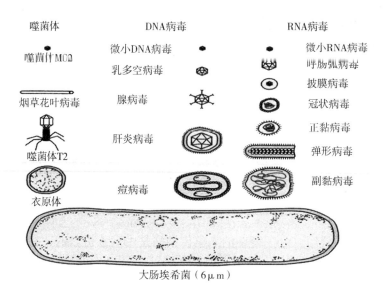

图19-1　病毒与其他微生物大小与形态比较示意图

二、病毒的结构与化学组成

病毒结构简单，其基本结构是由核心和衣壳两部分所构成的核衣壳。有些病毒的核衣壳外还有包膜（图19-2）。有包膜的病毒称为包膜病毒，无包膜的病毒称为裸病毒。病毒的化学组成主要为核酸（DNA或RNA）和蛋白质，有些病毒含有少量脂类和糖类。

（一）核心（core）

病毒核心的化学成分为核酸，位于病毒体的中心。一种病毒只含有一种核酸，即DNA或RNA，据此可将病毒分为DNA病毒和RNA病毒两大类。核酸构成了病毒的基因组，携带了病毒的全部遗传信息，是决定病毒遗传、变异、感染和复制的物质基础。

（二）衣壳（capsid）

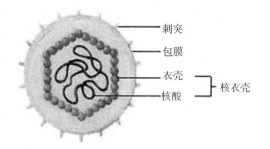

图19-2　病毒体结构示意图

病毒的衣壳是包绕在病毒核心外的一层蛋白质外壳，由多个壳粒组成，每个壳粒又由一个或多个多肽分子组成。衣壳具有保护病毒核酸的作用；能与宿主细胞表面的受体特异性结合，介导病毒进入宿主细胞、参与病毒感染细胞的过程。此外，衣壳蛋白具有良好的抗原性，能刺激机体发生免疫应答。根据衣壳的壳粒数量与排列方式不同，病毒衣壳可分为以下三种对称类型（图19-3）。

1. 螺旋对称型　病毒核酸呈螺旋形，壳粒沿着盘旋的核酸链对称排列，如流感病毒。

2. 二十面体立体对称型　病毒核酸浓集在一起形成球形或近似球形，外面的壳粒排列成二十面体立体对称型，如腺病毒、疱疹病毒、脊髓灰质炎病毒。

3. 复合对称型 一个病毒的壳粒排列既有螺旋对称又有二十面体立体对称，结构较为复杂，如痘病毒、噬菌体。

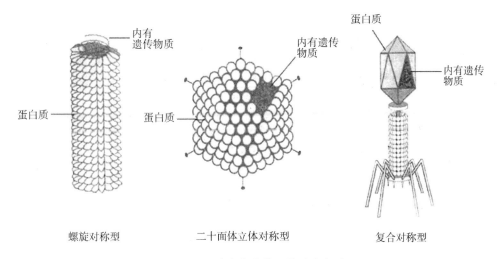

螺旋对称型　　　　　　二十面体立体对称型　　　　　　复合对称型

图 19 - 3　病毒衣壳的三种对称类型

（三）包膜（envelope）

包膜是病毒在成熟过程中以出芽方式从宿主细胞内向外释放时所获得的，含有宿主细胞膜或核膜成分。包膜位于包膜病毒的最外层，由蛋白质、脂质和少量糖类组成。包膜脂蛋白是引起机体发热、中毒症状的主要原因。有些病毒包膜表面有突起，称为包膜子粒或刺突（spike）。病毒的包膜蛋白和刺突具有抗原性，能刺激机体产生免疫应答，如流感病毒的血凝素和神经氨酸酶。

> **考点提示**
> 病毒的概念、结构。

知 识 链 接

类病毒和朊粒

目前，除病毒以外，还发现了比病毒更小的传染性因子——类病毒和朊粒。类病毒是一种与病毒相似的感染性颗粒，但无衣壳，为裸露的单链 RNA 分子，棒状结构。1971 年，美国植物病理学家 Diener 及其同事在研究马铃薯纺锤块茎病的病原体时发现其能侵染高等植物，引起植株患病或死亡。朊粒是一类只含蛋白质而无核酸的可自我复制的传染因子，能引起人和动物的中枢神经系统病变，如羊瘙痒症、库鲁病、克－雅氏症等。

第二节　病毒的增殖

由于病毒缺乏完善的酶系统和细胞器，因此必须寄生在易感的活细胞内，借助于宿主细胞提供的原料、能量及场所等进行增殖。

一、病毒的增殖

病毒的增殖方式为复制，整个过程包括吸附、穿入、脱壳、生物合成、组装与释放等步骤，称为一个复制周期（图19-4）。

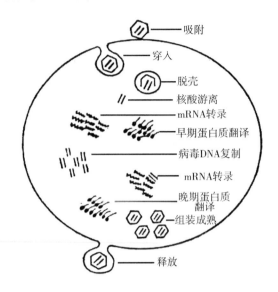

图19-4 双链DNA病毒的复制周期

（一）吸附

吸附于易感细胞表面是病毒增殖的第一步，也是病毒感染的先决条件。吸附具有特异性，病毒通过表面的吸附蛋白与宿主细胞表面的受体发生特异性结合，不同的病毒吸附于不同的细胞，从而决定了病毒的嗜细胞性。

（二）穿入

病毒吸附在易感细胞表面后，可通过不同的方式进入细胞内称为穿入。穿入的方式主要有以下几种。①胞饮：病毒与易感细胞表面结合后，细胞膜向内凹陷将病毒包裹形成类似吞噬泡的结构，从而使病毒进入胞内。裸病毒多以胞饮方式进入易感细胞内。②融合：包膜病毒可通过包膜与宿主细胞膜的融合而进入细胞，然后将核衣壳释放入细胞质内。③转位：有些裸病毒吸附于宿主细胞膜后，其衣壳蛋白的某些多肽成分发生改变使病毒直接穿过细胞膜进入细胞内称为转位。但这种方式较少见。

（三）脱壳

穿入细胞质中的病毒脱去蛋白质衣壳，使核酸裸露的过程称为脱壳。病毒只有脱去衣壳、暴露核酸，才能在细胞内进行复制。大多数病毒在宿主细胞的溶酶体作用下脱壳，少数病毒的脱壳过程比较复杂，需要自身编码产生的脱壳酶才能完成。

（四）生物合成

病毒核酸经脱壳释放后，利用宿主细胞提供的低分子物质和能量，大量复制病毒核酸、合成病毒结构蛋白的过程称为生物合成。简单来讲，生物合成的过程是以病毒基因组（DNA或RNA）为模板，在DNA聚合酶或RNA聚合酶以及其他必要因素的作用下，复制出子代病毒的核酸，再由病毒核酸指导合成病毒结构蛋白的过程。在此阶段往往不能从宿主细胞内检测出有感染性的病毒颗粒，故称为隐蔽期。病毒核酸类型不同，其生物合成的方式也不同。

（五）组装与释放

将子代病毒的核酸和蛋白质装配成核衣壳的过程称为组装。无包膜病毒组装成核衣壳后即为成熟的病毒体；而包膜病毒的成熟一般先在胞核内或胞质内组装成核衣壳，再以出芽的方式获得包膜。子代病毒组装完成后，病毒发育成为具有感染性的病毒体的过程称为成熟，成熟病毒主要以两种方式向细胞外释放。

1. 破胞释放 无包膜病毒在宿主细胞内可增殖数百至数千个子代病毒，致使细胞破裂，一次性将子代病毒全部释放至胞外，如脊髓灰质炎病毒。

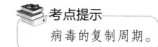
考点提示
病毒的复制周期。

2. 出芽释放 子代病毒装配成核衣壳后移向细胞膜边缘出芽时，包被宿主细胞的核膜或细胞膜构成其包膜。宿主细胞一般不死亡，且可继续分裂繁殖。

二、病毒的异常增殖与干扰现象

病毒在宿主细胞内增殖时，可因病毒本身基因组的不完整或发生改变，或细胞缺乏病毒复制所需的酶、能量等条件，导致病毒无法完成复制过程而出现异常增殖。

（一）顿挫感染（abortive infection）

病毒侵入宿主细胞后，因细胞缺乏病毒复制所需的酶、能量和原料等必要条件，导致病毒不能复制出具有感染性的病毒颗粒，称为顿挫感染。这种不能为病毒提供复制条件的细胞称为该病毒的非容纳细胞。在非容纳细胞内的病毒可以存在，但无法完成正常增殖周期。

（二）缺陷病毒（defective virus）

带有不完整基因组的病毒体称为缺陷病毒。由于缺陷病毒基因组不完整或发生改变，致使它进入宿主细胞后，不能单独复制出完整的具有感染性的病毒颗粒。当缺陷病毒与另一种病毒共同培养或共同感染同一细胞时，若后者能弥补缺陷病毒的不足，则能使其完成正常增殖，复制出完整的具有感染性的病毒颗粒。这种具有辅助作用的病毒称为辅助病毒。如丁型肝炎病毒是一种缺陷病毒，而乙型肝炎病毒则是它的辅助病毒。

（三）干扰现象

两种病毒同时或先后感染同一宿主细胞时，可发生一种病毒抑制另一种病毒增殖的现象，称为病毒的干扰现象。干扰现象可发生在不同病毒之间，也可发生在同种、同型甚至同株病毒间。病毒之间的干扰现象能阻止发病，也可使病毒感染终止。

第三节 理化因素对病毒的影响

病毒在外界理化因素作用下可失去感染性，称为病毒的灭活。灭活的病毒虽无感染性，但仍保留抗原性、吸附红细胞和细胞融合等特性。病毒对理化因素抵抗力的强弱因病毒种类而不同。

一、物理因素

（一）温度

大多数病毒耐冷不耐热，56℃30 分钟或 100℃几秒钟即可被灭活。有的病毒例外，如乙型肝炎病毒需 100℃ 10 分钟才能灭活；还有的病毒在室温下也可被灭活。长期保存病毒应在 -70℃以下，如用干冰或液氮罐（-196℃）保存病毒，其感染性可保存数月至数年，但反复冻融可使病毒灭活。

（二）辐射

X 线、γ 射线、紫外线等均能灭活病毒。X 线与 γ 射线能引起病毒核苷酸链发生致死性断裂，而紫外线照射可使病毒核苷酸链形成胸腺嘧啶二聚体，抑制病毒核酸的复制。但某些病毒经紫外线照射后，若再用可见光照射，可使灭活的病毒复活，故不宜用紫外线来制备灭活病毒疫苗。

二、化学因素

（一）脂溶剂

因病毒的包膜中富含脂质，故包膜病毒对乙醚、丙酮、去氧胆酸盐等脂溶剂敏感，借此可鉴别病毒有无包膜。

（二）消毒剂

病毒对各种氧化剂、酚类、醇类等消毒剂敏感。如过氧化氢、高锰酸钾、苯酚、甲醛、过氧乙酸、碘酊等均能有效地杀灭病毒。

（三）抗生素与中草药

病毒对抗生素不敏感，现有抗生素对病毒无抑制作用。某些中草药如板蓝根、大青叶、大黄、黄芪等有一定的抗病毒作用。

此外，大多数病毒对甘油的抵抗力比细菌强，故常用含 50% 甘油的盐水保存和运送病毒标本。

考点提示

灭活的概念；温度、抗生素对病毒的影响。

第四节　病毒感染的途径与类型

一、病毒感染的途径

（一）水平传播

病毒在人群不同个体之间的传播方式称为水平传播。绝大多数病毒以此方式为主。常见的传播途径如下。

1. 经黏膜表面传播　多种病毒可经呼吸道、消化道、泌尿生殖道等侵入机体。如流感病毒、甲型肝炎病毒、脊髓灰质炎病毒等。

2. 经皮肤传播　有些病毒通过昆虫叮咬、动物咬伤、机械性损伤等方式从皮肤创伤侵入机体而导致感染。如流行性乙型脑炎病毒、狂犬病病毒等。

3. 医源性传播　病毒可通过输血、注射、拔牙、手术、器官移植等途径经血液或体液传播。如 HIV、乙型肝炎病毒、丙型肝炎病毒等。

（二）垂直传播

病毒通过胎盘、产道或哺乳直接由母亲传播给胎儿或新生儿的传播方式称为垂直传播。垂直传播是病毒感染的特征之一，其他微生物少见。常见有乙型肝炎病毒、风疹病毒、巨细胞病毒、人类免疫缺陷病毒等。

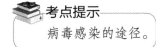
考点提示

病毒感染的途径。

二、病毒感染的类型

（一）隐性感染

病毒侵入机体后不引起临床症状的感染称为隐性感染，又称亚临床感染。隐性感染时虽无临床症状，但仍可使机体获得特异性免疫力。有些隐性感染者可成为病毒携带者，是重要传染源，具流行病学意义。

（二）显性感染

机体在感染病毒后，因组织细胞受损严重而出现明显临床症状的感染称为显性感染。根据其发病缓急、病程长短可分为急性感染和持续性感染。

1. 急性感染 一般潜伏期短，发病急，病程仅数日至数周，恢复后机体内不再存在病毒，又称为病原消灭型感染，如流行性感冒、甲型病毒性肝炎、乙型脑炎等。

2. 持续性感染 病毒在机体内可持续数月、数年甚至数十年，可出现症状，也可不出现症状而长期携带病毒，引起慢性进行性病变，成为重要的传染源。此外，部分持续性感染还可引发自身免疫性疾病或诱发肿瘤。持续性病毒感染常见有四种类型。

（1）慢性感染 病毒长期存在于血液或组织中并不断排出体外，可出现症状，也可无症状，病程可长达数月至数十年。慢性感染全过程都可检出病毒。如乙型肝炎病毒、丙型肝炎病毒等。

（2）潜伏感染 隐性或显性感染后，病毒基因潜伏存在于一定的组织或细胞中，不产生感染性病毒，不出现临床症状，也不能检出病毒。在某些条件下（如免疫力降低），病毒可被激活而引起病变急性发作。急性发作期可以检出病毒。如水痘－带状疱疹病毒、单纯疱疹病毒等。

（3）慢发病毒感染 病毒感染后有很长的潜伏期，可达数月、数年甚至数十年，一旦症状出现，呈进行性加重，最终导致死亡。为慢性发展进行性加重的病毒感染，虽较为少见但后果严重。如 HIV 引起的 AIDS、麻疹病毒感染后的亚急性硬化性全脑炎（SSPE）等。

第五节 病毒的致病机制与防治原则

一、病毒对宿主细胞的损伤

（一）杀细胞效应

病毒在宿主细胞内复制成熟后，在短时间内一次释放大量子代病毒，使细胞裂解死亡，称为杀细胞效应。多见于无包膜、杀伤性强的病毒，如腺病毒、脊髓灰质炎病毒等。该作用机制主要有：①抑制宿主细胞核酸和蛋白质的合成，使细胞代谢紊乱而发生病变或死亡；②破坏细胞溶酶体，使细胞释放水解酶引起细胞自溶；③病毒蛋白的毒性作用。

（二）稳定状态感染

某些病毒在宿主细胞内增殖却不引起细胞立即死亡，称为稳定状态感染。多见于有包膜的病毒，它们以出芽方式逐个释放子代病毒，常使细胞膜发生一定改变而成为自身抗原，诱发自身免疫应答，致使宿主细胞损伤。由于过程相对缓慢，不会使细胞立即死亡。

（三）形成包涵体（inclusion body）

在某些病毒感染的细胞内，用普通光学显微镜可观察到胞质或胞核内出现嗜酸性或嗜碱性的圆形或椭圆形的斑块结构称为包涵体。包涵体可作为病毒感染的诊断依据。如狂犬病病毒的内基小体。

（四）细胞凋亡

细胞凋亡是一种由基因控制的程序性细胞死亡。当细胞受到病毒感染后，可激活细胞的凋亡基因，导致胞膜鼓泡、细胞核浓缩并形成凋亡小体。

（五）基因整合与细胞转化

某些DNA病毒的DNA以及反转录病毒合成的cDNA全部或部分插入到宿主细胞染色体DNA中称为基因整合。基因整合可导致宿主细胞的遗传性状发生改变，称为细胞转化。转化细胞的生长、分裂若失去控制，可导致细胞癌变。

二、病毒感染的免疫病理损伤

（一）体液免疫损伤

许多病毒能诱发细胞表面出现新抗原，当特异性抗体与这些抗原结合后，在补体参与下引起Ⅱ型超敏反应。有些病毒抗原与相应抗体特异性结合形成免疫复合物，在一定条件下可沉积在血管壁或肾小球基膜等处，激活补体，引起Ⅲ型超敏反应。

（二）细胞免疫损伤

主要通过效应性细胞毒性T细胞（CTL）和Th细胞发挥作用，可引起组织细胞损伤和炎症反应。

（三）病毒直接损伤淋巴细胞或淋巴器官

有些病毒侵入免疫细胞，造成免疫细胞损伤或抑制免疫细胞功能，使免疫系统受损，机体免疫功能降低。

三、病毒感染的防治原则

目前病毒感染尚缺乏可靠的特效药物治疗。因此，对病毒性疾病的预防显得尤为重要。

（一）病毒感染的特异性预防

1. 人工主动免疫　接种疫苗是预防病毒感染最有效的措施。目前常用的疫苗有：灭活疫苗，如乙脑疫苗；减毒活疫苗，如脊髓灰质炎疫苗；亚单位疫苗，如流感亚单位疫苗；基因工程疫苗，如乙型肝炎重组疫苗。

2. 人工被动免疫　常用含有特异性抗体的免疫血清、胎盘球蛋白等对病毒性疾病进行紧急预防或治疗。如高滴度的特异性乙肝免疫球蛋白可用于预防乙型肝炎的母婴传播。

（二）病毒感染的治疗

1. 阿昔洛韦（acyclovir，ACV）　能选择性地作用于疱疹病毒。现多用于治疗唇疱疹、疱疹性脑炎、新生儿疱疹。

2. 阿糖胞苷（Ara－A）　治疗疱疹性脑炎、新生儿疱疹病毒感染及水痘－带状疱疹病毒感染。

3. 利巴韦林（ribavirin）　主要用于流感病毒和呼吸道合胞病毒感染的治疗。

4. 干扰素（IFN）　干扰素具有广谱的抗病毒作用，如治疗疱疹性角膜炎、水痘－带状疱疹、乙型病毒性肝炎等。

5. 病毒蛋白酶抑制剂　将病毒的酶蛋白作为靶分子，抑制或阻断这些酶的功能。如英迪纳瓦（indinavir）与瑞托纳瓦（ritonavir）可用于HIV感染的治疗。

6. 中草药　许多中草药如板蓝根、大青叶、金银花、黄连、黄芪等对某些病毒性疾病有一定的预防或治疗作用。

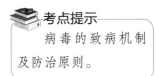
考点提示
病毒的致病机制及防治原则。

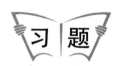

本章小结

一、病毒的基本生物学性状

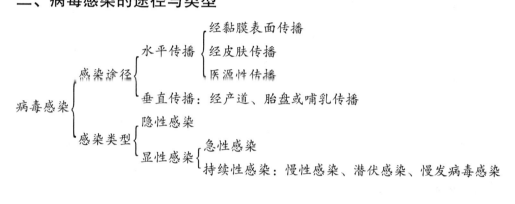

病毒的基本生物学性状
- 大小：以 nm 为测量单位
- 结构
  - 基本结构
    - 核心：DNA 或 RNA
    - 衣壳：由壳粒组成
  - 辅助结构：包膜（某些病毒具有）
- 增殖
  - 正常增殖：吸附、穿入、脱壳、生物合成、组装与释放
  - 异常增殖：顿挫感染、缺陷病毒

二、病毒感染的途径与类型

病毒感染
- 感染途径
  - 水平传播
    - 经黏膜表面传播
    - 经皮肤传播
    - 医源性传播
  - 垂直传播：经产道、胎盘或哺乳传播
- 感染类型
  - 隐性感染
  - 显性感染
    - 急性感染
    - 持续性感染：慢性感染、潜伏感染、慢发病毒感染

习题

一、选择题

【A1 型题】

1. 测量病毒大小的单位是
  - A. 纳米
  - B. 微米
  - C. 厘米
  - D. 毫米
  - E. 分米

2. 病毒的核酸类型为
  - A. DNA
  - B. RNA
  - C. DNA 或 RNA
  - D. DNA 和 RNA
  - E. mRNA

3. 引起大多数人类传染病的是
  - A. 病毒
  - B. 支原体
  - C. 衣原体
  - D. 细菌
  - E. 真菌

4. 病毒的基本结构是
  - A. 核酸 + 衣壳
  - B. 包膜 + 衣壳
  - C. 核酸 + 包膜
  - D. 核酸 + 衣壳 + 包膜
  - E. 核酸 + 包膜 + 刺突

5. 病毒的增殖方式是

A. 二分裂   B. 复制   C. 有丝分裂

D. 无丝分裂   E. 孢子繁殖

6. 带有不完整基因组的病毒体称为

     A. 缺陷病毒   B. 包膜病毒   C. 裸病毒

     D. 顿挫感染   E. 噬菌体

7. 病毒感染机体后不出现临床症状者称为

     A. 隐性感染   B. 潜伏感染   C. 显性感染

     D. 急性感染   E. 慢性感染

8. 可使病毒失去感染性的方法是

     A. 灭活   B. 消毒   C. 灭菌

     D. 防腐   E. 减毒

9. 预防病毒性传染病，目前最有效的是

     A. 干扰素   B. 抗生素   C. 疫苗

     D. 中草药   E. 抗毒素

10. 在被感染细胞中能形成包涵体的是

     A. 病毒   B. 细菌   C. 支原体

     D. 真菌   E. 衣原体

11. 潜伏期可达数月、数年甚至数十年，症状出现后呈亚急性进行性加重的感染类型是

     A. 潜伏感染   B. 慢发病毒感染   C. 慢性感染

     D. 急性感染   E. 急性病毒感染的迟发并发症

【X 型题】

12. 关于病毒的特性，下列说法正确的是

     A. 只含一种核酸   B. 须在活细胞内寄生   C. 以复制方式进行增殖

     D. 以 nm 为大小测量单位   E. 缺乏完善的酶系统

13. 关于病毒对外界理化因素的抵抗力，正确的是

     A. 耐冷不耐热   B. 对 X 线、紫外线敏感   C. 耐热不耐冷

     D. 对抗生素不敏感   E. 对干扰素敏感

14. 病毒的一个复制周期包括

     A. 吸附   B. 穿入   C. 脱壳

     D. 生物合成   E. 组装与释放

15. 病毒感染的类型有

     A. 隐性感染   B. 潜伏感染   C. 慢性感染

     D. 慢发病毒感染   E. 带菌状态

二、思考题

简述病毒的感染途径和类型。

扫码"练一练"

（陈　玉）

第二十章　经呼吸道感染的病毒

扫码"学一学"

> **学习目标**
>
> 1. **掌握**　呼吸道病毒的致病物质和所致疾病。
> 2. **熟悉**　呼吸道病毒主要生物学性状、防治原则。
> 3. **了解**　呼吸道病毒标本采集方法及实验室检测方法。

呼吸道病毒是指一大类能够侵犯呼吸道引起呼吸道局部病变或以呼吸道为入侵门户，主要引起呼吸道以外组织器官病变的病毒。常见的呼吸道病毒有流感病毒、副流感病毒、呼吸道合胞病毒、麻疹病毒、腮腺炎病毒、腺病毒、风疹病毒和冠状病毒等。

案例导入

患者，男。2天前运动场打球后受凉，突发高热，伴头痛、咽痛、咳嗽，全身肌肉酸痛，无腹痛、腹泻、胸闷、气短等症状。体温39.0℃，血常规检查：白细胞总数 $6.6 \times 10^9/L$，胸透未见明显异常。经抗病毒及对症治疗后，病情很快好转，患者7天内痊愈。

提问：

1. 根据症状及实验室检查，初步判断为何种疾病？
2. 判断依据是什么？
3. 应采取哪些措施预防本病？

第一节　流行性感冒病毒

流行性感冒病毒（influenza virus）简称流感病毒，是引起流行性感冒（流感）的病原体，属于正黏病毒科（orthomyxoviridae）。分为甲（A）、乙（B）、丙（C）三型，其中甲型流感病毒可引起世界范围内流感的大流行，乙型通常引起中小范围的流行，丙型通常不引起流行。

一、生物学性状

（一）形态与结构

流感病毒呈球形或椭圆形，初次分离株呈丝状或杆状，病毒体主要包括核衣壳与包膜两部分（图20-1）。

1. 核衣壳　位于病毒的核心，由病毒核酸与蛋白组成。病毒核酸为分节段的单股负链RNA。其中，甲型和乙型由8个节段、丙型由7个节段构成。每个节段RNA上结合RNA聚合酶和核蛋白（nucleoprotein，NP），核蛋白是病毒主要结构蛋白，参与病毒衣壳构成，与病毒核酸共同组成核衣壳，呈螺旋对称排列。

2. 包膜 病毒体的包膜由两层组成，内层为基质蛋白（matrix protein，MP），外层来源于宿主细胞膜。流感病毒的包膜上镶嵌有两种刺突，即血凝素（hemagglutinin，HA）和神经氨酸酶（neuraminidase，NA）。HA的数量较NA多，HA呈三棱柱形，为糖蛋白三聚体，具有凝集红细胞和吸附宿主细胞的功能。NA呈蘑菇状，为糖蛋白四聚体，抗原性不稳定，易发生变异，与HA共同划分甲型流感病毒亚型，主要参与病毒的扩散与释放。

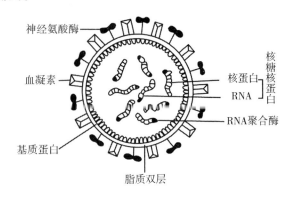

图20-1 流感病毒结构示意图

3. 分型与变异 根据NP和MP的不同，流感病毒分为甲、乙、丙三型。甲型流感病毒根据其表面HA和NA抗原性的不同，可分为若干亚型。目前已发现HA有16种（$H_1 \sim H_{16}$），NA有9种（$N_1 \sim N_9$）抗原。流感病毒表面抗原HA和NA的变异有两种形式，即抗原性漂移和抗原性转变。①抗原性漂移（antigenic drift）：HA或NA变异幅度小或连续变异，属于量变，即亚型内变异。一般认为这种变异是由病毒基因点突变造成的，引起小规模流行。②抗原性转变（antigenic shift）：HA或NA变异幅度大，属于质变，形成新亚型（如$H_2N_2 \rightarrow H_3N_2$），由于人群对变异病毒株缺少免疫力而容易造成新型流感的大流行。

4. 培养特性 流感病毒能在鸡胚中增殖，初次分离常接种于鸡胚羊膜腔，传代接种于尿囊腔。组织培养一般选用猴肾、狗肾传代细胞，但不引起明显的细胞病变（CPE），需用红细胞吸附试验判定有无病毒增殖。易感动物为雪貂，病毒在小鼠体内连续传代可提高毒力。

5. 抵抗力 较弱，不耐热，56℃30分钟即被灭活。室温下传染性很快丧失，0~4℃能存活数周，-70℃以下可长期保存。病毒对干燥、日光、紫外线以及乙醚、甲醛等化学药物比较敏感。

>>> **知识链接**

流感疫苗的研究进展

流感频繁暴发流行，严重危害人类生命健康和公共卫生，疫苗接种是预防流感的有效手段。目前使用的流感疫苗主要有全病毒灭活疫苗、裂解疫苗和亚单位疫苗三种。每种疫苗均含有甲1亚型、甲3亚型和乙型3种流感灭活病毒或抗原组分。这三种疫苗的免疫原性和副作用相差不大。经皮下接种可产生大量IgG型抗体，但分泌型抗体sIgA产生较少，故需多次接种。由于接种疫苗后人体内产生的抗体水平会随着时间的延续而下降，并且每年疫苗所含毒株成分会因流行优势株的不同而有所变化，所以每年都需要接种当年度的流感疫苗。在流感流行高峰前1~2个月接种流感疫苗能更有效发挥疫苗的保护作用。

二、致病性与免疫性

流感病毒是引起流行性感冒的主要病毒。通常引起呼吸道局部感染，不引起病毒血症，呈季节性广泛流行。传染源主要是患者和隐性感染者，传播途径主要经飞沫、气溶胶通过呼吸道传播。患者主要出现发热、头痛、鼻塞、咽痛、咳嗽、乏力等症状，无并发症者康复较快，严重者扩散至下呼吸道可引起病毒性肺炎。

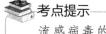

考点提示

流感病毒的基本结构及所致疾病。

人体在感染流感病毒后可产生特异性的细胞免疫和体液免疫。对同型病毒感染有保护作用。呼吸道局部黏膜产生的 sIgA 有阻断病毒感染作用，但持续时间较短。不同型流感病毒之间无交叉保护作用。

三、微生物学检查法

流行性感冒病毒的常用检查方法有病毒的分离与鉴定、血清学诊断和快速诊断等方法。其中，免疫荧光法和 ELISA 法检测患者鼻黏膜或咽漱液及呼吸道脱落细胞中病毒抗原，临床上较为常用。流感病毒及分型鉴定通常采用 PCR、核酸杂交或序列分析等方法检测。

四、防治原则

预防流感主要是加强自身锻炼，增强免疫力，流行期间避免人群聚集，对公共场所进行空气消毒等，以防造成大流行。疫苗接种是最有效的预防方法，但必须与当前流行株的型别基本相同。流感目前尚无有效的治疗方法，主要是对症治疗和预防继发性细菌感染。金刚烷胺和干扰素有一定治疗效果。

第二节　其他呼吸道病毒

呼吸道病毒除流感病毒外，还包括麻疹病毒、腮腺炎病毒、冠状病毒和风疹病毒等。

一、麻疹病毒

麻疹病毒（meales virus）属于副黏病毒科，引起的麻疹是儿童常见的一种以发热、呼吸道卡他症状及全身斑丘疹为特征的急性传染病。麻疹病毒为有包膜病毒，其形态为球形或丝形。病毒核心为单股负链 RNA，不分节段。病毒包膜表面有两种刺突，即血凝素（HA）和血溶素（HL）。HA 只能凝集猴红细胞，并能与宿主细胞受体吸附。HL 具有溶血和使细胞发生融合形成多核巨细胞的作用。HA 和 HL 均为中和抗原，可诱导中和抗体的产生。抗原性较稳定，只有一个血清型。麻疹病毒可经细胞培养。病毒对理化因素抵抗力较弱，加热 56℃ 30 分钟可被灭活，对脂溶剂及一般消毒剂都敏感，能使其灭活，对日光及紫外线也敏感。

麻疹病毒传染源主要是急性期患者，在出疹前后 4 ~5 天传染性最强，主要通过飞沫传播，也可经用具、玩具或密切接触传播。患者临床上出现发热，继之出现畏光、流涕、咳嗽等结膜炎、鼻炎和上呼吸道卡他症状。易并发细菌性肺炎，这是麻疹患儿死亡的主要原因之一。感染麻疹病毒，除引起典型麻疹外，大约有 0.1% 的患者发生脑脊髓炎，病死率为15%。免疫缺陷儿童感染麻疹病毒，常无皮疹，但可发生严重致死性麻疹巨细胞肺炎。有百万分之一麻疹患者在其恢复后多年（平均 7 年），出现 SSPE。

麻疹病后患者可获得终身持久免疫力，包括体液免疫和细胞免疫，其中细胞免疫起主要作用。

麻疹的主要预防措施是对儿童进行人工主动免疫，提高机体免疫力。我国目前主要采用减毒活疫苗免疫计划，免疫力可持续 10 年左右。对接触麻疹的易感儿童，可紧急采用人工被动免疫，即在接触后的 5 日内肌注麻疹患者恢复期血清或丙种球蛋白，可防止发病或减轻症状。

二、腮腺炎病毒

腮腺炎病毒（mumps virus）属于副黏病毒科，是流行性腮腺炎的病原体，病毒呈球型，基因组是单股负链 RNA，核衣壳呈螺旋对称，病毒包膜上有 HA 和 NA 两种刺突，病毒可以在羊膜腔内增殖，引起细胞融合并形成多核巨细胞。

腮腺炎病毒引起的流行性腮腺炎，多见于儿童，人类是腮腺炎病毒的唯一宿主，主要通过飞沫传播或直接接触传播，好发于冬春季节，病毒入血后形成毒血症，并扩散至腮腺及其他器官，如睾丸、卵巢、胰腺等。潜伏期为 1～4 周，主要症状为一侧或两侧腮腺肿大，伴发热、肌肉酸痛等症状。整个病程持续 2 周左右，病后可获得持久免疫力。

典型病例根据临床表现即可作出明确诊断，不典型病例可以作病毒学或血清学诊断。腮腺炎预防主要以隔离患者和疫苗接种为主，采用麻（疹）风（疹）腮（腺炎）三联疫苗接种，免疫保护作用较好。

三、冠状病毒

冠状病毒（coronavirus）属于冠状病毒科冠状病毒属。由于其包膜有向四周的突起使整个病毒形如花冠而得名。基因组为单股正链 RNA，核衣壳呈螺旋对称型。2002 年 11 月至 2003 年 6 月大范围流行的严重急性呼吸综合征（severe acute respiratory syndrome，SARS）的病原体是一种新的冠状病毒，被称为 SARS 冠状病毒（SARS‑CoV）。该类病毒对乙醚、氯仿等脂溶剂敏感，不耐热或酸，56℃ 30 分钟方可被灭活，但在液氮中可长期保存。

冠状病毒主要侵犯成人或年纪较大儿童，引起普通感冒和咽喉炎，个别冠状病毒株可引起成人腹泻。病毒主要以近距离飞沫传播为主，同时可以通过接触患者呼吸道分泌物经口、鼻、眼传播，不排除经粪–口等其他途径传播。感染病毒后潜伏期为 3～12 天。SARS 临床以发热为首发症状，可伴有头痛、乏力、关节痛等，继而出现干咳、胸闷气短等症状。重症患者可出现呼吸衰竭、休克等，甚至死亡。机体感染 SARS 冠状病毒后，可产生抗该病毒的特异性抗体，有中和保护作用。

SARS 的预防措施主要是隔离患者、切断传播途径和提高机体免疫力。其特异性预防的疫苗正在研制中。治疗主要采用支持疗法，早期予以氧疗及适量激素疗治疗。为防止病情发展及并发症的发生，予以抗病毒和大剂量抗生素治疗。

四、风疹病毒

风疹病毒（rubella virus，RV）为披膜病毒科风疹病毒属的唯一成员，是风疹的病原体，除引起儿童及成人风疹外，女性在怀孕早期感染风疹病毒常引起胎儿畸形，危害严重。病毒呈球形，核酸为单股正链 RNA，核衣壳呈二十面体对称型，病毒包膜蛋白刺突有溶血

课程思政

性与血凝性，能在多种细胞内增殖。风疹病毒只有一个血清型。

人是风疹病毒唯一自然宿主，儿童风疹最为常见。成人风疹症状较重，除出疹外，还并发关节炎、血小板减少、出疹后脑炎等。病毒主要经呼吸道传播，在呼吸道局部淋巴结增殖后入血，并播散全身形成风疹。临床主要表现为发热、皮疹，多伴有耳后淋巴结肿大。孕妇在怀孕 20 周内感染风疹病毒常引起流产或死胎，也可引起先天性风疹综合征，如先天性心脏病、白内障、先天性耳聋等。病后可获得牢固免疫力。

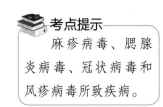

考点提示

麻疹病毒、腮腺炎病毒、冠状病毒和风疹病毒所致疾病。

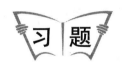

本章小结

病毒名称	基因组	传播途径	常见所致疾病
流行性感冒病毒	单股负链分节段 RNA	主要经飞沫、气溶胶通过呼吸道传播	流行性感冒
麻疹病毒	单股负链不分节段 RNA	通过飞沫传播，也可经用具、玩具或密切接触传播	麻疹
腮腺炎病毒	单股负链不分节段 RNA	飞沫传播或直接接触传播	流行性腮腺炎
冠状病毒	单股正链不分节段 RNA	主要通过飞沫传播为主，同时可以通过接触患者呼吸道分泌物经口、鼻、眼传播	普通感冒和咽炎，SARS 冠状病毒可引起严重急性呼吸综合征
风疹病毒	单股正链不分节段 RNA	主要经飞沫、气溶胶通过呼吸道传播	风疹，孕妇感染可引起流产或死胎、先天性风疹综合征

习题

一、选择题

【A1 型题】

1. 呼吸道病毒指

   A. 以呼吸道为传播途径的病毒

   B. 主要以呼吸道为侵入门户，进入血液引起全身症状的病毒

   C. 主要以呼吸道为侵入门户，引起呼吸道局部病变而伴有全身症状的病毒

   D. 主要以呼吸道为侵入门户，引起呼吸道局部病变而不引起全身症状的病毒

   E. 主要以呼吸道为侵入门户，引起呼吸道急性病变而引起全身症状的病毒

2. 引起急性呼吸道感染的主要病原体是

   A. 衣原体　　　　　　　B. 支原体　　　　　　　C. 细菌

   D. 真菌　　　　　　　　E. 病毒

3. 流行性感冒的病原体是

   A. 流感嗜血杆菌　　　　B. 鼻病毒　　　　　　　C. 流感病毒

D. 腺病毒　　　　　　　　E. 副流感病毒

4. 流感病毒属于

A. 副黏病毒科　　　　　B. 冠状病毒科　　　　　C. 正黏病毒科

D. 小 RNA 病毒科　　　　E. 其他病毒科

5. 除能感染人外，还可引起禽、猪等多种动物感染的流感病毒是

A. 甲型流感病毒　　　　B. 乙型流感病毒　　　　C. 丙型流感病毒

D. 甲型和乙型流感病毒　　E. 甲型和丙型流感病毒

6. 流感病毒的核酸类型是

A. 完整的单股负链 DNA　　　　B. 分节段的单股负链 DNA

C. 分节段的单股负链 RNA　　　　D. 分节段的双链 RNA

E. 完整的双链 DNA

7. 流感病毒分型的依据是

A. 神经氨酸酶　　　　　B. 血凝素　　　　　　　C. 核糖核蛋白

D. 核蛋白和 M 蛋白　　　E. HN 蛋白

8. 流感病毒诱导抗体保护性最强的成分是

A. 神经氨酸酶　　　　　B. 血凝素　　　　　　　C. 核蛋白和 M 蛋白

D. 核糖核蛋白　　　　　E. HN 蛋白

9. 最易发生变异而发生流行的流感病毒是

A. 甲型流感病毒　　　　B. 乙型流感病毒　　　　C. 丙型流感病毒

D. 甲型和乙型流感病毒　　E. 甲型和丙型流感病毒

10. 甲型流感病毒易发生变异的主要原因是

A. HA、NA 都是糖蛋白，化学性质不稳定

B. HA、NA 和相应的抗体结合导致变异

C. HA、NA 在包膜上易受化学因素的影响

D. HA、NA 抗原性易发生变异

E. HA、NA 在包膜上易受物理因素的影响

11. 流感病毒传代培养最好接种到

A. 人胚羊膜腔　　　　　B. 鼠腹腔　　　　　　　C. 鸡胚尿囊腔

D. 鸡胚羊膜腔　　　　　E. 人胚细胞

12. 冠状病毒的核酸是

A. 完整的单股负链 DNA　　　　B. 单股正链 RNA

C. 分节段的单股负链 RNA　　　　D. 分节段的双链 RNA

E. 单股负链 RNA

13. 甲型流感病毒分亚型的依据是

A. RNP 与 M 蛋白的抗原性

B. RNP 与 HA 蛋白的抗原性

C. RNP 与 NA 蛋白的抗原性

D. HA 与 NA 的抗原性

E. RNP 的抗原性

14. SSPE 的病原体是

 A. 副流感病毒   B. 腮腺炎病毒   C. 麻疹病毒

 D. EB 病毒   E. 流感病毒

15. 腮腺炎病毒除侵犯腮腺外，还可以侵犯

 A. 脾脏   B. 皮肤   C. 睾丸和卵巢

 D. 肾脏   E. 肝脏

16. 普通感冒最常见的病原体是

 A. 腺病毒   B. 流感病毒   C. 鼻病毒

 D. 副流感病毒   E. 呼吸道合胞病毒

17. 下列只有一个血清型的病毒是

 A. 副流感病毒   B. 鼻病毒   C. 麻疹病毒

 D. 腺病毒   E. 流感病毒

18. 下列可引起胎儿畸形的病毒是

 A. 副流感病毒   B. 鼻病毒   C. 风疹病毒

 D. 腺病毒   E. 流感病毒

19. 患者，女，28 岁，妊娠 16 周。因发热和颜面及周身皮疹到医院就诊。查体：皮疹为红色粟粒状丘疹，耳后触及多个淋巴结。实验室检查发现风疹病毒抗体 8 倍效价，最合适的处置方式是

 A. 给予抗生素治疗   B. 注射免疫球蛋白制剂   C. 给予干扰素治疗

 D. 立即采取终止妊娠措施   E. 2 周后再检查抗体效价

20. 能够吸附红细胞的结构是

 A. 神经氨酸酶   B. 血凝素   C. 核蛋白和 M 蛋白

 D. 核糖核蛋白   E. HN 蛋白

21. 主要参与病毒的扩散与释放是

 A. 神经氨酸酶   B. 血凝素   C. 核蛋白和 M 蛋白

 D. 核糖核蛋白   E. HN 蛋白

【X 型题】

22. 下列病毒当中属于呼吸道病毒的是

 A. 流感病毒   B. 麻疹病毒   C. 腮腺炎病毒

 D. 轮状病毒   E. 冠状病毒

23. 下列属于副黏病毒科的是

 A. 麻疹病毒   B. 腮腺炎病毒   C. 冠状病毒

 D. 副流感病毒   E. 风疹病毒

二、思考题

1. 简述流感病毒的变异机制。

2. 简述麻疹病毒的防治原则。

扫码"练一练"

（张宸豪）

第二十一章　经肠道感染的病毒

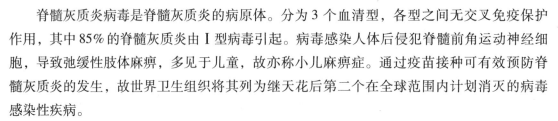

学习目标

1. **掌握**　脊髓灰质炎病毒的生物学性状和特异性预防。
2. **熟悉**　脊髓灰质炎病毒和轮状病毒的致病性。
3. **了解**　柯萨奇病毒和埃可病毒所致疾病。

肠道病毒（enterovirus）是指经肠道感染和播散，并在肠道复制增殖引起肠道内或肠道外感染的病毒。主要包括小 RNA 病毒科肠道病毒属中的脊髓灰质炎病毒、柯萨奇病毒、埃可病毒和新型肠道病毒，呼肠病毒科轮状病毒属中的轮状病毒、肠道腺病毒、杯状病毒、星状病毒等。

案例导入

患者，男，10 月龄。突然发病，出现发热、呕吐和水样腹泻症状半天，急诊入院。查体：体温 38.1℃；轻度脱水症。实验室检查：ELISA 测定轮状病毒特异性抗原（+）。

请问：

1. 根据症状及病毒学检查，初步判断为何种疾病？
2. 应采取哪些措施预防本病？如何进行健康宣教？

第一节　脊髓灰质炎病毒

课程思政

脊髓灰质炎病毒是脊髓灰质炎的病原体。分为 3 个血清型，各型之间无交叉免疫保护作用，其中85%的脊髓灰质炎由 I 型病毒引起。病毒感染人体后侵犯脊髓前角运动神经细胞，导致弛缓性肢体麻痹，多见于儿童，故亦称小儿麻痹症。通过疫苗接种可有效预防脊髓灰质炎的发生，故世界卫生组织将其列为继天花后第二个在全球范围内计划消灭的病毒感染性疾病。

一、生物学性状

病毒呈球形，核衣壳呈二十面体立体对称，无包膜。基因组为单股正链非分节段 RNA。对理化因素的抵抗力较强，在污水和粪便中可存活数月；在胃肠道能耐受胃酸、胆汁和蛋白酶的作用；对热、干燥较为敏感，55℃条件下可迅速破坏病毒。

知识链接

脊髓灰质炎疫苗接种程序的研究进展

自 20 世纪 50 年代以来，脊髓灰质炎预防主要有灭活脊髓灰质炎疫苗（inactivated polio vaccine IPV，Salk vaccine）和口服脊髓灰质炎减毒活疫苗（live oral polio vaccine OPV，Sabin vaccine）。IPV 和 OPV 都是三型混合疫苗，免疫后可获得针对三个血清型的保护性抗体，但在极少数情况下会发生疫苗相关麻痹型脊髓灰质炎（VAPP）和疫苗衍生脊髓灰病毒（VDPV）感染病例。因此，世界卫生组织建议免疫接种程序首先使用 IPV 免疫两次，再口服 OPV 全程免疫，可消除或减低 VAPP 的发生，相信在不久的将来人类会最终根除脊髓灰质炎。

二、致病性与免疫性

脊髓灰质炎病毒感染引起脊髓灰质炎是一种肠道传染病。患者或无症状带毒者是传染源。传播主要通过粪－口途径，亦可通过呼吸道传播，夏秋季是主要流行季节。病毒通常侵犯上呼吸道和肠道黏膜，在局部黏膜和肠道集合淋巴结中初步增殖后释放入血，形成第一次病毒血症，并扩散至带有相应病毒受体的靶器官，再次增殖引起第二次病毒血症和相应临床症状。只有少数感染者，病毒侵犯脊髓前角运动神经元，导致弛缓性肢体麻痹，多见于儿童，故亦称小儿麻痹症。脊髓灰质炎病毒感染后，至少 90% 的感染者表现为隐性感染，在 1%～2% 的患者产生非麻痹型脊髓灰质炎或无菌性脑膜炎，只有 0.1%～2.0% 的患者生暂时性肢体麻痹或永久性弛缓性肢体麻痹，极少数患者发展为延髓麻痹，导致呼吸、心脏衰竭而死亡。

脊髓灰质炎病毒感染人体后可获得对同型病毒牢固的免疫力，主要以中和抗体为主，sIgA 在喉咽部和肠道黏膜局部发挥阻断病毒吸附作用，血清中和抗体可阻断病毒侵犯中枢神经系统，6 个月婴儿通过胎盘获得母体 IgG，所以 6 个月内患病概率较小。

三、防治原则

脊髓灰质炎的预防主要依靠疫苗接种，脊髓灰质炎疫苗主要有灭活疫苗和减毒活疫苗两种。我国自 1986 年起对 2 月龄婴儿连续 3 次口服脊髓灰质炎病毒减毒活疫苗，每次间隔 1 个月，4 岁再加强免疫一次，即可获得抗 3 个血清型脊髓灰质炎病毒感染的持久免疫力。

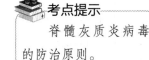
考点提示
　脊髓灰质炎病毒的防治原则。

第二节　柯萨奇病毒与埃可病毒

柯萨奇病毒和埃可病毒生物学性状、致病性及免疫性与脊髓灰质炎病毒相似。柯萨奇病毒分为 A、B 两组。A 组引起肌肉松弛性麻痹，B 组引起痉挛性麻痹。柯萨奇病毒和埃可病毒识别的受体在组织和细胞中分布广泛，包括心、肺、胰、黏膜、皮肤和其他系统，因而引起多种疾病。主要通过粪－口途径传播。但也有可能通过呼吸道或眼黏膜传播。其致病的显著特点是不同型别病毒感染可引起同一种疾病，同一型别病毒也可引起不同疾病。

1. 无菌性脑膜炎　几乎所有的肠道病毒都与无菌性脑膜炎、无菌性脑炎和轻瘫有关。

无菌性脑膜炎表现为发热、头痛和恶心、呕吐、颈项强直等脑膜刺激症状。

2. 疱疹性咽峡炎 主要由柯萨奇 A 组病毒某些血清型引起，典型的症状是在软腭、悬雍垂周围出现水疱性溃疡，好发于夏秋季节。

3. 手足口病 主要由柯萨奇病毒 A16 型引起。好发于夏秋季节，特点为口腔黏膜溃疡，手掌、足底、臀部等部位出现疱疹，伴有发热，极少数患者出现严重并发症，危及生命。

4. 心肌炎和心包炎 主要由柯萨奇 B 组病毒引起，多见于成人和儿童，但对新生儿威胁最大。

5. 眼病 由柯萨奇病毒 A24 型引起急性结膜炎。

此外柯萨奇病毒 B4 型感染可能还与 1 型糖尿病有关。

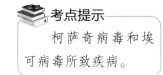

考点提示
柯萨奇病毒和埃可病毒所致疾病。

第三节 轮状病毒

一、生物学性状

轮状病毒（rotavirus）是 1973 年澳大利亚学者 Bishop 等在急性非细菌性胃肠炎儿童十二指肠黏膜超薄切片中首次发现的，因电镜下病毒外形呈车轮状而被命名。轮状病毒是人类、哺乳动物和鸟类腹泻的重要病原体。病毒颗粒为球形，双层衣壳，呈二十面体立体对称，无包膜。基因组为双链 RNA，由 11 个基因片段组成。每个片段含一个开放读码框架，分别编码 6 个结构蛋白和 5 个非结构蛋白。病毒对理化因素有较强的抵抗力，耐酸、耐碱、耐乙醚，耐氯仿和反复冻融。在室温下相对稳定，在粪便中可存活数天到数周。

二、致病性

轮状病毒感染主要引起急性胃肠炎，多发于晚秋和初冬季节。传染源是患者和无症状带毒者，粪 - 口途径是主要的传播途径。病毒还可能通过呼吸道传播，轮状病毒根据内衣壳蛋白抗原性不同，分为 A ~ G 7 个组，A ~ C 组轮状病毒能引起人类和动物腹泻，D ~ G 组只引起动物腹泻。A 组轮状病毒最为常见，是引起 6 个月 ~ 2 岁婴幼儿严重胃肠炎的主要病原体，占病毒性胃肠炎的 80% 以上，是导致婴幼儿死亡的主要原因之一。临床上潜伏期为 24 ~ 48 小时，突然发病，发热，水样腹泻，每日可达 5 ~ 10 次以上，伴

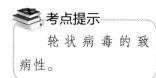

考点提示
轮状病毒的致病性。

呕吐，一般为自限性，可完全恢复。感染后机体可产生型特异性抗体 IgM、IgG 和 sIgA，其中肠道 sIgA 最为重要。婴幼儿 sIgA 含量较低，所以病愈后还可重复感染。

本章小结

病毒名称	基因组	传播途径	常见所致疾病
脊髓灰质炎病毒	单股正链非分节段 RNA	主要是粪 - 口途径传播	脊髓灰质炎

续表

病毒名称	基因组	传播途径	常见所致疾病
柯萨奇病毒和埃可病毒	单股正链非分节段 RNA	主要是粪－口途径传播	无菌性脑膜炎；疱疹性咽峡炎；手足口病；心肌炎和心包炎；眼病
轮状病毒	基因组为双链 RNA	主要是粪－口途径传播	急性胃肠炎

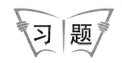

习 题

一、选择题

【A1 型题】

1. 脊髓灰质炎病毒主要侵犯
    A. 三叉神经节
    B. 脑神经节
    C. 迷走神经节
    D. 脊髓前角运动神经细胞
    E. 神经肌肉接头

2. 脊髓灰质炎病毒的核酸类型是
    A. 单股正链 RNA
    B. 单股负链 RNA
    C. 双链 RNA
    D. 双链 DNA
    E. 分节段 RNA

3. 预防脊髓灰质炎的特异措施是
    A. 注射灭活疫苗
    B. 口服脊髓灰质炎病毒减毒活疫苗
    C. 注射丙种球蛋白
    D. 注射脊髓灰质炎病毒减毒活疫苗
    E. 消毒患者排泄物，搞好水和饮食卫生

4. 关于脊髓灰质炎病毒，下列叙述错误的是
    A. 核酸类型为单股正链 RNA
    B. 病毒仅在咽部短暂停留
    C. 不形成病毒血症
    D. 主要通过粪便排出体外
    E. 减毒活疫苗不仅可刺激机体产生血清中和抗体，且肠道局部可产生 sIgA

5. 小儿麻痹的病原体是
    A. 乙脑病毒
    B. 狂犬病毒
    C. 脊髓灰质炎病毒
    D. 麻疹病毒
    E. 轮状病毒

6. 脊髓灰质炎病毒最主要的感染类型是
    A. 隐性感染
    B. 急性感染
    C. 慢性感染
    D. 潜伏感染
    E. 慢发病毒感染

7. 引起婴幼儿急性非细菌性胃肠炎的主要病原体
    A. 脊髓灰质炎病毒
    B. 埃可病毒
    C. 新型肠道病毒

D. 轮状病毒　　　　　　　　E. 柯萨奇病毒

8. 下列不属于肠道病毒的是
    A. 乙脑病毒　　　　　　　B. 埃可病毒　　　　　C. 脊髓灰质炎病毒
    D. 柯萨奇病毒　　　　　　E. 新型肠道病毒 70

9. 不能分离到肠道病毒的标本类型是
    A. 血液　　　　　　　　　B. 尿液　　　　　　　C. 脑脊液
    D. 粪便　　　　　　　　　E. 咽拭子

10. 肠道病毒不会引起的疾病是
    A. 无菌性脑膜炎　　　　　B. 流行性胸痛　　　　C. 脊髓灰质炎
    D. 麻疹　　　　　　　　　E. 手足口病

11. 下列理化因素中，不能灭活肠道病毒的是
    A. 紫外线　　　　　　　　B. 脂溶剂　　　　　　C. 氧化剂
    D. 高温　　　　　　　　　E. 甲醛

12. 急性结膜炎的病原体是
    A. 柯萨奇病毒 A24　　　　B. 埃可病毒　　　　　C. 脊髓灰质炎病毒
    D. 新型肠道病毒 70　　　　E. 新型肠道病毒 71

13. 引发婴幼儿腹泻最常见的病毒是
    A. 柯萨奇病毒　　　　　　B. 埃可病毒　　　　　C. 脊髓灰质炎病毒
    D. 麻疹病毒　　　　　　　E. 轮状病毒

14. 下列最常引起病毒性心肌炎的是
    A. 柯萨奇病毒　　　　　　B. 埃可病毒　　　　　C. 脊髓灰质炎病毒
    D. 麻疹病毒　　　　　　　E. 轮状病毒

【X 型题】

15. 关于脊髓灰质炎病毒的致病特点，下列正确的是
    A. 传播方式主要是粪 – 口途径
    B. 可形成二次病毒血症
    C. 主要侵犯脊髓前角运动神经细胞
    D. 大多数受感染者表现为隐性感染
    E. 病毒感染后，大部分可侵入中枢神经系统，造成肢体麻痹

16. 有关脊髓灰质炎减毒活疫苗的描述，正确的是
    A. 可置室温下长期保存
    B. 有毒力恢复的可能
    C. 接种方式为口服
    D. 可从粪便中排出，扩大了免疫面
    E. 目前该疫苗为三价混合疫苗

二、思考题

1. 简述口服髓灰质炎减毒活疫苗的程序。
2. 简述轮状病毒的致病性与免疫性。

扫码"练一练"

（张宸豪）

第二十二章　肝炎病毒

扫码"学一学"

学习目标

1. **掌握**　甲型肝炎病毒的致病性和免疫性；乙型肝炎病毒的生物学性状、致病性和免疫性、抗原－抗体检测系统的临床意义及防治原则。
2. **熟悉**　甲型肝炎病毒主要生物学性状、防治原则。
3. **了解**　肝炎病毒标本采集方法及防治原则。

肝炎病毒（hepatitis virus）是一大类能引起病毒性肝炎的病原体，目前公认的人类肝炎病毒至少有 5 种类型，包括甲型肝炎病毒（hepatitis A virus，HAV）、乙型肝炎病毒（hepatitis B virus，HBV）、丙型肝炎病毒（hepatitis C virus，HCV）、丁型肝炎病毒（hepatitis D virus，HDV）及戊型肝炎病毒（hepatitis E virus，HEV）。其中 HAV 和 HEV 通过消化道途径传播，引起的是急性肝炎，不转变成慢性肝炎和病毒携带者。HBV 和 HCV 主要通过血液传播，除引起急性肝炎外，易发展为慢性肝炎和病毒携带者，与肝硬化、原发性肝细胞癌的发生关系密切。HDV 是一种缺陷病毒，单独不能复制，必须在 HBV 或其他嗜肝 DNA 病毒辅助下才能复制，故其传播途径及致病机制与 HBV 有相似之处。

第一节　甲型肝炎病毒

甲型肝炎病毒（hepatitis A virus，HAV）是甲型肝炎（简称甲肝）的病原体，1973 年从急性肝炎患者粪便中首次被发现，1993 年被国际病毒分类委员会归类为小 RNA 病毒科嗜肝病毒属。

一、生物学性状

（一）形态与结构

HAV 呈球形，核衣壳为二十面体立体对称，无包膜，基因组为单股正链 RNA。电镜下呈现两种形态。一种是空心颗粒，不含病毒核酸，无感染性；一种是实心颗粒，是完整的 HAV 颗粒，有感染性。HAV 抗原性稳定，只含有一种血清型，可诱导机体产生抗体。

（二）动物模型与细胞培养

HAV 主要对人类和灵长类动物易感，所以其动物模型主要选用黑猩猩、猕猴、绒猴、红面猴等。HAV 可以在多种原代及传代细胞中增殖，但增殖缓慢且不出现典型细胞病变。

（三）抵抗力

HAV 有较强的抵抗力，因其没有包膜，所以可耐受乙醚、氯仿等脂溶剂。在 pH 为 3 的酸性条件下比较稳定，在 60℃条件下可存活 4 小时，但 100℃ 5 分钟可使之灭活。在淡水、海水、泥沙和毛蚶中存活数天至数月。病毒对干燥、日光、紫外线、甲醛和氯敏感。

二、致病性与免疫性

HAV 的传染源主要是患者和隐性感染者。经粪－口途径传播，病毒随粪便排出体外，通过污染水源、食物、海产品等引起散发或暴发流行。HAV 主要侵犯青少年和儿童，多为隐性感染。HAV 经口侵入人体后，首先在口咽部或唾液腺中增殖，然后在肠黏膜与局部淋巴结中大量增殖，并侵入血流形成病毒血症，最终侵犯靶器官肝脏。在肝脏增殖后随胆汁排入肠谊并随粪便排出体外。HAV 在肝细胞增殖缓慢，一般不引起肝细胞病变。所以其致病机制主要与其所诱发的免疫病理损伤有关。甲型肝炎一般为自限性疾病，不发展成慢性肝炎和携带者。

考点提示
甲型肝炎病毒的致病性与免疫性。

HAV 显性或隐性感染均可诱导机体产生抗－HAV 抗体。抗－HAV IgM 在感染早期出现，发病后 1 周达高峰，两个月左右逐渐下降；抗－HAV IgG 在急性期后期或恢复期早期出现，可维持多年，对 HAV 的再感染有保护作用。

三、微生物学检查法

感染早期可用 RIA 或 ELISA 法检测患者血清中抗－HAV IgM。其出现早，消失快，是 HAV 新近感染的重要指标。抗－HAV IgG 检测主要用于了解既往感染史或进行流行病学调查。也可用核酸杂交法或 RT－PCR 法检测 HAV RNA。

四、防治原则

做好卫生宣教工作，加强食物、水源和粪便管理是预防甲型肝炎的主要环节。丙种球蛋白注射对甲肝有非特异性被动免疫作用，可用于高危人群或接触者的紧急预防。特异性预防主要采用减毒活疫苗和灭活疫苗。

第二节　乙型肝炎病毒

案例导入

患者，女，40 岁。因近期反复乏力、食欲不佳、晨起恶心呕吐，伴肝区不适前来就诊。实验室检查：肝功能异常（ALT 195U/L，AST 228U/L），血清 HBsAg（＋），HBeAg（＋），抗－HBc IgM（＋）。

请问：

1. 根据症状及微生物学检查，初步判断为何种病原体感染？

2. 判断依据是什么？

3. 应采取哪些措施预防本病并判断预后如何？

乙型肝炎病毒（hepatitis B virus，HBV）属于嗜肝 DNA 病毒科正嗜肝 DNA 病毒属，是乙型肝炎的病原体。HBV 感染后临床表现呈多样性，可表现为重症肝炎、急性肝炎、慢性肝炎或无症状携带者，其中部分慢性肝炎可发展成肝硬化或肝癌。

一、生物学性状

（一）形态与结构

HBV 感染者血清中存在 3 种形态的病毒颗粒，即大球形颗粒、小球形颗粒和管形颗粒（图 22 - 1）。

1. 大球形颗粒　又称为 Dane 颗粒，是有感染性的完整的 HBV 颗粒，呈球形，直径为 42nm，具有双层衣壳结构。外衣壳相当于病毒的包膜，由脂质双层与蛋白质组成，包含 HBV 的表面抗原（HBsAg），前 S1 抗原（Pre S1）和前 S1 抗原（Pre S2）。内衣壳是 HBV 核衣壳，衣壳表面的蛋白质是 HBV 核心抗原（HBcAg）。衣壳内部主要包含 HBV 不完全双链环状 DNA 和 DNA 多聚酶等。HBcAg 经酶或去垢剂作用后，可暴露出 e 抗原（HBeAg）。HBeAg 可自肝细胞分泌而存在于血清中（图 22 - 2A）。

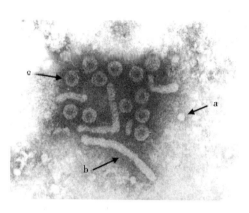

图 22 - 1　HBV 的电镜图片

2. 小球形颗粒　为一种中空颗粒，直径为 22nm，主要成分为 HBsAg，大量存在于血液中，由于不含有病毒核酸，所以无感染性（图 22 - 2B）。

3. 管形颗粒　由小球形颗粒聚合而成，成分与小球形颗粒相同，因此具有与 HBsAg 相同的抗原性（图 22 - 2C）。

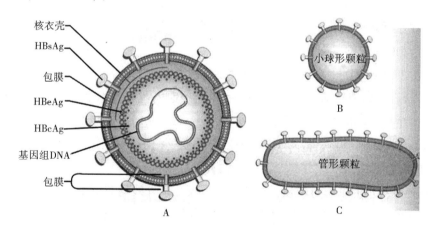

图 22 - 2　HBV 三种颗粒示意图

（二）基因结构与功能

HBV 基因为不完全双链环状 DNA，两条链的长度不一致，长链为负链，约含 3200 个核苷酸。短链为正链，长度为负链的 50 ~ 100% 不等。HBV 负链 DNA 至少含有 4 个开放读码框（ORF），分别称为 S、C、P 和 X 区。S 区含有 S 基因、前 S1（Pre S1）基因和前 S2（Pre S2）基因，分别编码 HBV 的 HBsAg、Pre S1 和 Pre S2 抗原。C 区包括前 C 基因（Pre - C）和 C 基因，两者共同编码 Pre - C 蛋白。Pre - C 蛋白经切割加工后形成 HBeAg 并分泌到血循环中。C 基因编码的 HBcAg 是病毒衣壳蛋白，也存在于受感染肝细胞的胞核、胞质或胞膜上。一般不出现在外周血液中。P 区最长，编码 DNA 聚合酶。X 区编码的蛋白称为 HBxAg，可反式激活细胞内的原癌基因及 HBV 基因，与肝癌的发生发展有关。

扫码"看一看"

（三）HBV 复制

HBV 吸附并进入肝细胞后，在胞质中脱去衣壳，病毒的 DNA 进入肝细胞核内。在 DNA 聚合酶的催化下，以负链 DNA 为模板，延长修补正链 DNA 缺口区，使形成完整的环状双链 DNA。双链 DNA 继而形成超螺旋环状 DNA，在细胞 RNA 聚合酶的作用下，以负链 DNA 为模板，转录形成 mRNA。病毒的前基因组、DNA 聚合酶和 HBcAg 共同进入组装好的病毒内衣壳中。在病毒 DNA 聚合酶的反转录酶活性作用下，以前基因组 RNA 为模板，反转录出全长的 HBV DNA 负链。在负链 DNA 合成过程中，前基因组被 RNA 酶降解而消失。病毒以新合成的负链 DNA 为模板，复制互补的正链 DNA。复制中的正链 DNA（长短不等）与完整的负链 DNA 结合并包装于内衣壳中，再包上外衣壳成为病毒体，从细胞质释放至细胞外。由于 HBV 复制有反转录过程，故病毒的 DNA 可整合于靶细胞的染色体中。

（四）抗原组成

1. 表面抗原（HBsAg）　大量存在于感染者血液中，是 HBV 感染的主要标志。HBsAg 具有抗原性，可刺激机体产生保护性抗体（抗 – HBs），因此 HBsAg 是制备疫苗的最主要成分。Pre S1 抗原与 Pre S2 抗原免疫原性强，可刺激机体产生特异性抗体。其中抗 Pre S1 抗体出现于急性期患者血液，持续时间较长，而抗 Pre S2 抗体持续时间较较短，仅 2~3 个月。由于 Pre S1 抗原与 Pre S2 抗原可以与肝细胞表面受体结合，所以其抗体通过阻断 HBV 与肝细胞结合而发挥抗病毒效应。

2. 核心抗原（HBcAg）　存在于 Dane 颗粒核心结构的表面，为内衣壳成分，其外被 HBsAg 所覆盖，也可存在于受感染肝细胞的胞核、胞质或胞膜上。一般不出现在外周血液中，故不易在血循环中检出。HBcAg 的免疫原性强，能刺激机体产生抗 – HBc，抗 – HBc IgG 在血中持续时间较长，为非保护性抗体。

3. e 抗原（HBeAg）　是 PreC 蛋白翻译加工后的产物，游离存在于血中，其消长与病毒体及 DNA 聚合酶的消长基本一致，可作为 HBV 复制及具有强感染性的一个指标。HBeAg 可刺激机体产生抗 – HBe，该抗体能与受染肝细胞表面的 HBeAg 结合，通过补体介导的细胞毒作用破坏受染的肝细胞，故对 HBV 感染有一定的保护作用。

（五）抵抗力

HBV 对外界环境的抵抗力较强，对低温、干燥、紫外线均有耐受性。不被 70% 乙醇灭活。高压灭菌法、100℃ 加热 10 分钟和环氧乙烷等均可灭活 HBV，0.5% 过氧乙酸、5% 次氯酸钠亦可用于消毒。

◢ 知识链接

HBV 感染与原发性肝癌发生的相关性

近年来研究资料表明，HBV 感染与原发性肝癌发生关系密切。流行病学调查研究发现，乙型肝炎患者与病毒携带者患原发性肝癌概率比普通人高 217 倍。动物实验也发现出生即感染肝炎病毒的土拨鼠，饲养 3 年后全部发生肝癌，而未接种病毒的土拨鼠无一发生肝癌。核酸杂交技术发现肝癌细胞有 50% HBV X 基因片段，X 基因编码的 X 蛋白可反式激活细胞内的原癌基因，所以 HBV 感染可能是原发性肝癌的诱发因素，经过多种生物学作用最终导致肝癌的发生。

二、致病性与免疫性

（一）传染源

主要传染源是乙型肝炎患者或无症状 HBV 携带者。无论在潜伏期、急性感染期，还是慢性活动期，患者血液和体液都具有传染性。

（二）传播途径

HBV 的传播途径主要有 3 条。

1. 血液、血制品等传播 HBV 在血液中大量存在，微量含 HBV 血液进入人体引起感染，所以血液、血制品、手术、注射，针刺以及产道等皮肤、黏膜的微小损伤均可造成感染。

2. 母 – 婴传播 多发生于胎儿期和围生期，也可通过哺乳传播。

3. 性传播及密切接触传播 HBV 感染者的体液如唾液、乳汁、精液、阴道分泌液里均含有病毒，因此通过日常亲密接触或性接触传播。

（三）致病与免疫机制

HBV 的致病机制目前还尚未清楚，病毒与宿主细胞的相互作用以及诱发的免疫病理损伤是肝细损伤的主要原因。

1. 细胞免疫介导的免疫病理反应 HBV 感染时病毒抗原致敏的 CTL 是彻底清除 HBV 的最重要环节。特异性 CTL 介导的细胞免疫效应在清除病毒的同时又可导致肝细胞损伤，过度的细胞免疫反应可引起大面积的肝细胞破坏导致重症肝炎。若特异性细胞免疫功能低下则不能有效清除病毒，病毒在体内持续存在而导致慢性感染。

2. 体液免疫介导的免疫病理反应 HBV 感染可迅速介导机体产生 HBsAb、Pre S1 – Ab 和 Pre S2 – Ab 等针对病毒包膜抗原的特异性抗体，这些保护性中和抗体可直接清除血循环中游离的病毒，因此在抗病毒免疫和清除病毒过程中发挥重要作用。然而，HBsAg 及抗 – HBs 可形成抗原 – 抗体复合物，随血循环沉积于肾小球基底膜、关节滑液囊等肝外组织，激活补体，触发Ⅲ型超敏反应，故乙型肝炎患者可伴有肾小球肾炎、关节炎等肝外损害。如果免疫复合物大量沉积于肝内，可使肝毛细管栓塞，导致急性重型肝炎，临床表现为重症肝炎。

3. 自身免疫反应引起的免疫病理反应 HBV 感染肝细胞后，细胞膜上除有病毒特异性抗原外，还会引起肝细胞表面自身抗原发生改变，暴露出肝特异性脂蛋白抗原（liver specific protein，LSP）。LSP 可作为自身抗原诱导机体产生针对肝细胞组分的自身免疫反应，通过 CTL 的杀伤作用或释放淋巴因子等直接或间接作用，损害肝细胞。

4. 病毒变异与免疫逃逸 HBV – DNA 的 4 个开放读码框区均可发生变异，导致病毒免疫原性和对机体的免疫应答发生改变。因此，病毒变异导致的免疫逃逸在乙肝病毒感染过程中具有重要意义。

三、微生物学检查法

（一）HBV 抗原、抗体检测

用 RIA 和 ELISA 法检测病人血清中的 HBV 抗原抗体是目前临床上诊断乙型肝炎最常用的检测方法。HBsAg、抗 – HBs、HBeAg、抗 – HBe 及抗 – HBc（俗称"两对半"）。必要时也可以检测 Pre S1 – Ag 和 Pre S2 – Ag 及对应抗体（表 22 – 1）。

扫码"看一看"

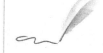

表 22 - 1　**HBV 抗原、抗体检测结果的临床分析**

HBsAg	HBeAg	抗 HBs	抗 HBe	抗 HBc IgM	抗 HBc IgG	结果分析
+	-	-	-	-	-	HBV 感染者或无症状携带者
+	+	-	-	+	-	急性或慢性乙型肝炎（传染性强，俗称"大三阳"）
+	-	-	+	-	+	急性感染趋向恢复（俗称"小三阳"）
+	+	-	-	+	+	急性或慢性乙型肝炎，或无症状携带者
-	-	+	+	-	+	既往感染
-	-	-	-	-	+	既往感染
-	-	+	-	-	-	既往感染或接种过疫苗

（二）血清 HBV DNA 检测

应用核酸杂交技术、荧光定量 PCR 技术可以直接检测 HBV DNA，这些方法特异性强，敏感性高的特点，可测出极微量的病毒。因此，常用于临床诊断与药效考核。

四、防治原则

（一）一般预防

乙型肝炎的预防主要加强传染源的管理和切断传播途径。严格筛选供血员，加强血液及血制品的管理；对乙肝患者及携带者的血液、分泌物和用具等要严格消毒；提倡使用一次性注射器和输液器，对高危人群进行特异性预防。

（二）主动免疫

注射乙肝疫苗是最有效的预防方法。第一代疫苗是血源性疫苗，但由于来源与安全性问题已停止使用。第二代疫苗为基因工程疫苗，其优点是可以大量制备，并且可以排出血源性疫苗中潜在的未知病毒的感染。我国目前已将乙肝疫苗接种纳入计划免疫，按 0、1、6 个月方案接种，可获得较好的免疫保护作用。

（三）被动免疫

HBsAg 阳性母亲的新生儿；被 HBV 感染者血液污染的伤口；误输 HBsAg 阳性的血液及血制品；HBsAg 和 HBeAg 阳性的性伴侣，均需用高效价抗 - HBs 的人血清免疫球蛋白（HBIG）可用于紧急预防。

考点提示

乙型肝炎病毒的致病性与免疫性及防治原则。

目前乙肝的治疗至今尚无特效方法，一般认为应用广谱抗病毒药物、免疫调节剂和护肝药物联合治疗较好。

第三节　其他肝炎病毒

一、丙型肝炎病毒

丙型肝炎病毒（hepatitis C virus，HCV）是丙型肝炎的病原体，HCV 感染呈全球性分布，主要经血或血制品传播。HCV 感染的重要特征是易于慢性化，急性期后易于发展成慢性肝炎，部分患者可进一步发展为肝硬化或肝癌。

HCV 呈球形，有包膜，直径 55~65nm。基因组为线状，长度约 9.5kb，仅有一个长开放阅读框架（ORF），为单正链 RNA 病毒，人类是 HCV 的天然宿主，黑猩猩为易感动物，体外培养至今尚未成功。HCV 对乙醚、氯仿等脂溶剂敏感，煮沸、紫外线、甲醛等可使之灭活。血液或血制品 60℃作用 30 小时可使 HCV 丧失传染性。

HCV 的传染源是急性肝炎、慢性肝炎或无症状携带者。主要通过输血或血制品传播。亦可通过微小创伤、性接触、家庭密切接触、母婴垂直传播。人群对 HCV 普遍易感，同性恋者、静脉吸毒者、血液透析者均为高危人群。

HCV 感染引起的临床过程轻重不一，可表现为急性肝炎、慢性肝炎患者或无症状携带者。HCV 感染极易慢性化，40%~50% 的丙肝患者可转变成慢性肝炎，20% 左右的患者逐渐发展为肝硬化或肝癌。HCV 的致病机制主要与病毒的直接致病作用和免疫病理损伤以及细胞凋亡有关。HCV 感染可诱导细胞免疫反应，但其效应机制可能参与肝细胞免疫病理损伤，而不能提供有效免疫保护。机体 HCV 感染后，虽可以产生特异性 IgM 和 IgG 抗体，但由于 HCV 易于发生变异，所以抗体免疫保护作用有限。总之，HCV 感染不能诱导机体产生有效免疫反应。

HCV 感染检测的方法主要是检测 HCV RNA 和抗体，病毒 RNA 检测主要通过常规 RT-PCR、套式 RT-PCR 法、荧光定量 PCR 法。其中，荧光定量 PCR 技术不仅可以定性，也可以定量，主要用于早期诊断与疗效评估。抗体检测主要用于诊断、献血员筛选及流行病学调查。

丙型肝炎的预防主要是对献血员及血液制品进行抗-HCV 检测，以减少 HCV 的感染和传播。由于 HCV 免疫原性不强，病毒易于发生变异，所以目前尚无有效疫苗用于预防。丙型肝炎治疗尚缺乏特效药物，IFN-α 和利巴韦林联合应用是目前治疗丙型肝炎的首选方案。

二、丁型肝炎病毒

丁型肝炎病毒（hepatitis D virus，HDV）是丁型肝炎的病原体，是一种缺陷病毒，必须在 HBV 或其他嗜肝 DNA 病毒的辅助下才能复制。

HDV 为球形，直径 35~37nm，有包膜是 HBV 的 HBsAg。病毒颗粒内部由 HDV RNA 和与之结合的丁型肝炎病毒抗原（HDAg）组成。HDV 的基因组为单股负链环状 RNA，长度约 1.7kb，是已知动物病毒中最小的基因组。HDV Ag 有 P24 和 P27 两种多肽形式，可刺激机体产生抗体，故可自感染者血清中检出抗-HDV 抗体。HDV 的易感动物是黑猩猩、土拨鼠和北京鸭，可作为 HDV 研究的动物模型。

HDV 的传染源是急性肝炎、慢性肝炎患者或 HDV 携带者。主要通过输血传播。感染方式主要有联合感染和重叠感染两种。联合感染即从未感染过 HBV 的正常人同时发生 HBV 和 HDV 的感染；重叠感染即已受 HBV 感染的乙型肝炎患者或无症状的 HBsAg 携带者再发生 HDV 感染。重叠感染可以使患者原有病情加重与恶化，易发展为重症肝炎。HDV 的致病机制目前认为可能与病毒的直接致病作用和免疫病理损伤有关。HDV Ag 可以刺激机体产生特异性 IgM 和 IgG 抗体，但不是中和抗体，不能有效清除病毒。

HDV Ag 检测是诊断 HDV 感染的直接证据。肝细胞内 HDV Ag 的检出是 HDV 感染的可靠证据，并且是 HDV 感染活动的表现。RIA 或 ELISA 法检测血清中 HDV 抗体是目前诊断 HDV 感染的常规方法。斑点杂交或 RT - PCR 等技术检测患者血清中或肝组织内的 HDV RNA 也是诊断 HDV 感染可靠方法。

HDV 与 HBV 有相同的传播途径，预防乙型肝炎的措施同样适用于丁型肝炎。由于 HDV 是缺陷病毒，如果抑制了 HBV 的增殖，则 HDV 亦不能复制。接种乙肝疫苗可以有效预防丁型肝炎。目前尚无特效药物。

三、戊型肝炎病毒

戊型肝炎病毒（hepatitis E virus，HEV）是戊型肝炎的病原体。1986 年在新疆南部地区发生大流行，约 12 万人发病，死亡 700 余人，是迄今为止世界范围内最大的一次流行。

HEV 病毒体呈球状，无包膜。表面有锯齿状刻缺和突起，形似杯状。HEV 基因组为单正链 RNA，全长约 7.5kb，共有 3 个 ORF。可在食蟹猴原代肾细胞、人胚肺二倍体细胞和 FRh K4 细胞等培养。易感动物主要有食蟹猴、非洲绿猴、猕猴、黑猩猩及乳猪等。HDV 对高盐、氯化铯、氯仿等敏感；在 -70~8℃ 条件下易裂解，但在液氮中可长期保存。

HEV 的传染源是患者与亚临床感染者。传播途径主要经粪-口途径传播，潜伏期为 10~60 天，平均为 40 天。病毒经胃肠道入血，在肝脏复制增殖，由于病毒对肝细胞的直接损伤和诱发免疫病理反应，导致肝细胞的炎症或坏死。人感染 HEV 后可表现为临床型和亚临床型，表现为急性戊型肝炎（包括急性黄疸型和无黄疸型）、重症肝炎以及胆汁淤滞性肝炎。多数患者于发病后 6 周即好转并痊愈，不发展为慢性肝炎或病毒携带者。孕妇感染 HEV 后病情常较重，尤以怀孕 6~9 个月最为严重，常发生流产或死胎，病死率达 10%~20%。HEV 感染后可获得一定免疫力，可产生保护性中和抗体，但免疫保护作用持续时间较短。

> **考点提示**
> 丙型肝炎病毒与戊型肝炎病毒的防治原则。

HEV 临床诊断常用的方法是检查血清中的抗 - HEV IgM 或 IgG 抗体。抗 - HEV IgM 出现时间较抗 - HEV IgG 早，且持续时间较短，可作为 HEV 急性感染的指标。

戊型肝炎的预防原则与甲型肝炎相同。主要是保护好水源，做好粪、便管理，注意个人与环境卫生等。目前 HEV 的特异性疫苗研究尚在进行中。尚无特异性抗病毒治疗药物。

本章小结

病毒名称	基因组	传播途径	常见所致疾病
甲型肝炎病毒	单股正链 RNA	粪-口途径传播	急性甲型肝炎
乙型肝炎病毒	双股环状 DNA	血源性传播；母婴垂直传播；性传播及密切接触传播	急性、慢性乙型肝炎；重症肝炎；肝硬化
丙型肝炎病毒	单股正链线状 RNA	血源性传播；母婴垂直传播；性传播及密切接触传播	急性、慢性丙型肝炎；重症肝炎；肝硬化

续表

病毒名称	基因组	传播途径	常见所致疾病
丁型肝炎病毒	单股负链环状 RNA	主要是血源性传播	急性、慢性丁型肝炎；重症肝炎；肝硬化
戊型肝炎病毒	单股正链 RNA	粪－口途径传播	急性戊型肝炎

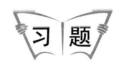

习题

一、选择题

【A1 型题】

1. 甲型肝炎病毒（HAV）在病毒分类上归属于

   A. 黄病毒科   B. 小 RNA 病毒科   C. 杯状病毒科

   D. 呼肠病毒科   E. 嗜肝 DNA 病毒科

2. 下列属于缺陷病毒的是

   A. HAV   B. HBV   C. HCV

   D. HDV   E. HEV

3. HAV 新近感染的重要指标是

   A. 抗－HAV IgA   B. 抗－HAV IgM   C. 抗－HAV IgG

   D. 抗－HAV IgD   E. 抗－HAV IgE

4. 甲肝患者传染性强的高峰期是

   A. 潜伏期早期   B. 潜伏期末至急性期初   C. 急性期

   D. 黄疸期   E. 转氨酶高峰期

5. Dane 颗粒是何种病毒体

   A. 甲型肝炎病毒   B. 轮状病毒   C. 呼肠病毒

   D. 乙型肝炎病毒   E. 腮腺炎病毒

6. 可造成慢性抗原携带状态的病毒是

   A. 甲型肝炎病毒   B. 乙型肝炎病毒   C. 轮状病毒

   D. 脊髓灰质炎病毒   E. 流感病毒

7. 关于抗－HBs 的正确描述是

   A. 由 HBV 核心抗原刺激产生

   B. 阳性是乙肝早期诊断指标

   C. 是抵抗 HBV 感染的保护性抗体

   D. 产生较晚的抗体

   E. 是预后不良的象征

8. 关于抗 HBc－IgM 的正确描述是

   A. 由 HBV 表面抗原刺激机体产生

   B. 是抵抗 HBV 的中和抗体

    C. 在体内维持的时间较长

    D. 是病毒在体内复制的表现

    E. 提示疾病开始恢复

9. 关于 HBV 致病机制的叙述，下列错误的是

    A. 病毒致机体免疫应答低下

    B. 病毒的 Pre C 基因发生变异

    C. 免疫复合物引起的病理损伤

    D. 病毒并不直接损伤肝细胞

    E. 自身免疫反应引起的病理损伤

10. 孕妇感染后病情较重，常发生流产或死胎，病死率较高的病毒是

    A. HEV   B. HDV   C. HBV

    D. 轮状病毒   E. HCV

11. HBV 抵抗力较强，下列无法灭活 HBV 的方法是

    A. 0.5% 过氧乙酸浸泡   B. 5% 次氯酸钠浸泡   C. 70% 乙醇浸泡

    D. 100℃ 加热 10 分钟   E. 100℃ 加热 20 分钟

12. HBV 的传播途径不应包括

    A. 粪 – 口途径

    B. 输血、注射血制品

    C. 接触医院内污染器械（牙科、妇产科器械）

    D. 哺乳等日常生活密切接触

    E. 母婴传播

13. HDV 的辅助病毒是

    A. HAV

    B. HBV

    C. HCV

    D. 人类免疫缺陷病毒（HIV）

    E. HEV

14. 既往感染或接种过 HBV 疫苗者血清化验结果应是

    A. HBsAg（–）、HBeAg（–）、抗 – HBs（+）、抗 – HBe（–）、抗 – HBc（–）

    B. HBsAg（+）、HBeAg（–）、抗 – HBs（–）、抗 – HBe（–）、抗 – HBc（–）

    C. HBsAg（–）、HBeAg（–）、抗 – HBs（+）、抗 – HBe（–）、抗 – HBc（+）

    D. HBsAg（+）、HBeAg（+）、抗 – HBs（–）、抗 – HBe（+）、抗 – HBc（–）

    E. HBsAg（+）、HBeAg（+）、抗 – HBs（–）、抗 – HBe（–）、抗 – HBc（+）

15. HCV 结构属于

    A. 有包膜结构的单股正链 RNA 病毒

    B. 无包膜结构的单股正链 RNA 病毒

    C. 有包膜结构的单股负链 RNA 病毒

    D. 有包膜结构的双链 DNA 病毒

    E. 无包膜结构的单股负链 RNA 病毒

16. HEV 结构属于

    A. 有包膜结构的单股正链 RNA 病毒

    B. 有包膜结构的单股负链 RNA 病毒

    C. 无包膜结构的单股正链 RNA 病毒

    D. 无包膜结构的单股负链 RNA 病毒

    E. 无包膜结构的双股 DNA 病毒

17. 戊型肝炎患者粪便排毒量最大，传染性最强的是

    A. 潜伏期初期   B. 潜伏期中期

    C. 潜伏期末期和急性期初期   D. 急性期初期

    E. 急性期

18. HCV 引起慢性肝炎及肝硬化的主要原因之一是

    A. 输血   B. 性接触   C. 哺乳

    D. 日常生活密切接触   E. 吸入带病毒的飞沫

19. 目前我国为控制 HCV 的传播已规定

    A. 普种疫苗

    B. 检测抗 - HCV 以筛选献血员

    C. 注射高效价的 HCV 抗血清

    D. 注射干扰素

    E. 注射丙种球蛋白

20. 感染 HBV 后，一般血中最早出现的指标是

    A. HBsAg（＋）   B. HBeAg（＋）   C. HBcAg（＋）

    D. 抗 - HBc IgM（＋）   E. 抗 - HBe（＋）

21. 对 HBeAg（＋）母亲生下新生儿的预处理，最好的方法是接种

    A. 丙种球蛋白

    B. 乙肝疫苗

    C. 高效价乙肝免疫球蛋白

    D. 乙肝疫苗 + 高效价乙肝免疫球蛋白

    E. 乙肝疫苗 + 丙种球蛋白

22. 患者，女。因剖腹产手术大出血，术中输血 500ml，近 1 个月出现恶心、重度乏力、腹胀伴巩膜及全身黄染。实验室检查发现肝功能异常，血清检查丙型肝炎病毒抗体阳性，乙型肝炎病毒抗体阴性，丁型肝炎病毒抗体阴性。你认为最有可能的诊断是

    A. HAV   B. HBV   C. HCV   D. HDV   E. HEV

【A3 型题】

(23 ~ 24 题共用备选答案)

    A. X 基因   B. V 基因   C. S 基因   D. C 基因   E. P 基因

23. 编码 HBsAg 的基因是

24. 编码 HBeAg 的基因是

【X 型题】

25. 乙肝患者血清"大三阳"指标是

    A. HBsAg（+）   B. 抗–HBs（+）   C. HBeAg（+）

    D. 抗–HBc IgM（+）   E. 抗–HBe（–）

26. 乙肝患者血清"小三阳"指标是

    A. HBsAg（+）   B. 抗–HBs（+）   C. HBeAg（+）

    D. 抗–HBc IgG（+）   E. 抗–HBe（+）

27. 导致慢性肝炎、肝硬化的肝炎病毒有

    A. HAV   B. HBV   C. HCV

    D. HDV   E. HEV

28. 通过血液传播的肝炎病毒有

    A. HAV   B. HBV   C. HCV

    D. HDV   E. HEV

二、思考题

1. 乙肝病毒检测的两对半检查是什么？

2. 主要通过血液或血制品传播的乙肝病毒有哪几种？

（张宸豪）

扫码"练一练"

第二十三章 反转录病毒

扫码"学一学"

> **学习目标**
>
> 1. **掌握** HIV 的传染源、传播途径、所致疾病和防治原则。
> 2. **熟悉** HIV 的免疫损伤机制。
> 3. **了解** HIV 的生物学性状。

反转录病毒（Retroviruses）是一组含有反转录酶的 RNA 病毒，也称逆转录病毒。对人致病的主要是慢病毒属中的人类免疫缺陷病毒（HIV）和 δ 逆转录病毒属中的人类嗜 T 细胞病毒。

案例导入

患者，男，45 岁。因发热、咽痛、咯血及呼吸困难 2 个月余而就诊，辗转多家医院，症状未见好转，既往有梅毒感染史。查体：体温 38.5℃，CD4$^+$T 细胞为 6 个/mm^3（正常人平均 760 个），背部查见皮肤卡波西肉瘤，全身淋巴结肿大。X 线检查发现双肺多发团块样阴影。

请问：

1. 根据相关症状和体征，可能的诊断是什么？
2. 该病通过什么途径传播？如何预防此病？
3. 患者主要护理措施有哪些？

第一节 人类免疫缺陷病毒

人类免疫缺陷病毒（human immunodeficiency virus，HIV）是获得性免疫缺陷综合征（acquired immunodeficiency syndrome，AIDS）的病原体。目前已发现有 HIV-1 和 HIV-2 两型。全球大多数艾滋病由 HIV-1 型引起，HIV-2 主要局限在西部非洲和西欧地区流行。

知识链接

世界艾滋病日

1981 年，在美国发现并确认首例艾滋病患者。病原体是人类免疫缺陷病毒（HIV）。该病毒传染性强，主要侵犯人体免疫系统，导致机体免疫力逐渐下降，而难以抵抗各种疾病。晚期常因合并各种机会致病菌感染以及多种复合感染而死亡，严重影响人类健康。截至 2017 年 3 月 31 日，全国报告现存活 HIV 感染者和（或）AIDS 患者 691 098 例，报告死亡 214 849 例。可见艾滋病疫情不容乐观。为呼吁人们提高对该病的认识，1988 年 1 月，世界卫生组织将每年的 12 月 1 日定为"世界艾滋病日"。红绸带是世界艾滋病日的标志，每年的这一天，世界各地的政府、机构、志愿者均会佩戴红绸带，表示对艾滋病患者的关爱与支持，宣传并普及艾滋病的相关预防知识。

一、生物学性状

（一）形态结构

HIV 为球形 RNA 病毒，直径为 100～120nm。电镜下见一棒状或圆锥状致密的核心，内含两条完全相同的单股正链 RNA、反转录酶、整合酶和蛋白酶（图 23-1），病毒体呈二十面体立体对称。外层为脂蛋白包膜，其中镶嵌有 gp120 和 gp41 两种特异性病毒糖蛋白。gp120 能与靶细胞表面特异性受体结合，决定病毒亲嗜性；gp41 为跨膜蛋白，介导病毒包膜与宿主细胞膜相融合。

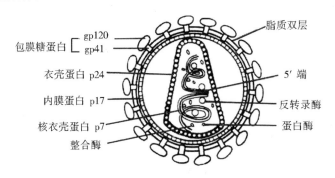

图 23-1 HIV 结构示意图

（二）病毒的复制

HIV 的复制类似于其他反转录病毒。感染的第一步是病毒与靶细胞上特异性受体相结合。靶细胞表面的 CD4 分子是 HIV 的主要受体，CD4 分子主要表达在 CD4$^+$T 淋巴细胞，单核-巨噬细胞和神经胶质细胞也有表达。

病毒体的包膜糖蛋白刺突（gp120）首先与细胞上的特异性受体 CD4 分子结合，gp120 发生构象改变，暴露出 gp41，介导病毒包膜与宿主细胞膜融合。核衣壳进入细胞质内脱壳释放核酸，进行复制。在病毒反转录酶的催化下，以病毒 RNA 为模板，反向转录合成互补负链 DNA，构成 RNA-DNA 中间体。RNA 酶水解去除中间体中的亲代 RNA 链，再以负链 DNA 为模板合成互补正链 DNA，至此，双链 DNA 形成。在整合酶的作用下，病毒双链 DNA 整合进入细胞染色体中。整合的病毒双链 DNA 称为前病毒（provirus），进入潜伏状态。当细胞内活化信号分子被激活后，开始进行自身转录。在细胞 RNA 聚合酶作用下，病毒 DNA 转录合成 RNA。部分 RNA 经拼接变成病毒 mRNA，转译成子代病毒的结构蛋白与非结构蛋白；有些 RNA 经过加帽、加尾成为病毒的子代 RNA，作为核心与一些病毒蛋白装配成核衣壳。病毒从宿主细胞膜出芽释放时获得包膜，构成完整的具有感染性的子代病毒体。

（三）抵抗力

HIV 对理化因素的抵抗力较弱，对热及一般化学消毒剂敏感，56℃ 10 分钟即可灭活液体或血清中的病毒。加热 68℃ 72 小时能灭活冻干血制品中的病毒。但病毒在室温（20～22℃）下可保持活性 7 天。0.1% 漂白粉、0.3% H_2O_2、70% 乙醇或 0.5% 来苏尔等均可灭活病毒。

二、致病性与免疫性

艾滋病是由 HIV 感染所引起，主要侵犯 $CD4^+T$ 细胞，导致细胞免疫功能缺陷，影响体液免疫功能，使机体免疫功能严重受损。

（一）传染源与传播途径

艾滋病的传染源是艾滋病患者和 HIV 无症状携带者。病毒主要存在于患者血液、精液、乳汁及阴道分泌物中。HIV 的传播方式主要有 3 种。①性接触传播，包括同性、异性间的性行为，以此种方式最为常见，有不洁性行为或性活跃者是高危人群。②血液传播，输入被病毒污染的血液或血制品、被 HIV 污染的注射器误扎、使用污染的手术器械等，静脉吸毒者共用注射器造成感染。③母婴传播，经过胎盘、产道垂直感染或哺乳等方式传播。

（二）临床表现

艾滋病潜伏期漫长，从 HIV 感染人体到发展为典型 AIDS，可长达 10 年。感染过程大致可分为 4 个阶段，即急性感染期、无症状潜伏期、艾滋病相关综合征期、艾滋病期。

1. 急性感染期　指人体接触 HIV 至产生抗体的时间，HIV 初次进入人体后，首先在靶细胞（$CD4^+T$ 细胞和单核 – 巨噬细胞）内大量复制，形成病毒血症并随血流广泛播散。患者可出现发热、头痛、咽炎、皮疹等症状。2～3 周后，症状自行消退。感染 4～8 周后才能在患者血液中检测到 HIV 抗体。

2. 无症状感染期　此期可持续长达 10 年左右，患者一般不出现临床症状，或只有轻微症状。伴有无痛性淋巴结肿大，HIV 持续在淋巴结中存在，且活跃复制，外周血中病毒数量逐渐降至较低水平，患者血中的 HIV 抗体呈阳性。

3. 艾滋病相关综合征（AIDS – related complex，ARC）　也称作持续性全身淋巴结肿大期。随着 $CD4^+T$ 细胞数量不断破坏减少，机体免疫损伤进行性加重，开始出现各种症状，表现为持续性低热、盗汗、体重下降、全身倦怠、慢性腹泻等，随后出现全身淋巴结肿大，症状逐渐加重。

4. 免疫缺陷期（又称典型 AIDS 期）　患者血中 $CD4^+T$ 细胞显著下降，HIV 大幅增加，抗 HIV 抗体滴度下降，免疫系统出现严重缺陷。机体合并多种机会致病菌感染，并发恶性肿瘤。

常见的机会性感染有如下几种。①真菌感染：白假丝酵母菌病、新生隐球菌病等。②细菌感染：结核分枝杆菌、链球菌等。③病毒感染：巨细胞病毒、水痘 – 带状疱疹病毒等。④原虫感染：弓形虫病、隐孢子虫感染等。

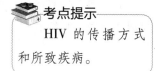
考点提示
HIV 的传播方式和所致疾病。

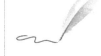

常合并的相关恶性肿瘤有卡波西肉瘤、恶性淋巴瘤和 Burkitt 淋巴瘤等。

（三）致病机制

艾滋病的致病机制复杂，感染最重要的特点是 CD4$^+$T 细胞的逐渐损耗。主要有以下几种观点。

1. CD4$^+$T 淋巴细胞破坏增多 HIV 通过以下机制破坏 CD4$^+$T 细胞。①HIV 感染后诱导细胞融合，导致细胞死亡。②HIV 抗原激活 CTL，直接杀伤 CD4$^+$T 细胞。③病毒感染诱导促进 CD4$^+$T 细胞凋亡。

2. CD4$^+$T 淋巴细胞功能受损 HIV 感染使 CD4$^+$T 细胞数量减少，CD8$^+$T 细胞数相对增多，导致 Th1/Th2 比例失衡，使免疫调节功能紊乱。部分 CD4$^+$T 细胞被病毒感染后，能继续存活并分化成记忆 T 细胞，构成 HIV 潜伏病毒库，是机体无法彻底清除 HIV 的重要原因。

3. CD4$^+$T 淋巴细胞产生减少 HIV 能破坏骨髓造血干细胞、胸腺细胞，使该类细胞产生减少。

单核－巨噬细胞也有少量表达 CD 分子。单核细胞感染 HIV 后，可抵抗 HIV 的致细胞病变作用。病毒能在此类细胞内长期潜伏，随之迁移播散至全身。感染的巨噬细胞失去吞噬功能，成为除 CD4$^+$T 细胞外的另一病毒库。

（四）免疫性

HIV 感染可诱导机体产生特异性体液免疫和细胞免疫。

1. 体液免疫 HIV 感染后能刺激机体产生高滴度抗 HIV 抗体，中和抗体对病毒有抑制作用，能中和血清中游离病毒，但对已经整合的前病毒无效。机体还可产生大量抗 p24 壳蛋白抗体，该抗体的减少或消失，与艾滋病症状的出现、病情的恶化密切相关，但是否具有保护作用还有待证实。

2. 细胞免疫 细胞内病毒主要依赖细胞免疫清除。CD4$^+$T 细胞和 CD8$^+$T 细胞均发挥作用。细胞免疫可部分抑制病毒复制，延缓疾病进程，但随着病情进展其数量逐渐下降，且不能完全清除 HIV。

课程思政

三、防治原则

目前无有效疫苗能预防感染。研发疫苗的困难主要在于：HIV 频繁突变，机体的免疫应答无法完全清除病毒，难以建立合适的动物模型。

艾滋病是一种全球性疾病。预防的关键在于普及公众健康教育、有效监控 HIV 感染者。预防 HIV 感染的综合措施主要有：①广泛开展卫生宣传教育，普及 AIDS 传播途径及预防知识；②建立全球及地区性 HIV 感染的监测系统；③加强国境检疫，严防疫情传入；④加强血液、血制品和器官捐献者的检测与管理，对供血人员进行严格筛选；⑤注意性卫生，杜绝性滥交、吸毒等行为；⑥阻断母婴传播。

治疗尚无特效药物，可选用的药物主要有反转录酶抑制剂、整合酶抑制剂、蛋白酶抑制剂和病毒入胞抑制剂。常联合用药以提高疗效。

第二节　人类嗜 T 淋巴细胞病毒

人类嗜 T 淋巴细胞病毒（human T lymphotropic viruses，HTLV）是引起成人 T 细胞白血病（adult T cell leukemia，ATL）和毛细胞白血病的病原体。20 世纪 80 年代初，分别从 T 淋巴细胞白血病和毛细胞白血病患者的外周血淋巴细胞中分离出 HTLV－Ⅰ和 HTLV－Ⅱ两种亚型，是第一个被发现的人类反转录病毒。分类上属于慢病毒亚科。两种亚型基因同源性几近 50%。

一、生物学性状

HTLV 在电镜下观察呈球形，大小约 100nm，核心内含 RNA、反转录酶等。最外层的病毒包膜表面镶嵌有糖蛋白刺突，gp46 能与宿主细胞表面的 CD4 分子相结合，gp21 为跨膜蛋白。病毒基因组为两条完全相同的单股正链 RNA，具备反转录酶活性。

二、致病性与免疫性

本病有较长潜伏期，多数患者在感染后数年甚至数十年才表现出临床症状。

HTLV 是引起人类恶性肿瘤的反转录病毒，患者和 HTLV 感染者是主要传染源。HTLV－Ⅰ感染的传播方式有性接触、输血或注射等，也可经胎盘、产道等垂直传播，导致成人 T 淋巴细胞白血病（ATL）。ATL 多发于 40 岁以上成人，分为 4 型，即急性型、淋巴瘤型、慢性型和隐匿型。主要临床表现为外周血白细胞增多、淋巴结肿大、肝脾大、皮肤红疹、皮疹等，也有病例出现高钙血症。此外，HTLV－Ⅰ型相关脊髓病（HAM）及热带痉挛性下肢轻瘫（TSP）也与 HTLV－Ⅰ感染有关，两者相似，常合称为 HAM/TSP。HAM 多发于女性，表现为慢性进行性步行障碍以及排尿困难，有时可伴发感觉障碍。

HTLV－Ⅱ感染与 T－多毛细胞/巨粒细胞白血病有关，目前尚无确切结论。

HTLV 导致细胞恶变的具体机制还未完全明了。诱发 ATL 的机制可能与调节蛋白 Tax 有关，Tax 蛋白通过反式激活作用，使 IL－2 基因与 IL－2 受体基因过量表达，促进 T 细胞的异常增殖。Tax 还可激活细胞原癌基因，导致细胞无限增殖和转化。

机体感染 HTLV－Ⅰ后，可产生特异性细胞免疫和体液免疫。患者血清中可查找到 HTLV－Ⅰ抗体。细胞免疫主要杀伤表达病毒抗原的靶细胞，而抗体出现后，病毒抗原的表达减少，使细胞免疫的清除作用受影响。

三、防治原则

人 T 细胞白血病预后不良，患者极少自行缓解。目前，尚无特异性预防措施，也缺乏有效治疗方法和抗病毒药物。急性期患者可采取化学治疗，但收效不佳。

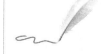

本章小结

病毒名称	传播途径	所致疾病、临床表现	防治原则
HIV	性传播 血液传播 母婴传播	AIDS 潜伏期长，典型表现为：合并机会致病菌感染和恶性肿瘤，如真菌、细菌、病毒、原虫感染等	普及宣传教育，加强性教育，严格进行血液、血制品检测与管理，加强国境检疫，阻断母婴传播
HTLV	性接触 输血、注射 垂直传播	成人T淋巴细胞白血病症状：白细胞增多、淋巴结及肝脾肿大、皮疹、红斑等	无特异性防治措施

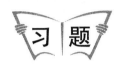

习 题

一、选择题

【A1型题】

1. AIDS 的病原体是

 A. HTLV   B. HIV   C. 狂犬病毒

 D. EB 病毒   E. HPV

2. 艾滋病的传染源是

 A. HIV 患者和携带者 B. 猪   C. 犬

 D. 鼠   E. 吸血昆虫

3. 艾滋病病毒主要存在于

 A. 血液   B. 阴道分泌液 C. 精液

 D. 乳汁   E. 以上都是

4. HIV 主要侵犯的细胞是

 A. $CD4^+T$ 淋巴细胞 B. $CD8^+T$ 淋巴细胞 C. B 细胞

 D. NK 细胞   E. 巨噬细胞

5. 以下是感染艾滋病的高危人群或行为的是

 A. 50 岁以上人群 B. 无防护性行为 C. 共同进餐

 D. 与患者拥抱或握手 E. 与艾滋病患者同一游泳池

【A2型题】

6. 中年男性患者，因反复出现肺炎就诊。自诉有不洁性生活史，近期体重明显减轻，食欲下降。查体：全身淋巴结肿大，背部见皮肤卡波西肉瘤。实验室检查：$CD4^+T$ 淋巴细胞减少。6 个月后患者死亡。患者可能感染的病原体是

 A. 肝炎   B. 白血病   C. 艾滋病

 D. 肺结核   E. 梅毒

【X 型题】

7. HIV 的传播途径是
  A. 性传播   B. 血液途径   C. 母婴传播
  D. 呼吸道   E. 消化道

8. 以下关于艾滋病的预防，正确的是
  A. 加强卫生宣教   B. 注意性卫生   C. 杜绝吸毒、性滥交
  D. 加强国境检疫   E. 阻断母婴传播

二、思考题

简述 HIV 的致病性。

（姚　玲）

扫码"练一练"

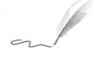

第二十四章　虫媒病毒和出血热病毒

学习目标

1. **掌握** 流行性乙型脑炎病毒的传播媒介和致病性。
2. **熟悉** 流行性乙型脑炎病毒的生物学性状；登革病毒的生物学性状、传播媒介和致病性。
3. **了解** 汉坦病毒、新疆出血热病毒、埃博拉病毒的生物学性状和致病性。

案例导入

患儿，女，3岁。于8月1日送达医院，入院时家长述患儿晨起自述剧烈头痛，高热不退，嗜睡，于中午开始呕吐，颈部发硬。

入院检查：体温40℃，面色苍白无光泽，神志不清，时有惊厥，两侧瞳孔不等大，光反射迟钝，呼吸深浅不均，节律不齐，听诊肺部有湿性啰音。1小时后患儿忽然一阵强烈抽搐，立即呼吸骤停，抢救无效死亡。抽取脑脊液呈微浊状，压力增高，白细胞总数和蛋白质仅轻度增高，糖和氯化物正常。中性粒细胞略有增高。肉眼可见脑组织膨隆，血管充血。镜下可见血管扩张充血，其周有大量的淋巴细胞浸润，神经细胞部分出现变性和坏死，并可见部分区域有软化灶形成。

请问：

1. 根据临床症状及检查，初步判断为何种疾病？
2. 判断依据是什么？
3. 该疾病的传播途径是什么？

第一节　虫媒病毒

虫媒病毒是通过吸血节肢动物叮咬易感脊椎动物而传播疾病的病毒。虫媒病毒可在节肢动物中增殖，并可通过卵进行传代，故节肢动物既是传播媒介，又是储存宿主。目前已证实有500多种节肢动物可传播病毒，在这些节肢动物中是以蚊和蜱为主。带有病毒的节肢动物通过叮咬自然界中的脊椎动物后而在动物与动物之间传播，若带有病毒的节肢动物叮咬人类则可引起人类的感染，因而虫媒病毒是人畜共患病。

一、流行性乙型脑炎病毒

流行性乙型脑炎病毒（epidemic type B encephalitis virus）简称乙脑病毒。乙脑病毒经蚊子叮咬传播，引起流行性乙型脑炎，简称乙脑。乙脑病毒主要侵犯中枢神经系统。

1. 生物学性状 乙脑病毒由核衣壳和包膜组成。核衣壳呈二十面体对称，核心为单股正链 RNA，膜上有刺突。乙脑病毒抗原性质稳定，只有 1 种血清型。乙脑病毒不耐热，对酸、乙醚和三氯甲烷等脂溶剂敏感，对化学消毒剂也较敏感，多种消毒剂可使之失活。

2. 致病性 人群对乙脑病毒普遍易感，但感染后多数表现为顿挫感染及隐性感染。成人多数由于隐性感染获得了免疫力，但乙脑病毒在 10 岁以下的儿童发病率较高。乙脑病毒既是自然源性疾病，也是人畜共患病。乙脑病毒的主要传染源是携带病毒的猪、牛、羊等家畜、家禽和各种鸟类，其中猪是重要的传染源和中间宿主，特别是幼猪。乙脑病毒主要通过三代啄库蚊传播，受感染的蚊子可带毒越冬并可经卵传代，故蚊子既是传播媒介又是重要的储存宿主。病毒通过蚊子在蚊－猪－蚊等动物中不断循环，其间带病毒的蚊子若叮咬人类，病毒进入人体后，先在皮肤毛细血管内皮细胞和局部淋巴结等处增殖，经毛细血管和淋巴管进入血流，引起第一次病毒血症。病毒随血流散播到肝脏、脾等网状内皮系统的细胞中继续大量增殖后，再次入血，引起第二次病毒血症。临床上表现为流感样症状，绝大多数感染者病情不再继续发展，成为顿挫感染，但少数免疫力不强者，病毒突破血脑屏障侵犯中枢神经系统，出现中枢神经系统症状，表现为高热、头痛、意识障碍、抽搐和脑膜刺激征等，严重者可进一步发展为昏迷、中枢呼吸衰竭或脑疝，病死率高达 10%～30%，5%～20% 的幸存者留下痴呆、失语、偏瘫等后遗症。

目前对乙型脑炎尚无特效的治疗方法。预防乙型脑炎的关键措施主要包括疫苗接种、防蚊灭蚊和动物宿主的管理。

考点提示
乙脑病毒的传染源、传播途径及所致疾病。

3. 免疫性 乙脑病毒抗原性稳定，病后免疫力稳定而持久，隐性感染也可获得牢固的免疫力。

二、登革病毒

登革病毒（dengue virus，DENV）是登革热（DF）、登革出血热/登革休克综合征（DNF/DSS）的病原体。由于全球气候变暖和国际人口流动，登革热的流行范围有扩大趋势。在地方流行区，儿童发病率较高，绝大多数 DNF/DSS 病例发生于儿童。登革热已成为世界上分布最广、发病最多的虫媒病毒病。

1. 生物学性状 登革病毒的形态、结构与乙脑病毒相似。根据抗原性不同，可将登革病毒分为四个血清型（DENV1～DENV4），各型病毒间有交叉抗原性。

2. 致病性 人和灵长类动物是登革病毒的主要储存宿主。在城市和乡村地区，登革病毒的主要传染源是患者和隐性感染者，白纹伊蚊和埃及伊蚊是主要传播媒介，通过蚊子在人－蚊－人中不断循环。病毒进入人体后，在毛细血管内皮细胞和单核细胞系统中增殖，后经血液播散，短期内可使大量人群发病。登革病毒感染可引起两种不同的临床类型，即典型登革热和登革出血热/登革休克综合征。典型登革热，病情轻，为自限性疾病。典型的临床症状为高热、头痛、皮疹、全身肌肉和关节疼痛等。登革出血热/登革休克综合征，病情较严重，病死率较高。登革出血热/登革休克综合征初期为典型登革热的症状和体征，随后病情恶化，出现严重出血现象，并可进一步发展为出血性休克，其主要病理改变是全身血管通透性增高，血浆渗透而导致广泛的出血和休克。

考点提示
登革病毒的传染源、传播途径及所致疾病。

目前登革病毒尚无疫苗，也无特效治疗方法，防蚊、灭蚊是预防登革热的最主要手段。

第二节　出血热病毒

出血热是一类疾病的统称，通常把引起出血热的病毒称为出血热病毒。这类病毒在临床上都有主要的共同特征，即高热、出血、低血压，并且该类病毒都有较高的病死率。引起出血热病毒的种类较多，本节重点介绍汉坦病毒、新疆出血热病毒及埃博拉病毒。

一、汉坦病毒

汉坦病毒（Hantavirus）可引起两种急性传染病，一种是以发热、出血、急性肾功能损害和免疫功能紊乱为主要特征的肾综合征出血热（hemorrhagic fever with renal syndrome，HFRS），另一种是以肺浸润及肺间质水肿，迅速发展为呼吸窘迫、衰竭为特征的汉坦病毒肺综合征（hantavirus pulmonary syndrome，HPS）。根据汉坦病毒的抗原性和基因结构特征的不同，目前已知汉坦病毒有20多个型别。在我国流行的是汉滩病毒和首尔病毒，所致疾病为肾综合征出血热。中国是世界上 HFRS 疫情最严重的国家，流行广，发病人数多，病死率较高。因此，本节主要以 HFRS 为例介绍汉坦病毒。

1. 生物学性状　汉坦病毒颗粒具有多形性，多数呈圆形或卵圆形，内含单股负链 RNA，分为 L、M、S 三个片段，分别编码病毒的 RNA 聚合酶（L）、包膜糖蛋白（G1 和 G2）和核衣壳蛋白（NP）。NP 具有很强的免疫原性，可刺激机体的体液免疫和细胞免疫。核衣壳外层有双层脂质包膜，包膜表面有 G1、G2 两种糖蛋白构成的刺突。汉坦病毒抵抗力不强。对酸、热的抵抗力弱，对脂溶剂敏感，乙醚、苯酚、丙酮、氯仿等均能将其灭活。

2. 致病性　HFRS 是一种多宿主性的自然疫源性疾病，主要的宿主动物和传染源为啮齿类动物。在我国，汉坦病毒的主要宿主动物和传染源是啮齿类动物鼠科中的黑线姬鼠和褐家鼠。目前认为 HFRS 的可能传播途径为动物源性传播、胎盘传播和虫媒传播，其中主要传播途径是动物源性传播。病毒进入人体后经1~2周的潜伏期，起病急，发展快。典型病例具有发热、出血和肾损害三大主要症状，临床经过包括发热期、低血压休克期、少尿期、多尿期和恢复期。患者出现高热、头痛、肌肉痛、球结膜水肿充血、腋下及软腭处有出血点等症状；重症患者可出现多器官出血和肾衰竭。HFRS 的发病机制及病理变化很复杂，有些环节尚未完全清楚。目前认为，病毒一方面可直接导致感染细胞和脏器的结构与功能损害，另一方面可激发机体的免疫应答，并进而导致免疫病理损伤。人类对汉坦病毒普遍易感，但多呈隐性感染，仅少数人发病。HFRS 病后可获稳定而持久的免疫力，二次发病者极为罕见。

二、新疆出血热病毒

新疆出血热是一种自然疫源性疾病，主要分布于硬蜱活动的荒漠牧场，发病具有明显的地区性和季节性。新疆出血热主要表现为急性发热、出血，病死率高。

1. 生物学性状　新疆出血热病毒属于布尼亚病毒科的内罗病毒属。新疆出血热病毒呈球形或椭圆形，病毒结构及抵抗力与汉坦病毒相似。

2. 致病性　新疆出血热病毒的传播媒介及长期储存宿主主要是硬蜱，特别是亚洲璃眼蜱。除此以外，野生啮齿类动物及牛、羊等家畜也是该病毒的主要储存宿主。该病毒主要是通过虫媒传播，人主要通过带毒硬蜱的叮咬而感染。该病毒的潜伏期一般在 1 周左右，感染后的主要临床表现为高热、剧烈头痛、全身疼痛等中毒症状和出血。发病后的 1 周左右时间患者血清中出现中和抗体，2 周达到高峰，病后免疫持久。

三、埃博拉病毒

埃博拉病毒主要流行于非洲。自 1976 年以来已在非洲暴发数次，病死率为 50% ~ 90%，是人类迄今为止所发现致死率最高的病毒之一。2014 年非洲暴发的此病毒疫情为有记录以来最严重的埃博拉疫情。2014 年 11 月 18 日，印度首次发现埃博拉病例，这也是亚洲首例感染埃博拉病毒的病例。

1. 生物学性状　埃博拉病毒（图 24 - 1）是一种十分罕见的病毒，属于丝状病毒科。埃博拉病毒颗粒为多形性的细长丝状，核衣壳呈螺旋对称，核心为单股负链 RNA，有包膜。埃博拉病毒的抵抗力不强，对紫外线、脂溶剂等敏感；60℃ 30 分钟可将病毒灭活，但室温下病毒可保持感染性。

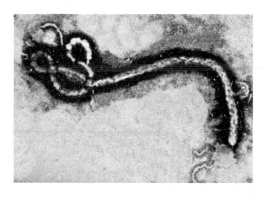

图 24 - 1　埃博拉病毒

> **考点提示**
> 汉坦病毒、新疆出血热病毒、埃博拉病毒传播途径及所致疾病。

2. 致病性　埃博拉病毒主要在猴群中传播，通过猴传给人，并在人群中传播和流行。埃博拉病毒可引起高致死性的出血热，其主要的临床特征是高热、全身酸痛、体内出血、体外出血、多器官功能障碍和休克。

知识链接

埃博拉病毒的发现

1976 年，一个不知名的病毒同时在南苏丹恩扎拉及刚果民主共和国北部的埃博拉河附近的 55 个村庄暴发，导致当地生灵涂炭，甚至是部分家庭的灭顶之灾。此后，这个不知名的病毒就以埃博拉河这条河流的名称命名，即埃博拉病毒。在埃博拉病毒属中，已确认五个种：扎伊尔、本迪布焦、苏丹、雷斯顿及塔伊森林。前三种与非洲埃博拉病毒病大型疫情相关。据世界卫生组织公布的数据显示：2013 ~ 2016 年在西非暴发的疫情中，至少有 11300 人因感染埃博拉病毒而死亡。目前，医学界尚没有发现有效的治疗方法。

本章小结

一、虫媒病毒的致病性

病毒种类	主要传染源	传播媒介	传播途径	疾病
流行性乙型脑炎病毒	携带病毒的猪、牛、鸭等家畜、家禽和各种鸟类	三带喙库蚊	带病毒的蚊子叮咬进行传播	流行性乙型脑炎
登革病毒	患者和隐性感染者	白纹伊蚊、埃及伊蚊	带病毒的蚊子叮咬进行传播	登革热（DF）、登革出血热或登革休克综合征（DNF或DSS）

二、出血热病毒的致病性

病毒种类	主要传染源	传播途径	疾病
汉坦病毒	啮齿类动物	动物源性传播、胎盘传播和虫媒传播	肾综合征出血热、汉坦病毒肺综合征
新疆出血热病毒	硬蜱、野生啮齿类动物及牛、羊等家畜	虫媒传播	新疆出血热
埃博拉病毒	未确定	在猴群中传播，通过猴传给人，并在人群中传播和流行	出血热

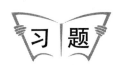

习 题

一、选择题

【A1 型题】

1. 新疆出血热的传播媒介是

    A. 硬蜱   B. 蚊子   C. 幼猪

    D. 家禽   E. 鸟类

2. 引起流行性乙型脑炎的病原体是

    A. 汉坦病毒   B. 脑膜炎奈瑟菌   C. 乙脑病毒

    D. 登革病毒   E. 新疆出血热病毒

3. 登革病毒的主要传播媒介是

    A. 硬蜱   B. 白纹伊蚊和埃及伊蚊   C. 幼猪

    D. 家禽   E. 鼠

4. 新疆出血热病毒的传播途径是

    A. 呼吸道   B. 消化道   C. 虫媒传播

    D. 垂直传播   E. 性传播

5. 与肾综合征出血热的流行有关的是

    A. 硬蜱   B. 白纹伊蚊和埃及伊蚊   C. 幼猪

D. 家禽　　　　　　　　　　　E. 鼠

6. 引起肾综合征出血热的病原体是

　　A. 汉坦病毒　　　　　　　B. 脑膜炎奈瑟菌　　　　　　C. 乙脑病毒

　　D. 登革病毒　　　　　　　E. 新疆出血热病毒

7. 蚊子是乙脑病毒的

　　A. 传染源　　　　　　　　B. 储存宿主　　　　　　　　C. 宿主动物和传染源

　　D. 传播媒介　　　　　　　E. 传播媒介及储存宿主

8. 啮齿类动物是汉坦病毒的

　　A. 传染源　　　　　　　　B. 储存宿主　　　　　　　　C. 宿主动物和传染源

　　D. 传播媒介　　　　　　　E. 传播媒介及储存宿主

9. 硬蜱是新疆出血热的

　　A. 传染源　　　　　　　　B. 储存宿主　　　　　　　　C. 宿主动物和传染源

　　D. 传播媒介　　　　　　　E. 传播媒介及储存宿主

【X 型题】

10. 肾综合征出血热临床表现包括

　　A. 发热　　　　　　　　　B. 出血　　　　　　　　　　C. 肾功能损害

　　D. 球结膜水肿充血　　　　E. 低血压

11. 关于虫媒病毒下述正确的是

　　A. 虫媒病毒所致疾病是自然疫源性疾病

　　B. 虫媒病毒对脂溶剂敏感

　　C. 节肢动物为传播媒介

　　D. 不存在地区性和季节性差异

　　E. 均已研制出有效疫苗

12. 流行性乙型脑炎病毒不能引起的疾病有

　　A. 狂犬病　　　　　　　　B. 流行性脑脊髓膜炎　　　　C. 流感

　　D. 水痘　　　　　　　　　E. 登革热

13. 下列属于虫媒病毒的是

　　A. 乙肝病毒　　　　　　　B. 脑膜炎奈瑟菌　　　　　　C. 乙脑病毒

　　D. 登革病毒　　　　　　　E. 狂犬病毒

二、思考题

简述流行性乙型脑炎病毒的传染源、传播媒介及所致疾病。

（王　楠）

扫码"练一练"

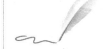

第二十五章 疱疹病毒

疱疹病毒隶属于疱疹病毒科，是一类生物学特性相似、有包膜的 DNA 病毒。疱疹病毒根据其理化性质可分为 α、β、γ 三个亚科，其中有些疱疹病毒可感染人，故将与人感染相关的疱疹病毒称为人疱疹病毒。目前人疱疹病毒有 8 种：可感染上皮细胞，潜伏于神经细胞的单纯疱疹病毒 1 型、2 型和水痘 - 带状疱疹病毒；感染潜伏在多种组织中的人疱疹病毒 6 型、7 型和人巨细胞病毒；感染和潜伏在淋巴细胞的 EB 病毒和人疱疹病毒 8 型。本章内容将主要介绍其中的单纯疱疹病毒 1 型和 2 型、EB 病毒、水痘 - 带状疱疹病毒以及人巨细胞病毒。

案例导入

患者，女，24 岁。发现自己口唇黏膜处时常出现水疱，以冬季为甚，多数情况为一群小疱，有时有两三群，伴有轻度烧灼感，而此症状常在 1 周左右结痂直至自愈，发病期间常伴有口腔溃疡、咽炎等现象。由于考研临近，她学习压力大、常熬夜复习到凌晨，睡眠时间很少。在月经第 2 天，她发现自己在口唇原发病位置又起了小疱并伴有发热，故去医院就诊。

请问：

1. 该病例最初是由什么病毒引起的感染？
2. 解释一下该病会在同一位置反复发作的原因。

第一节 单纯疱疹病毒

单纯疱疹病毒（herpes simplex virus，HSV）是疱疹病毒的典型代表，属于疱疹病毒科 α 亚科，由于该病毒在感染急性期发生水疱性皮疹，因此而得名。单纯疱疹病毒在人群中感染率高，可感染上皮细胞，潜伏于神经细胞。

一、生物学性状

HSV 呈球形，核衣壳呈二十面体对称，病毒基因组为双股线性 DNA，外有脂质包膜，其表面含有病毒编码的糖蛋白。HSV 有两种血清型，即 HSV - 1 型和 HSV - 2 型。

二、致病性与免疫性

人感染 HSV 非常常见。HSV 的传染源为患者和病毒携带者。HSV 通过个体间密切接触或性接触传播，经黏膜和破损皮肤进入人体。HSV感染的典型皮肤损伤为水疱，浆液中充满感染性的病毒颗粒和细胞碎片。

1. 感染类型 HSV感染类型有原发感染、潜伏感染和复发感染。

（1）原发感染 黏膜或皮肤的局部疱疹为最常见的临床表现。HSV-1型经飞沫或直接接触唾液传播，主要感染在腰上部，多限于口咽部；HSV-2型经生殖道传播，感染主要发生在腰以下及生殖器。

（2）潜伏感染 HSV原发感染后发生免疫应答，若机体不能彻底清除病毒，病毒由感觉轴突神经传递到感觉神经节，以非复制的状态潜伏在神经节中的神经细胞内而不引起临床症状。HSV-1潜伏于三叉神经节和颈上神经节；HSV-2潜伏于骶神经节。由于潜伏的HSV病毒并不复制，对抗病毒药不敏感。

（3）复发感染 当机体受到发热、某些病原微生物感染、月经、情绪紧张等非特异性刺激时，可导致免疫力下降，潜伏的HSV被激活进行复制增殖，增殖的病毒沿感觉神经纤维轴索下行到末梢，感染邻近黏膜或上皮细胞，引起局部疱疹复发。复发一般是在原发感染的同一部位，并且由于机体的免疫记忆反应，复发感染病程短，组织损伤轻，且感染更为局限化。HSV复发频率因人而异。

2. 所致疾病

（1）与HSV-1感染有关的主要疾病 龈口炎属儿童原发感染，病毒通过呼吸道或直接接触患者唾液传播，其临床表现多以发热、口腔内水疱性损伤为主；唇疱疹多为复发感染，常见于口唇、鼻腔黏膜、皮肤交界处的成群水疱；此外，病毒还可引发以角膜溃疡为主的疱疹性结膜炎及脑炎。

（2）与HSV-2感染有关的主要疾病 通过性接触主要侵犯生殖器及生殖道黏膜，引发生殖系统疱疹，其临床表现为生殖器部位出现水疱，破裂后形成溃疡。除此之外，新生儿疱疹主要是由该病毒引起的，其感染途径包括宫内、产道和产后接触感染，该病预后差，病死率高。孕妇若原发感染或潜伏病毒被激活，病毒可经胎盘感染胎儿，造成流产、早产、死胎或先天畸形。

3. 免疫性 在原发感染中，HSV进入机体后1周左右的时间，可刺激机体产生中和抗体。该中和抗体可中和游离的病毒，阻止病毒在体内扩散，但对潜伏在神经节细胞内的病毒无中和作用。感染后的第2周出现特异性的细胞毒性T细胞，细胞免疫发挥重要作用，从而控制和清除病毒。

> **考点提示**
> HSV的传染源、传播途径、感染类型及所致疾病。

第二节 EB病毒

EB病毒（Epstein-Barr virus，EBV）为疱疹病毒科γ亚科病毒，是从非洲儿童恶性淋巴瘤细胞培养物中发现的。研究表明，EB病毒是一种重要的人类肿瘤病毒，非洲儿童恶性淋巴肿瘤和鼻咽癌的发生与其密切相关。

一、生物学性状

EB病毒形态结构与其他疱疹病毒相似，病毒颗粒呈球形，核衣壳为二十面体立体对称，核心为线形 dsDNA，通过核膜出芽获得包膜，包膜表面有糖蛋白刺突。EBV 的宿主细胞范围比较窄，其靶细胞为 B 细胞。

二、致病性与免疫性

EBV 在人群普遍易感染，尤其是儿童。初次感染 EBV 后机体一般无明显症状，从而潜伏在体内。EBV 的传染源为患者和隐性感染者，主要通过唾液传播，也可通过性接触传播。EBV 感染后，在口咽部或腮腺上皮细胞增殖，释放的病毒感染局部淋巴组织的 B 淋巴细胞，B 淋巴细胞入血导致全身性 EBV 感染。在正常个体中，大多数感染的细胞被清除，少量 EBV 潜伏于体内，终身带毒。当机体免疫功能低下时，潜伏的病毒活化形成复发感染。此外，EBV 感染后还可能引起恶性转化，所谓恶性转化是指 B 细胞受 EBV 感染和转化或永生化，在不断分裂与增殖过程中受某些辅助因子的作用，发生染色体易位等异常改变，最终形成恶性肿瘤。恶性转化与致癌特点有关，但不是致癌的唯一因素。

1. 所致疾病

（1）传染性单核细胞增多症　一种急性全身淋巴细胞增生性疾病，多发生在青春期初期，是一种良性淋巴细胞增生。典型的临床症状为发热、咽炎、颈淋巴结炎、肝脾大、血单核细胞和异形淋巴细胞增多，其中增多的异形淋巴细胞主要是 T 细胞。病程持续数周，预后较好。

（2）非洲儿童恶性淋巴瘤　又称 Burkitt 淋巴瘤，多发于生活在非洲中部的儿童，好发部位为颜面、额部。目前，多数学者认为 EBV 与非洲儿童恶性淋巴瘤的发生密切相关。

（3）鼻咽癌　我国广东、广西和湖南等地为高发区，多见于 40 岁以上人群。EBV 与鼻咽癌发生相关的主要依据是：①所有病例的癌组织中，含有 EBV 基因组及相应抗原；②患者血清中检测到高效价的 EVB 抗体，且抗体的升高常在肿瘤出现之前；③鼻咽癌经治疗后病情好转，抗体滴度亦逐渐下降。然而，EVB 不是鼻咽癌的唯一因子，遗传因素、环境因素也在该疾病的发生中发挥作用。

> **考点提示**
> EBV 的传染源、传播途径、主要潜伏的部位、所致疾病。

2. 免疫性
人体感染 EBV 后，机体可产生特异性中和抗体，并发生细胞免疫应答。中和抗体可防止外源性 EBV 再感染，但不能完全清除细胞内潜伏的 EBV。细胞免疫主要清除转化的 B 细胞，在限制原发感染和慢性感染中发挥重要的作用。

第三节　水痘－带状疱疹病毒

水痘－带状疱疹病毒（varicella－zoster virus，VZV）属于疱疹病毒科 α 亚科，是引起水痘和带状疱疹的唯一病原体。人是唯一宿主，儿童易感，感染发病率可达 90%。儿童原发感染 VZV 引起水痘，康复后病毒潜伏在体内，当机体由于各种原因而导致免疫力下降，潜伏的病毒被激活后可引起带状疱疹。

一、生物学性状

水痘－带状疱疹病毒的基本生物学特性与单纯疱疹病毒相似，呈球形，DNA 病毒，核衣壳为二十面体立体对称，核心为线形 dsDNA，核衣壳周围有一层被膜，最外层是包膜。VZV 只有一个血清型，且宿主范围窄，人是其唯一的自然宿主。

二、致病性与免疫性

VZV 传染性强，主要传染源是水痘患者和带状疱疹患者。水痘患者和带状疱疹患者的水疱内容物中含有病毒，病毒可通过呼吸道或直接接触传播，经病毒血症散至皮肤。皮肤是 VZV 的主要靶组织，皮肤损伤以水疱为特征。

1. 感染类型 VZV 感染类型主要有原发感染和复发感染。

（1）原发感染 主要表现为水痘。病毒感染经呼吸道黏膜或接触感染侵入人体，在局部淋巴结中增殖后进入血液和淋巴系统，进入脾和肝后继续增殖复制。11～13 天后第 2 次入血引起病毒血症，播散至全身皮肤，经潜伏期后出现斑丘疹、水疱疹并可发展为脓疱疹。皮疹分布具有向心性，躯干较多，常伴有发热等症状。免疫缺陷者若感染 VZV 可出现重症水痘，常危及生命。儿童水痘一般为自限性，症状较轻；成人水痘一般病情较重，20%～30%并发病毒性肺炎，病死率较高；孕妇患水痘临床症状严重，并可致胎儿畸形、流产和死胎。

（2）复发感染 原发感染病愈后，VZV 潜伏于脊髓后根神经节或脑神经的感觉神经节中。当细胞免疫低下，潜伏的 VZV 可被激活，沿感觉神经轴突到达其所支配的皮肤细胞，在细胞增殖引起疱疹。因疱疹沿感觉神经支配的皮肤分布，串联成带状，故称带状疱疹。带状疱疹仅发生在有水痘病史的人群中。

2. 免疫性 患水痘后，机体可产生持久的特异性细胞免疫和体液免疫，极少再患水痘。体内所产生的病毒抗体虽能限制 VZV 经血液播散，却不能有效地清除神经节中的病毒，故不能阻止带状疱疹的发生。细胞免疫不仅限制疾病的发展，防止重症水痘的发生，且在感染的恢复中发挥重要作用。

课程思政

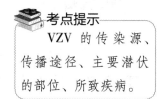
> **考点提示**
> VZV 的传染源、传播途径、主要潜伏的部位、所致疾病。

第四节 巨细胞病毒

巨细胞病毒（cytomegalovirus，CMV）为疱疹病毒科 β 亚科病毒。感染 CMV 的细胞肿大，并具有巨大的核内包涵体，特别是核内可出现周围绕有一轮晕的大型包涵体，因此而得名。引起人类疾病的 CMV 称为人巨细胞病毒（human cytomegalovirus，HCMV）。

（一）生物学性状

CMV 具有高度的特异性，人巨细胞病毒（HCMV）只能感染人，在成纤维细胞中增殖。人巨细胞病毒是最大的人类疱疹病毒，具有典型疱疹病毒的形态及结构。CMV 对脂溶剂敏感，易被热、酸、紫外线照射灭活。

（二）致病性与免疫性

HCMV 在人群中普遍易感，感染后多为隐性感染者，少数出现临床症状。多数人一旦发生 HCMV 感染，病毒可长期潜伏于体内。当机体免疫功能低下时，潜伏病毒被激活而致病。HCMV 的传染源主要是患者或隐性感染者。传播方式为垂直传播或水平方式传播，即母婴传播、接触传播、性传播、医源性传播。

1. 感染类型

（1）先天性感染 孕妇3个月内感染HCMV，病毒通过胎盘引起胎儿原发感染，均可导致病毒通过胎盘造成胎儿宫内感染，引起巨细胞病毒感染。临床症状表现为肝脾大、黄疸、血小板减少性紫癜、溶血性贫血及神经系统损伤，少数呈先天性畸形。复发感染的孕妇造成胎儿感染的危险性低于原发感染，很少引起先天异常。

（2）围生期感染 在分娩过程中，HCMV可通过产道、母乳的方式感染胎儿，也可通过密切接触护理人员（排出病毒者）感染新生儿。一般多无明显临床症状，少数表现为短暂黄疸、间质性肺炎、肝脾轻度肿大。多数患儿预后良好。

（3）儿童和成人原发感染 大多为无临床症状的隐性感染，长期携带病毒。少数出现临床症状，但临床症状轻微，并发症少见。

（4）免疫功能低下者感染 长期接受免疫抑制剂治疗者或AIDS感染的患者由于机体免疫功能的降低或破坏，HCMV原发感染或体内潜伏病毒激活均可引起严重疾病。

考点提示

HCMV的传染源、传播途径、主要潜伏的部位、所致疾病。

2. 免疫性 病毒感染后可刺激机体产生抗体，中和抗体虽可维持终生，但在体内的保护作用不强。母亲的抗体可减轻新生儿感染症状，但不能完全阻断宫内或围生期感染。一般认为细胞免疫在限制病毒散播、潜伏病毒激活和限制病毒感染中起重要作用，但不能终止体内的潜伏感染与复发。

知识链接

人疱疹病毒6型、7型、8型

人疱疹病毒6型（HHV-6）在人群中感染率高，其病毒受体是人细胞的CD46，可通过口腔唾液传播，病毒感染后一般预后良好。人疱疹病毒7型（HHV-7）与人疱疹病毒6型有50%~60%的同源性，在人群中感染较高，成人HHV-7抗体阳性率高达90%以上。主要传播途径是经唾液传播。其感染与疾病的关系尚待证实。

人疱疹病毒8型（HHV-8）因其最初在艾滋病患者的卡波西肉瘤中被发现，故又名卡波西肉瘤相关疱疹病毒（KSHV），其传播途径尚不清楚，在美国和北欧的艾滋病患者中，性接触可能是其重要的传播方式。此外，HHV-8也可通过唾液、器官移植和输血传播。其进入机体可潜伏在B淋巴细胞，当机体免疫力下降时可进入皮肤真皮层血管或淋巴管内皮细胞形成病变。HIV感染可激活体内潜伏的HHV-8。目前认为HHV-8与卡波西肉瘤的发生密切相关，卡波西肉瘤是一种混合细胞型的血管性肿瘤，常发生在皮肤，也可发生在消化道和内脏，造成致死性后果。目前，这三型疱疹病毒都还没有预防疫苗。

本章小结

病毒名称	传染源	主要传播途径	主要潜伏的部位	所致疾病
单纯疱疹病毒（HSV）	患者和病毒携带者	密切接触或性接触传播	HSV-1潜伏于三叉神经节和颈上神经节；HSV-2潜伏于骶神经节	与HSV-1感染有关的主要疾病为龈口炎、唇疱疹、以角膜溃疡为主的疱疹性结膜炎及脑炎；与HSV-2感染有关的主要疾病为生殖系统疱疹、新生儿疱疹
EB病毒（EBV）	患者或隐性感染者	主要通过唾液传播，也可通过性接触传播	淋巴样组织，B淋巴细胞	传染性单核细胞增多症、非洲儿童恶性淋巴瘤、与鼻咽癌的发生有关
水痘-带状疱疹病毒（VZV）	水痘患者和带状疱疹患者	呼吸道传播，直接接触传播	脊髓后根神经节或脑神经的感觉神经节中	水痘、带状疱疹
人巨细胞病毒（HCMV）	患者或隐性感染者	垂直传播或水平传播	腺组织、肾脏、白细胞	单核细胞增多症，眼、肾、脑和先天感染

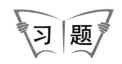

习 题

一、选择题

【A1 型题】

1. 通过研究发现，与鼻咽癌的发生有关的病毒是
    A. 轮状病毒　　　　　B. EB 病毒　　　　　C. 冠状病毒
    D. 麻疹病毒　　　　　E. 巨细胞病毒

2. HSV-1 常潜伏的部位是
    A. 脊髓前角细胞　　　　B. 脊髓后根神经节　　　C. 骶神经节
    D. 肋间神经节　　　　　E. 三叉神经节

3. 引起带状疱疹的病原体是
    A. HSV-2　　　　　　B. HIV　　　　　　C. VZV
    D. HCV　　　　　　　E. CMV

4. 原发感染后，可潜伏于脊髓后根神经节或脑神经的感觉神经节中的疱疹病毒是
    A. HSV-2　　　　　　B. HSV-1　　　　　C. VZV
    D. EBV　　　　　　　E. CMV

5. VZV 侵犯的主要细胞是
    A. 上皮细胞　　　　　B. T 细胞　　　　　C. 血细胞
    D. 吞噬细胞　　　　　E. 神经细胞

6. 以下不属于疱疹病毒的是
    A. HSV　　　　　　　B. HPV　　　　　　C. VZV
    D. EBV　　　　　　　E. CMV

7. EBV 侵犯的主要细胞是

    A. 上皮细胞   B. B 细胞   C. 血细胞

    D. 吞噬细胞   E. 神经细胞

8. HSV – 1 常引起的疾病是

    A. 水痘   B. 唇疱疹   C. 生殖器疱疹

    D. 鼻咽癌   E. 宫颈癌

9. 下列病毒可引起潜伏感染的是

    A. HSV   B. HAV   C. 汉坦病毒

    D. 乙脑病毒   E. 流感病毒

10. 引起水痘的病原体是

    A. HSV – 2   B. HIV   C. VZV

    D. HCV   E. CMV

11. 引发生殖系统疱疹的病原体是

    A. EBV   B. HSV – 2   C. VZV

    D. HTLV – I   E. HBV

12. 与 Burkitt 淋巴瘤有关的是

    A. EBV   B. HSV – 2   C. VZV

    D. HTLV – I   E. HBV

【X 型题】

13. VZV 可引起

    A. 水痘   B. 麻疹   C. 带状疱疹

    D. 生殖器疱疹   E. 唇疱疹

14. 疱疹病毒不包括

    A. EBV   B. HSV – 2   C. VZV

    D. HIV   E. HBV

二、思考题

简述单纯疱疹病毒的感染类型及所致疾病。

（王　楠）

扫码"练一练"

第二十六章　其他病毒

扫码"学一学"

学习目标

1. **掌握** 狂犬病病毒的传染源、传播途径、所致致病及防治原则。
2. **熟悉** 人乳头瘤病毒的传播途径及所致疾病。
3. **了解** 狂犬病病毒及人乳头瘤病毒的生物学性状。

案例导入

患者，男，16 岁。1 个多月前，到邻居家玩耍，在和邻居家的狗玩耍过程中，不小心被其咬到手指，并出血。狗是邻居于数月前领回的野狗，未接种任何疫苗。患者被咬伤后随即用清水冲洗伤口，将伤口简单包扎后回家了，并未去医院。过后 1 个月内无任何不适感，当天上午 7 时左右，突然感到烦躁不安，汗出如珠，唾液分泌增加，中午时听到水流声时出现咽喉痉挛、吞咽困难的现象，且表现出极度烦躁，乱抓乱叫，急诊入院。查体：体温 37.2℃，烦躁不安，神志欠清楚。

请问：

1. 根据病史和临床表现，初步诊断是什么？
2. 诊断依据又是什么？
3. 该疾病的应该如何预防？要如何进行相关疾病的健康宣教？

第一节　狂犬病病毒

狂犬病病毒（rabies virus）是一种嗜神经性病毒，是狂犬病的病原体，人普遍易感，也可在多种家畜或宠物（狗、猫等）及野生动物（狼、狐狸、蝙蝠等）中传播，故为人兽共患自然疫源性疾病。人因被病兽咬伤、抓伤或密切接触而感染发病，一旦发病，病死率近乎100%。狂犬病是目前病死率最高的传染病，目前尚无有效治疗方法。因此对狂犬病的预防显得尤为重要。

一、生物学性状

狂犬病病毒形似子弹状，一端钝圆，一端平坦或稍凹。狂犬病病毒由核衣壳和包膜组成。核衣壳螺旋对称，内含有负链 RNA。包膜上有糖蛋白刺突，可识别宿主细胞表面的受体，诱导机体产生中和抗体及发生细胞免疫应答，与病毒的感染性、毒力等相关。狂犬病病毒可在易感动物或人的中枢神经细胞（主要是大脑海马回的锥体细胞）中增殖。病毒增殖时可形成胞质内圆形或椭圆形嗜酸性包涵体，称内基小体（Negri body），可作为狂犬病的辅助诊断指标（图26-1）。

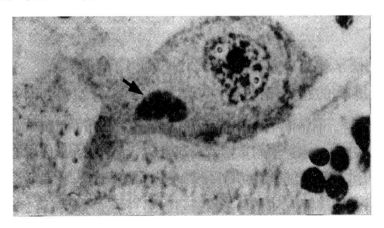

图26-1　狂犬病病毒内基小体（HE染色，1000×）

狂犬病病毒对热、紫外线、日光抵抗力弱。强酸、强碱、肥皂水、离子型或非离子型去垢剂等对病毒有灭活作用。

二、致病性

狂犬病病毒感染的宿主范围广泛，且该病毒可感染所有的温血动物。动物间的狂犬病病毒的传播主要是通过病兽咬伤健康动物而产生，唾液中大量病毒可随伤口进入被咬动物体内而形成传播。

人对狂犬病病毒普遍易感。人患狂犬病主要是被病兽咬伤、抓伤或密切接触所致。我国狂犬病的传染源主要是病犬，其次是猫和狼，一些发达国家主要传染源是野生动物。破损的皮肤、黏膜接触了含有病毒的物体（如带有病畜唾液的木棍）也可引起感染。动物发病前约5天，唾液中可含有具有传染性的病毒。人被病兽咬后的发病率为30%～60%。病毒通过伤口进入体内，潜伏期一般为1~3个月，但也有短至十周或长达数年者。潜伏期长短取决于被咬伤部位与头部的远近、伤口的深浅、入侵病毒的数量、宿主的免疫力等因素。

狂犬病病毒对神经组织有很强的亲和力。病毒可先在伤口周围的横纹肌细胞内增殖4～6天，此时患者毫无自觉症状，此后侵入外周神经，沿着周围传入神经迅速上行到达背根神经节后大量增殖，随后入侵中枢神经系统的脊髓、脑干和小脑等处的神经元，使神经细胞肿胀、变性。最后病毒又沿传出神经扩散到唾液腺及其他组织（包括泪腺、舌、心脏等）。患者早期症状主要有发热、头痛、乏力、伤口周围刺痛感、流涎和流泪等。继而出现的典型临床表现为神经兴奋性增高，吞咽或饮水时喉头肌肉发生痉挛，甚至闻水声或其他轻微刺激也能引起痉挛发作，故狂犬病又称恐水症。这种典型症状持续3～5天后，患者进入麻痹期，最后因昏迷、呼吸、循环衰竭而死亡。

三、防治原则

狂犬病至今没有有效的治疗方法，一旦发病，死亡率接近100%，因此预防狂犬病的发生尤其重要。对犬等动物进行预防接种、捕杀野犬、在人群中开展预防接种可有效预防狂犬病。

人被可疑病兽咬伤、抓伤后，应立即对伤口采取以下措施。

（1）及时、彻底处理伤口　可用清水、3%～5%肥皂水或0.1%苯扎溴铵充分清洗伤口，对伤口较深者，应对伤口深部进行灌流清洗，再用 75% 乙醇或碘酊涂擦消毒。

（2）人工主动免疫 狂犬病的潜伏期一般较长，应及时尽早接种高效狂犬疫苗（HD-CV）。进行暴露后预防接种，接种时间于伤后第 1 天、3 天、7 天、14 天和 28 天，分别肌内注射 1 次进行全程免疫，若与狂犬病毒抗血清联合使用则更加行之有效。全程免疫后可在 7 ~ 10 天后产生中和抗体，并保持免疫力 1 年左右。

（3）人工被动免疫 用高价狂犬病病毒免疫血清作伤口周围与底部浸润注射及肌注。进行被动免疫时需要预先进行皮肤试验。

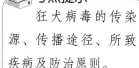
考点提示
狂犬病毒的传染源、传播途径、所致疾病及防治原则。

第二节 人乳头瘤病毒

人乳头瘤病毒（human papilloma virus，HPV）是一类无包膜小 DNA 病毒，主要引起人类皮肤、黏膜的增生性病变，其中高危性 HPV（16 型、18 型等）与宫颈癌等恶性肿瘤的发生密切相关，低危性 HPV（6 型、11 型等）与生殖器尖锐湿疣有关。

一、生物学性状

人乳头瘤病毒呈球形，核衣壳呈二十面体立体对称，无包膜，病毒衣壳由 72 个壳微粒组成。病毒基因组为双股环状 DNA。目前已发现 HPV 有 100 多个型别，各型之间的 DNA 同源性均小于 50%。

二、致病性

HPV 具有宿主和组织特异性，主要感染部位为人的皮肤和黏膜上皮细胞。HPV 主要通过直接接触感染者病变部位或间接接触被病毒污染的物品而传播。生殖器感染主要由性接触传播，生殖道感染的母亲在分娩过程中可通过产道引起新生儿感染。HPV 由于型别及感染部位不同，所致疾病不尽相同，包括皮肤疣、尖锐湿疣和宫颈癌等。

1. 皮肤疣 上皮的增殖形成乳头状瘤，亦称为疣。皮肤疣包括扁平疣和跖疣，多属于自限性和一过性损害，且病毒仅停留在局部皮肤和黏膜中，不产生病毒血症。寻常疣由 HPV1、HPV2、HPV3 和 HPV4 型引起，多见于青春期，以手部常见。这些部位出现针尖大的丘疹，逐渐增大呈乳头样，角化明显，表面粗糙，质地硬，高出皮肤表面。扁平疣多由 HPV3、HPV10 型引起，多发于颜面、手背与前臂等处，感染部位出现扁平隆起的丘疹，表面光滑。

2. 尖锐湿疣 主要由 HPV6、HPV11 感染泌尿生殖道，也称生殖器疣，属于性传播疾病。女性感染部位主要是阴道、宫颈和阴唇，男性多见于外生殖器及肛周等部位。尖锐湿疣很少癌变，所以 HPV6、HPV11 属于低危性 HPV。

3. 宫颈癌与其他恶性肿瘤 宫颈癌等生殖道恶性肿瘤主要与多型别高危性 HPV 感染有关。近年研究表明，HPV16、HPV18 型病毒感染与宫颈癌的发生密切相关；HPV12、HPV32 型等与口腔癌有关。

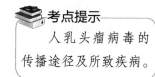
考点提示
人乳头瘤病毒的传播途径及所致疾病。

知识链接

HPV 疫苗

这几年的研究表明，宫颈癌等生殖道恶性肿瘤的发生与高危性 HPV 感染有关。目前已分离出的 HPV 达 100 多型，其中 HPV16、HPV18 型病毒感染与宫颈癌的发生密切相关。

目前在全球市场上供应的 HPV 疫苗主要有 3 种：二价（HPV16、18 型）、四价（HPV6、11、16、18 型）、九价（HPV6、11、16、18、31、33、45、52、58 型）。"价"代表针对的病毒类型数目。中国大陆现在批准的有葛兰素史克公司生产的二价疫苗和默沙东公司生产的四价疫苗，而九价疫苗在中国境内只限于港澳台。

本章小结

病毒名称	传染源	传播途径	所致疾病
狂犬病病毒	病畜，我国主要是病犬	咬伤、抓伤或密切接触	狂犬病
人乳头瘤病毒	感染者或被病毒污染的物品	直接接触感染者的病变部位或间接接触被病毒污染的物品；生殖器感染主要由性接触传播；生殖道感染的母亲通过产道引起新生儿的感染	皮肤疣、尖锐湿疣、宫颈癌与其他恶性肿瘤

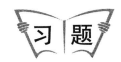

习题

一、选择题

【A1 型题】

1. 扁平疣和尖锐湿疣的病原体是

    A. 腺病毒   B. HSV – 2   C. HPV

    D. EB 病毒   E. VZV

2. 引起狂犬病的病原体是

    A. 狂犬病毒   B. 脑膜炎奈瑟菌   C. 乙脑病毒

    D. 登革病毒   E. 乙肝病毒

3. 狂犬病毒的主要传播媒介是

    A. 硬蜱   B. 白纹伊蚊   C. 病犬

    D. 埃及伊蚊   E. 人虱

4. 感染人体后可引起"恐水症"的病毒是

    A. 流行性乙型脑炎病毒   B. 狂犬病病毒

    C. 登革病毒   D. 汉坦病毒

E. 脊髓灰质炎病毒

5. 狂犬病典型的症状是

    A. 异嗜症　　　　　　B. 恐水　　　　　　　C. 腹泻

    D. 咳嗽　　　　　　　E. 胆小

6. 关于狂犬病病毒，不正确的描述是

    A. 可通过虫媒传播

    B. 在中枢神经细胞胞质内形成内基小体

    C. 不会引起化脓性脑炎

    D. 病毒沿感觉神经末梢扩散到脑干

    E. 强酸、强碱对病毒有灭活作用

【X 型题】

7. 狂犬病潜伏期长短取决于

    A. 被咬伤部位与头部的距离

    B. 伤口内感染的病毒数量

    C. 体质

    D. 年龄

    E. 性别

8. 狂犬病病毒是

    A. 弹形病毒科的病毒

    B. 一种嗜神经性病毒

    C. 能形成嗜酸性包涵体的病毒

    D. 形成嗜碱性包涵体的病毒

    E. 一种含单股负链 RNA 的病毒

9. 尖锐湿疣的传播途径有

    A. 性接触传播　　　　B. 消化道传播　　　　C. 垂直传播

    D. 呼吸道传播　　　　E. 间接接触传播

二、思考题

简述狂犬病病毒的致病性及防治原则。

（王　楠）

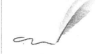

扫码"练一练"

第三篇

人体寄生虫学

第二十七章 人体寄生虫学概述

人体寄生虫学（human parasitology）亦称医学寄生虫学，是研究感染人体的寄生虫的形态结构、生活史、致病性、诊断、流行规律和防治措施的科学。作为病原生物学的主要组成部分，其是一门重要的医学基础课程，主要包括医学原虫学（medical protozoology）、医学蠕虫学（medical helminthology）和医学节肢动物学（medical arthropodology）三部分（表27-1）。学习人体寄生虫学的目的是为了消灭或控制病原寄生虫及防治人体寄生虫病，保障人类的健康。

表 27-1 医学寄生虫常见种类

分类	所属纲	常见种类
医学原虫	根足虫纲	溶组织内阿米巴、迪斯帕内阿米巴、结肠内阿米巴等
	鞭毛虫纲	蓝氏贾第鞭毛虫、阴道毛滴虫、杜氏利什曼原虫、锥虫等
	孢子虫纲	疟原虫、刚地弓形虫、隐孢子虫、肺孢子虫等
	纤毛虫纲	结肠小袋纤毛虫等
医学蠕虫	线虫纲	蛔虫、蛲虫、毛首鞭形线虫、钩虫、旋毛形线虫、丝虫、广州管圆线虫等
	吸虫纲	血吸虫、布氏姜片吸虫、华支睾吸虫、并殖吸虫、肝片形吸虫等
	绦虫纲	链状带绦虫、肥胖带绦虫、微小膜壳绦虫、细粒棘球绦虫等
	棘头虫纲	猪巨吻棘头虫、念珠棘头虫等
医学节肢动物	昆虫纲	蚊、蝇、蚤、虱、白蛉、蜚蠊等
	蛛形纲	硬蜱、软蜱、恙螨、疥螨、蠕形螨等

第一节 寄生、寄生虫、宿主及生活史

一、寄生与寄生虫

当某种生物生命中的一段时间或终生与另一生物生活在一起，称为共生。共生可根据生物间利害关系的不同分为共栖、互利共生、寄生。就医学而言，最重要的是研究在共生关系中表现为一方受益、一方受害的寄生关系。受害的一方为宿主，受益的一方为寄生虫。

寄生虫（parasitic）是指长期或暂时性寄居于另一种生物的体内或体表以获取营养，给被寄居方造成损害的低等动物。寄生虫种类繁多，寄生于人体的寄生虫有 200 余种。可分为以下种类。

1. 按寄生部位分

（1）体内寄生虫　寄生于宿主体内，如蛔虫。

（2）体外寄生虫　寄生于宿主体表，如蚊、白蛉、蚤、虱、蜱等，吸血时与宿主体表接触，多数饱食后即离开。

2. 按寄生性质分类

（1）专性寄生虫　生活史中至少有一个阶段必须营寄生生活，如钩虫，其幼虫在土壤中发育至丝状蚴后，必须侵入宿主体内才能继续发育至成虫。

（2）兼性寄生虫　主要营自生生活，但侵入宿主也可营寄生生活，如粪类圆线虫，既可在土壤中营自生生活，也可寄生于宿主肠道内。

（3）偶然寄生虫　因偶然机会进入非正常宿主体内寄生的寄生虫，如某些蝇蛆进入人消化道内寄生。

（4）机会性致病寄生虫　如弓形虫、隐孢子虫、卡氏肺孢子虫等，在宿主免疫功能正常时通常为隐性感染，当宿主免疫功能低下时，出现异常增殖和致病能力增强而引起疾病。

3. 按寄生时间的长短分类

（1）长期寄生虫　成虫期必须过寄生生活，如血吸虫。

（2）短暂寄生虫　多表现为取食时侵袭宿主，而取食后离开，如蚊、蚤等。

二、宿主及其分类

被寄生虫寄生并遭受其损害的人或其他动物，称为宿主（host）。寄生虫在发育过程中需要一种或一种以上的宿主，按寄生虫不同发育阶段对宿主的需求，宿主可分为以下四种类型。

1. 中间宿主（intermediate host）　寄生虫的幼虫或无性生殖阶段所寄生的宿主。例如，血吸虫的幼虫寄生于钉螺，疟原虫的无性生殖阶段寄生于人体。若有两个以上中间宿主，可按寄生的先后顺序分为第一中间宿主、第二中间宿主等。

2. 终宿主（definitive host）　寄生虫成虫或有性生殖阶段所寄生的宿主。例如，日本血吸虫的成虫寄生于人体，疟原虫的有性生殖阶段寄生于蚊。

3. 保虫宿主（reservoir host）　又称储存宿主，某些寄生虫既可寄生于人，也可寄生于某些脊椎动物，后者体内的寄生虫在一定条件下可传播给人，这些受感染的脊椎动物即称为保虫宿主或储存宿主。例如，日本血吸虫的成虫既可寄生于人，也可以寄生于牛，牛即为保虫宿主。

4. 转续宿主（transport host）　有些寄生虫幼虫侵入非正常宿主，不能继续发育而长期保持幼虫状态，当有机会进入正常宿主体内可发育为成虫，这种非正常宿主称为转续宿主。例如，卫氏并殖吸虫的童虫，适宜宿主是人和犬等，进入非正常宿主野猪体内，不能发育为成虫而长期保持童虫状态，若人或犬生食或半生食含有此童虫的野猪肉，童虫即可发育为成虫。野猪为该寄生虫的转续宿主。

三、寄生虫生活史与感染阶段

寄生虫完成一代生长、发育和繁殖的全过程及其所需的环境条件，称为寄生虫的生活史。有些虫种的生活史比较简单，在完成生活史过程中仅需要一种宿主，有的则相当复杂，完成生活史除需终宿主外，还需要 1 种或 1 种以上的中间宿主。因此，根据寄生虫在完成生活史中是否需要中间宿主，可分为两种类型。①直接型：完成生活史过程中不需要中间宿主。②间接型：寄生虫完成生活史需要中间宿主。不同种类的寄生虫完成其生活史所需宿主数目不尽相同。

寄生虫的生活史中需经历许多不同的阶段，具有感染人体能力的发育阶段称为感染阶段或感染期。如血吸虫生活史有虫卵、毛蚴、母胞蚴、子胞蚴、尾蚴、童虫和成虫等阶段，只有尾蚴能够感染人体，故尾蚴是血吸虫的感染阶段。

> **考点提示**
> 寄生虫、宿主、中间宿主、终宿主、保虫宿主、转续宿主、生活史、感染阶段的概念。

有些寄生虫的生活史中仅有无性繁殖，如阿米巴原虫、阴道毛滴虫、蓝氏贾第鞭毛虫、杜氏利什曼原虫等；有些寄生虫的生活史仅有有性生殖，如蛔虫、蛲虫、钩虫等；有些寄生虫需经过无性繁殖和有性繁殖两种方式才能完成一代发育，即无性繁殖时代与有性繁殖时代交替进行，称为世代交替，如疟原虫、弓形虫、吸虫等。

第二节　寄生虫与宿主的相互关系

寄生虫与宿主的关系包含两个方面，即寄生虫对宿主的损害作用和宿主对寄生虫的抵抗与免疫清除作用。当寄生虫感染宿主后，在宿主体内移行、生长、繁殖等均会对宿主造成不同程度的损害，宿主可能出现病理改变，引起寄生虫病；同时宿主产生的抗寄生虫免疫清除作用，可能会导致杀灭寄生虫或寄生虫形态与功能的变化，以减少寄生虫对宿主的损害。

一、寄生虫对宿主的损害作用

寄生虫对宿主的致病作用主要包括夺取营养、机械性损伤、毒性与免疫损伤。

> **考点提示**
> 寄生虫对宿主的致病作用。

（一）夺取营养

寄生虫在宿主体内或体外寄生，掠夺宿主的营养才能生长、发育及繁殖。有的肠道寄生虫除吸收宿主营养外，还阻碍宿主对营养的吸收。如蛔虫在人体小肠内以半消化的食物为食，引起宿主营养不良。

（二）机械性损伤

寄生虫侵入宿主，在体内移行或定居，可对局部、附近组织或器官造成损伤、压迫及堵塞等机械性损伤。如并殖吸虫童虫在宿主体内移行可引起肝、肺等器官损伤；蛔虫在肠道内相互缠绕的堵塞作用，可引起肠梗阻。此外，宿主细胞内寄生的原虫大量繁殖，造成细胞破裂，也属于机械性损伤，如红细胞内大量繁殖的疟原虫造成细胞破裂。

（三）毒性与免疫损伤

寄生虫的分泌物、排泄物和虫体死亡的崩解物等对宿主产生毒性作用，或作为变应原引起免疫病理损伤。如溶组织内阿米巴分泌蛋白水解酶，破坏局部组织，侵蚀肠壁或侵犯肝脏等器官；钩虫分泌的抗凝血素，使受伤的肠组织伤口流血不止；血吸虫卵内毛蚴分泌物作为变应原，刺激周围组织形成虫卵肉芽肿。

二、人体抗寄生虫免疫

寄生虫及其代谢产物对宿主均为异物，寄生虫攻击宿主时会引起宿主一系列的免疫反应，即为抗寄生虫免疫，包括固有免疫和适应性免疫。

（一）固有免疫

固有免疫是指人类在长期的进化过程中逐渐建立起来的天然防御能力，其受遗传因素控制，包括皮肤黏膜和胎盘的屏障作用，消化液的消化作用，吞噬细胞、嗜酸性粒细胞、自然杀伤细胞、补体的杀灭作用等。

（二）适应性免疫

宿主感染寄生虫后产生的获得性免疫即适应性免疫，这种免疫随寄生虫的种类、数量及宿主的不同而产生不同的免疫效果。

1. 消除性免疫　是寄生虫感染中少见的一种免疫状态，即宿主能消除体内寄生虫，并对再感染产生完全的抵抗力。如热带利什曼原虫引起的皮肤利曼病患者痊愈之后对再感染具有长期的、特异的抵抗力。

2. 非消除性免疫　是寄生虫感染常见的一种免疫状态，多数寄生虫感染免疫属于此种类型，即寄生虫感染后虽可诱导宿主产生一定的免疫力，对体内已有的寄生虫不能完全清除，但对同种寄生虫具有一定的抵御再感染的作用。如果用药物驱虫后，宿主的免疫力随之消失。非消除性免疫有带虫免疫和伴随免疫两种状态。

（1）带虫免疫　人体感染疟原虫后产生的免疫力不能完全清除体内的疟原虫，使其维持在较低的水平，但对同种疟原虫再感染有一定的抵抗力，若体内活虫消失，免疫力也随之消失，这种状态称带虫免疫。

（2）伴随免疫　某些蠕虫（如日本血吸虫）感染诱导人体产生的免疫力对体内活的成虫无明显杀伤效应，但可抵抗幼虫的再次感染，这种免疫状态称伴随免疫。

3. 免疫逃逸　有些寄生虫能逃避宿主的免疫反应，寄生虫侵入人体后，不受宿主的免疫攻击而继续生存，其机制可能有以下几种。

（1）表面抗原改变　寄生虫的表面抗原发生变异。有些寄生虫体表能表达与宿主组织相似的成分，从而逃避宿主的免疫攻击。

（2）组织学隔离　寄生于肠道、生殖道或细胞内的寄生虫，如蛔虫、阴道毛滴虫或疟原虫等，难与抗体或 T 细胞接触，从而避开了宿主的免疫作用。

（3）寄生虫可溶性循环抗原的封闭作用　有些寄生虫在宿主体内产生的可溶性抗原与相应的抗体结合，形成免疫复合物，使抗体失去作用，还可封闭致敏 T 细胞的细胞毒功能，如疟原虫、血吸虫等。

（4）抑制宿主免疫应答　如杜氏利什曼原虫感染中，虫体可释放一种抑制致敏淋巴细胞的抗原物质，使宿主免疫力减弱。旋毛形线虫幼虫的分泌物具有损伤淋巴细胞的作用。

第三节　寄生虫病流行与防治原则

一、寄生虫病流行的基本环节

寄生虫病的流行与传播必须具备三个基本环节，即传染源、传播途径和易感人群。

1. 传染源　为感染寄生虫的人（患者、带虫者）和动物（包括保虫宿主）。如溶组织内阿米巴带虫者排出的包囊感染其他宿主；感染华支睾吸虫的患者、带虫者或猫等随粪便排出的虫卵，在外界发育到感染阶段均可感染另一宿主。

2. 传播途径　人体寄生虫的传播主要有垂直传播和水平传播两种方式。

（1）垂直传播　母体的寄生虫可随胎盘血进入胎儿，使胎儿感染，如弓形虫等。

（2）水平传播　①经消化道感染：寄生虫的感染阶段可以通过食物、饮水、污染的手指、玩具或其他媒介经口进入人体，如人误食被感染期虫卵或幼虫污染的蔬菜、水果等，是感染最常见的途径。②经接触感染：寄生虫通过人与人之间直接接触传播，如阴道毛滴虫通过性行为传播等。③经皮肤感染：如土壤中的钩虫丝状蚴、水中的血吸虫尾蚴等经皮肤侵入宿主。④经节肢动物感染：如蚊传播疟原虫，白蛉传播利什曼原虫。⑤经自身感染：有的寄生虫可以在宿主体内引起自身体内重复感染。⑥经呼吸进入体内：如蛲虫卵可在空气中飘浮，可随呼吸被吞入而感染。

3. 易感人群　指对寄生虫无免疫力或免疫力低下的人群。一般而言，人类对多种寄生虫缺乏有效的免疫，普遍易感。易感性还与年龄、地域、生活方式、生活习性等有关，如儿童免疫力低于成人，从非流行区进入流行区的人易感性更高。

二、寄生虫病流行的特点

1. 地方性　寄生虫病的流行有明显的地方性，主要与气候条件、中间宿主、媒介节肢动物、人群的生活习惯、生产环境与方式有关。如气候干寒地区钩虫病很少；血吸虫的流行区与钉螺的分布相同。

2. 季节性　寄生虫病的流行有明显的季节性，生活史中需要节肢动物作为宿主或传播媒介的寄生虫，流行季节与相关节肢动物的季节消长相同，如间日疟原虫的流行季节与中华按蚊或嗜人按蚊的活动季节一致。此外，人群的生产活动或生活活动形成了感染的季节性，如人们因农业生产等接触疫水而感染血吸虫，所以急性血吸虫病常见于夏季。

3. 自然疫源性　有的寄生虫病可在脊椎动物和人之间自然传播，称为人兽共患寄生虫病（parasitic zoonosis）。在原始森林或荒漠地区，这些寄生虫一直在脊椎动物之间传播，人偶然进入，则能通过一定途径传播给人。这类不需要人的参与而存在于自然界的人兽共患寄生虫病具有明显的自然疫源性，这种地区称为自然疫源地。寄生虫病的自然疫源性既反映出寄生虫病在自然界的进化过程，又说明某些寄生虫病在流行病学和防治方面的复杂性。当前，在地质勘探、新旅游区开发及自然保护区的建立时，掌握当地寄生虫病的自然疫源性显得十分必要。

三、寄生虫病流行的影响因素

1. 自然因素 包括地理环境和气候条件，如温度、湿度、雨量、光照等。地理环境会影响到中间宿主的滋生与分布，气候条件会影响到寄生虫在外界的生长发育及其中间宿主和媒介昆虫的滋生，如血吸虫的中间宿主钉螺的生长、毛蚴的孵化、尾蚴的逸出除需要水外，还与温度、光照等条件有关，而适宜的温度又增加了人群接触疫水的机会，因而有利于血吸虫病的流行。

2. 生物因素 中间宿主的存在是某些寄生虫病流行的必要条件。有些寄生虫在其生活史过程中需要中间宿主或作为传播媒介的节肢动物的存在，它们的存在与否决定了这些寄生虫病能否流行。我国丝虫病与疟疾的流行同相应蚊媒的地理分布是一致的；无钉螺滋生的长江以北地区就没有日本血吸虫病的流行。

3. 社会因素 包括社会制度、经济状况、生活条件和习惯、文化传统、医疗卫生以及生产方式等，这些社会因素直接影响寄生虫病的流行。这些因素对寄生虫病流行的影响日益受到重视。一个地区的自然因素和生物因素在某一时期内是相对稳定的，而社会因素往往是可变的，尤其随着政治、经济状况的变动，可在一定程度上影响着自然和生物因素。经济文化的落后必然伴有落后的生产方式和生活方式，以及不良的卫生习惯和卫生环境。因而不可避免造成许多寄生虫病的广泛流行，严重危害人体健康。因此，社会的稳定、经济的发展、医疗卫生的进步和防疫保健制度的完善以及人民群众科学、文化水平的提高，对控制寄生虫病的流行起主导作用。

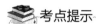
考点提示

结合寄生虫病流行的基本环节、流行特点及流行的影响因素理解寄生虫病的防治原则。

四、寄生虫的防治原则

为控制和消灭寄生虫病，针对寄生虫流行的基本环节，制定综合性防治措施。

1. 控制或消灭传染源 在流行区普查、普治带虫者和患者，加强动物管理，加强流动人口管理及检疫，控制传染源的输入和扩散。

2. 切断传播途径 加强粪便和水源管理，搞好环境卫生、饮食卫生和个人卫生，控制和消灭中间宿主及媒介节肢动物。

3. 保护易感人群 加强集体和个人防护，改善生产和生活条件，改变不良的饮食习惯和行为方式，增强机体免疫力，进行健康教育，提高防病意识。

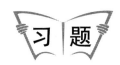

本章小结

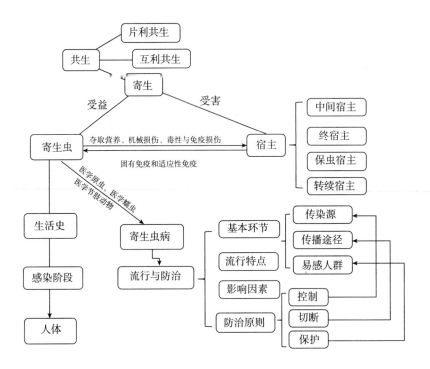

习 题

一、选择题

【A1 型题】

1. 两种生物生活在一起，一方受益，另一方受害的关系称为

    A. 共生   B. 共栖   C. 互利共生

    D. 寄生   E. 中生

2. 兼性寄生虫是指

    A. 成虫和幼虫均营自生生活

    B. 雌虫和雄虫分别营自由生活和寄生生活

    C. 成虫和幼虫均营寄生生活

    D. 既可营自生生活，又可营寄生生活

    E. 幼虫寄生生活

3. 寄生虫的生活史是指

    A. 寄生虫完成一代的生长、发育和繁殖的整个过程

    B. 寄生虫发育和繁殖的方式

    C. 寄生虫无性生殖和有性生殖的全过程

    D. 寄生虫寄生生活的整个过程

    E. 寄生虫在中间宿主和终宿主的寄生活动

4. 寄生虫病的流行特点除地方性和季节性外，还具有

    A. 社会性　　　　　　　B. 自然疫源性　　　　　C. 广泛性

    D. 多样性　　　　　　　E. 反复性

5. 最常见的人体寄生虫感染途径是

    A. 经皮肤感染　　　　　B. 经口感染　　　　　　C. 经媒介昆虫叮刺感染

    D. 接触感染　　　　　　E. 经胎盘感染

6. 寄生虫的流行环节是

    A. 传染源、中间宿主、传播媒介

    B. 传染源、传播途径、易感人群

    C. 自然因素、生物因素、社会因素

    D. 温度、温度、地质

    E. 寄生虫的种类、数量、致病性

7. 有些寄生虫发育一代有无性世代和有性世代两种生殖方式，这种现象叫

    A. 幼体增殖　　　　　　B. 世代交替　　　　　　C. 无性或有性生殖

    D. 孢子生殖　　　　　　E. 配子生殖

8. 间接型生活史在生活史发育过程中

    A. 需要转续宿主　　　　B. 不需要转续宿主　　　C. 需要保虫宿主

    D. 需要中间宿主　　　　E. 不需要中间宿主

9. 人体寄生虫的感染阶段是

    A. 感染保虫宿主的阶段

    B. 感染动物中间宿主的阶段

    C. 感染动物转续宿主的阶段

    D. 感染医学节肢动物的阶段

    E. 感染人体的阶段

10. 寄生虫的幼虫期或无性繁殖阶段寄生的宿主称

    A. 终宿主　　　　　　　B. 保虫宿主　　　　　　C. 中间宿主

    D. 转续宿主　　　　　　E. 传播媒介

11. 带虫免疫是宿主感染寄生虫后产生的免疫力

    A. 能将寄生虫清除

    B. 不能清除寄生虫

    C. 虽不能将虫体全部清除，但对重复感染产生一定的免疫力

    D. 可使虫体寿命缩短或症状减轻

    E. 虽不能将虫体全部清除，但对重复感染产生一定的免疫力，这种免疫力当宿主被治疗后就逐渐消失

12. 寄生在宿主体内的寄生虫叫

    A. 体外寄生虫　　　　　B. 体内寄生虫　　　　　C. 兼性寄生虫

    D. 永久性寄生虫　　　　E. 暂时性寄生虫

13. 寄生虫成虫或有性生殖阶段寄生的宿主叫

    A. 终宿主　　　　　　　B. 第一中间宿主　　　　C. 保虫宿主

    D. 第二中间宿主　　　　E. 转续宿主

14. 寄生虫对宿主的机械性损伤，除了

    A. 阻塞腔道   B. 夺取营养   C. 压迫组织

    D. 吸附作用   E. 破坏细胞

15. 专性寄生虫是

    A. 成虫营自生生活的寄生虫

    B. 幼虫营自生生活的寄生虫

    C. 既可营自生生活，又可营寄生生活的寄生虫

    D. 成虫和幼虫均营自生生活的寄生虫

    E. 寄生虫生活史全部阶段，或至少有部分阶段营寄生生活的寄生虫

16. 机会致病性寄生虫是

    A. 偶然感染的寄生虫

    B. 感染非正常宿主的寄生虫

    C. 暂时寄生的寄生虫

    D. 免疫功能低下时致病的寄生虫

    E. 免疫功能正常时致病的寄生虫

17. 人兽共患寄生虫病中人主要作为

    A. 保虫宿主   B. 转续宿主   C. 终宿主

    D. 第一中间宿主   E. 第二中间宿主

【X 型题】

18. 寄生虫病流行的主要因素有

    A. 自然因素   B. 生物因素   C. 社会因素

    D. 历史因素   E. 免疫因素

19. 宿主的类别包括

    A. 终宿主   B. 中间宿主   C. 保虫宿主

    D. 转续宿主   E. 媒介

20. 寄生虫病的防治原则为

    A. 消灭传染源   B. 切断传播途径   C. 保护易感人群

    D. 宣传注意个人卫生即可   E. 仅用预防接种

21. 寄生虫对宿主的致病作用包括

    A. 掠夺营养   B. 机械性损伤   C. 毒性作用

    D. 化学损伤   E. 免疫病理损伤

二、思考题

1. 简述寄生虫对人体的致病作用。

2. 简述寄生虫病流行的基本环节、特点、影响因素及防治原则。

（何雪梅）

扫码"练一练"

第二十八章 蠕 虫

学习目标

1. **掌握** 蛔虫、钩虫、蛲虫、血吸虫、华支睾吸虫、猪带绦虫的形态、生活史和致病性。

2. **熟悉** 鞭虫、布氏姜片吸虫、肺吸虫、牛带绦虫、微小膜壳绦虫和细粒棘球绦虫的形态、生活史和致病性。

3. **了解** 各种线虫的实验室检测、流行及防治原则。

蠕虫（helminth）是一大类能够借助肌肉的收缩做蠕动状运动的多细胞无脊椎动物，包括线形动物门的线虫、扁形动物门的吸虫和绦虫、棘头动物门的棘头虫等多种寄生虫，由蠕虫引起的疾病称为蠕虫病。

第一节 线 虫

案例导入

患者，男，8岁。剑突下阵发性钻顶样疼痛8小时，疼痛向右肩放射，伴恶心、呕吐，急诊入院。询问病史，患者家住农村，经常生吃瓜果蔬菜，半年前开始出现经常性脐周腹痛，排便时偶见圆柱形虫体。查体：心肺听诊无异常。剑突下偏右有压痛，腹软，可触及一条索状物。

请问：

1. 根据病史、临床症状及体格检查，初步判断为何种疾病？

2. 判断依据是什么？

3. 应采取哪些措施预防本病？

线虫（nematode）成虫呈圆柱形或线形，体不分节，两侧对称，雌雄异体，生活史包括虫卵、幼虫和成虫三个阶段。常见的寄生于人体的线虫约有10余种，重要的有蛔虫、钩虫、丝虫和旋毛虫等。线虫对人体的危害主要是机械刺激和毒性作用，大多数线虫的成虫和幼虫对人体均有致病作用。

一、似蚓蛔线虫

似蚓蛔线虫（*Ascaris lumbricoides*）简称蛔虫，成虫寄生在小肠，可引起蛔虫病，是我国常见的寄生虫之一。

（一）形态

1. 成虫 长圆柱形，似蚯蚓，活时淡红色或微黄色，死后灰白色，体表有细横纹，两侧有明显侧线，口孔位于虫体顶端，由三个"品"字形排列的唇瓣围绕，唇瓣内缘有锯齿形细齿。雌虫长 20～35cm，甚至达 40cm 以上，尾端尖直，生殖系统为双管型；雄虫长 15～31cm，尾端向腹面卷曲，末端有 2 根伸出的交合刺，生殖系统为单管型（图28-1）。

2. 虫卵 蛔虫的虫卵包括以下两种。

（1）受精卵 宽椭圆，（45～75）μm×（35～50）μm。卵壳厚而透明，内含 1 个大而圆的卵细胞，其两端与卵壳间可见新月形空隙，外有一层棕黄色、凹凸不平的蛋白质膜，有时蛋白质膜可脱落形成脱蛋白质膜的受精蛔虫卵。

（2）未受精卵 长椭圆，（88～94）μm×（39～44）μm。卵壳与蛋白质膜均薄，内含许多大小不等的折光颗粒。

两种蛔虫卵均可脱去蛋白质膜变为无色透明，观察时应与其他虫卵相鉴别。

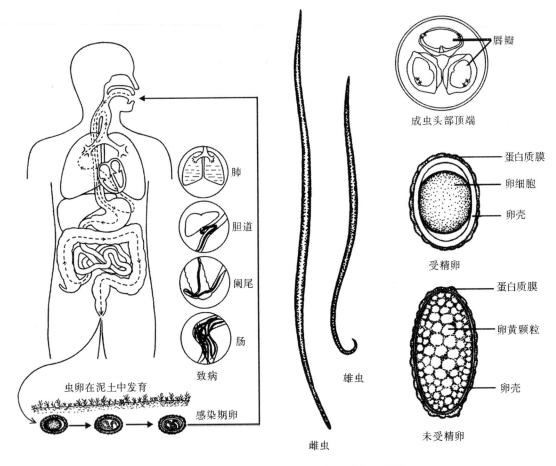

图 28-1 蛔虫生活史及成虫和虫卵形态示意图

（二）生活史

蛔虫的生活史包括成虫、幼虫和虫卵三个阶段（图28-1），不需要中间宿主。成虫寄生于人体小肠中，雌雄交配产卵，每条雌虫可日均产卵24万个，卵随粪便排出，在温暖（21～30℃）、潮湿、阴蔽、氧气充足的泥土中，经2周第1次蜕皮发育成感染期虫卵。感染期虫卵随被污染的瓜果蔬菜等经口食入，在小肠内孵出幼虫，幼虫侵入肠黏膜和黏膜下层，随血液、淋巴液至肺，穿破肺微血管进入肺泡，经第2次、第3次蜕皮后，沿支气管、气管逆行至咽，随吞咽动作再次入小肠，数周内第4次蜕皮发育为成虫。从食入感染期虫卵到雌虫产卵需 60～75 天。蛔虫在人体内的寿命为 1 年左右。寄生在人体的成虫一般为一至数十条。

（三）致病性

1. 幼虫 幼虫在移行时主要累及肺部，造成细支气管上皮细胞脱落，肺部点状出血，引起支气管肺炎、支气管哮喘，临床表现为发热、咳嗽、咳黏液痰或血痰、胸闷、哮喘或过敏性皮炎等，多数在发病后 4～14 天自愈。严重感染时可侵入肝、脑、肾、脾、眼、甲状腺等器官，引起异位寄生。

2. 成虫 成虫是主要致病阶段。

（1）消化道症状 成虫夺取宿主营养，机械损伤肠黏膜，导致消化不良和吸收障碍。临床表现为食欲不振、恶心、呕吐、腹胀、腹泻、便秘、间歇性脐周疼痛等，严重时营养不良，甚至使儿童发育障碍。儿童患者常有神经精神症状，如夜惊、夜间磨牙，偶尔出现异嗜症等。

（2）超敏反应 蛔虫变应原诱导 IgE 介导超敏反应引起患者荨麻疹、皮肤瘙痒、结膜炎及中毒性脑病等。

（3）并发症 蛔虫有窜扰、钻孔习性，宿主若大量食入辛辣食物、服用驱虫药剂不当或发热、胃肠道疾病等因素刺激下，虫体可钻入开口于肠壁上的各种管道，引起胆道蛔虫病、蛔虫性胰腺炎、阑尾炎、肠穿孔等，大量蛔虫性扭结成团阻塞肠管可引起肠梗阻。

（四）实验室检查

1. 病原学检测 自患者粪便中检出虫卵或成虫，即可确认。由于蛔虫的产卵量大，常用粪便直接涂片法检测虫卵，一张涂片虫卵检出率为 80% 左右，三张可达 95%。改良的加藤厚涂片法、沉淀法、饱和盐水浮聚法检出率更高。粪中查不到虫卵的疑似患者，可进行试验性驱虫诊治。

2. 免疫学检测 成虫抗原皮内试验阳性率可达 80% 以上，其阳性可提示早期蛔虫感染或有雄虫寄生，有助于流行病学调查。血清免疫球蛋白 IgG 及 IgE 呈高水平，但并无特异性。

（五）流行

蛔虫呈世界性分布，主要流行于温暖、潮湿、卫生条件差的热带和亚热带地区。人群感染的特点为农村高于城市，儿童高于成人。蛔虫感染率高的主要因素是：①生活史简单；②雌虫产卵量大；③虫卵抵抗力强；④用未经处理的人粪施肥或随地大便的习惯，苍蝇等机械性携带虫卵；⑤不良的卫生行为和缺乏完善的卫生设施。

（六）防治

加强粪便管理，无害化处理粪便。加强健康教育，饭前便后要洗手，不生食未洗净的瓜果蔬菜，不喝生水，消灭苍蝇、蟑螂等。常用阿苯达唑、甲苯达唑、苯并咪唑、伊维菌素等治疗。

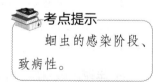

考点提示

蛔虫的感染阶段、致病性。

二、十二指肠钩口线虫与美洲板口线虫

寄生于人体的钩虫（*hookwormm*）主要有十二指肠钩口线虫（*Ancylostoma duodenale*）简称十二指肠钩虫和美洲板口线虫（*Necator americanus*）简称美洲钩虫，引起钩虫病，为新中国成立初期五大寄生虫病之一。

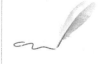

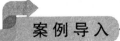 案例导入

患者，男，50岁，农民。因自觉上腹部隐痛、头昏、乏力心慌两个月余，解黑便1天就诊。查体：中度贫血貌，心肺正常，腹软，肝脾肋下未及，剑突下偏右轻压痛。血常规：红细胞 2.7×10^{12}/L，血红蛋白53g/L。胃镜检查见胃窦散在黏膜出血点，于十二指肠壶腹部发现6条长约1cm的白色虫体。大便潜血实验强阳性，直接涂片未见虫卵。追问病史，患者有用人粪施肥，且赤脚下地干活的习惯。

请问：

1. 根据病史及体检情况，你初步的诊断是什么病？为什么？

2. 作为护理工作者你会如何进行健康宣教？

（一）形态

1. 成虫 虫体细长，长约1cm，活时淡红色，死后灰白色。十二指肠钩虫比美洲钩虫略大。十二指肠钩虫口囊内有2对钩齿，虫体呈"C"形；美洲钩虫口囊内有1对半月形板齿，虫体呈"S"形。雌虫大于雄虫，尾端尖直（图28-2）。两者的主要区别点（表28-1）。

表28-1 两种人体钩虫的鉴别要点

区别点	十二指肠钩虫	美洲钩虫
大小	雄：(10~13) mm×0.6mm 雌：(8~11) mm×(0.4~0.5) mm	雄：(9~11) mm×0.4mm 雌：(7~9) mm×0.3mm
体态	前端与尾端均向前背面弯曲，呈"C"形	前端向背面弯曲，尾端向腹面卷曲，呈"S"形
口囊	腹面前缘有两对钩齿	腹面前端有一对半月形板齿
交合伞	略圆	略扁，似扇形
背辐肋	由远端分两支，每支又分三小支	由基部分两支，每支又分二小支
交合刺	两端长鬃状，末端分开	一刺末端形成倒钩，与另一刺末端相并包于膜内
阴门	体中部略后处	体中部略前方
尾刺	有	无

钩虫的1对头腺能分泌抗凝素及多种酶类；排泄腺1对，其分泌的蛋白酶能抑制宿主血液凝固。咽腺3个，分泌乙酰胆碱酯酶等能降低宿主肠壁的蠕动，以利于虫体附着。其咽管壁较长、管壁肌肉发达，均利于吸血（图28-2）。

2. 幼虫 幼虫又称为钩蚴，分杆状蚴和丝状蚴两个阶段。杆状蚴头端钝圆，尾端尖细，分两期：第一期大小 (0.23~0.4) mm×0.017mm；蜕皮之后的第二期比一期略长。丝状蚴体长0.5~0.7mm。

3. 虫卵 椭圆形。卵壳较薄，无色透明，内常含2~4个卵细胞，卵细胞与卵壳之间有明显空隙。若粪便放置过久或便秘，成为桑椹期卵或含蚴卵。

（二）生活史

成虫寄生于小肠上段，借口囊内的钩齿或板齿咬附于肠黏膜上，以血液、组织液、肠黏膜为食。雌雄交配产卵，卵随粪便排出，在温暖（25~30℃）、潮湿（相对湿度为60%~80%）、阴蔽、氧气充足的泥土中，1天左右孵出一期杆状蚴，经2天第1次蜕皮发育为二期杆状蚴，再经1周第2次蜕皮发育为丝状蚴即感染阶段（图28-3）。

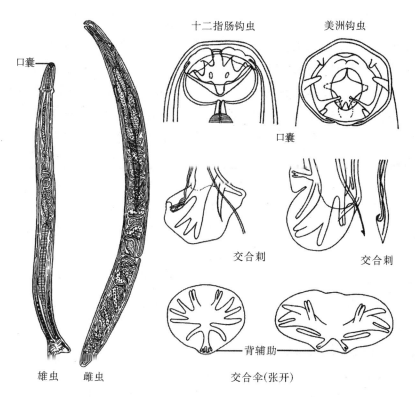

图 28 - 2　钩虫成虫形态示意图

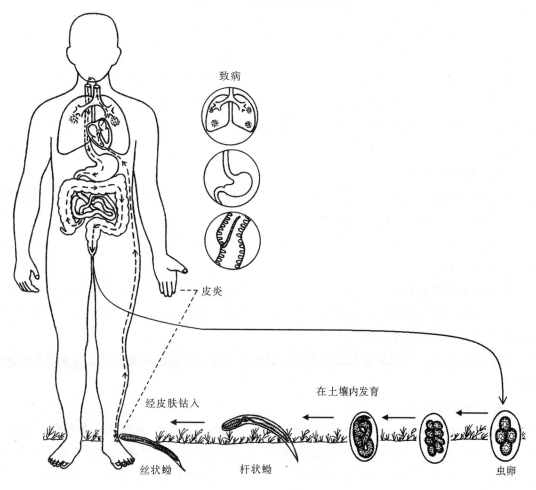

图 28 - 3　钩虫生活史示意图

丝状蚴具有向温、向湿、向上、集聚性，当接触皮肤受体温刺激时，活动力增强，通过穿刺运动和酶的作用，经毛囊、汗腺或皮肤破损处钻入皮肤，在皮下组织内移行24h，后进入小血管或淋巴管至肺，穿破肺微血管进入肺泡，沿支气管、气管上行至咽，随吞咽动作入小肠，在小肠内蜕皮2次发育为成虫。丝状蚴也可经口侵入口腔或食管黏膜感染人体。自幼虫钻入皮肤至成虫产卵需4~6周或更久。十二指肠钩虫日均产卵1万~3万个，美洲钩虫日均产卵0.5万~1万个。十二指肠钩虫可存活7年，美洲钩虫可存活5年以上。

（三）致病性

1. 幼虫

（1）钩蚴性皮炎　俗称粪毒、地痒疹，多见于趾、指间皮肤及足、手背。丝状蚴侵入皮肤，数分钟至1小时后，局部皮肤出现奇痒和烧灼感，可见充血斑点或丘疹，继而小现小出血点、丘疹、小疱疹，搔破后继发感染形成脓疱。

（2）钩蚴性肺炎　幼虫穿破肺微血管入肺泡时，可引起出血及炎症细胞浸润。临床表现为咳嗽、血痰、发热、畏寒等。重者临床表现为咯血、剧烈干咳和哮喘发作。血中嗜酸性粒细胞增多。

2. 成虫　危害最严重的阶段。

（1）贫血　钩虫咬附肠黏膜吸血，且不断更换吸血部位、分泌抗凝素，造成新旧伤口不断渗血。患者长期慢性失血，再加上营养不良，铁、蛋白质不断损耗却又供应不足，造成低血色素小细胞性贫血，即缺铁性贫血。临床表现为皮肤蜡黄、黏膜苍白、眩晕、乏力、心慌气短，严重者临床表现可为心慌气促、面部及下肢浮肿，甚至表现为贫血性心脏病，青壮年劳动力减弱或丧失，妇女停经、流产，婴幼儿发育障碍，甚至侏儒症。

（2）消化道症状　钩虫不断更换咬啮部位，造成肠黏膜散在出血点及小溃疡，或片状出血性瘀斑，病变可深达黏膜下层或肌层。临床表现为上腹不适或隐痛、恶心、呕吐、腹泻、柏油样黑便等。少数患者出现喜食生米、生豆、泥土、煤渣、破布等异常症状，称为"异嗜症"。

（四）实验室检测

1. 病原学检测　粪便中检出钩虫卵或孵出钩蚴为确诊依据。可采用直接涂片法和饱和盐水浮聚法检测虫卵，钩蚴培养法检测钩蚴。

2. 免疫学检测　方法有皮内试验、间接荧光抗体试验和ELISA等，可用于流行病学调查或早期辅助诊断。

3. 血象及骨髓检查

（1）血象　红细胞减少，呈小细胞低色素性贫血。嗜酸性粒细胞增多，贫血严重时逐渐减少。白细胞总正常或略高。

（2）骨髓检查　呈现造血旺盛现象，红细胞发育停滞在幼红细胞阶段；中幼红细胞显著增多。

（五）流行特点

钩虫病呈世界性分布。我国以黄河以南广大农村地区为主要流行区。南方高于北方，南方以美洲钩虫为主，北方以十二指肠钩虫为主，混合感染较为普遍。传染源是患者和带虫者，其流行与自然环境、种植作物种类、生产方式等关系密切。在温暖、雨量充足的夏、秋季节，雨后初晴或久晴初雨之后，种植旱地作物时接触疫土而感染。

（六）防治措施

无害化处理粪便，不随地大便。搞好个人防护，不赤足下地作业，尤其是雨后。在手、足等皮肤暴露处涂抹1.5%左旋咪唑硼酸酒精或15%噻苯达唑软膏，可减少感染机会。常用甲苯达唑、阿苯达唑，三苯双脒、噻嘧啶及伊维菌素等治疗。

考点提示

钩虫的终宿主、中间宿主、感染阶段、寄生部位、致病性。

三、其他线虫

其他常见线虫的主要生物学特性及致病性（表28-2）。

表28-2 比较蠕形住肠线虫、毛首鞭形线虫、丝虫和旋毛形线虫

		蠕形住肠线虫（蛲虫）	毛首鞭形线虫（鞭虫）	丝虫（马来丝虫和班氏丝虫）	旋毛形线虫（旋主虫）
形态	成虫	①虫体细小，两头尖细，乳白色；②雄虫较小，雌虫较大	①虫体形如马鞭；②雌雄异体：雄虫尾部向腹面卷曲；雌虫尾部直而钝圆	①虫体细长如丝线，乳白色；②雌雄异体	细小线状，乳白色
	虫卵/幼虫	①卵略呈椭圆形，左右不对称，一侧较扁平，一侧较隆起，呈"D"；②无色透明，卵壳较厚	①纺锤形，黄褐色；②卵壳较厚；③透明栓或称盖塞：卵两端各有一个	微丝蚴：丝虫成虫产生的幼虫称为微丝蚴。虫体细长，无色透明，头端钝圆，尾端尖细，活时作蛇形运动	囊包幼虫属于卵胎生，幼虫到达宿主横纹肌内形成囊包幼虫
	虫卵内含物	新产卵内已有一个蝌蚪期的胚胎。虫卵在外界与空气接触后很快发育为幼虫	卵内含有未分裂的卵细胞	—	—
生活史	寄生部位	人体的盲肠、阑尾和结肠、直肠以及回肠下段	盲肠	马来丝虫多寄生于浅部淋巴管、淋巴结中；班氏丝虫寄生于浅、深部淋巴管、淋巴结中	成虫：小肠；幼虫：横纹肌细胞内
	感染阶段	感染期虫卵	感染期虫卵	丝状蚴（感染期蚴）	囊包幼虫
	致病阶段	成虫	主要是成虫	成虫、微丝蚴	幼虫
	终宿主	人	人	人	终宿主为人；保虫宿主为猪、鼠等
	感染途径	经口	经口	蚊（库蚊、按蚊、伊蚊等）吸血，蚊为传播媒介和中间宿主	经口
致病性		雌虫产卵引起肛门及会阴部皮肤瘙痒及炎症；异位寄生可引起泌尿生殖系统炎症	①轻度感染：一般无明显症状；②重度感染：可出现食欲减退、头晕、腹痛、消瘦、贫血；③严重慢性感染：直肠脱垂等	①微丝蚴血症；②急性期过敏及炎症反应：急性淋巴管炎、丹毒样皮疹；丝虫热；③慢性阻塞期象皮肿，乳糜尿，睾丸鞘膜积液	幼虫移行及囊包形成可引起炎症反应

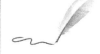

第二节 吸 虫

📖 考点提示

蜕虫、鞭虫、丝虫、旋毛形线虫的终宿主、中间宿主、感染阶段、感染方式、寄生部位、致病性。

吸虫属于扁形动物门吸虫纲，全部营寄生生活，寄生人体的吸虫有 30 多种。

一、日本裂体吸虫

日本裂体吸虫（*Schistosome japonicum*）属吸虫纲，简称血吸虫，引起血吸虫病，是我国五大寄生虫病之一。

（一）形态

1. 成虫 雌雄异体，终生合抱。雄虫乳白色，背腹扁平，长 10～20 mm，略粗短，前端有发达的口、腹吸盘，自腹吸盘以下虫体两侧向腹面卷曲，形成抱雌沟，故外观呈圆柱形。睾丸多为 7 个，椭圆形，串珠状排列于腹吸盘后背侧。雌虫深褐色，前细后粗，长 12～28 mm，细长如线，位于抱雌沟内。口、腹吸盘较小，肠管内含较多红细胞消化后的残留物。卵巢 1 个，长椭圆形，位于虫体中部（图 28 – 4A）。

2. 虫卵 椭圆形，淡黄色，平均 89 μm × 67 μm。卵壳薄，无卵盖，一侧有一逗点状小棘，表面常附有许多宿主残留物。卵内含一毛蚴，毛蚴与卵壳间常有大小不等的圆形或椭圆形油滴状毛蚴分泌物。

3. 毛蚴 长椭圆形或梨形，99 μm × 35 μm，灰白色，半透明，周身被有纤毛，前端一锥形顶突，内有 1 个顶腺和 2 个头腺，开口于顶突。

4. 尾蚴 叉尾型，280～360 μm，分体部和尾部，尾部又分尾干和尾叉。口吸盘位于体前端腹面，腹吸盘位于虫体后 1/3 处。体前端为头器，内有一单细胞头腺。腹吸盘周围有 5 对左右对称排列的单细胞钻腺，由 5 对腺管分左右 2 束，向前开口于头器顶端（图 28 – 4B）。

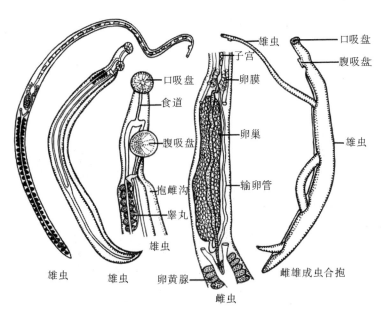

A

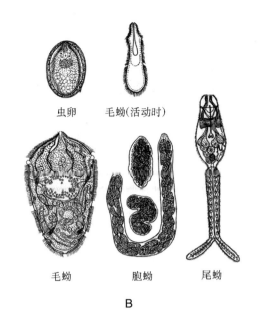

毛蚴(活动时)

虫卵

毛蚴   胞蚴   尾蚴

B

图 28-4 日本血吸虫成虫幼虫及虫卵形态示意图

(一) 生活史

成虫寄生于人和多种哺乳动物的门脉-肠系膜静脉系统，雌虫产卵于肠黏膜下静脉末梢内。大部分虫卵随血流沉积在肝组织内，小部分虫卵沉积于肠黏膜组织中，约经 11 天发育成熟，卵内毛蚴分泌物可透过卵壳释出，引起虫卵周围组织、血管壁发炎坏死。虫卵随组织溃破落入肠腔，随粪便排出，入水后在适宜的环境下，经 2~32 小时孵出毛蚴，钻入中间宿主钉螺体内，经无性生殖形成大量尾蚴。尾蚴自螺体逸出，在水中游动，遇到终宿主（人）或保虫宿主（牛）等，靠其钻腺分泌的溶组织酶和尾部的摆动，钻入皮肤脱去尾部形成童虫。童虫随血循环经右心、肺、左心进入体循环，到达肠系膜动脉，穿过毛细血管进入肝门静脉，发育到性器官初步分化时雌雄合抱，再移行至肠系膜静脉及直肠静脉发育为成熟成虫，并在此寄居、交配产卵（图 28-5）。

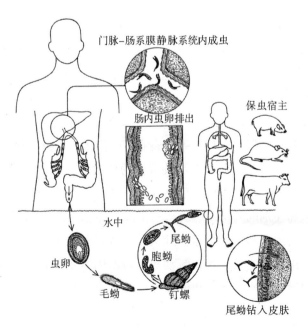

门脉-肠系膜静脉系统内成虫

保虫宿主

肠内虫卵排出

水中

虫卵

尾蚴

胞蚴

毛蚴

钉螺

尾蚴钻入皮肤

图 28-5 日本血吸虫生活史示意图

（三）致病性

在血吸虫感染过程中，尾蚴、童虫、成虫和虫卵均可对宿主造成损害，并引起超敏反应，其中以虫卵的致病作用最强。

1. 尾蚴致病 尾蚴侵入宿主皮肤时，其机械性损伤及化学毒性作用可引起尾蚴性皮炎，患者局部出现丘疹、红斑和瘙痒，其机制是Ⅰ型或Ⅳ型超敏反应。

2. 童虫致病 童虫在体内移行时可致一过性的血管炎。在发育为成虫前，患者可有潮热、肩痛、咳嗽、食欲减退甚至腹泻、嗜酸性粒细胞增多等症状。

3. 成虫致病 成虫寄生于血管内，口、腹吸盘交替吸附于血管壁而做短距离移动，引起静脉内膜炎。成虫的代谢产物、分泌、排泄物及更新脱落的表膜，可形成免疫复合物，引起Ⅲ型超敏反应。

4. 虫卵致病 虫卵是血吸虫病的主要致病因素。沉积于肝和肠壁等组织中虫卵发育成熟后，卵内毛蚴释放可溶性抗原透过卵壳微孔渗出，吸引淋巴细胞、巨噬细胞、嗜酸性粒细胞、中性粒细胞及浆细胞等集聚于虫卵周围，形成虫卵肉芽肿（Ⅳ型超敏反应），终致干线型肝纤维化。虫卵引起的肉芽肿和纤维化是血吸虫病的主要病理变化。

（四）临床表现

1. 急性血吸虫病 常见于初次感染者，慢性患者再次大量感染尾蚴后亦可发生。患者出现畏寒、发热、多汗、咳嗽、腹痛、腹泻、黏液血便、淋巴结及肝脾大等。

2. 慢性血吸虫病 急性期未经彻底治疗或反复轻度感染可转为慢性血吸虫病。因患者获得了一定免疫力，所以不出现明显症状，或有慢性腹泻、乏力、肝脾大等。

3. 晚期血吸虫病 由于反复或大量感染，虫卵肉芽肿严重损害肝脏，终致干线型肝硬化。晚期血吸虫病根据临床表现分为巨脾型、腹水型、结肠增殖型和侏儒型。晚期血吸虫病的主要并发症有上消化道出血和肝性脑病。

4. 异位血吸虫病 重度感染时，童虫可在门脉系统外寄生并发育为成虫，称异位寄生。异位寄生成虫所产虫卵可致虫卵肉芽肿，称异位损害或异位血吸虫病，多见于肺、脑。

（五）实验室检查

血吸虫病的诊断主要根据疫水接触史、临床表现、病原学检查、免疫学检查、超声检查进行诊断。确诊须在粪便中或组织中找到虫卵，或在血清中检测到血吸虫的循环抗原。

（六）流行特点

目前，我国血吸虫病患者估计有30多万人，防治取得了显著成效，疫情达到历史较低水平，总体上呈下降趋势。但湖沼型血吸虫病流行区仍然是血吸虫病防治工作的重点地区。

流行环节如下。①传染源：人和牛是最重要的传染源。②传播途径：带卵粪便污染水源、钉螺的存在、人群接触疫水是三个重要流行环节。钉螺是日本血吸虫的唯一中间宿主。③易感者：不同种族和性别的人均易感。

流行因素包括社会因素和自然因素。社会因素涉及社会制度、经济发展水平、生产方式、生活习惯以及农田水利建设、人口流动等。自然因素主要是指与中间宿主钉螺滋生有关的地理、气温、雨量、水质、土壤和植被等。

（七）防治原则

我国防治血吸虫病的指导思想是综合治理，科学防治，因地制宜，分类指导。要求目标可及，措施可行，效果可评。具体措施如下。

1. 控制传染源 人、畜同步化疗是有效途径，目前最有效的药物是吡喹酮。

2. 切断传播途径 主要措施是：①灭螺是切断血吸虫病的关键。②加强人、畜粪便管理。③因地制宜地建设安全供水设施。

3. 保护易感人群 搞好个人防护，尽量避免与疫水接触，必须接触疫水时，可涂抹防护药物，如皮避敌、防蚴灵等；亦可使用塑料、橡胶或乳胶衣裤等。

考点提示

　日本血吸虫的终宿主、中间宿主、感染阶段、致病阶段及检查方法。

二、华支睾吸虫

华支睾吸虫（*Clonorchis sinensis*），成虫寄生在人体的肝胆管内，又称肝吸虫（liver fluke），引起华支睾吸虫病（肝吸虫病）。

考点提示

　华支睾吸虫的终宿主、中间宿主、感染阶段、致病阶段及检查方法。

案 例 导 入

患者，男，27岁。右上腹不适近月余就诊。自述：1个多月前开始时有右上腹不适，有时胀痛，精神不振，食欲减退，厌食、恶心，时有腹泻伴消化不好。既往健康，常与朋友一起喝酒，喜欢并常吃鱼生。查体：巩膜轻度黄染，全身皮肤无黄染。肝脏肋缘下2cm、质软、表面光滑、边缘整齐，有压痛。实验室检查：血常规 WBC 12.0 × 10^9/L，嗜酸性粒细胞 3.1 × 10^9/L；粪便检查找到华支睾吸虫卵；肝功能检查：ALT 210U/L（参考值40U/L）；华支睾吸虫抗体检查：ELISA 法结果阳性（1:1280）。

请问：

1. 该案例中的患者可能患什么病？判断依据是什么？

2. 如何开展相应的卫生健康宣教？

（一）形态

1. 成虫 雌雄同体，似葵花籽仁，（10～25）mm ×（3～5）mm；口吸盘略大于腹吸盘，前者位于虫体前端，后者位于虫体前1/5处；2个分支状睾丸前后排列于虫体后1/3处，1个分叶状卵巢位于睾丸之前。

2. 囊蚴 呈球形，约0.14mm×0.15mm，囊壁分两层。活体囊内幼虫运动活跃，可见口、腹吸盘，排泄囊含黑色颗粒。

3. 虫卵 形似芝麻，淡黄褐色，（27～35）μm ×（12～20）μm，较窄一端有卵盖、肩峰，钝圆一端有小疣，内含一毛蚴。华支睾吸虫的虫体、虫卵形态（图28-6）。

（二）生活史

成虫寄生于人或猫、犬等哺乳动物的肝胆管内，虫卵随胆汁入肠腔随粪便排出，入水被第一中间宿主豆螺、沼螺等淡水螺吞食，在螺体内经无性生殖发育为许多尾蚴，自螺体逸出，侵入第二中间宿主淡水鱼、虾，在其体内发育为囊蚴。当附着囊蚴的鱼、虾被终宿主误食后，在消化液的作用下，童虫从囊中脱出，经胆总管、血流或穿过肠壁进入肝胆管，约 1 个月后发育为成虫并产卵。成虫寿命为 20~30 年（图 28－7）。

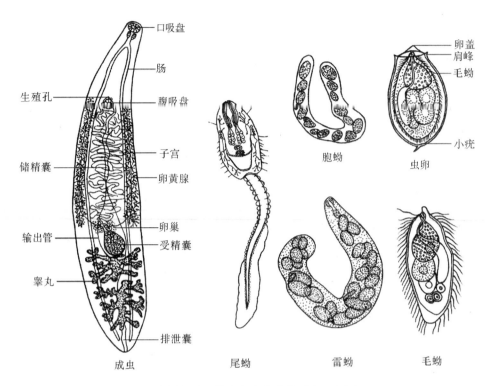

图 28－6　华支睾吸虫虫体形态示意图

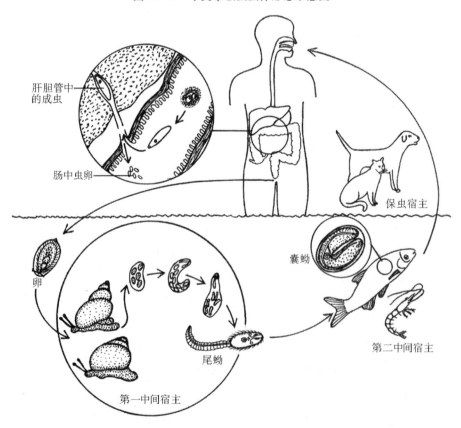

图 28－7　华支睾吸虫生活史示意图

（三）致病性与临床

1. 致病机制　成虫在肝胆管内的机械性刺激和其代谢产物的化学刺激，引起胆管内膜及胆管周围的炎症，管壁变厚、管腔变窄、虫体阻塞致胆汁淤滞，引起阻塞性黄疸，合并细菌感染致胆管炎、胆囊炎；死亡的虫体碎片、虫卵、脱落的胆管上皮细胞等引起胆石症；感染严重时在门脉周围可见纤维组织增生和肝细胞萎缩变性，甚至引起胆汁性肝硬化。此外成虫寄生可引起胆管上皮增生致胆管癌，还可引起急性胰腺炎。

2. 临床表现　轻者无明显症状；中度感染可有食欲不振、厌油、上腹不适、肝区隐痛、头晕疲乏等；重度感染表现为营养不良、腹痛、腹泻、肝脾大、黄疸等，晚期肝硬化、腹水，胆管癌甚至死亡。儿童感染严重时可引起发育障碍甚至侏儒症。

（四）实验室检查

1. 病原学检测　一般在感染后 1 个月可在大便中发现华支睾吸虫卵，检查方法主要有涂片法和集卵法两大类。

（1）粪便直接涂片法　该方法操作虽然简便，但轻度感染者容易漏诊。

（2）改良加藤法（Kato－Katz，定量透明厚涂片法）　在大规模肠道寄生虫调查中被认为是最有效的粪检方法之一，并可定量。

（3）沉淀法　如自然沉淀法、离心沉淀法、乙醚沉淀法等，检出率较粪便直接涂片法高。

（4）十二指肠引流胆汁检查　引流胆汁进行直接涂片或离心沉淀检查，可使检出率大大提高。

2. 免疫学检测　目前应用较多的是 ELISA 和胶体金免疫层析法，检测血清中的特异性抗体。

（五）流行特点

肝吸虫病为人兽共患寄生虫病，主要分布在亚洲。我国除西北地区外的 27 个省、市、自治区均有发现或流行。传染源为患者、带虫者、广泛的保虫宿主。粪便污染水源严重，第一、第二中间宿主种类多、分布广，且共存于同一水域，为幼虫发育提供了条件。人群对本虫普遍易感，感染率与饮食习惯密切相关。如南方居民喜食"鱼生"、"鱼生粥"、烫鱼片或生虾；北方居民喜食盐拌生鱼；东北朝鲜族居民喜用生鱼佐酒；儿童喜食野外未熟透的烧烤鱼虾；生熟食刀具、砧板不分，囊蚴污染食物而感染。

（六）防治原则

肝吸虫病的防治措施包括改变人们的饮食习惯，不吃生的或半生的鱼、虾；管理好粪便，防止虫卵污染水体；结合鱼塘管理定期进行灭螺等；在治疗患者和带虫者的同时亦要治疗病狗、病猫，捕杀野生动物以消灭传染源。治疗患者首选吡喹酮，亦可选用六氯对二甲苯等。

考点提示

布氏姜片吸虫、肺吸虫的终宿主、中间宿主、感染阶段及致病性。

三、其他吸虫

其他常见线虫的主要生物学特性及致病性（表 28－3）。

表28-3 其他常见线虫的主要生物学特性及致病性

		卫氏并殖吸虫（肺吸虫）	布氏姜片吸虫（肠吸虫）
形态	成虫	虫体肥厚，似半颗黄豆，卵巢与子宫并列，背部隆起，腹面扁平，活体时暗红色。最宽处在1/2处	肉红色，两吸盘靠得很近，肉眼可见腹吸盘，睾丸分支如珊瑚状
	虫卵	金黄色，椭圆形，左右不对称卵盖倾斜，卵壳厚薄不均	淡黄色，椭圆形，卵壳厚薄均一，卵盖不明显
	虫卵内含物	一个卵细胞和10多个卵黄细胞	一个卵细胞和20~40多个卵黄细胞
生活史	寄生部位	成虫：肺部 童虫：皮下，内脏移行	成虫：小肠
	感染阶段	囊蚴	囊蚴
	致病阶段	童虫，成虫	成虫
	终宿主	人	猫犬科
	保虫宿主	狗、猫和野生肉食动物	猪
	中间宿主	第一中间宿主：川卷螺 第二中间宿主：溪蟹、蝲蛄	扁卷螺 传播媒介：菱角、马蹄
致病性		①胸腔、腹腔各器官损害（童虫移行）；②肺部损伤；③皮肤游走性结节	主要是虫体引发的肠黏膜机械损伤和代谢产物引起的变态反应

第三节 绦 虫

绦虫（*Tapeworm*）又称带虫，属于扁形动物门中的绦虫纲，该纲动物全部营寄生生活。虫体背腹扁平，左右对称，长如带状，大多分节，无口和消化道，缺体腔；除极少数外，均是雌雄同体。成虫绝大多数寄生在脊椎动物的消化道中，生活史需1~2个中间宿主。

绦虫的危害主要是机械性损伤和毒性作用。幼虫、成虫可分别致病或均致病，幼虫的危害远大于成虫。粪便检查可查绦虫节片或虫卵，活组织检查可查幼虫，免疫学检查对寄生于组织内的绦虫有重要的辅助诊断价值。

一、链状带绦虫

链状带绦虫（*Taenia solium*）又称猪带绦虫、猪肉绦虫或有钩绦虫，成虫引起猪带绦虫病，幼虫引起囊尾蚴病。

（一）形态

1. 成虫 乳白色，带状，长2~4m，节片薄。头节近球形，直径为0.6~1.0mm，上有4个吸盘，顶端有能伸缩的顶突，顶突上有25~50个小钩，排列两圈。颈节纤细。链体由700~1000个节片组成。孕节内充满虫卵的子宫由主干向两侧分支，每侧7~13支（图28-8）。

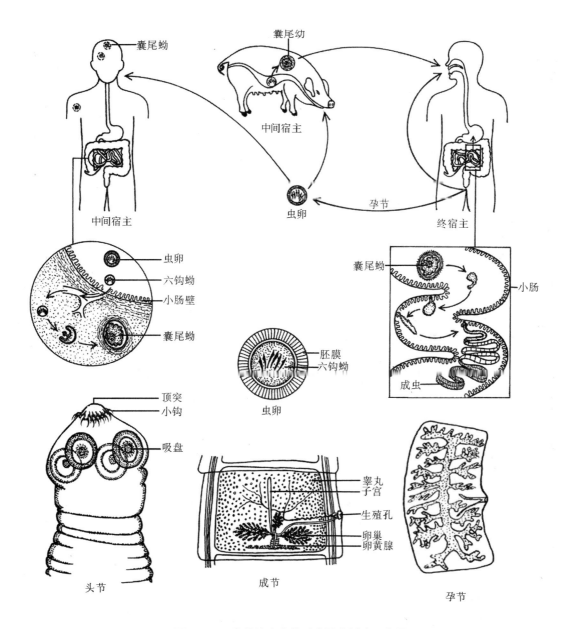

图 28 -8 猪带绦虫虫体形态及生活史示意图

2. 囊尾蚴 又称囊虫。黄豆大小，半透明、囊内充满透明液体及一小米粒大的白点，为向内凹陷的头节。

3. 虫卵 球形或近似球形，31~43μm；胚膜较厚，棕黄色，具放射状条纹；卵内可见一球形六钩蚴。

（二）生活史

成虫寄生于人体小肠上段，以头节固着于肠壁。末端脱落的孕节及虫卵随粪便排出，被中间宿主猪食入，虫卵在消化液的作用下，六钩蚴孵出，钻入肠壁，随血液到达猪全身各处，在肌肉中经 60~70 天发育为囊尾蚴。含囊尾蚴的猪肉俗称"米猪肉"、"米糝肉"。人若食入含有活囊尾蚴的猪肉可致感染。囊尾蚴在小肠消化液作用下，头节翻出并吸附于肠壁，2~3 个月发育为成虫。成虫寿命可达 25 年。

虫卵或孕节被人误食后，可在人体组织内发育成囊尾蚴，但无法继续发育为成虫。人体可误食他人排出的虫卵引起异体感染，也可误食自己排出的虫卵引起自体体外重复感染，还可因反胃呕吐时，肠道的逆蠕动将孕节反入胃中引起自体体内重复感染。

（三）致病性

成虫寄生于人体小肠上段，引起猪带绦虫病，患者无明显临床表现。常因粪便中发现节片求医。少数患者可有上腹或全腹隐痛、消化不良、腹泻、消瘦等。

囊尾蚴寄生人体引起猪囊尾蚴病，又称囊虫病，其危害远远大于成虫，主要造成占位性病变。人体寄生的囊尾蚴可有1个到数千个，寄生部位依次为皮下、肌肉、脑、眼、心、肝、腹部等。寄生于皮下及肌肉时，可出现无痛性皮下结节，以头部和躯干较多；脑囊虫病危害最严重，致癫痫、精神症状、颅内压增高症，重者可突然死亡。眼囊虫病轻者影响视力，重者引起失明。

（四）实验室检查

1. 病原学检查

（1）检查孕节　孕节放在两张载玻片中间夹压，观察子宫每侧分支数，即可确定虫种。

（2）检查虫卵　因孕节破裂虫卵才散出，故粪便中查到虫卵的机会较少，因此对可疑患者应多次进行粪便检查才有可能查见虫卵。虫卵检查方法可用粪便直接涂片法、厚涂片法、沉淀法等。有时虫卵可黏附于肛门周围，所以也常用透明胶纸法查虫卵。

（3）检查头节　经药物驱虫后，收集患者24小时粪便，用水淘洗，把找到的头节放在两张载玻片中间夹压，置显微镜低倍镜下观察其形状、吸盘及有无顶突和小钩等，可鉴定虫种。

（4）检查囊尾蚴　①手术摘取皮下结节或肌肉包块，进行活组织检查，确诊囊虫病。将取下的活组织放在两张载玻片中间夹压，低倍镜下观察到猪囊尾蚴即可确诊。②眼囊虫病可用检眼镜检查，可通过查到活动的虫体而确诊。

2. 免疫学检测　因囊尾蚴寄生于组织中，给病原检测带来了困难，而免疫学检测有辅助诊断价值，尤其对于无明显特征的深部组织囊虫病如脑囊虫的诊断有重要参考价值。

3. 血常规检测　外周血白细胞数正常，偶有嗜酸性粒细胞增多。

（五）流行特点

猪带绦虫呈全世界分布，但感染率不高。在我国分布普遍，流行因素主要如下。①人无厕猪无圈或如厕与猪圈相连均易造成猪吃人粪而感染。②喜食生或半生猪肉的习惯，如"生皮""刹生""生片火锅""沙茶面"等，都是生肉制作或生肉片在热汤中稍烫后，蘸作料或拌面粉、面条食用。其他地区的散在病例则往往是偶然食入含活囊尾蚴的猪肉包子或饺子，或食用未经蒸煮的带囊尾蚴的熏肉和腌肉，或生熟食砧板不分而致感染。

（六）防治措施

不吃生的或半熟的猪肉；生熟食砧板分开；饭前便后要洗手。粪便无害化处理，猪要圈养，防止猪吃人粪。严格肉类检疫，严禁出售"米猪肉"。驱虫治疗常用槟榔、南瓜子合剂，疗效高，副作用小；米帕林、吡喹酮、甲苯达唑、阿苯达唑等都有良好驱虫效果。治疗囊尾蚴病常用手术摘除，近年证明吡喹酮、阿苯达唑、甲苯达唑可使囊尾蚴变性或死亡。

考点提示

　　猪带绦虫的终宿主、中间宿主、感染阶段、致病阶段及所致疾病。

二、其他绦虫

几种常见绦虫的形态、生活史、致病性的不同之处（表28－4）。

表28－4 比较肥胖带绦虫、微小膜壳绦虫、细粒棘球绦虫

		肥胖带绦虫（牛肉绦虫）	微小膜壳绦虫	细粒棘球绦虫（包生绦虫）
形态	成虫	成虫：带状，乳白色，扁平，4～8m长，1000～2000个节片组成，具头节、成节、孕节。囊尾蚴：头节有小钩及顶突可引起囊尾蚴病	成虫：虫体纤细，长5～80mm，宽0.5～1mm，具头节、链体、成节	成虫：体长2～7mm，仅3～4节，具头节、幼节、成节、孕节。幼虫（棘球蚴）：圆形囊状体，大小不等，由囊壁和囊内含物组成
	虫卵	与猪带绦虫形态上难以区分	圆形，无色透明，卵壳薄，其内具有较厚的胚膜，胚膜内有一个六钩蚴	与猪带绦虫、牛肉绦虫虫卵基本相同，光镜下难以区别
生活史	寄生部位	成虫寄生在人的小肠上段	该虫主要寄生于鼠类，亦可寄生于人体小肠内	成虫寄生于犬、狼等食肉动物的小肠上段。棘球蚴生在人体的肝、肺和腹腔
	感染阶段	牛囊尾蚴	虫卵，似囊尾蚴	虫卵，棘球蚴
	致病阶段	成虫	成虫	棘球蚴
	感染途径	患者和带虫者粪便污染牧草和水源以及居民食用牛肉的方法不当	①经手到口食入虫卵所致。②鼠类作为保虫宿主，在传播上起一定作用	①卫生习惯不良。②与动物皮毛接触的相关职业，如剪羊毛工、挤奶工等。③用病畜的内脏喂狗
	终宿主	人（唯一的）	人或鼠（小肠）	狗、狼等食肉动物
	中间宿主	牛	人鼠共患病，经过或不经过中间宿主而完成。	人，牛，羊等食草动物
	致病性	牛带绦虫病：患者一般无明显症状，仅时有腹部不适，饥饿痛、消化不良、腹泻或体重减轻等症状	致病机制：机械性损伤；毒性反应。临床表现为消化道和神经系统症状	棘球蚴以机械性损害为主（包虫病）

本章小结

虫名	终宿主及寄生部位	中间宿主	感染阶段	致病性
似蚓蛔线虫（蛔虫）	人（小肠）	无	感染期虫卵	成虫：引起机体的营养不良、机械性损伤和超敏反应；幼虫：幼虫移行可引起蛔虫性肺炎
十二指肠钩虫和美洲钩虫	人（小肠上段，以空肠多见）	无	感染期幼虫	幼虫：引起钩蚴性皮炎和肺部炎症症状。成虫：咬着肠壁，使患者长期慢性失血
蠕形住肠线虫（蛲虫）	人（盲肠，以及结肠、直肠）	无	感染期虫卵	成虫：雌虫产卵引起肛门及会阴部皮肤瘙痒及炎症；异位寄生可引起泌尿生殖系统炎症
毛首鞭形线虫（鞭虫）	人（盲肠）	无	感染期虫卵	成虫：虫体前段侵入肠黏膜，造成局部组织发炎、水肿、出血，严重者可出现直肠黏膜脱垂
班氏吴策线虫（班氏丝虫）	人（多寄生于深部淋巴系统）	淡色库蚊、致倦库蚊、中华按蚊、东乡氏伊蚊	感染期幼虫	主要是成虫刺激机体产生全身性和局部淋巴系统的炎症，可引起急性淋巴管炎和淋巴结炎

续表

虫名	终宿主及寄生部位	中间宿主	感染阶段	致病性
马来布鲁线虫（马来丝虫）	人（多寄生于上、下肢浅淋巴系统）	中华按蚊、雷氏按蚊嗜人亚种、东乡氏伊蚊	感染期幼虫	同上
旋毛形线虫（旋毛虫）	人（小肠）；保虫宿主（猪、鼠等）	幼虫与成虫寄生在同一个宿主体内	幼虫（囊包）	幼虫是主要致病阶段。幼虫移行和囊包形成可引起炎症反应，如肠炎、小血管炎、横纹肌炎、心肌和中枢神经系统炎症损伤等
日本血吸虫	人、牛、猪、鼠等哺乳动物（门脉－肠系膜静脉）	无	尾蚴	虫卵：虫卵肉芽肿；尾蚴：尾蚴性皮炎；童虫：移行时引起血管的机械性损伤；成虫：代谢产物引起免疫复合物型超敏反应
华支睾吸虫（肝吸虫）	人、猫、犬等（肝胆管内）	第一中间宿主：淡水螺；第二中间宿主：淡水鱼虾	囊蚴	成虫：引起胆管炎、胆囊炎、胆结石、黄疸、肝硬化甚至肝癌
布氏姜片吸虫（姜片虫）	人、猪（小肠）	扁卷螺、水生植物（媒介）	囊蚴	主要是成虫引发的肠黏膜机械损伤和代谢产物引起的变态反应
卫氏并殖吸虫（肺吸虫）	人、食肉类哺乳动物（肺脏或其他器官）	第一中间宿主：淡水螺；第二中间宿主：溪蟹或蝲蛄；转续宿主：野猪等	囊蚴	成虫与幼虫：移行窜扰破坏正常组织引起炎症、囊肿和纤维性病变
链状带绦虫（猪带绦虫）	人（小肠）	猪、野猪、人	囊尾蚴；虫卵	成虫：夺取营养和肠壁的机械损伤；囊尾蚴：占位性病变（囊虫病）
肥胖带绦虫（牛肉绦虫）	人（小肠）	牛	囊尾蚴	成虫：夺取营养和肠壁的机械性损伤
微小膜壳绦虫	鼠、人（小肠）	不需要或蚤类	似囊尾蚴	成虫机械性损伤；毒性反应。临床表现为消化道和神经系统症状
细粒棘球绦虫	犬、狼和豺等食肉动物	人和羊、牛、猪等动物	虫卵或孕节	囊尾蚴：以机械性损伤为主（包虫病）

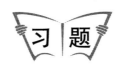

习 题

一、选择题

【A1 型题】

1. 钩虫卵的形态特征之一是

    A. 壳较厚   B. 棕黄色   C. 壳薄

    D. 内含 1 个幼虫   E. 蛋白质膜光滑

2. 因蛔虫产卵量大，所以粪检蛔虫卵的方法最常采用

    A. 水洗沉淀法   B. 直接涂片法   C. 饱和盐水浮聚法

    D. 虫体鉴定   E. 毛蚴孵化法

3. 对疑有蛔虫感染者首选的检查方法是

    A. 饱和盐水浮聚法   B. 直接涂片法   C. 透明胶纸法

    D. 离心沉淀法   E. 自然沉淀法

4. 与钩虫病症状无关的是

    A. 手指、足趾间皮肤瘙痒、有丘疹，继而出现水疱、结痂

    B. 与水疱出现同时，感咽部发痒、咳嗽，并感畏寒、发热

    C. 皮疹出现 2 个月后感上腹疼痛不适，好食易饿

    D. 继而渐感食欲减退、头昏眼花、耳鸣、四肢无力、心跳

    E. 并有尿频、尿急

5. 钩虫

    A. 以肠内容物为食

    B. 以组织液和体液为食

    C. 以血液和液化组织为食

    D. 以肠内容物、组织或血液为食

    E. 以血淋巴为食

6. 鞭虫主要寄生在人体的

    A. 胃　　　　　　　　B. 小肠　　　　　　　C. 盲肠

    D. 乙状结肠　　　　　E. 直肠

7. 下列与蛔虫病的防治无关的是

    A. 治疗患者　　　　　B. 消灭蟑螂、苍蝇　　C. 加强粪便管理

    D. 加强卫生宣传教育　E. 手、足涂抹防蚴灵

8. 蛲虫的主要致病机制在于

    A. 摄取宿主大量营养

    B. 喜欢钻孔的习性

    C. 成虫固着肠壁造成的损伤

    D. 成虫特殊的产卵习性

    E. 虫体代谢产物的刺激

9. 丝虫对人体的感染阶段是

    A. 微丝蚴　　　　　　B. 尾蚴　　　　　　　C. 杆状蚴

    D. 丝状蚴　　　　　　E. 腊肠期幼虫

10. 在旋毛虫病流行中起重要作用的传染源为

    A. 猪　　　　　　　　B. 兔　　　　　　　　C. 鸡

    D. 患者　　　　　　　E. 蛇

11. 钩虫的感染阶段为

    A. 杆状蚴　　　　　　B. 丝状蚴　　　　　　C. 含蚴卵

    D. 感染性虫卵　　　　E. 微丝蚴

12. 幼虫具有夜现周期性的寄生虫是

    A. 蠕形住肠线虫　　　B. 丝虫　　　　　　　C. 钩虫

    D. 旋毛形线虫　　　　E. 似蚓蛔线虫

13. 人体感染旋毛虫的主要原因是

    A. 生食或半生食鱼肉　B. 生食或半生食虾　　C. 生食或半生食猪肉

    D. 成虫特殊的产卵习性　E. 生食或半生食蔬菜

14. 下列不是钩虫病的表现的是
    A. 营养不良　　　　B. 生长发育障碍　　　　C. 下肢水肿
    D. 血红蛋白降低　　E. 中性粒细胞增多

15. 马来丝虫主要寄生于人体的
    A. 上下肢深部淋巴系统
    B. 上下肢浅表淋巴系统
    C. 生殖器官淋巴系统
    D. 深浅部淋巴系统
    E. 腹腔淋巴系统

16. 旋毛虫病的预防措施不是
    A. 治疗患者
    B. 杀灭病猪
    C. 便后洗手
    D. 加强肉类检疫和食品卫生管理
    E. 提倡粪便无害化处理

17. 钩虫所致贫血为
    A. 巨幼红细胞贫血　　　　　　　　B. 溶血性贫血
    C. 低色素小细胞性贫血　　　　　　D. 正常细胞性贫血
    E. 镰刀形红细胞贫血症

18. 下列不是引起胆道蛔虫症的诱因的是
    A. 胆囊炎与胆管炎　　B. 全身麻醉　　　　C. 食入辛辣的食物
    D. 不适当的驱虫治疗　E. 发热

19. 蠕形住肠线虫的感染阶段为
    A. 感染期卵　　　　B. 蛲虫幼虫　　　　C. 杆状蚴
    D. 丝状蚴　　　　　E. 微丝蚴

20. 在尿液中可查到的寄生虫病原体有
    A. 丝虫微丝蚴　　　B. 蛲虫卵　　　　　C. 蛔虫卵
    D. 钩虫卵　　　　　E. 鞭虫

21. 旋毛虫对人体的感染期是
    A. 虫卵　　　　　　B. 囊包　　　　　　C. 新生幼虫
    D. 囊蚴　　　　　　E. 丝状蚴

22. 华支睾吸虫的第二中间宿主是
    A. 水生植物　　　　B. 海水鱼　　　　　C. 淡水蟹
    D. 淡水鱼虾　　　　E. 淡水螺

23. 华支睾吸虫的主要感染途径是
    A. 饮生水
    B. 接触疫水
    C. 吃生的或未熟的溪蟹
    D. 吃生的或未熟的淡水鱼虾
    E. 经媒介节肢动物

24. 华支睾吸虫在人体的主要移行途径是

    A. 囊蚴经口食入，在十二指肠脱囊，进入血管，随血经心、肺后入肝

    B. 囊蚴经口食入，在十二指肠脱囊，沿胆总管入肝

    C. 囊蚴经口食入，在十二指肠脱囊，穿肠壁，经腹腔入肝

    D. 囊蚴经口食入，在十二指肠脱囊，经血流入肝

    E. 囊蚴经口食入，在胃内脱囊，向下沿胆总管入肝

25. 华支睾吸虫对人体的主要损害是

    A. 小肠炎　　　　　　　B. 肝脏受损　　　　　　C. 胃溃疡

    D. 腹腔广泛性炎症　　　E. 胰腺坏死

26. 华支睾吸虫病的确诊依据是

    A. 有吃生鱼的习惯　　　B. 肝区疼痛　　　　　　C. 皮肤、巩膜黄染

    D. 便中查出虫卵　　　　E. ELISA 试验阳性

27. 布氏姜片吸虫的主要保虫宿主是

    A. 犬　　　　　　　　　B. 猪　　　　　　　　　C. 牛

    D. 羊　　　　　　　　　E. 鸡

28. 布氏姜片吸虫的感染途径是

    A. 食入生的或未熟的含有囊蚴的鱼肉

    B. 食入生的或未熟的含有囊蚴的猪肉

    C. 食入菱角、荸荠等水生植物

    D. 接触疫水

    E. 食入含有囊蚴的醉蟹

29. 卫氏并殖吸虫成虫主要寄生在人体的

    A. 皮下　　　　　　　　B. 肺脏　　　　　　　　C. 肝脏

    D. 脑　　　　　　　　　E. 腹腔

30. 卫氏并殖吸虫的感染方式是

    A. 食入生的或未熟的鱼、虾

    B. 生食粘有囊蚴的水生植物

    C. 生食含有囊尾蚴的猪肉

    D. 生食有囊蚴的溪蟹、蝲蛄

    E. 生食含有胞蚴的淡水螺

31. 在卫氏并殖吸虫生活史中，野猪、猪、兔、蛙、鸡等可作为

    A. 终宿主　　　　　　　B. 中间宿主　　　　　　C. 第二中间宿主

    D. 保虫宿主　　　　　　E. 转续宿主

32. 在我国流行的血吸虫主要是

    A. 日本血吸虫　　　　　B. 埃及血吸虫　　　　　C. 曼氏血吸虫

    D. 湄公血吸虫　　　　　E. 马来血吸虫

33. 日本血吸虫的感染阶段是

    A. 虫卵　　　　　　　　B. 毛蚴　　　　　　　　C. 胞蚴

    D. 尾蚴　　　　　　　　E. 囊蚴

34. 日本血吸虫的致病作用主要由下列哪个阶段引起

A. 虫卵　　　　　　　　B. 毛蚴　　　　　　　　C. 成虫

D. 尾蚴　　　　　　　　E. 童虫

35. 日本血吸虫尾蚴侵入人体后童虫的移行途径是

A. 口—小肠—肠系膜血管

B. 口—小肠—结肠—痔静脉

C. 皮肤—小静脉或淋巴管—右心—左心—主动脉—全身微血管

D. 皮肤—小静脉或淋巴管—右心—左心—主动脉—肠系膜动脉

E. 皮肤—小静脉或淋巴管—右心—左心—主动脉—门静脉—肠系膜静脉

36. 日本血吸虫常见的异位损害为

A. 脑和肺　　　　　　　B. 生殖系统　　　　　　C. 消化系统

D. 泌尿系统　　　　　　E. 皮肤及淋巴管

37. 日本血吸虫的保虫宿主有

A. 钉螺　　　　　　　　B. 慢性患者　　　　　　C. 猴和狒狒

D. 牛、犬、猪等动物　　E. 带虫者

38. 绦虫的成虫均寄生于脊椎动物的

A. 肌肉　　　　　　　　B. 肺脏　　　　　　　　C. 脑部

D. 小肠　　　　　　　　E. 大肠

39. 细粒棘球绦虫对人体的感染阶段是

A. 囊尾蚴　　　　　　　B. 六钩蚴　　　　　　　C. 虫卵

D. 棘球蚴　　　　　　　E. 成虫

40. 细粒棘球绦虫病传染源下列错误的是

A. 狼　　　　　　　　　B. 羊　　　　　　　　　C. 豺

D. 牧犬　　　　　　　　E. 家犬

41. 牛带绦虫对人体的感染阶段是

A. 虫卵　　　　　　　　B. 似囊尾蚴　　　　　　C. 钩球蚴

D. 棘球蚴　　　　　　　E. 囊尾蚴

42. 预防猪带绦虫感染的关键是

A. 粪便管理　　　　　　B. 取消连茅圈　　　　　C. 肉类检验

D. 治疗患者　　　　　　E. 不吃生的或未煮熟的猪肉

43. 棘球蚴砂是指囊液内含有

A. 原头蚴、生发囊、子囊和虫卵

B. 石灰小体

C. 只有生发囊

D. 只有子囊

E. 原头蚴、生发囊、子囊

44. 猪带绦虫对人体的主要危害是

A. 小钩和吸盘对肠壁的刺激

B. 吸收大量的营养

C. 代谢产物毒素作用

D. 六钩蚴穿过组织时的破坏作用

E. 囊尾蚴寄生组织器官所造成的损害

45. 棘球蚴病的病原体来自下列何种有细粒棘球绦虫成虫寄生的动物

　　A. 犬　　　　　　　　　　B. 羊　　　　　　　　　C. 猪

　　D. 马　　　　　　　　　　E. 牛

46. 链状带绦虫的卵内含有

　　A. 尾蚴　　　　　　　　　B. 毛蚴　　　　　　　　C. 卷曲幼虫

　　D. 六钩蚴　　　　　　　　E. 钩球蚴

47. 人体猪囊虫病的感染途径和感染阶段为

　　A. 经口食入猪囊尾蚴

　　B. 经皮肤感染猪囊尾蚴

　　C. 经口食入链状带绦虫卵

　　D. 经皮肤感染六钩蚴

　　E. 经胎盘感染六钩蚴

48. 细粒棘球绦虫对人体的主要致病阶段是

　　A. 成虫　　　　　　　　　B. 虫卵　　　　　　　　C. 六钩蚴

　　D. 棘球蚴　　　　　　　　E. 囊尾蚴

【A2 型题】

49. 患儿，女，5 岁。在当地幼儿园日托，近 1 个月来，会阴部瘙痒，反复发作，常用手指抓搔肛门，失眠，常有夜惊磨牙，白天食欲不振。在患儿夜间入睡后，发现肛周有白色线状小虫活动，来医院门诊。查体：用透明胶纸法粘肛门皮肤镜检，查见大量虫卵，呈不对称椭圆形，无色透明，卵壳光滑，内含盘曲幼虫。根据病史及体征，可判定患儿感染的是

　　A. 毛首鞭形线虫　　　　　B. 阴道毛滴虫　　　　　C. 蠕形住肠线虫

　　D. 溶组织内阿米巴　　　　E. 肥胖带绦虫

50. 患者，男，35 岁。湖北荆州人，农民。近 1 个月来乏力，食欲减退，腹痛，腹泻，黏液血便，刷牙易出血。体检：肝大，肝区压痛，腹水征阳性，肝质地较软、表面光滑。实验室检查：血象：Hb 100g/L，WBC 3×10^9/L。追问病史，有接触疫水史，考虑该患者可能感染的是

　　A. 日本血吸虫　　　　　　B. 华支睾吸虫　　　　　C. 布氏姜片吸虫

　　D. 卫氏并殖吸虫　　　　　E. 斯氏并殖吸虫

【X 型题】

51. 丝虫病患者慢性期的临床表现有

　　A. 下肢象皮肿　　　　　　B. 阴囊象皮肿　　　　　C. 睾丸鞘膜积液

　　D. 乳糜尿　　　　　　　　E. 乳糜腹水

52. 可以引起胆道蛔虫症的诱因有

　　A. 麻醉　　　　　　　　　B. 食入辛辣食物　　　　C. 不适当的驱蛔治疗

　　D. 体温升高　　　　　　　E. 胃肠病变

53. 十二指肠钩口线虫的感染方式有

　　A. 经口　　　　　　　　　B. 经皮肤　　　　　　　C. 输血

　　D. 感染媒介昆虫叮咬　　　E. 经胎盘感染

54. 毛首鞭形线虫严重感染时，成虫可寄生于

    A. 盲肠   B. 结肠   C. 阑尾

    D. 直肠   E. 回肠下段

55. 感染阶段是囊蚴的吸虫有

    A. 华支睾吸虫   B. 布氏姜片吸虫   C. 肝片形吸虫

    D. 血吸虫   E. 异形吸虫

56. 华支睾吸虫的病原学诊断方法有

    A. 粪便直接涂片法

    B. 粪便集卵法

    C. 十二指肠引流胆汁查虫卵

    D. 间接血凝试验（IHA）

    E. ELISA

57. 华支睾吸虫寄生可引起

    A. 胆管炎、胆囊炎   B. 胆石症   C. 肝胆管梗阻

    D. 肝硬化   E. 与肝癌发生有一定关系

58. 华支睾吸虫的传染源有

    A. 患者   B. 带虫者   C. 保虫宿主

    D. 淡水鱼   E. 淡水螺

59. 华支睾吸虫病的防治措施包括

    A. 加强卫生宣教，使群众自觉不生食鱼、虾

    B. 积极治疗患者

    C. 加强粪便管理，不使粪便入水

    D. 结合生产，清理淤泥用药灭螺

    E. 不用生或未熟鱼、虾喂猫狗等

60. 布氏姜片吸虫对人体的致病作用包括

    A. 腹吸盘吸附肠黏膜引发炎症反应

    B. 导致营养不良和消化功能紊乱

    C. 虫体代谢物和分泌物诱发变态反应

    D. 患者颜面部水肿

    E. 儿童可有不同程度的发育障碍，智力减退

61. 下列不是卫氏并殖吸虫的感染方式的是

    A. 食入生的或未熟的鱼、虾

    B. 生食粘有囊蚴的水生植物

    C. 生食含有囊尾蚴的猪肉

    D. 生食有囊蚴的溪蟹、蝲蛄

    E. 生食含有胞蚴的淡水螺

62. 布氏姜片吸虫病的预防措施有

    A. 不生食水生植物

    B. 加强粪便管理，粪便无害化处理

    C. 灭螺

    D. 治疗患者、病猪

    E. 不生食猪肉

63. 卫氏并殖吸虫的预防措施有

    A. 不生食溪蟹和蝲蛄

    B. 加强粪便管理，粪便无害化处理

    C. 不生食或半生食野猪肉

    D. 治疗患者和带虫者

    E. 不生食狗肉

64. 猪带绦虫病主要临床症状为

    A. 腹痛   B. 腹泻   C. 消化不良

    D. 肝脾大   E. 贫血

65. 细粒棘球绦虫的中间宿主为

    A. 狗   B. 狼   C. 羊

    D. 人   E. 牛

66. 棘球蚴对人体的致病作用为

    A. 机械性损伤   B. 过敏反应   C. 继发性感染

    D. 夺取营养   E. 黄疸

67. 链状带绦虫对人体的感染阶段为

    A. 囊尾蚴   B. 裂头蚴   C. 虫卵

    D. 尾蚴   E. 成虫孕节

68. 在确定一个地区是否有包虫病流行时，下列措施是必要的是

    A. 收集血液标本作血清学检测

    B. 用幼虫抗原作皮内试验

    C. 检查人群粪便标本

    D. 检查犬的粪便标本

    E. 询问病史

二、思考题

1. 简述蛔虫成虫的致病作用。

2. 比较蛔虫、钩虫生活史的不同点。

3. 钩虫引起贫血的主要原因是什么？

4. 简述蛲虫的感染方式。

5. 列表比较肝吸虫、布氏姜片吸虫、肺吸虫、日本血吸虫的寄生部位、感染阶段、感染方式、第一中间宿主、第二中间宿主及保虫宿主。

（王婷婷）

扫码"练一练"

第二十九章 医学原虫

学习目标

1. **掌握** 溶组织内阿米巴、疟原虫、阴道毛滴虫的致病性。
2. **熟悉** 溶组织内阿米巴、疟原虫、阴道毛滴虫的形态、生活史及防治原则。
3. **了解** 蓝氏贾第鞭毛虫和刚地弓形虫的形态、生活史及防治原则。

原虫属原生动物亚届，为真核单细胞动物，体积微小，但具备能独立完成生命活动（摄食、代谢、呼吸、排泄、运动和生殖等）的全部功能。原虫种类繁多，约65000余种，多数营自生或腐生生活，少数营寄生生活。在人体中营寄生生活的原虫，称为医学原虫。常见的医学原虫有27种，分属叶足纲、动鞭纲、孢子纲等。由原虫感染引起的疾病称原虫病。

原虫的基本构造，由胞膜、胞质和胞核组成。

第一节 溶组织内阿米巴

溶组织内阿米巴（Entamoeba histolytica schaudinn），又称痢疾阿米巴，为侵袭型阿米巴病的病原虫，主要寄生于结肠，引起阿米巴痢疾和各种类型的阿米巴病，并可随血流或直接扩散至肝、肺、脑、皮肤等处引起肠外阿米巴病，分布全球，多见于热带与亚热带。

溶组织内阿米巴的生物学分类属叶足纲、阿米巴目、内阿米巴科、内阿米巴属。

案例导入

患者，男，60岁，农民，因腹胀、暗红色血便12日入院。患者于12日前食冷"麦粑"2小时后感腹部不适，次日腹泻，先水样便，后暗红色血便，每日5～10次。随后腹痛加剧，无畏寒发热，既往无血便史。临床诊断：肠穿孔并发腹膜炎。剖腹探查术中发现腹腔大量粪便和脓液，自回盲部起，全结肠充血，多处穿孔。术后患者因器官衰竭抢救无效死亡。尸检见结肠黏膜刮下物含大量吞噬红细胞的溶组织阿米巴大滋养体。

请问：

1. 该患者应诊断为何病？
2. 怎么预防这种疾病的发生？

一、形态

溶组织内阿米巴在人体组织及粪便中有大滋养体、小滋养体和包囊三种形态。滋养体在体外抵抗力薄弱，易死亡，包囊对外界抵抗力强。

（一）滋养体

形态多变，虫体直径 12～60μm，借助单一定向的伪足而运动。内外质分界清楚，外质透明，内质颗粒状，内含一个球形泡状核，直径 4～7μm，核膜内侧缘有一层排列整齐、大小均匀的核周染色质粒，核仁小且居中，其与核膜之间有纤细的网状核纤丝状连接。在有症状患者组织中分离的滋养体内质中常含有被吞噬的红细胞，有时可见白细胞和细菌。

（二）包囊

多见于隐性感染者及慢性患者粪便中，呈圆形，大小为 5～20μm，是溶组织内阿米巴的感染型，具有传染性。粪便中可查到成熟度不同的 1 核、2 核或成熟的 4 核包囊。碘染时包囊呈淡棕色或黄色，包囊对外界抵抗力较强，对化学消毒剂抵抗力较强（图 29－1）。

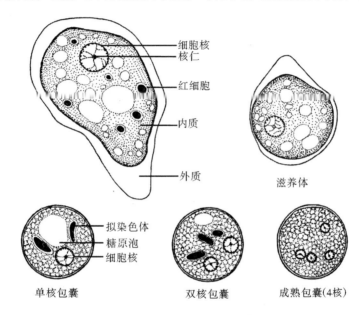

图 29－1　溶组织内阿米巴形态示意图

二、生活史

从宿主粪便排出的阿米巴滋养体，不久即死亡，成熟的 4 核包囊通过被污染的蔬菜、食物和饮水进入人体消化道后，于小肠下段被胰蛋白酶等消化液消化，虫体脱囊逸出，很快分裂成 4 个滋养体并迅速分裂为 8 个滋养体，寄居于回盲肠、结肠等部位，行二分裂法繁殖，以宿主的肠黏液、细菌和已消化的食物为营养。健康宿主中的滋养体随粪便下移，便逐渐停止活动，虫体团缩，分泌坚韧的囊壁，至乙状结肠以下则变为包囊排出体外。排出的四核包囊具有感染性，如污染食物、饮水，可再感染新宿主。

当宿主因饮酒、食物中毒、营养不良等原因导致肠功能失常，可增强滋养体的毒力，肠腔内的滋养体可侵入肠壁组织，吞噬红细胞和组织细胞，并大量繁殖，释放溶酶体酶、透明质酸酶、蛋白水解酶等并依靠其伪足的机械活动，破坏组织形成小脓肿及烧杯状溃疡，滋养体随坏死物质及血液由肠道排出，滋养体在外界存活能力差，迅速死亡（图 29－2）。

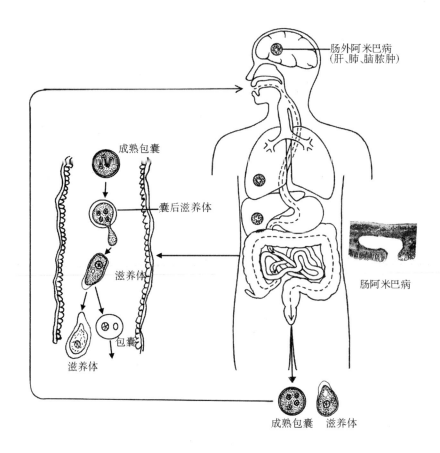

图 29 - 2　溶组织内阿米巴生活史

三、致病性

溶组织内阿米巴为人体唯一致病性阿米巴，可致阿米巴痢疾。滋养体为主要致病阶段，滋养体能吞噬红细胞，并分泌胰蛋白水解酶等多种蛋白水解酶和肠毒素，溶解破坏肠组织，借助伪足运动和黏附因子黏附而突破肠黏膜肌层，在黏膜下繁殖扩展，引起液化性坏死，形成小脓肿及烧杯状溃疡，出现痢疾症状，导致阿米巴痢疾。典型阿米巴痢疾常有腹绞痛及里急后重、粪便呈脓血便，酱红色，特殊腥臭味等典型症状，还可伴有腹胀、消瘦、贫血等临床表现。肠外阿米巴病以阿米巴肝脓肿最多见，血行播散，好发于肝右叶。

四、实验室诊断、流行与防治

（一）流行特点

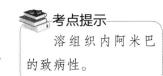

考点提示

溶组织内阿米巴的致病性。

阿米巴病呈世界性分布，热带及亚热带地区更为普遍。贫困地区居民、旅游者、流动人群、同性恋者为高危人群，严重感染常发生在婴幼儿、孕妇、免疫力低下的人群，阿米巴病亦是艾滋病的常见并发症。粪便中持续带包囊的包囊携带者为主要传染源。人体主要由于摄入被含有包囊粪便所污染的食物、饮用水而感染。

（二）实验室诊断

1. 病原学检查　确诊肠阿米巴病的方法，常用的有粪便检查、人工培养和肠镜活组织检查或刮拭物涂片检查。

2. 免疫学诊断　常用方法有间接血凝试验、间接荧光抗体试验和酶联免疫吸附试验等。

（三）防治原则

1. 管好粪便及饮用水源 患者及带虫者所排粪便要消毒处理。注意保护饮用水源，防止粪便污染。特别要发现和治疗从事饮食工作的包囊携带者及慢性患者。

2. 加强卫生知识宣传 注意饮食卫生，养成良好个人习惯，消灭害虫，搞好环境卫生，防止病从口入，随时消灭苍蝇及蟑螂。

3. 治疗患者 抗虫治疗目前以甲硝咪唑（甲硝唑）为急性阿米巴病（包括不同部位的脓肿）的首选药物。中药鸦胆子和白头翁对阿米巴痢疾有很高的疗效。

第二节 疟 原 虫

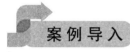

案例导入

患者，女，25 岁。近日出现间断性发热，体温最高达 41℃，发热前有明显的寒战、咳嗽、咽痛，当地诊断为"流感"，曾以头孢等药物治疗，因症状毫无改善而转院。问诊得知其发病前曾在尼日利亚打工半年。入院体检：体温 41℃，脉搏 110 次/分，呼吸 20 次/分，血压 120/80mmHg。意识清醒，精神情况差，肝肋下未触及，脾肋下 3cm 可触及。实验室检查：血培养和肥达试验（－）。超声提示：肝回声正常、脾大。血涂片检查 3 次，均见恶性疟原虫。

请问：

1. 根据病史及检查，你认为有可能的诊断是什么？你的判断依据是什么？

2. 该患者为什么会出现脾肿大？

3. 如何开展卫生健康宣教？

疟原虫（malaria parasite）属于孢子虫纲，是人体疟疾的病原体，寄生在细胞内。疟疾是一种严重危害人体健康的寄生虫病，寄生于人体的疟原虫有四种：间日疟原虫、三日疟原虫、恶性疟原虫、卵形疟原虫。在我国流行主要是间日疟原虫，其次是恶性疟原虫，三日疟原虫少见，卵形疟原虫罕见。

一、形态

疟原虫的基本结构包括核、胞质和胞膜。疟原虫主要根据红细胞内虫体的形态特征及被寄生红细胞的变化作为鉴别的主要依据。四种疟原虫的基本结构相同，但发育各期的形态又各有不同，在红细胞内期的不同形态分为早期滋养体（环状体）、晚期滋养体（大滋养体）、裂殖体和配子体等发育阶段。现以间日疟原虫为代表，将其染色后各期形态特征描述如下。

1. 早期滋养体 也称环状体，约占红细胞直径的 1/3，胞质呈环状，中间有空泡，核较大，在胞质的一边，形如指环。

2. 晚期的滋养体 也称大滋养体，胞核增大，胞质增多，有时伸出伪足，胞质中有 2 个或数个空泡和呈棕黄色的丝状疟色素。

3. 裂殖体 晚期滋养体发育成熟，核开始分裂后即称为裂殖体。最后胞质随之分裂，每 1 个核都被部分胞质包裹，成为裂殖子，早期的裂殖体称为未成熟裂殖体，晚期裂殖体称为成熟裂殖体。

4. 配子体 疟原虫经过数次裂体增殖后，部分裂殖子侵入红细胞中发育长大，核增大而不再分裂，胞质增多而无伪足，最后发育成为圆形、卵圆形或新月形的个体，称为配子体；配子体有雌、雄（或大、小）之分。

二、生活史

四种疟原虫的生活史基本相同，都需要人和雌性按蚊做宿主，并经历了无性生殖和有性生殖两个世代的交替。以间日疟原虫为例描述其生活史（图 29-3）。

1. 在人体内发育 疟原虫在人体内先后在肝细胞和红细胞内发育。在肝细胞内为裂体增殖，称红细胞外期（红外期）；在红细胞内发育包括红细胞内裂体增殖期（红内期）和配子体形成的有性期开始。

（1）红细胞外期 当体内含疟原虫子孢子的雌性按蚊刺吸人血时，子孢子随蚊的唾液进入人体，约 30 分钟侵入肝细胞，在肝细胞内进行裂体增殖，形成裂殖体，经 8 天的发育，一个间日疟原虫的裂殖体已经成熟，内含约 12000 个裂殖子。当裂殖体发育成熟后，被寄生的肝细胞破裂，裂殖子散出，进入血窦，一部分裂殖子被吞噬细胞吞噬而消失，一部分则侵入红细胞内发育。

（2）红细胞内期 由肝细胞释放出的裂殖子进入血液后，随即侵入红细胞，亦进行裂体增殖，称为红细胞内期（红内期）。①滋养体期：是疟原虫在红细胞内摄取营养和发育的阶段。当裂殖子侵入红细胞后，虫体胞质较少，中间出现大空泡，胞质呈环状，细胞核位于虫体一侧，颇似戒指的宝石。因此，早期滋养体又称为环状体。②裂殖体期：约经 40 小时，间日疟原虫晚期滋养体发育成熟，虫体变圆，胞质内空泡消失，核开始分裂，称未成熟裂殖体。之后，核继续分裂，最后，分裂的每一小部分胞质包绕一个胞核，形成裂殖子，含有裂殖子的虫体称为成熟裂殖体。间日疟原虫的成熟裂殖体充满红细胞，形成 12~24 个裂殖子。裂殖子的运动导致红细胞破裂，其进入血浆，一部分被吞噬细胞吞噬，一部分侵入健康的红细胞，重复裂体增殖过程。③配子体期：经过几次红细胞内裂体增殖，部分裂殖子在红细胞内发育为雌、雄性配子体，这是疟原虫有性生殖的开始。

2. 在蚊体内发育 疟原虫在蚊体内发育包括在蚊胃腔内进行有性生殖，即配子生殖和在蚊胃壁进行的无性生殖，即孢子增殖两个阶段。

（1）配子生殖 当按蚊刺吸疟疾患者血液时，疟原虫随血液进入蚊胃后，仅雌、雄配子体能存活并继续进行配子生殖，而红细胞内期的各无性发育阶段的疟原虫均被消化。约 12~24 小时，成熟动合子可从蚊胃壁上皮细胞或穿过上皮细胞，停留在蚊胃弹性纤维膜（基底膜）下，在此处虫体变圆并分泌囊壁形成球形的卵囊。

（2）孢子增殖 卵囊形成后即进入孢子增殖阶段，卵囊逐渐长大并向蚊胃壁外突出，卵囊形成 2~3 天，其核开始分裂，核反复分裂，随后胞质也分裂，部分胞质与部分分裂的核形成了成孢子细胞，子孢子芽从成孢子细胞表面长出。子孢子能主动地从卵囊壁钻出或因卵囊破裂后散出而进入蚊血腔。子孢子可随蚊血淋巴钻入蚊体各组织。到达蚊唾腺内的子孢子才具有传染性，当雌蚊再度刺吸人血时，便可随唾液进入人体。

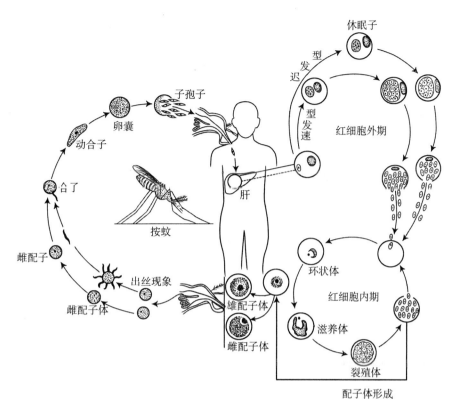

图 29 - 3 间日疟原虫生活史

三、致病性

疟原虫红细胞内期是主要致病阶段，红细胞外期的疟原虫对肝细胞有损害，但常无明显临床症状。

1. 潜伏期 疟原虫子孢子侵入人体到疟疾发作前这段时间称为潜伏期。潜伏期的长短不同，一般间日疟 11 天 ~12 个月不等，恶性疟潜伏期为 7 ~27 天，三日疟为 18 ~35 天。

2. 发作 周期性发作为疟疾典型症状之一，表现为周期性的寒战、发热和出汗退热三个连续阶段。间日疟疾和卵形疟疾为隔日发作一次；三日疟疾为隔两天发作一次；恶性疟疾起初为隔日发作一次，以后则出现每天发作或间歇期不规则。疟疾发作初期，皮肤呈鸡皮样，面色苍白，口唇与指甲发紫，为寒战期，经 1 ~2 小时后体温上升，可达 39 ~40℃。为发热期患者可伴有剧烈头痛，全身酸痛。小儿或病重成人有时可发生惊厥、谵妄或昏迷。经 4 ~6 小时或更长时间后，进入多汗期，体温急剧下降，大汗淋漓，患者感乏力。

发作的次数主要取决于是否适当治疗以及人体免疫力增长的速度。未经治疗的无免疫力的初发病人，可连续发作数次或十余次。若无重复感染，随着发作次数的增多，人体对疟原虫产生了免疫力，大部分原虫被消灭，发作自行停止。

3. 再燃与复发 急性疟疾患者在疟疾发作停止后，如体内仍有少量残存的红内期疟原虫，在一定条件下又大量增殖，经过数周或数月，在无再感染的情况下，又可出现疟疾发作临床症状，称为再燃。疟疾初发后，红细胞内期疟原虫已被消灭，未再经蚊媒传播感染，但经过一段时间的潜隐期，又出现疟疾发作，称为复发。复发是由于肝细胞中迟发型子孢子结束休眠状态后，重新侵入红细胞进行裂体增殖，裂殖子再次进入血液引起临床发作。恶性疟原虫和三日疟原虫无迟发型子孢子，不引起复发。

4. 贫血 疟疾患者经多次发作后表现出不同程度的贫血症状。发作次数越多，病程越长，贫血越重。疟疾患者发生贫血的原因包括：红细胞内期疟原虫直接破坏红细胞；脾巨噬细胞吞噬红细胞的功能亢进；骨髓中红细胞的生成障碍；免疫病理的因素。

5. 脾大 主要原因是脾充血与单核吞噬细胞增生。吞噬细胞因含有大量疟色素，脾切面颜色变深。

6. 凶险型疟疾 因各种原因延误诊断及治疗的患者和无免疫力的重感染者易引起凶险性疟疾，临床上多见于恶性疟原虫，也见于重症间日疟。常见有脑型和超高热型，多表现为持续高热、全身衰竭、意识障碍、呼吸窘迫、惊厥、昏迷、肺水肿、异常出血、黄疸、肾衰竭、血红蛋白尿和恶性贫血等。凶险型疟疾来势凶猛，若不能及时治疗，病死率很高。

四、免疫性

人患疟疾后，可产生以 IgG 为主的特异性抗体。抗体可抑制裂殖体的发育和繁殖，并能促进吞噬细胞对裂殖体及裂殖子的吞噬作用，但对滋养体一般无影响。抗体具有种的特异性及其的特异性。

细胞免疫也起着重要作用，T 细胞的杀伤作用可使疟原虫变性、坏死，并被吞噬消化。

机体的抗疟原虫免疫表现为带虫免疫。机体感染疟原虫后，可产生一定的免疫力，使体内的疟原虫血症维持在较低水平，宿主与疟原虫间处于相对平衡状态，不出现临床症状，这种状态称为带虫免疫。带虫免疫可随疟原虫的消失而逐渐消失。

部分疟原虫在宿主体内可逃避宿主的免疫效应机制而生存繁殖，与宿主特异性抗体并存，这种现象称为免疫逃避。免疫逃避可能与以下原因有关：宿主体内疟原虫发生抗原性变异；疟原虫分泌的可溶性抗原封闭了抗体的作用；红内期疟原虫寄生于细胞内，逃避抗体的作用。

五、实验室诊断

1. 病史和流行病学史 如典型的周期性发作史，在流行区或流行季节在疟区留住史。

2. 病原学检查 从患者周围血液中检出疟原虫，是疟疾确诊的依据。一般从受检者耳垂或指尖采血作薄血膜和厚血膜涂片，以姬氏染液或瑞氏染液染色后镜检，应在发作开始（恶性疟）或发作后数小时至 10 小时（间日疟、三日疟）采血。

3. 免疫学和分子生物学检测 应用间接免疫荧光法检测特异性疟原虫抗体，已在流行病学调查中使用。DNA 探针检测疟原虫的核酸，PCR 法扩增疟原虫的 DNA 等已用于疟疾的诊断。

六、流行与防治

（一）流行特点

疟疾在世界上广泛分布，是严重危害人体健康的寄生虫病之一。间日疟主要分布在温带地区，但也散在分布于寒带和热带地区；恶性疟主要分布在热带和亚热带地区，尤其是热带非洲和南美洲。

疟疾的传染源是疟疾患者和带虫者，当血液中存在配子体时具有传染性。传播媒介是按蚊。人群对疟原虫普遍易感。

疟疾的流行与按蚊的数量关系密切。夏秋季，按蚊繁殖快、数量多，也最适合疟原虫在按蚊体内的发育，因此疟疾多在夏秋季流行。

（二）防治原则

我国的对疟疾防治的对策是坚强和落实灭蚊和传染源防治的综合措施，严格执行流行人口疟疾管理制度。

课程思政

1. 预防 包括个体预防和群体预防。预防措施主要有：治疗病人及带虫者，控制传染源；蚊媒防治以切断传播；预防服药保护易感人群。

2. 治疗 疟疾治疗不仅是解除患者的疾苦，同时也是为了控制传染源、防止传播。现症病人要及时发现，及时根治：①杀灭红细胞外期裂殖体及休眠子，如伯喹，抗复发作用，也称根治药；②杀灭红细胞内裂体增殖期，如氯喹，奎宁，咯萘啶、喹派、青蒿青及蒿甲醚等，用以控制临床发作；③杀灭配子体，如伯喹，用于切断传播；④杀灭孢子增殖期，如乙胺嘧啶，可抑制蚊体内的孢子增殖发育。

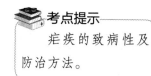

考点提示

疟疾的致病性及防治方法。

第三节 其他常见医学原虫

其他常见医学原虫寄生部位、感染阶段、致病机制及所致疾病等方面不同的比较（表29-1）。

表 29-1 其他常见医学原虫

虫名	人体寄生部位	感染阶段	致病机制	所致疾病
蓝氏贾第鞭毛虫	肠道	四核包囊	滋养体：通过吸盘吸附于肠黏膜上，刺激肠壁并造成其炎性损伤	贾第虫病
阴道毛滴虫	阴道	滋养体	滋养体：滴虫消耗糖原，妨碍乳酸杆菌的酵解作用，改变阴道 pH 环境	滴虫病
刚地弓形虫	反复侵入有核细胞内增殖并破坏细胞	卵囊、包囊、假包囊及滋养体	滋养体：寄生有核细胞，引起细胞破坏和增殖，引起组织的炎症反应	弓形虫病

知识链接

妊娠期谨防优生杀手——弓形虫

弓形虫是孕妇和胎儿的大敌。每年约有9万名受弓形虫损害的新生儿出生，弓形虫通过胎盘感染胎儿，严重影响胎儿生长发育。由此可见，弓形虫乃优生"杀手"。妊娠期体检中，包括一项叫作TORCH的检查。TORCH一词是由几种病原体英文名称的第一个字母组合而成。其中字母T代表弓形虫（其他几个字母分别代表梅毒螺旋体、风疹病毒、巨细胞病毒和单纯疱疹病毒）。如果准妈妈在妊娠期间传染上弓形虫，孕妇弓形虫病可威胁胎儿，由血行播散而导致流产、早产、死胎及胎儿感染等。猫、犬等都是弓形虫病的重要传染源，建议孕妇不要饲养这些宠物，也不要接触其排泄物。烹调各种肉食品以及蛋、奶类时一定要煮熟，防止含有弓形虫活包囊的食品摄入。

本章小结

原虫	感染阶段	致病机制与所致疾病
溶组织内阿米巴	四核包囊	滋养体为主要致病阶段，其能吞噬红细胞，并分泌胰蛋白水解酶等多种蛋白水解酶和肠毒素，溶解破坏肠组织，借助伪足运动和黏附用子黏附肠黏膜肌层，在黏膜下繁殖扩展，引起液化性坏死，形成小脓肿及烧杯状溃疡，导致阿米巴痢疾
疟原虫	子孢子	红细胞内期为其致病阶段，所致疾病为疟疾。典型发作表现为寒战、高热和出汗退热3个连续阶段。发作是由红细胞内期的裂体增殖所致，成熟裂殖体胀破红细胞后，大量裂殖子、原虫代谢产物及红细胞碎片进入血流，其中一部分被巨噬细胞、中性粒细胞吞噬，刺激这些细胞产生内源性热原质，它和疟原虫的代谢产物共同作用于宿主下丘脑的体温调节中枢，引起发热。另外还可致贫血、脾大等病症

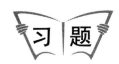

习 题

一、选择题

【A1 型题】

1. 以下不属于原虫所具备的生理功能是

   A. 运动　　　B. 摄食　　　C. 交配　　　D. 排泄　　　E. 代谢

2. 以下描述原虫错误的是

   A. 大多不具备独立完成生命活动的能力　　　B. 属原生动物亚届

   C. 体积微小　　　D. 真核单细胞动物

   E. 具备独立完成生命活动的能力

3. 溶组织内阿米巴在人体内的两个生活史期系指

   A. 大、小配子体　　　B. 合子、卵囊　　　C. 滋养体与包囊

   D. 大、小滋养体　　　E. 裂植体与包囊

4. 急性阿米巴病的典型病理变化是

   A. 液化坏死灶、溃疡形成

   B. 生成肉芽肿

   C. 细胞内寄生的增生性破坏

   D. 由外毒素引起的局部和全身炎症反应

   E. 变态反应

5. 我国主要流行的疟原虫虫种为

   A. 恶性疟原虫和三日疟原虫

   B. 三日疟原虫和间日疟原虫

   C. 间日疟原虫和恶性疟原虫

   D. 间日疟原虫和卵形疟原虫

E. 卵形疟原虫和三日疟原虫

6. 引发疟疾发生再燃的主要原因是

    A. 迟发型孢子   B. 速发型孢子   C. 残存的红外期原虫

    D. 残存的红内期原虫   E. 新近再感染

【X 型题】

7. 原虫所能完成的生理功能包括

    A. 运动   B. 摄食   C. 呼吸

    D. 排泄   E. 代谢

8. 阿米巴痢疾可引起的肠道并发症有

    A. 肠出血   B. 阑尾炎   C. 肠穿孔

    D. 结肠肉芽肿   E. 细菌性腹膜炎

9. 阿米巴痢疾的病理特点是

    A. 滋养体侵入肠壁组织，病变的原发部位在升结肠

    B. 滋养体在肠组织中繁殖扩展，形成口小底大的烧瓶样溃疡

    C. 急性阿米巴溃疡，有穿孔的倾向

    D. 慢性阿米巴病，可出现结肠阿米巴肉芽肿

    E. 溃疡间的黏膜正常

10. 溶组织内阿米巴所致的肠外阿米巴病包括

    A. 阿米巴肝脓肿   B. 阿米巴肺脓肿   C. 阿米巴脑脓肿

    D. 皮肤阿米巴病   E. 阿米巴脑膜炎

二、思考题

1. 简述溶组织内阿米巴致病性及防治原则。

2. 简述周期性疟疾发作、复发和再燃的原因。

（吴素琴）

扫码"练一练"

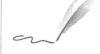

第三十章　医学节肢动物

学习目标

1. **掌握**　医学节肢动物对人体的危害。
2. **熟悉**　常见医学节肢动物种类及传播的病原体和导致疾病。
3. **了解**　医学节肢动物的主要特征、分类；医学节肢动物的防治原则。

第一节　概　述

案例导入

患者，男，36岁，山区农民。因蜱咬伤20天，呕吐、发热、头痛及周身酸痛、下肢无力2天就诊。自诉：20天前在山里劳动时不慎被蜱叮咬后颈部，当即将蜱打死并拔出，无明显不适感。近2天出现发热、双下肢无力，无法直立，未做诊治。查体：体温38.5℃，神清、发育正常，心、肺、腹未见异常，颈后见一个1cm左右圆形凹陷性溃疡伤口，已结痂。双上肢肌力5级，双下肢肌力2级。深浅感觉正常。入院6小时后患者病情加重，出现呼吸麻痹，予以呼吸机辅助呼吸。脑脊液检查：蛋白定性（＋＋），白细胞计数540×10^6/L，中性粒细胞5%，淋巴细胞95%，虽予以降温、抗感染、降颅内压、改善脑血流、营养神经等综合措施治疗，但效果不良，患者仍于8天后死亡。

请问：

1. 该案例应属于什么原因直接导致的疾病？初步诊断是什么病？
2. 作为护理人员如何进行相应的健康宣教？

节肢动物门是动物界中最大的门，种类繁多、分布广泛，约占动物种类的2/3以上。其中一些可通过刺蜇、寄生和传播病原生物等方式危害人类健康，称医学节肢动物。研究医学节肢动物的形态、分类、生活史、生态习性、与人类疾病的关系及其防治的科学称医学节肢动物学（medical arthropodology）。由于与医学有关的节肢动物绝大多数属于昆虫纲，所以医学节肢动物学通常又称医学昆虫学。

一、节肢动物的主要特征及分类

（一）节肢动物的主要特征

节肢动物的主要特征包括：①虫体左右对称，具有成对附肢（如足，触角、触须等），身体及附肢均分节。②体表骨骼化，由几丁质及醌单宁蛋白组成的表皮亦称外骨骼。③开放式循环系统，整个循环系统的主体称为血腔，内含血淋巴。④发育史大多经历蜕皮和变态。

（二）节肢动物的分类

与医学有关的节肢动物主要有 5 个纲，其中以昆虫纲和蛛形纲最为重要。

1. 昆虫纲　虫体分头、胸、腹 3 部分。头部有触角 1 对，胸部有足 3 对。与人类疾病有关的常见种类有蚊、蝇、白蛉、蠓、蚋、虻、蚤、虱、臭虫、蜚蠊、锥蝽、桑毛虫、松毛虫、毒隐翅虫等。

2. 蛛形纲　虫体分头胸部和腹部两部分或头胸腹愈合成一体（即躯体），成虫有足 4 对，无触角。常见种类有蜱、螨、蜘蛛、蝎等。

3. 甲壳纲　虫体分头胸和腹两部分，有触角 2 对，步足 5 对。多数水栖，以鳃呼吸。与医学有关的种类有石蟹、淡水虾、蝲蛄、剑水蚤等。

4. 唇足纲　虫体窄长，腹背扁平，由头及若干形状相似的体节组成，通常 10 节以上。头部有触角 1 对，体节除最后 2 节外，各具足 1 对，第 1 对足变形为毒爪，内连毒腺。蜇人时，毒腺排出有毒物质伤害人体，如蜈蚣。

5. 倍足纲　虫体呈长管形，多节，由头及若干形状相似的体节组成，头节有 1 对触角。除第一体节外，每节均具足 2 对。其分泌物可引起皮肤过敏。常见有马陆、千足虫等。

二、节肢动物的发育与变态

昆虫从卵发育到成虫的过程，其形态结构、生理功能、生态习性及行为上的一系列变化的总称称为变态（metamorphosis）。主要有全变态和不完全变态两种。

1. 全变态　生活史过程分为卵、幼虫、蛹、成虫四个发育期，各期在外部形态、生活习性有显著差别，称全变态（完全变态），如蚊、蝇、白蛉、蚤、蜱和螨等。

2. 不完全变态（半变态）　生活史过程分为卵、若虫、成虫三个发育期，若虫形态特征及生活习性与成虫差别不显著，通常仅表现为虫体较小，性器官未发育或发育未成熟，称不完全变态，如臭虫、虱、蜚蠊等。

三、医学节肢动物对人体的危害

医学节肢动物对人体的危害可分为直接危害和间接危害两大类。所谓直接危害是指由节肢动物对人体直接骚扰、吸血、蜇刺、毒害、寄生和由其引发的超敏反应等导致节肢动物源性疾病；间接危害是指节肢动物可作为媒介传播病原体，导致人类发生虫媒病。

（一）直接危害

1. 骚扰和吸血　有些吸血昆虫在其滋生地及活动场所能叮刺人体吸血，被叮刺处有痒感，出现丘疹样荨麻疹，影响工作和睡眠，如蚊、白蛉、虱、臭虫、蜱、螨等；蝇的活动影响人的生活或骚扰睡眠；疥螨，主要寄生在人体皮肤表层内，刺激损伤皮肤，引起散在性丘疹、水疱和奇痒感，夜间入睡尤甚。

2. 蜇刺和毒害　有些节肢动物有毒腺、毒毛或体液有毒，经叮刺或接触时致病。

（1）含毒的唾液或毒腺液由口器叮刺而注入皮下，蜱类、毒蜘蛛、蜈蚣等刺咬人体后，不仅局部产生红、肿、痛，还可引起全身症状；硬蜱的唾液可使宿主出现蜱瘫痪及莱姆病。

（2）由蜇器刺蜇人体，注入毒液，引起中毒，如黄蜂等。毒蜘蛛在受惊扰时出现防卫蜇刺反应，毒液注入后，局部可出现烧灼、疼痛感或坏死，严重时可出现全身神经麻痹、心律不齐等，在有出血性溶血现象时，常发生多器官充血，血管内血栓形成，常可致死。

（3）分泌毒质，松毛虫、刺蛾科、毒蛾科幼虫等的毒毛及毒液可通过接触引起皮肤和结膜发炎，严重者可导致骨关节病变，毒隐翅虫的毒液接触皮肤可引起隐翅虫皮炎等。

3. 超敏反应 节肢动物的唾液、分泌物、排泄物、脱落的表皮等异源性蛋白，接触过敏体质的人群，可引起超敏反应。如毒毛的残余颗粒等可引起速发型超敏反应，出现剧痒、湿疹、哮喘等。有时亦可呈慢性变态反应，如鼻炎、荨麻疹等。环境中许多昆虫通过与人体接触或经呼吸道而致病，如尘螨引起的哮喘、鼻炎，革螨、恙螨引致的螨性皮炎等。

4. 寄生 有些节肢动物可以寄生于人畜体内或体表引起病变。如某些蝇类幼虫侵害宿主组织引起蝇蛆病；疥螨寄生于皮下引起疥疮；蠕形螨寄生于毛囊、皮质腺引起蠕形螨病，最常发生在颜面部，如酒糟鼻。

（二）间接危害

医学节肢动物可以携带病原微生物或寄生虫，在人和（或）动物之间传播，这种由节肢动物传播的疾病称为虫媒病。传播疾病的节肢动物称为媒介节肢动物或媒介昆虫。从某种意义上说，媒介昆虫对病原体的传播以及由此对人类疾病造成的影响和危害比其直接危害还要严重。

按传播过程中病原体与媒介节肢动物的关系，传播方式可分为如下几种。

1. 机械性传播 媒介节肢动物机械性携带、输送病原体而传播疾病。病原体在媒介节肢动物体内或体表不发生明显形态或生物学变化，只是机械地从一个宿主传给另一个宿主，或通过污染食物、餐具等将病原体传送给另一个宿主。如蝇通过接触患者的粪便、伤口分泌物、排泄物、脓血等腥臭的污物，传播阿米巴包囊、痢疾杆菌、伤寒杆菌、霍乱弧菌等病原体。

2. 生物性传播 是媒介节肢动物传播疾病的最重要方式。一些病原体严格选择在某些媒介节肢动物体内完成发育和（或）增殖过程后才具备感染性。在生物性传播中，节肢动物一方面为病原体提供营养和场所，成为病原体发育、繁殖不可缺少的宿主；另一方面起到长期贮存的作用，扩大播散范围。在流行病学上有十分重要的意义。如蚊可以传播疟原虫、丝虫、登革热病毒以及流行性乙型脑炎病毒等。

四、医学节肢动物的防治原则

作为虫媒病防治工作的重要环节，医学节肢动物的防治总原则是综合防治，即从害虫及其环境及至社会经济条件出发，合理运用各种标本兼治的防治手段，形成系统的防治措施，做到经济实用、简便、安全有效地把害虫种群控制在不足以为害的程度，并力争消除。防治方法可归为以下六个方面。

（一）环境治理

环境治理主要是结合当地媒介节肢动物的生态和生物学特点来改造和处理环境，通过改变其生存环境，使其不能滋生和生存，从而达到预防和控制虫媒病的目的。如排水、翻缸倒罐清除无用积水、修整沟渠、改造卫生设施，减少蚊虫及苍蝇等的滋生，达到预防和控制虫媒病的目的；通过改善人们的居住条件，搞好环境卫生，养成良好的生活习惯，从而达到减少或避免人、媒介、病原体三者的接触机会，防止虫媒病的传播。

（二）物理防治

利用各种机械、热、光、电、声等手段，捕杀、隔离或驱赶害虫的方法。如装纱窗纱门防止蚊、蝇等进入室内；挂蚊帐防止蚊虫叮咬；用捕蝇笼、捕蚊器等诱捕蝇、蚊。

（三）化学防治

使用天然或合成的对节肢动物有毒性的物质，诱杀、毒杀或驱避节肢动物。化学杀虫剂具有见效快、使用方便、适用于大规模应用等优点，是媒介种群密度高、虫媒病流行时的主要防治手段。但其缺点是对环境会造成一定程度的污染，随着化学药物长期、大量使用，存在病媒害虫产生抗药性的问题。应同时采用其他措施并结合节肢动物生态习性，根据药剂的作用和性能，有针对性地使用，以尽可能地减少对环境的污染，并发挥药剂的最大效能。

（四）生物防治

生物防治是指利用害虫天敌、致病生物或生物的代谢产物来防治害虫。其特点是不污染环境，对害虫有长期抑制作用。如养鱼以捕食蚊幼虫。我国科学家利用分子克隆方法获得杀虫蛋白基因，将其转基因进入蓝藻，用于防治水中的害虫幼虫。利用病毒和细菌、原虫、线虫及捕食性或寄生性生物等害虫的天敌，也可抑制害虫生长、繁殖，达到防治目的。

（五）遗传防治

遗传防治是通过辐射、放射线照射、化学杂交不育、化学药品处理、染色体易位、转基因等理化方法，改变或移换昆虫的遗传物质，以降低其繁殖能力或生存竞争力，从而达到控制或消灭有害种群的目的。它是目前媒介防治研究的热点。

（六）法规防治

制定法律、法规或条例，进行检疫、卫生监督和强制防治。包括海关进出口检疫，防止媒介节肢动物从境外传入本国；对某些重要媒介害虫实行卫生监督，如对农业、能源、水利开发项目可能造成的虫媒病流行接受卫生部门的监督；以法律、法规形式，强制全体居民执行媒介防治工作。

第二节　常见医学节肢动物

常见医学节肢动物种类及传播的病原体和导致疾病（表30-1）。

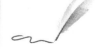

表 30 – 1　常见医学节肢动物种类及传播的病原体和导致疾病

虫纲	虫种		传播的病原体	导致疾病名称
昆虫纲	蚊		疟原虫	疟疾
			登革热病毒	登革热
			微丝蚴	淋巴丝虫病
			乙型脑炎病毒	乙型脑炎
			黄热病病毒	黄热病
	白蛉		利什曼原虫	内脏利什曼病
	蝇		痢疾杆菌	痢疾
			脊髓灰质炎病毒	脊髓灰质炎
			伤寒杆菌	伤寒
			霍乱弧菌	霍乱
			蠕虫卵	蠕虫病
			原虫	原虫病

虫纲	虫种	传播的病原体	导致疾病名称
昆虫纲	虱 人虱 耻阴虱 人体虱	普氏立克次体	流行性斑疹伤寒
		微小膜壳绦虫	微小膜壳绦虫病
	蚤 眼　触角　前胸栉　气门　上抱器 臀板 可动突 不动突 下抱器 触须	鼠疫耶氏菌	鼠疫
		莫氏立克次体	地方性斑疹伤寒
	蜚蠊（俗称蟑螂） 美洲大蠊　　黑胸大蠊	痢疾杆菌	细菌性痢疾
		沙门菌	伤寒、副伤寒
		铜绿假单胞菌	化脓性感染
		脊髓灰质炎病毒	脊髓灰质炎

续表

虫纲	虫种	传播的病原体	导致疾病名称
蛛形纲	硬蜱 雄虫 　　雌虫（颚体、背板、缘垛）	伯氏疏螺旋体	莱姆病
		森林脑炎病毒	森林脑炎
		新疆出血热病毒	新疆出血热
	螨（颚体 gnathosoma、足 foot、躯体 idiosoma）	恙虫病立克次体	恙虫病
		汉坦病毒	肾综合征出血热

本章小结

节肢动物特征	虫体左右对称，具有成对附肢		
	体表骨骼化（外骨骼）		
	开放式循环系统		
	发育史大多经历蜕皮和变态		
节肢动物变态类型	完全变态：生活史过程分为卵、幼虫、蛹、成虫 4 个发育期，各期在外部形态、生活习性有显著差别		
	不完全变态：生活史过程分为卵、若虫、成虫 3 个发育期，若虫形态特征及生活习性与成虫差别不显著		
医学节肢动物分类	主要有昆虫纲、蛛形纲、甲壳纲、唇足纲、倍足纲和蠕型纲 6 个纲，其中以昆虫纲和蛛形纲最为重要		
医学节肢动物危害	直接危害指由节肢动物对人体发生侵害，导致节肢动物源性疾病；间接危害是指肢动物可作为媒介传播病原体，导致人类发生虫媒病	骚扰和吸血、引发	
		蜇刺和毒害	
		超敏反应	
		寄生	
	传播方式	机械性传播	
		生物性传播	

续表

医学节肢动物防治	防治原则	综合防治
	防制措施	环境治理
		物理防治
		化学防治
		生物防治
		遗传防治
		法规防治

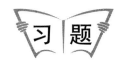

习 题

一、选择题

【A1 型题】

1. 昆虫的全变态包括

   A. 1 个发育期　　　　　　B. 2 个发育期　　　　　　C. 3 个发育期

   D. 4 个发育期　　　　　　E. 5 个发育期

2. 下列虫媒病中，不属于生物性传播的是

   A. 蚊传播疟疾　　　　　　B. 蚊传播乙型脑炎　　　　C. 蚊传播登革热

   D. 蚊传播丝虫病　　　　　E. 蝇传播痢疾

3. 人兽共患寄生虫病中的动物，在流行病学上是该寄生虫的

   A. 传播媒介　　　　　　　B. 转续宿主　　　　　　　C. 保虫宿主

   D. 终宿主　　　　　　　　E. 中间宿主

4. 下列最为重要医学节肢动物是

   A. 昆虫纲　　　　　　　　B. 甲壳纲　　　　　　　　C. 唇足纲

   D. 倍足纲　　　　　　　　E. 蠕型纲

5. 蝇不能传播的疾病有

   A. 阿米巴痢疾　　　　　　B. 丝虫病　　　　　　　　C. 蛔虫病

   D. 细菌性痢疾　　　　　　E. 伤寒

6. 下列属于生物性传播的疾病是

   A. 细菌性痢疾　　　　　　B. 阿米巴痢疾　　　　　　C. 伤寒

   D. 疟疾　　　　　　　　　E. 霍乱

7. 蚊不能传播的疾病是

   A. 细菌性痢疾　　　　　　B. 疟疾　　　　　　　　　C. 丝虫病

   D. 登革热　　　　　　　　E. 流行性乙型脑炎

8. 属于不完全变态的昆虫是

   A. 蚊　　　　　　　　　　B. 蝇　　　　　　　　　　C. 蚤

   D. 虱　　　　　　　　　　E. 白蛉

9. 蠕形螨感染最常见的部位是

    A. 颜面部   B. 颈部   C. 胸部

    D. 腹部   E. 腋下

10. 下列节肢动物生活史属于不完全变态的是

    A. 蜱   B. 蚊   C. 蜚蠊

    D. 蚤   E. 疥螨

11. 下列不属于节肢动物的直接危害的是

    A. 传播病原体   B. 吸血   C. 螫刺和毒害

    D. 寄生   E. 超敏反应

【X 型题】

12. 医学节肢动物对人类的直接危害包括

    A. 骚扰   B. 传播病原体   C. 螫刺和毒害

    D. 寄生   E. 超敏反应

13. 对医学节肢动物的防治措施包括

    A. 化学防治   B. 生物防治   C. 法规防治

    D. 环境防治   E. 物理防治

二、思考题

1. 简述医学节肢动物对人类的危害。

2. 举例说明医学节肢动物间接危害中传播病原体的方式。

（杨朝晔）

扫码"练一练"

第四篇
实验部分

第三十一章　免疫学实验

学习目标

1. **掌握**　凝集反应、沉淀反应。
2. **熟悉**　吞噬细胞鉴定及吞噬功能测定；T淋巴细胞鉴定及功能检测。

实验一　凝集反应－玻片凝集试验（血型测定）

一、实验目的

1. **掌握**　玻片凝集试验原理和方法，观察凝集现象，判断凝集结果。
2. **熟悉**　血型鉴定的方法。

二、实验原理

根据抗原与抗体之间特异性反应原理，用抗A、抗B两种已知的标准血清（即抗体）分别与待测患者血液混合，根据红细胞有无凝集判定ABO血型。

ABO血型系统是根据红细胞表面有无特异性抗原（凝集原）A和B来划分的血液类型系统。根据凝集原A、B的分布把血液分为A、B、AB、O四型（表31-1）。红细胞上只有凝集原A的为A型血，其血清中有抗B凝集素；红细胞上只有凝集原B的为B型血，其血清中有抗A的凝集素；红细胞上A、B两种凝集原都有的为AB型血，其血清中无抗A、抗B凝集素；红细胞上A、B两种凝集原皆无者为O型，其血清中抗A、抗B凝集素皆有。具有凝集原A的红细胞可被抗A凝集素凝集；抗B凝集素可使含凝集原B的红细胞发生凝集。

表31-1　血型鉴定试验结果判定

血型	诊 断 血 清	
	抗A	抗B
A	+	-
B	-	+
AB	+	+
O	-	-

三、试剂与材料

1. **标准血清**　抗A标准血清、抗B标准血清。
2. **器材**　载玻片、记号笔、生理盐水、一次性采血针、碘附、消毒干棉签等。

四、实验方法与步骤

1. **标记**　取洁净载玻片一张，用记号笔分为两格，于上角分别注明A、B字样。

2. 滴加试剂　倒置标准血清试剂瓶，悬空轻挤出抗 A 血清一滴，滴加于 A 格内；轻挤出抗 B 血清一滴，滴加于 B 格内。

3. 消毒并采血　用棉签蘸碘附消毒指尖。待碘附溶液自然干燥后，用无菌采血针快速刺破指尖皮肤，稍加挤压，使血液流出。

4. 检测　另取一洁净载玻片，以此玻片一角刮取一滴血，加入抗 A 血清中搅拌均匀，然后换载玻片的另一角再刮取一滴血，加入抗 B 血清中搅拌均匀。

5. 止血　取血后，立即用无菌干棉球压迫针眼止血。

6. 观察　将玻片前后左右摇动数次，使血液与标准血清充分混合，静置 5 ~ 10 分钟，在白色背景下观察有无凝集。

7. 记录　将受检者红细胞凝集情况及时记录，并根据 ABO 血型判定表，判断其 ABO 血型。

五、结果判定

混合液由均匀的红色浑浊变为透明，并出现红色凝块者为凝集试验阳性，若混合液仍呈均匀浑浊状，见不到凝块，则为凝集试验阴性。根据 A、B 两格的凝集结果，判定该血样的血型。

六、实验报告

根据实验步骤及结果写出分析报告。

实验二　沉淀反应 – 双向琼脂扩散试验

一、实验目的

1. **掌握**　双向琼脂扩散试验原理。
2. **熟悉**　双向琼脂扩散试验方法，结果观察及其用途。

二、实验原理

琼脂扩散试验是指可溶性抗原和抗体在凝胶（如琼脂）粒子网间扩散，若抗原和相应抗体相遇，又有适量电解质存在，于两者比例适合处出现可见的白色沉淀线，这种沉淀线是一组特异性抗原 – 抗体的复合物。如果凝胶中有多种不同对应的抗原 – 抗体系统存在时，便各自依其扩散速度的差异，在适当部位形成独立的沉淀线。双向琼脂扩散试验法是琼脂扩散试验的一种，相应的抗原和抗体在琼脂凝胶板上的相应孔内分别向周围扩散。

三、试剂与材料

1. 待检患者血清（抗原）。

2. 原发性肝癌患者血清（阳性抗原对照，含有甲胎蛋白）。

3. 抗甲胎蛋白诊断血清（抗体）。

4. 1% 生理盐水琼脂。

5. 载玻片，打孔器（直径 3mm），微量加样器。

四、实验方法与步骤

1.1% 生理盐水琼脂　将 1% 生理盐水琼脂在水浴中加热融化。（1 克琼脂加于 100ml 生理盐水内）。

2. 制备琼脂板　取一清洁载玻片置于水平台上，用毛细管滴注 3.0~4.0ml 加热融化的 1% 生理盐水琼脂，使其自然流成水平面，制成厚度约 1.5mm 的琼脂板。

3. 打孔　待琼脂凝固后，用打孔器（直径 3mm）打孔，孔间距为 5mm，孔要求打得圆整光滑，边缘不能破裂。

4. 加样　用微量加样器往中心孔中加抗甲胎蛋白诊断血清，1、4 两孔加阳性对照血清，2、3、5、6 各孔中分别加入待检患者血清。每孔均为 10μl。

5. 温育　将琼脂板放入密闭的湿盒内（内放浸有 0.5% 石炭酸的湿纱布以保持湿度），置 37℃温箱中 24 小时观察结果。

五、结果

1. 加阳性对照血清的孔与中心孔之间形成特异性的抗原－抗体复合物，出现清晰致密乳白线的沉淀线，为阳性反应。其余各孔待检血清与中心孔如出现沉淀线，且一端与相邻的阳性对照血清形成的沉淀线相吻合，则确定待检血清即为阳性，血清中含有甲胎蛋白，（图 31－1）。

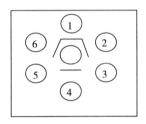

图 31－1　双向琼脂扩散结果示意图

注：1、4 孔为阳性对照孔；2、6 孔与阳性对照沉淀线吻合；3、5 孔无沉淀线。

2. 若待检血清在 24 小时后与中心孔间无沉淀线形成则为阴性反应。如出现沉淀线但与阳性对照血清形成的沉淀线相交，则表明两者的抗原性不同，为另一种抗原与相应抗体的复合物，不应判断为阳性。

六、实验报告

根据实验步骤及结果写出分析报告。

实验三　吞噬细胞鉴定及吞噬功能测定

一、中性粒细胞吞噬功能测定

（一）实验目的

掌握中性粒细胞吞噬功能测定方法。

（二）实验原理

血液中的中性粒细胞通过趋化、调理、吞入及杀菌过程，能吞噬和消化病原微生物及衰老死亡的细胞，是机体固有免疫的重要组成部分。

（三）材料与试剂

1. 金黄色葡萄球菌 18~24 小时孵育的斜面或肉汤培养物。

2. 肝素抗凝血，吉姆萨－瑞氏染液、双蒸水等。

3. 试管、载玻片、采血针、酒精棉球、显微镜、香柏油、温箱等。

（四）实验方法与步骤

1. 酒精棉球消毒手指，取 2~3 滴血加入抗凝试管中。

2. 取一滴菌液加入小试管中，用吸管混匀。

3. 置 37℃ 水浴箱水浴 15 分钟，中途混匀一次。

4. 取出小试管，用吸管将试管中血液打匀后取血半滴于载玻片上，用另一载玻片推成薄血片。

5. 待血片干后，用瑞氏染液染色，取瑞氏染液数滴滴于上述血片上染色 1 分钟，然后加等量蒸馏水，轻轻晃动混匀，继续染 5 分钟，水洗，用吸水纸吸干后镜检。

（五）结果判定

油镜检查：寻找中性粒细胞。如果染色结果正确，可见细胞核及被吞噬的细菌染成紫色，而粒细胞的细胞质则为淡红色。观察 100 个中性粒细胞，计数吞噬细菌的中性粒细胞数，计算吞噬百分率和吞噬指数。

$$吞噬百分率 = \frac{100\ 个中性粒细胞中吞噬细菌的中性粒细胞数}{100} \times 100\%$$

$$吞噬指数 = \frac{被吞噬细菌总数}{100}$$

（六）实验报告

根据实验结果写出相应实验报告。

二、巨噬细胞吞噬功能测定

（一）实验目的

1. **掌握**　体内法测定巨噬细胞吞噬功能的方法。

2. **熟悉**　吞噬细胞的功能。

（二）实验原理

巨噬细胞对抗原具有吞噬功能，将待测巨噬细胞与颗粒性抗原（如鸡红细胞、金黄色葡萄球菌等）混合孵育一定时间后，颗粒性抗原可被巨噬细胞吞噬。淀粉在小白鼠腹腔内引起非感染性炎症渗出，引起腹腔局部巨噬细胞聚集，再将鸡红细胞腹腔注射，检测腹腔内巨噬细胞对鸡红细胞的吞噬能力。

（三）材料与试剂

1.1％鸡红细胞（CRBC）悬液　取鸡血，用生理盐水洗 3 次（1500r/min，10 分钟/次），沉积物用生理盐水配成 1% CRBC 悬液。

2.5％可溶性淀粉溶液　5 克淀粉加入用 100ml 生理盐水，混匀后煮沸灭菌，冷却置4℃冰箱保存，1 周内使用，使用时 37℃ 水浴溶解。

3. 无菌生理盐水。

4. Giemsa－Wright 染液（吉姆萨－瑞氏染液）。

5. 碘酒、酒精棉球，吸管，试管，剪刀，镊子，注射器，湿盒，温箱，水浴箱，显微镜。

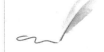

（四）实验方法与步骤

1. 实验前 72 小时，无菌方法将 5% 可溶性淀粉溶液注入小白鼠腹腔内，1ml/只，注意勿刺伤内脏。

2. 实验前 30～60 分钟，每只小鼠腹腔注射 1% CRBC，1ml/只，轻揉腹部。

3. 实验时，将小白鼠断髓处死，无菌向腹腔注入生理盐水 2 ml，轻柔腹部；于腹部中央剪一小口，暴露腹膜；用镊子提起腹膜，剪一小口，用吸管吸取腹腔液 1 滴置于载玻片上，水平涂片。

4. 将玻片放在湿盒内，放 37℃ 温箱中孵育 30 分钟。

5. 孵育后用生理盐水轻轻冲洗玻片，自然干燥。

6. 用 Giemsa – Wright 染液染 7～8 分钟，冲洗，晾干后油镜镜检。

（五）结果

用油镜观察结果：巨噬细胞核染成深蓝色，多呈马蹄形，胞质着色浅淡，胞质中吞有一个或数个鸡红细胞。计数 100 个巨噬细胞，计算吞噬百分数和吞噬指数。吞噬百分数指的是每 100 个吞噬细胞中吞噬鸡红细胞的吞噬细胞数；吞噬指数指 100 个巨噬细胞吞噬鸡红细胞的总数除以 100，其公式为：

$$吞噬百分率 = \frac{100 \text{ 个巨噬细胞中吞噬 CRBC 的巨噬细胞数}}{100} \times 100\%$$

$$吞噬指数 = \frac{100 \text{ 个巨噬细胞中吞噬 CRBC 总数}}{100}$$

（六）实验报告

根据实验结果写出相应实验报告。

实验四　T 淋巴细胞鉴定及功能检测

一、E 花环形成实验

（一）实验目的

1. **掌握**　E 花环形成试验的原理和方法。

2. **熟悉**　差速密度梯度离心法分离人外周血单个核细胞的原理及方法。

（二）实验原理

人外周血 T 淋巴细胞表面有绵羊红细胞（SRBC）受体（E 受体）。在体外一定条件下，将人外周血 T 淋巴细胞与绵羊红细胞按适当比例混合，SRBC 可与 T 细胞表面的相应 SRBC 受体结合，吸附在 T 细胞的周围，形如花环，为 E 花环形成试验。

E 花环的形成是 T 细胞独特的标志。此实验能计数 T 细胞，又能反映 T 淋巴细胞的功能，从而判定机体细胞免疫水平。在 4℃ 反应 2h 以上形成的花环代表 T 淋巴细胞总数，称为 Et 花环，而淋巴细胞与 SRBC 混合后，不经 4℃ 作用立即反应生成的花环，代表对 SRBC 亲和力高的一个 T 细胞亚群，称为活性 E 花环即 Ea 花环。

（三）材料与试剂

1. 新鲜人血 20ml，1% 的新鲜 SRBC，小牛血清，肝素。

2. 聚蔗糖 – 泛影葡胺淋巴细胞分离液，密度 1.077；Hanks 液；0.8% 戊二醛；吉姆萨 –

瑞氏染液。2%台盼蓝溶液。

3. 离心管，吸管，盖玻片，注射器，显微镜，离心机，水浴箱，冰箱等。

（四）实验方法与步骤

1. 人白细胞悬液制备 取肝素抗凝血 1.0ml（半量）加等量 Hanks 液，混匀，用吸管将其沿管壁缓慢叠加于 2ml 淋巴细胞分离液上，二者之间有一明显的界面，置于低速水平离心机中，以 2000 r/min，离心 20 分钟，吸出淋巴细胞至 2～3ml Hanks 液试管中，混匀，以 1000r/min，离心 10min，弃上清，留沉渣，即白细胞，其中含有淋巴细胞，用 Hanks 液配成 5×10^6/ml 的淋巴细胞悬液。

2. 与 SRBC 反应 取 0.1ml 淋巴细胞悬液加入小牛血清 0.1ml，再加入 1% 绵阳红细胞悬液混匀，37℃ 水浴 5 分钟，期间摇动 2～3 次，之后以 500r/min，离心 5min 后置 4℃ 冰箱 2h 或过夜。取出后弃掉上清，沉淀加入 0.8% 戊二醛溶液 1 滴混匀，放 4℃ 冰箱 20 分钟，取出后轻轻混匀。

3. 观察 干片观察：用吸管吸取上述细胞悬液一大滴于载玻片，推片，自然干燥后作瑞氏染色 5 分钟，水洗，高倍显微镜下观察并计数 200 个淋巴细胞。湿片观察：将所剩细胞悬液加吉姆萨－瑞氏染液一滴，混匀后吸出一滴加入至另一载玻片，高倍镜观察。

上述为 Et 花环试验，Ea 化环形成试验须将 1% SRBC 稀释成 0.1% SRBC，取 0.1ml（2 $\times 10^6$）与 0.1ml 淋巴细胞悬液（1×10^5～2×10^5）混合，500r/min 离心 5min 后加入 0.8% 戊二醛溶液固定，染色，涂片，计数 200 个淋巴细胞，求 Ea 花环形成率。

（五）结果

在显微镜下，淋巴细胞呈蓝色或淡蓝色，SRBC 不着色。一个淋巴细胞吸附 3 个或 3 个以上 SRBC 即为 E 花环形成细胞（E rosette forming cell，ERFC）。随机计数 200 个淋巴细胞，记录其中形成花结的和未形成花结的淋巴细胞数，然后根据下列公式计算：

$$E 花环形成百分率 = \frac{形成花结细胞数}{花结细胞数 + 未形成花结细胞数} \times 100\%$$

正常参考值：总 E 花环形成率 60%～80%，活性 E 花环形成率 25%～40%。

（六）实验报告

根据实验结果写出相应实验报告。

二、淋巴细胞转化试验

（一）实验目的

1. 掌握 淋巴细胞转化试验的原理、方法及其应用。

2. 熟悉 淋巴母细胞的形态、特征。

（二）实验原理

T 淋巴细胞在受丝裂原如植物血凝素（PHA）、刀豆蛋白 A（ConA）或特异性抗原刺激后，T 淋巴细胞转变成能进行分裂的淋巴母细胞，细胞的代谢和形态发生变化，表现为核酸和蛋白质合成增加、细胞变大、胞质增多、核质疏松、出现空泡、核仁明显。此变化的过程称作 T 淋巴细胞转化。通过母细胞转化率，可以了解机体的细胞免疫状态。常用的试验方法有形态学计数法，MTT 比色法和 3H－胸腺嘧啶核苷（3H－TdR）掺入法三种。本节介绍形态学计数法。

（三）材料与试剂

1. PHA 用蒸馏水配制成 2mg/ml 的溶液。

2. Giemsa – Wright 染液。

3. 无菌注射器，载玻片，剪刀，显微镜。

（四）实验方法与步骤

1. 实验前 7 天，小鼠肌注 PHA 0.1ml/只（10mg/kg），每日 1 次，连续 3 天。

2. 小鼠断尾取血，将一滴置于玻片一端，推片，将血滴推成片状。

3. 干燥后，Giemsa – Wright 染液染色 3 ~ 7 分钟，再用生理盐水冲洗，滤纸干燥后镜检。

（五）结果

1. 形态学判断

根据淋巴细胞的细胞大小、核与浆的比例、胞质的染色性、核结构和核仁的有无等特征判断。

2. 淋巴细胞转化率计算

每片计数 100 ~ 200 个淋巴细胞，正常参考值为 60% ~ 80%。

$$淋巴细胞转化率 = \frac{转化淋巴细胞数}{转化淋巴细胞数 + 未转化的淋巴细胞数} \times 100\%$$

（六）实验报告

根据实验结果写出相应实验报告。

（吴素琴）

第三十二章 微生物学实验

扫码"学一学"

学习目标

1. **掌握** 微生物学实验基本的实验操作技能。
2. **掌握** 纸片扩散法抗菌药物敏感试验。
3. **熟悉** 消毒灭菌、培养基的用途及分类。

实验一 细菌形态检查

一、实验目的

1. **掌握** 光学显微镜、油镜的使用方法及防护。
2. **掌握** 革兰染色的原理及操作方法。
3. **熟悉** 球菌、杆菌、螺形菌三种细菌的基本形态。
4. **熟悉** 鞭毛、荚膜、芽孢等细菌特殊结构。

二、实验准备

1. **器材** 球菌、杆菌及螺形菌标本片；鞭毛、荚膜、芽孢标本片；光学显微镜，载玻片，接种环，酒精灯。

2. **试剂** 葡萄球菌和大肠埃希菌混合菌液、结晶紫染液、香柏油、蒸馏水。

三、实验方法与步骤

（一）**实验方法**

1. 普通显微镜的构造 分光学和机械 2 大部分。

（1）机械部分 镜筒、镜臂、镜座、旋转盘、倾斜关节、调节螺旋（分粗细调节）、载物台、光圈。

（2）光学部分 接目镜、接物镜（有低倍、高倍、油镜 3 个镜头）、聚光镜、反光镜。

2. 油镜的使用和保护法

（1）油镜的原理 由于细菌很微小，需用放大倍数高的油镜才能观察清楚。而油镜玻璃镜头很小，从反光镜射入的光线就相对较少，加之空气（n = 1.00）和玻璃（n = 1.52）的折射率不同，致使一部分光波发生折射，从而降低物镜的分辨力，导致图像不清。若在油镜与载物玻片之间充与玻璃折光率相近的香柏油（n = 1.515），则通过的光线不至于因折射而有所散失，可使视野的亮度增强，物像得以清晰。

（2）油镜的使用步骤 包括对光、滴加香柏油、调焦距。

1）对光：将低倍物镜调到距载物台约 1 cm 的高度，将聚光器上调至最高处，光圈完全打开，用反光镜采光直至视野里获得最大亮度。若用日光灯作为光源，可用凹面镜；若用自然光作为光源则用平面镜。

2）滴加香柏油于标本片上：滴加 1 滴香柏油，将标本片置于载物台上，用推进器或压片夹固定好，旋转物镜回旋器，使油镜镜头垂直对于标本位置。以双眼从侧面观察，并旋动粗螺旋，慢慢使镜头浸于香柏油中，注意尽量不要与玻片接触。

3）调焦距：以左眼注视目镜，旋动粗螺旋，将镜头缓慢升高（或使载物台缓缓下降）至有模糊物像时，再转动微调螺旋，使物像清晰。如镜头已离开油面，则需重新操作。

（3）油镜的维护　显微镜的物镜，尤其油镜是光学显微镜中最重要的部件，应特别注意保护。实验完毕，必须做好以下 5 点。

1）转动物镜回旋器，移去标本片，用擦镜纸将油镜上的香柏油轻轻拭去。如镜头上的油已干，可用沾少许二甲苯的擦镜纸擦拭，然后再用干净的擦镜纸将残留的二甲苯擦拭干净。

2）将物镜转成"八字形"使物镜不与载物台垂直，以免与聚光器碰撞。

3）竖起反光镜、下降镜筒和聚光器，罩上镜罩防尘，或放入镜箱内。

4）放置显微镜应注意通风透气、防晒、防霉。

5）拿取显微镜时应一手握镜臂，一手托镜座，轻拿轻放。

3. 革兰染色法　革兰染色法是最常用的染色方法。细菌标本涂片后，通过革兰染色，由于不同细菌细胞壁结构等电点及菌内的核糖核酸镁盐含量不同等原因，经此法染色，可将所有的细菌分为 2 大类，革兰阳性菌（G⁺菌，细菌染成紫色）和革兰阴性菌（G⁻菌，细菌染成红色）。革兰染色法在临床上具有重要的意义。①鉴别细菌，缩小鉴定范围。②选择药物：革兰阳性菌和革兰阴性菌对不同药物的敏感性不同，因此可根据革兰染色的结果来选择合适的抗生素来治疗疾病。③分析细菌致病性。

革兰染色的操作步骤如下。

（1）细菌涂片制作

1）涂片：以无菌操作，取洁净载玻片 1 片，用接种环挑取葡萄球菌和大肠杆菌混合菌液 1 环，涂于载玻片上。

2）干燥：涂片标本置室温中自然干燥，如需快干，也可将菌膜面向上，将其置于酒精灯火焰上方约半尺以上、不烤手的高处烘干，利用热空气微微加热烘干，切忌紧靠火焰，以免标本烤焦，损害菌体结构，影响观察效果。

3）固定：常用加热固定法，其主要目的是使菌体较牢固黏附于载玻片，在染色时不至被染液和水冲掉，并杀死细菌。方法是手执或玻片夹夹住载玻片一端，标本面向上，以钟摆速度在火焰外焰上水平来回通过 3 次，注意温度不宜太高，以破片反面触及手背部皮肤热而不烫为宜。

（2）革兰染色的基本步骤

1）初染：在制好的涂片上，加结晶紫染液 1～2 滴，染色 1 分钟后，倾斜载玻片水洗，再将玻片上积水甩干。

2）媒染：加卢戈碘液 1～2 滴，染色 1 分钟后，倾斜载玻片，水洗，尽量去除水分。

3）脱色：加 95% 乙醇 2～3 滴，将涂片轻轻晃动，使其脱色，通常需 40～60 秒至无紫色脱出为准，然后水洗。

4）复染：加石炭酸复红稀释液 1～2 滴复染 1 分钟，倾斜载玻片，水洗，将玻片上积水甩干。用滤纸吸干或自然干燥。

（3）油镜检查　待制作好的标本片干燥后，在菌膜上滴加香柏油，后置于油镜下观察结果，染成紫色者为革兰阳性菌；染成红色者为革兰阴性菌。

4. 细菌的基本形态的观察

（1）球菌　葡萄球菌，革兰阳性（紫色），呈葡萄串状排列。

（2）杆菌　大肠埃希菌，革兰阴性（红色），两端钝圆，排列无一定规律。

（3）弧菌　霍乱弧菌，革兰阴性（红色），菌体弯曲呈弧形，排列无规律。

5. 细菌特殊结构的观察

（1）鞭毛　伤寒沙门菌，用鞭毛染色法，可见菌体呈深红色，周身鞭毛呈红色。

（2）荚膜　肺炎球菌，用革兰染色，可见菌体染成紫色（革兰阳性），常成双排列，菌体周围有一未着色的空圈，即荚膜所在处。

（3）芽孢　破伤风芽孢梭菌，用革兰染色，可见菌体染成紫色（革兰阳性），菌体顶端有 1 个圆形未着色的芽孢，使整个菌体呈鼓槌状。

四、实验报告

1. 简述革兰染色的原理、步骤及临床意义，并根据染色结果进行绘图。

2. 根据油镜观察结果，绘制油镜下细菌基本形态及特殊结构。

实验二　细菌的人工培养

一、实验目的

1. 掌握　细菌的接种方法，熟练掌握无菌操作法。

2. 熟悉　培养基的制备过程及常用培养基的种类。

3. 熟悉　细菌在培养基中的生长现象。

二、实验准备

1. 物品　葡萄球菌菌液、大肠埃希菌菌液、伤寒沙门菌、培养基。

2. 实验器材　显微镜、载玻片、接种环、接种针、酒精灯、培养皿。

三、实验方法与步骤

1. 培养基的制备过程和常用培养基的种类

（1）培养基的制备过程　一般培养基的制备过程须以下步骤：准确称量培养基各成分、混合溶解、测定及矫正 pH 值、分装、包装、灭菌、质量检查、保存。

（2）常用培养基的种类　根据不同细菌的营养要求、物理性状及用途进行分类。

1）按物理性状分类为①固体培养基：培养基中加入凝固剂，如琼脂、明胶等，使培养基呈固体状态；②半固体培养基：加入少量凝固剂，使培养基呈半固体状态；③液体培养基：不加凝固剂，培养基呈液态。

2）按用途分类可分为基础培养基、营养培养基、选择培养基、鉴别培养基、厌氧培养基。①基础培养基：含有细菌生长需要的最基本营养成分，如普通肉汤培养基、普通琼脂培养基（固体）。②营养培养基：在基础培养基的基础上加入特殊营养成分，供培养营养要求较高的细菌用，如血琼脂培养基（在普通琼脂培养基中加入5%～10%脱纤维动物血）、血清肉汤培养基（在普通肉汤培养基中加入血清）等。③选择培养基：为了从混杂的标本中分离出目的微生物，在培养基中加入抑制非目的菌生长的化学物质或药物，有利于目的菌的分离和检出，如中国蓝琼脂培养基、SS琼脂培养基等。④鉴别培养基：供检测细菌的生化反应用。在培养基中加入一定试剂，细菌新陈代谢的产物使试剂颜色发生改变，可根据试验结果鉴别细菌，如糖发酵管、含铁双糖培养基等。⑤厌氧培养基：培养厌氧菌用，如疱肉培养基等。

2. 细菌接种法

（1）平板培养基接种法　平板培养基主要用于细菌的分离培养。最常用的平板培养基接种法是分区划线法，常用于分离标本中的目的细菌。具体操作方法：①右手以持毛笔式持接种环，经火焰上烧灼灭菌。②接种环冷却后，以无菌操作方法蘸取葡萄球菌、大肠埃希菌混合液1环。③左手持平板培养基，使平板盖与平板底部呈45°～60°角，右手将取了菌液的接种环伸入平板，在平板表面的边缘部分涂抹。烧灼接种环，冷却，自涂抹部分开始，连续在平板表面左右划线，第一区划线约占平板表面的1/4。④再次烧灼接种环，待冷，将培养基转动约80°进行第二区划线，第二区划线与第一区划线开始相交4～5条，以后可不相交。⑤接种环再次烧灼灭菌，用同样方法对第三区、第四区进行划线。⑥接种完毕后，接种环经火焰灭菌，平板底部做好标记，放37℃温箱培养18～24小时观察结果。⑦注意事项：划线接种时，力量要适中，接种环与培养基面的夹角以45°～60°为宜，切勿划破平板表面；划线时线与线之间保持一定距离，密而不重叠，使后一区细菌量少于前一区，逐渐减少直至划线上的细菌呈单个细菌，生长繁殖后形成单个菌落；充分利用平板表面；严格无菌操作。

（2）斜面培养基接种法　斜面培养基主要用于细菌纯种移种、保存菌种及细菌的生化反应试验等。具体操作：①左手持试管，试管与桌面呈45°～60°角，右手以笔式、持接种环或接种针，火焰灭菌后，在琼脂平板上挑取单个菌落。②左手持琼脂斜面培养基试管，右手拔取试管塞，夹于小指和小鱼际之间（勿乱放），将挑有细菌的接种环（或针）伸入试管内，先在培养基斜面上，由底部到顶部拖一条接种线，再自下而上的连续划曲线；试管口灭菌后加塞，接种环灭菌，放回原处。③注明标记，置37℃温箱培养18～24小时观察结果。

（3）液体培养基接种法　液体培养基主要用于增菌培养及检查细菌的生化反应。操作如下：①左手持试管，试管与桌面呈45°～60°角，右手持接种环，火焰灭菌后，在琼脂平板上挑取单个菌落。②左手持液体培养基试管，右手拔取试管塞，夹于小指和小鱼际之间，将挑有细菌的接种环伸入试管内，在接近液面上方的管壁上轻轻研磨，并蘸取少许液体调和，使细菌混合于液体培养基中。③接种环灭菌，放回原处。注明标记，置37℃温箱培养18～24小时后观察结果。

（4）半固体培养基接种法　半固体培养基主要用于检查细菌的动力和保存菌种。操作如下：①左手持试管，试管与桌面呈45°～60°角，右手持接种针，火焰灭菌待冷却后，在琼脂平板上挑取单个菌落。②左手持半固体培养基试管，右手拔取试管塞，夹于小指和小鱼际之间，将挑有细菌的接种针伸入试管内，由培养基中央垂直刺入距离试管底约 0.5cm 处，再沿原穿刺线退出接种针。③接种针灭菌，放回原处。注明标志，置 37℃ 温箱培养 18～24 小时观察结果。

3. 细菌在培养基中的生长现象

（1）固体培养基　通过分离培养，细菌可在固体培养基上形成菌落。不同细菌在固体培养基上形成的菌落各有特点，观察细菌菌落大小、隆起度、透明度、颜色、表面光滑与粗糙、湿润或干燥、边缘是否整齐等方面的性状，有助于识别和鉴定细菌。并根据固体培养基上菌落的数目，计算标本中的活菌数。在血琼脂培养基上，还可观察细菌的溶血现象。如果固体培养基上的菌落因密集而融合成一片，则称为菌苔。

（2）液体培养基　大多数细菌在液体培养基中的生长呈现均匀混浊状态；少数链状的细菌由于重力关系下沉而为沉淀生长；专性需氧菌呈表面生长，形成菌膜。

（3）半固体培养基　可用于检查细菌有无动力（即有无鞭毛）。有鞭毛的细菌能运动，动力试验阳性（以"＋"表示）：细菌沿穿刺线向周围扩散生长，穿刺线模糊，整个培养基变成混浊。无鞭毛的细菌不能运动，动力试验阴性（以"－"表示）：细菌只沿穿刺线生长，穿刺线清晰，周围培养基透明。

四、实验报告

1. 简述分区划线的操作方法及注意事项。

2. 观察细菌接种培养后菌落的形态，并简述。

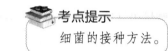
考点提示

细菌的接种方法。

实验三　微生物的分布检查及消毒灭菌

一、实验目的

1. 掌握　微生物的分布，进一步建立无菌观念。

2. 掌握　常用的物理和化学消毒灭菌方法。

二、实验准备

1. 物品　棉拭子、血平板、普通琼脂平板、碘酊。

2. 器材　接种环、酒精灯、镊子、恒温培养箱、高压蒸汽灭菌锅、紫外灯。

三、实验方法与步骤

1. 微生物的分布检查试验

（1）空气中微生物的检查　取普通琼脂平板 1 个，将盖打开，暴露于空气中 10 分钟，然后盖上，做好标记，置 37℃ 温箱培养 18～24 小时后观察结果。

（2）咽喉部微生物的检查　以下方法任选一种。

1）咽喉拭子法：取血平板 1 个，在平板底部正中划一直线分为 2 部分，分别做好标记，由两位同学用无菌棉拭子互相于咽喉部涂抹采取标本，用无菌操作将棉拭子标本涂于血平板表面的相应位置，然后再用接种环划线，置 37℃ 温箱培养 18～24 小时后观察结果。

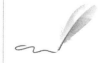

2）咳碟法：取血平板 1 个，将盖打开，置于距口腔 10 cm 处，用力咳嗽数次，然后盖好，置 37℃ 温箱培养 18～24 小时后观察结果。

2. 消毒灭菌试验

（1）皮肤消毒试验　每两位同学取 1 个普通琼脂平板，用蜡笔在平板底部划分为 5 格，注上 1、2、3、4、5，两人用手指在培养基上各涂 1 格，然后用 2% 碘酊消毒手指再各涂 1 格，留 1 格作对照，盖好平板，置 37℃ 温箱中培养 18～24 小时后观察结果。

（2）紫外线杀菌试验　取一个普通琼脂平板，用接种环密集划线接种葡萄球菌，用无菌镊子夹 1 张长方形纸片贴于平板中央，将平板置于紫外线灯下 20～30 cm 处照射 30 分钟，除去纸片（丢于消毒液中或完全焚烧），放入 37℃ 温箱中培养 18～24 小时后观察结果。

（3）高压蒸汽灭菌法　凡能耐高温的普通培养基、敷料、手术器械、药品、注射用液体、玻璃器皿等，均可用此法灭菌，其灭菌效果可靠、省时。具体操作步骤如下：①首先将内层灭菌桶取出，再向外层锅内加入适量的水，使水面与三角搁架相平为宜。②放回灭菌桶，并装入待灭菌物品。注意不要装得太挤，以免妨碍蒸汽流通而影响灭菌效果。③加盖，并将盖上的排气软管插入内层灭菌桶的排气槽内。再以两两对称的方式同时旋紧相对的两个螺栓，使螺栓松紧一致，勿使漏气。④打开排气阀开始加热。水沸腾后，排气阀开始排出气体，待筒内冷空气全部排出，持续排水蒸气时，关上排气阀。此时筒内压力逐渐上升，至压力表显示压力达到 1.03×10^5 Pa 时，此时温度为 121.3℃，调节热源，维持 15～30 分钟可达到灭菌目的。⑤灭菌完毕，关闭热源，待压力下降到 0 时，方可开盖取物。⑥将取出的灭菌培养基放入 37℃ 温箱培养 24 小时，经检查若无杂菌生长，即可待用。

四、实验报告

1. 记录微生物的分布检查试验结果。

2. 记录皮肤消毒实验的结果，并进行分析。

实验四　纸片扩散法抗菌药物敏感实验

一、实验目的

1. 掌握　纸片扩散法抗菌药物敏感实验的原理、操作方法和结果判断。

2. 掌握　药物敏感实验的临床意义。

二、实验准备

1. 物品　普通琼脂平板、药敏纸片（庆大霉素、阿米卡星、青霉素）、大肠埃希菌等。

2. 器材　接种环、酒精灯、镊子、恒温培养箱、高压蒸汽灭菌锅、普通琼脂平板、药敏纸片（庆大霉素、阿米卡星、青霉素）、碘酊等。

三、实验方法与步骤

1. 菌液制备　从大肠埃希菌 18～24 小时的营养琼脂平板纯培养中挑取单个菌落，用无菌生理盐水稀释，制成菌悬液。

2. 细菌涂布　用接种环从菌悬液中挑取细菌，均匀涂布于普通平板培养基上 3 次，注意每次涂布结束后都需旋转平板 60°，最后再沿平板边缘涂布 1 周，涂布结束后盖上培养皿盖子，在室温中干燥 3~5 分钟。

3. 张贴药敏纸片　用无菌镊夹取各种药敏纸片，分别贴在涂有细菌的培养基表面，用镊尖压一下，使其贴平。一次贴好，不得移动。待药敏纸片贴好后，盖上培养皿盖子。注意在贴药敏纸片过程中，每张纸片中心间距大于等于 24 mm，纸片中心距平板边缘距离大于等于 15 mm。直径为 90 mm 的平板最多贴 6 张。

4. 培养　将培养皿倒置放入 37℃ 温箱，培养 18~24 小时观察结果。

5. 结果判定　若该细菌对某种抗生素敏感，则在该药敏纸片周围有一圈无细菌生长的区域，称抑菌环或抑菌圈。测量抑菌环直径的大小，查表即可得出细菌对该药物的敏感度。一般以敏感、中度敏感、耐药 3 个等级报告结果，对毒副作用较人的药物只能以敏感和耐药 2 个等级报告结果。

四、实验报告

简述药物敏感实验的操作步骤，记录并分析实验结果。

（王　楠）

第三十三章　寄生虫学实验

学习目标

1. **掌握**　寄生虫实验基本的实验操作技能。
2. **熟悉**　寄生虫大体标本及镜下标本的基本形态。

实验一　常见医学原虫

一、实验目的

1. **熟悉**　原虫的生活史、感染阶段及致病性。
2. **了解**　原虫大体标本和镜下标本的基本形态。

二、实验准备

1. **物品**　溶组织阿米巴滋养体、包囊铁苏木素染色的玻片标本，间日疟原虫环状体、滋养体、裂殖体、配子体玻片标本。

2. **器材**　显微镜。

三、实验方法与步骤

1. 观察溶组织内阿米巴原虫

（1）溶组织阿米巴滋养体标本（铁苏木素染色，油镜观察）　①外质无色透明，常显示有伪足；②内质为蓝黑色的颗粒状，其食物泡中含有完整或半消化的圆形墨黑色的红细胞，此点为大滋养体的主要特征；③核圆形，有薄而染黑色的核膜，膜内缘可见分布较匀或聚在一边呈镰刀形的染色质粒，核中央有点状核仁。

（2）溶组织阿米巴包囊标本（铁苏木素染色，油镜观察）　包囊为圆形，外围常透明无色，囊内可见 1~4 核，核的构造同滋养体。拟染色体为深黑色，棒状，成熟的四核包囊则拟染色体消失。

2. 观察间日疟原虫环状体、滋养体、裂殖体、配子体标本

（1）环状滋养体　被寄生的红细胞尚无改变，原虫本身形似宝石戒指。核染紫红色呈点状。细胞质染天蓝色呈环状，其大小占红细胞直径 1/3 ~1/4。

（2）滋养体　体核变大，出现伪足，胞质内有黄棕色烟丝状疟色素。被寄生的红细胞胀大，颜色变淡，内有薛氏点（图 33-1）。

（3）裂殖体　是阿米巴型滋养体的进一步发育成长。细胞质开始变为致密，失去空泡及伪足。核开始分裂，然后细胞质分裂，待核和细胞质均分裂至一定数目时即为成熟的裂殖体。其内含小体称裂殖子，间日疟原虫成熟的裂殖体内含 12~24 个裂殖子。此时黄褐色的疟色素集中在虫体中央或一侧。

以上整个红细胞内期约需48小时重复出现一次，但有时可以几个时期同时出现在一张血片上。

（4）配子体　①雄配子体：配子体核较大而疏松，淡红色，位于虫体的中央，红细胞胞质呈紫蓝色，疟色素分散；②雌配子体：配子体核较小而致密，深红色，偏于一侧，细胞胞质染成蓝色，疟色素分散，虫体占满胀大的红细胞。

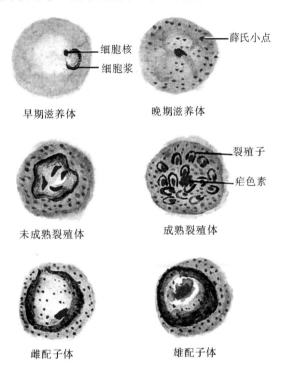

图33-1　间日疟原虫红细胞内各期形态示意图

四、实验报告

绘制溶组织阿米巴滋养体。

实验二　常见医学蠕虫

一、实验目的

1. 熟悉　蠕虫的生活史、感染阶段及致病性。

2. 了解　线虫、吸虫、绦虫成虫的外形特征及雌、雄虫的区别；线虫卵、吸虫卵、绦虫卵的镜下形态特征。

二、实验准备

1. 标本　蛔虫、钩虫、蛲虫、鞭虫的大体标本；蛔虫卵、钩虫卵、蛲虫卵、鞭虫卵的玻片标本；肝吸虫、肺吸虫、姜片虫、血吸虫、绦虫的大体标本；肝吸虫卵、肺吸虫卵、姜片虫卵及血吸虫卵的玻片标本；链状带绦虫卵、肥胖带绦虫卵的玻片标本第一中间宿主及第二中间宿主标本

2. 器材　显微镜、放大镜。

三、实验方法与步骤

1. 观察线虫成虫（蛔虫、钩虫、蛲虫、鞭虫），吸虫成虫（肝吸虫、肺吸虫、姜片虫、血吸虫），绦虫成虫（链状带绦虫、肥胖带绦虫）的大体标本。注意其形状、颜色、大小、前后端及雌、雄虫区别。

2. 显微镜下观察线虫卵［蛔虫卵（图33－2）、钩虫卵（图33－3）、蛲虫卵、鞭虫卵］，吸虫卵（肝吸虫卵、肺吸虫卵、姜片虫卵、血吸虫卵），绦虫卵（链状带绦虫虫卵、肥胖带绦虫虫卵）的玻片标本。注意各种虫卵的大小、形状、颜色、卵壳结构及卵内容物。

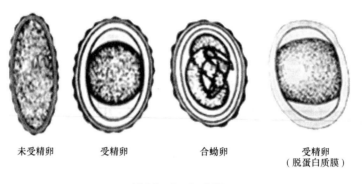

未受精卵　　　　受精卵　　　　合蚴卵　　　　受精卵
（脱蛋白质膜）

图33－2　蛔虫卵

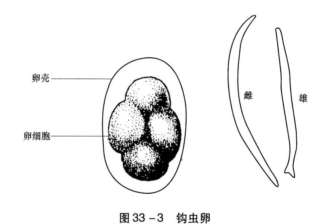

卵壳

卵细胞

雌　雄

图33－3　钩虫卵

3. 观察肝吸虫、肺吸虫、姜片虫及血吸虫的中间宿主（或媒介）标本，观察其形态特征，并指出其与有关吸虫的关系。

（1）肝吸虫　豆螺、沼螺、淡水鱼、虾。

（2）肺吸虫　川卷螺、溪蟹、蝲蛄。

（3）姜片虫　扁卷螺、菱角、荸荠、茭白。

（4）血吸虫　钉螺。

四、实验报告

绘制受精蛔虫卵、未受精蛔虫卵。

（王　楠）

参考答案

第一章

1. B 2. D 3. B 4. B 5. B 6. E 7. E 8. C 9. A 10. ADE 11. ABCDE
12. BDE 13. AC

第二章

1. E 2. A 3. B 4. B 5. B 6. A 7. E 8. C 9. A 10. A 11. A 12. E
13. A 14. C 15. B 16. BD 17. CDE 18. BCD 19. ABCDE 20. AB

第三章

1. B 2. E 3. B 4. E 5. D 6. B 7. C 8. B 9. B 10. A 11. C 12. ACDE
13. ACDE 14. ABCD 15. BD 16. AC 17. BD 18. ABCDE 19. CE 20. CD 21. BE

第四章

1. B 2. C 3. B 4. D 5. B 6. D 7. C 8. A 9. C 10. C 11. C 12. D 13. A
14. C 15. D 16. C 17. B 18. A 19. A 20. D 21. BCDE 22. ABCE 23. ABCE
24. ABDE 25. BC

第五章

1. B 2. B 3. B 4. D 5. E 6. C 7. B 8. C 9. E 10. B 11. E 12. D 13. E
14. C 15. A 16. AD 17. ACD 18. ABCD 19. CD 20. BCDE

第六章

1. B 2. C 3. E 4. A 5. B 6. E 7. A 8. A 9. D 10. C 11. C 12. C 13. A
14. C 15. ABC 16. ACE 17. AD 18. BCDE 19. ACE 20. AB

第七章

1. E 2. C 3. D 4. B 5. A 6. A 7. ABCD 8. BCDE 9. ACDE

第八章

1. B 2. E 3. E 4. D 5. D 6. E 7. A 8. C 9. B 10. A 11. D 12. E 13. D
14. A 15. C 16. B 17. C 18. D 19. E 20. B 21. A 22. BC 23. BDE 24. ACE
25. BCD 26. BE 27. BCD

第九章

1. A 2. B 3. A 4. C 5. C 6. C 7. A 8. C 9. ACDE 10. ABCD

第十章

1. B 2. A 3. A 4. C 5. A 6. C 7. D 8. C 9. B 10. B 11. C 12. B 13. A
14. B 15. A 16. E 17. D 18. C 19. D 20. A 21. B 22. A 23. C 24. C 25. ABC
26. ABCD 27. ABCD 28. BCE 29. BC 30. ACD 31. AB 32. AC 33. ABCDE

34. BCDE　35. ABC

第十一章

1. A　2. E　3. D　4. D　5. B　6. A　7. A　8. C　9. B　10. A　11. B　12. ABCDE
13. ABD　14. ABCD

第十二章

1. C　2. A　3. E　4. A　5. D　6. D　7. D　8. B　9. A　10. D　11. E　12. E　13. C
14. A　15. A　16. ABCDE　17. ACD　18. BCDE　19. ABCE　20. ABCE　21. BD

第十三章

1. A　2. D　3. A　4. A　5. D　6. D　7. E　8. B　9. A　10. B　11. ABCD　12. ABE
13. BCDE　14. ABC　15. AD

第十四章

1. D　2. B　3. C　4. E　5. A　6. B　7. B　8. B　9. A　10. B　11. D　12. C　13. D
14. B　15. ABC　16. ABCE　17. ACDE

第十五章

1. B　2. A　3. C　4. D　5. A　6. E　7. D　8. E　9. C　10. E　11. B　12. C　13. C
14. D　15. CD　16. ABCDE　17. ABCE　18. ABCE　19. ABCDE　20. BC

第十六章

1. D　2. A　3. B　4. B　5. D　6. E　7. D　8. E　9. C　10. E　11. C　12. E　13. D
14. B　15. ACDE　16. ABC　17. BDE　18. ABC　19. BCE　20. BCD　21. AC
22. CE　23. ABCD

第十七章

1. E　2. B　3. B　4. A　5. A　6. D　7. A　8. B　9. A　10. A　11. A　12. D
13. ABCDE　14. ABC　15. ABCDE

第十八章

1. D　2. E　3. B　4. A　5. A　6. D　7. ABCDE　8. ABCDE

第十九章

1. A　2. C　3. A　4. A　5. B　6. A　7. A　8. A　9. C　10. A　11. B　12. ABCDE
13. ABDE　14. ABCDE　15. ABCD

第二十章

1. D　2. E　3. C　4. C　5. A　6. C　7. D　8. B　9. A　10. D　11. C　12. B　13. D
14. C　15. C　16. B　17. C　18. C　19. B　20. B　21. A　22. ABCE　23. ABD

第二十一章

1. D　2. A　3. B　4. C　5. C　6. A　7. D　8. A　9. B　10. D　11. B　12. A　13. E
14. A　15. ABCD　16. BCDE

第二十二章

1. B　2. D　3. B　4. B　5. D　6. B　7. C　8. D　9. D　10. A　11. C　12. A　13. B

14. A　15. A　16. C　17. C　18. A　19. B　20. A　21. D　22. C　23. C　24. D
25. ACD　26. ADE　27. BCD　28. BCD

第二十三章

1. B　2. A　3. E　4. A　5. B　6. C　7. ABC　8. ABCDE

第二十四章

1. A　2. C　3. B　4. C　5. E　6. A　7. E　8. C　9. E　10. ABCDE　11. ABC　12. ACDE
13. CD

第二十五章

1. B　2. E　3. C　4. C　5. A　6. B　7. B　8. B　9. A　10. C　11. B　12. A　13. AC　14. DE

第二十六章

1. C　2. A　3. C　4. B　5. B　6. A　7. AB　8. ABCE　9. ACE

第二十七章

1. D　2. D　3. A　4. B　5. B　6. B　7. B　8. D　9. E　10. C　11. E　12. B　13. A
14. D　15. E　16. D　17. E　18. ABC　19. ABCD　20. ABC　21. ABCE

第二十八章

1. C　2. B　3. B　4. E　5. C　6. C　7. E　8. D　9. D　10. A　11. B　12. B　13. C
14. E　15. B　16. C　17. C　18. B　19. A　20. A　21. B　22. D　23. D　24. B　25. B
26. D　27. B　28. C　29. B　30. D　31. E　32. A　33. D　34. A　35. E　36. A　37. D
38. D　39. C　40. B　41. E　42. E　43. E　44. E　45. A　46. D　47. C　48. D　49. C
50. A　51. ABCDE　52. ABCDE　53. ABE　54. ABCDE　55. ABCE　56. ABC　57. ABCDE
58. ABC　59. ABCDE　60. ABCDE　61. BCE　62. ABCD　63. ABCD　64. ABC　65. CDE
66. ABCE　67. ACE　68. ABDE

第二十九章

1. C　2. A　3. C　4. A　5. C　6. D　7. ABCDE　8. ABCDE　9. BCDE　10. ABCDE

第三十章

1. D　2. E　3. C　4. A　5. B　6. D　7. A　8. D　9. A　10. C　11. A　12. ACDE　13. ABCDE

参考文献

[1] 曹雪涛. 医学免疫学 [M].6 版. 北京：人民卫生出版社，2013.

[2] 王迎伟. 医学免疫学 [M]. 北京：科学出版社，2013.

[3] 李凡，徐志凯. 医学微生物学 [M].8 版. 北京：人民卫生出版社，2013.

[4] 诸欣平，苏川. 人体寄生虫学 [M].8 版. 北京：人民卫生出版社，2013.

[5] 王锦. 免疫学基础与病原生物学 [M]. 北京：中国科学技术出版社，2013.

[6] 陈芳梅，夏重华. 病原生物与免疫学 [M]. 北京：人民卫生出版社，2013.

[7] 刘荣臻，曹元应. 病原生物与免疫学 [M].3 版. 北京：人民卫生出版社，2014.

[8] 肖纯凌，赵富玺. 病原生物与免疫学 [M].7 版. 北京：人民卫生出版社，2014.

[9] 徐志凯，郭晓奎. 医学微生物学 [M]. 北京：人民卫生出版社，2014.

[10] 戚中田. 医学微生物学 [M].3 版. 北京：科学出版社，2014.

[11] 陈轶玉. 病原生物与免疫学 [M]. 南京：江苏凤凰科学技术出版社，2014.

[12] 曹元应，夏和先. 病原生物与免疫学 [M].2 版. 南京：江苏凤凰科学技术出版社，2014.

[13] 曹元应，徐春兰. 病原生物与免疫学 [M]. 北京：中国医药科技出版社，2015.

[14] 杨朝晔，姜俊. 病原生物与免疫学基础 [M]. 北京：人民卫生出版社，2016.

[15] 许正敏. 病原生物学与免疫学 [M]. 北京：人民卫生出版社，2015

[16] 杨帆，王岚. 医学微生物学 [M]. 北京：人民卫生出版社，2016.

[17] 严杰. 医学微生物学 [M].3 版. 北京：高等教育出版社，2016.

[18] 夏超明，彭鸿娟. 人体寄生虫学 [M]. 北京：中国医药科技出版社，2016.

[19] 李智山，杜娈英. 医学微生物学与寄生虫学 [M]. 北京：中国医药科技出版社，2016.

[20] 杨朝晔，高义. 病原生物与免疫学 [M].2 版. 南京：江苏凤凰科学技术出版社，2017.